Krebs verstehen und natürlich heilen

TY BOLLINGER

KREBS

verstehen und natürlich heilen

KOPP

1. Auflage Juli 2011
2. Auflage Dezember 2011
3. Auflage Februar 2014
4. Auflage November 2016

Copyright © 2010 by Ty M. Bollinger
Copyright © 2011, 2014, 2016 für die deutschsprachige Ausgabe bei
Kopp Verlag, Bertha-Benz-Straße 10, D-72108 Rottenburg
Titel der amerikanischen Originalausgabe: Cancer – Step outside the box
Alle Rechte vorbehalten

Übersetzung: Barbara Rusch, München
Umschlaggestaltung: Peter Hofstätter, München
Satz und Layout: Medienprojekte München
ISBN: 978-3-942016-84-1

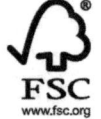

MIX
Papier aus verantwor-
tungsvollen Quellen
FSC® C014496

Gerne senden wir Ihnen unser Verlagsverzeichnis.
Kopp Verlag
Bertha-Benz-Straße 10
D-72108 Rottenburg
E-Mail: info@kopp-verlag.de
Tel. (0 74 72) 98 06-0
Fax (0 74 72) 98 06-11

Unser Buchprogramm finden Sie auch im Internet unter:
www.kopp-verlag.de

Inhalt

Meinungen zu
»Krebs verstehen und natürlich heilen«

»Als Chirurg mit mehr als 38 Jahren Berufserfahrung habe ich schon viele Artikel über Krebsbehandlung rezensiert und kann auf eine lange Erfahrung aus dem Medizinstudium und durch meine praktische Tätigkeit zurückgreifen, und für mich ist dieses Buch von Ty M. Bollinger ganz klar ein Blick über den Tellerrand hinaus ... Ich möchte Ihnen Bollingers Buch als alltägliche Lektüre und als Geschenk für Ihre Lieben ans Herz legen.«

Dr. med. Ruben T. Ong, New Jersey, USA

»Bei mir wurde Darmkrebs im Endstadium diagnostiziert. Tys Buch gab mir die Hoffnung, dass der Krebs kein Todesurteil sein muss. Dieser Leitfaden wurde so wertvoll für mich – ich danke Gott für die Weisheiten darin ... Mein Blut wurde untersucht ... und am Tag darauf ... sagte der Onkologe: ›Gratuliere, Sie sind krebsfrei.‹«

Cobus Rudolph, Südafrika

»Seit mehr als 20 Jahren beschäftige ich mich mit Krebs, und zahlreiche Freunde und Angehörige litten daran und starben schließlich in den Händen des verlogenen Gesundheitssystems ... Dieses Buch ist die umfangreichste Informationsquelle überhaupt. Ich empfehle es, wenn ich Krebsseminare abhalte und die Mitglieder der korrupten Medizinmafia als die Verbrecher bloßstelle, die sie sind.«

John Winstead, North Carolina, USA

»Ich bin überglücklich, sagen zu können, dass die Informationen in diesem wunderbaren, gut geschriebenen Buch meiner Frau das Leben retteten! Die Botschaft wird so faszinierend gut organisiert präsentiert, dass sie umfassend und zugleich leicht zu lesen ist ... Für mich ist dieses Buch das schockierendste und dennoch inspirierendste Sachbuch, das ich je gelesen habe.«

Jimmy Brown, Pennsylvania, USA

»Das großartigste medizinische und politische Buch, das ich in den letzten 20 Jahren gesehen habe.«

Alena Valova, Alberta, Kanada

»Nachdem ich wegen Hals- und Kopfkrebs die Standardbehandlung durchgemacht hatte, beschloss ich, mehr über Krebs und die natürlichen Methoden der Vorsorge und Heilung zu lernen. Dieses Buch deckt alle Grundlagen ab, was mir stundenlange Recherche erspart hat.«

Sam Taliaferro, Boquete, Panama

»Ich muss sagen, dies ist für mich als ehemalige Krankenschwester in einer onkologischen Abteilung ... ein großartiger Fund. Der Blick über den Tellerrand hinaus ist in Bezug auf Krebs Ihre einzige Hoffnung. LESEN SIE DIESES BUCH! «

B. C., Pennsylvania, USA

»Ty Bollingers Buch ist einer der mutigsten Beiträge in der Diskussion über die Behandlung von Krebs. Es ist die Stimme der Hoffnung.«

Dorla Arksey, Autorin von *The Garden of Being, USA*

»Dieses Buch ist wirklich eine Bedienungsanleitung für bessere Gesundheit und ein Leben ohne Krebs. Der Autor hat einen großartigen Job erledigt, indem er all den Unsinn, der im Internet unterwegs ist, herausgefiltert und nur das Beste stehengelassen hat.«

Simon Jackson, Invergargill, Neuseeland

»Ich bin seit fast 28 Jahren Krankenschwester ... und habe durch Ty Bollingers Buch ›Krebs verstehen und natürlich heilen‹ ... so viel über Krebsbehandlungen und gute Ernährung gelernt ... Dies ist eines der besten, am leichtesten zu lesenden Bücher, und es enthält so viele hilfreiche, gut recherchierte Informationen über multiple Behandlungsmethoden. Ich kann das Buch nicht genug loben ...«

R. Lowe, Cleveland, Ohio, USA

»Jeder Arzt sollte dieses Buch lesen ... Es ist ein großartiges Buch mit einer Fülle von Informationen. Aber es richtet sich nur an jene, die selbst denken können. Danke, Ty, und passen Sie auf Ihren Rücken auf.«

V. Kravets, Pennsylvania, USA

»Ich habe das Buch für meine Exfrau gekauft, die Bauchspeicheldrüsenkrebs hatte und nach Hause geschickt worden war, um ›ihre Angelegenheiten zu ordnen‹. Das Buch wurde für sie zur beständigen Quelle nützlicher Informationen, und zumindest zum Teil hat sie ihm ihre erstaunliche Genesung und anhaltende Gesundheit zu verdanken. Sehr zu empfehlen.«

Charles W. Dart, Jersey, Kanalinseln

»... es war leicht zu lesen, und ich brauchte keinen Professor oder Wissenschaftler, um es für mich zu übersetzen. Ty trifft mit seiner Beschreibung des momentanen Zustands des Gesundheitssystems sowie der Macht der Pharmakonzerne und deren Bestreben, die Patienten als Kunden zu erhalten, statt sie zu heilen, ins Schwarze.«

Jessica Jordan, Nebraska, USA

»Dieses Buch verblüfft. Man müsste wohl weit über 100 ausgesuchte Bücher über dieses Thema lesen, um all die Informationen zu bekommen, die es enthält ... Der Autor schrieb es so einfach, dass schon Grundschüler es verstehen ... Wenn es Ihnen wie mir geht, werden Sie das Buch nicht mehr aus den Händen legen.«

Sherry, Coopersberg, Pennsylvania, USA

»Ty Bollinger sagt nicht nur, wie es ist; er sagt dies aus tiefstem Herzen. In der heutigen modernen Welt sind zuverlässige Informationen schwer zu bekommen. Ty, Sie sind wirklich ein Juwel! Danke.«

Zelko Segovic, Melbourne, Australien

»Seit bei mir vor 18 Monaten Prostatakrebs diagnostiziert wurde, habe ich mich intensiv mit alternativen Heilmethoden befasst. Bollingers hervorragendes Buch ist die beste Quelle, die ich zu diesem Thema finden konnte.«

John Memory, North Carolina, USA

»Wow! Dieses Buch öffnet einem in der Tat die Augen! Einiges von dem, was ich gelesen habe ... konnte sogar meinen skeptischen Gatten überzeugen. Ich fand das Buch leicht verständlich, auch wenn Mr Bollinger ein paar medizinische/biologische Fachausdrücke verwendet – sogar meine Kinder im Teenageralter verstehen, was er schreibt.«

Jannie Bahrs, New Mexico, USA

Persönliche Erklärung:

Ich bin kein Arzt und wurde deshalb nicht falsch ausgebildet. Ich habe keinen Abschluss in Medizin, deshalb werden weder mein Haus noch mein Büro weder von Diplomen und Zeugnissen noch von Objekten verschandelt, die an den größten, Profit abwerfenden Betrug erinnern, der jemals der Menschheit angetan wurde.

Dieses Buch dient nur der Information. Es stellt keinen Ersatz für eine Diagnose, eine Behandlung oder eine Beratung eines qualifizierten, zugelassenen Arztes dar. Die Fakten auf den folgenden Seiten sollen nur informieren, *nicht* medizinisch beraten. *Auf keinen Fall* sollten die Leser davon ausgehen, dass ich ein praktizierender Arzt bin.

Ich habe mich darum bemüht, nur genaue und wahre Informationen zu präsentieren. Ich übernehme jedoch weder eine Verantwortung für Ungenauigkeiten in meinem Quellenmaterial noch dafür, wie dieses Material verwendet wird. Dies ist kein allumfassendes Buch, es enthält nicht Informationen über alle alternative Krebsbehandlungen, sondern nur über die, die ich als die wichtigsten und wirksamsten ansehe.

Meine Aussagen über alternative Krebsbehandlungen wurden nicht von der *Federal Death Administration* (FDA) bestätigt.

Ty Bollinger

Die veröffentlichten Ratschläge wurden mit größter Sorgfalt von Verfasser und Verlag erarbeitet und geprüft. Die Garantie für einen Heilungserfolg kann jedoch nicht übernommen werden. Ebenso ist eine Haftung der Verfasser bzw. des Verlages und seiner Beauftragten für Personen-, Sach- oder Vermögensschäden ausgeschlossen. Krebs ist eine ernstzunehmende Erkrankung. Jede in diesem Buch beschriebene Anwendung kann nur in Absprache mit einem Arzt – im Idealfall einem Arzt Ihres Vertrauens – erfolgen. Jeder Benutzer ist zur sorgfältigen Prüfung der dargestellten Behandlungshinweise verpflichtet. Jede Dosierung oder Applikation erfolgt auf eigene Gefahr.

Der Verlag

Widmung

Dieses Buch ist meiner wunderbaren Frau Charlene gewidmet, meiner »Prinzessin« und besten Freundin. Sie ist mein Traummädchen und seit 14 Jahren meine Gefährtin, die Mutter meiner vier Kinder Brianna, Bryce, Tabitha und Charity. Sie ist meine Inspiration, ein Gottesgeschenk, das leuchtendste Beispiel von Gottes Gnade in meinem Leben und mein leidenschaftlichster Unterstützer. Sie ist wahrlich der »Wind unter meinen Flügeln«, meine bessere Hälfte.

Ohne ihre Hilfe und ihren Glauben an mich hätte ich dieses Buch niemals schreiben können. Nicht nur, dass sie mich unterstützte und ermutigte, sie redigierte auch jedes Kapitel dieses Buchs und war ein wunderbarer Diskussionspartner wenn es darum ging, welche Themen darin aufgenommen werden sollen. Danke, meine Prinzessin, für alles, was du bist, was du tust und für unsere vier wunderschönen Kinder!

Danksagung

Mein besonderer Dank gilt meinem Freund Webster Kehr, meinem Mitstreiter im Kampf um die Wahrheit im Krebskrieg. Webster hat die weltweit umfassendste Website zum Thema Krebs zusammengestellt: www.cancertutor.com. Ohne seine Forschung, sein Wissen und seine Hilfe hätte ich dieses Buch niemals verwirklichen können.

Mein besonderer Dank gilt auch meinem guten Freund Dr. Darrell Wolfe für seine Pionierforschung im Bereich Entgiftung und Ernährung. Seine Büchlein *Spoiled Rotten, The Fungus Within Us und Reclaim Your Inner Terrain,* waren beim Verfassen dieses Buchs außerordentlich hilfreich für mich. Darrells Website ist www.SourcetheSecret.com, ab 2011 gestaltet er eine eigene Radio-/TV-Show.

Äußerst dankbar bin ich meinem Freund Dr. Rashid Buttar für sein tiefes Wissen über Toxizität, Ernährung und Nahrungsergänzungsmittel. Dr. Buttar hat in den letzten zehn Jahren tausende Krebspatienten erfolgreich behandelt und ist wahrlich ein medizinischer Querdenker. Seine Website heißt www.drbuttar.com, sein Bestseller *The 9 Steps to Keep the Doctor Away.*

Danken möchte ich auch meinem Freund Dr. James Howenstine für seine exzellente Forschung über Krebs und Entgiftung. »Doctor Jim «, wie ich ihn liebevoll nenne, ist ein wunderbarer Christ, der Patienten nach dem später im Buch vorgestellten Verfahren *LifeOne* betreut. Seine Website ist www.mynaturalhealthteam.com.

Dank auch an Dr. David Gregg für sein Wissen über die Ursachen von Krebs, besonders für seine Theorien über die biochemischen Prozesse, DMSO und Cäsiumchlorid. Ich habe von seiner Arbeit viel gelernt. Dr. Gregg war auch derjenige, der mir die Augen darüber geöffnet hat, was wirklich hinter den Kulissen der Weltgeschehnisse vor sich geht.

Bedanken möchte ich mich auch bei Bill Henderson, Autor von mehreren Büchern über Krebsbehandlungen, für seine Forschung, seine Unterstützung, Ermunterung und für seine echte Sorge um die Betreuung von Krebspatienten. Bill ist ein erstaunlicher Mann und liebt es wirklich, Menschen zu helfen. Bills Website ist www.beating-cancer-gently.com.

Dank auch an Tanya Harter Pierce für ihre erstaunliche Krebsforschung, vor allem mit Protocel™, und für ihr wunderbares Buch *Outsmart Your Cancer*. Tanyas Website ist www.outsmartyourcancer.com.

Dank an Dr. Saul Pressman (»Doctor Ozon«) für seinen Beitrag zum Kapitel über das Ozon in diesem Buch und über sein Wissen über die Hypoxie-Theorie in Bezug auf die Ursache von Krebs. Dr. Pressmans Website ist www.plasmafire.com.

Dank an meinen Freund Mike Vrentas, Entwickler des Cellect-Budwig-Verfahrens, für seine Pionierforschung über eine der wirksamsten Krebsbehandlungen. Mikes Website ist www.cellectbudwig.com.

Dank an Mike Adams, den »Gesundheitshüter«. Mit seiner Erlaubnis habe ich einige seiner Counterthink-Karikaturen im Buch veröffentlicht. Mikes Website ist www.naturalnews.com.

Ich möchte auch an all die Querdenker erinnern, die sich nicht mit dem Status quo der Krebsbehandlungen zufriedengeben. Der Mut, die Innovation und die Hingabe dieser Ärzte, Forscher und Autoren haben das Leben tausender Krebspatienten gerettet. Nur dank ihrer bahnbrechenden Arbeit konnte ein Buch wie meines, von einem Nichtmediziner, erscheinen.

Meinem Bruder Ron und meiner Schwester Cherith möchte ich sagen, dass ich sie liebe. Ich weiß, dass es schwer war, Mom und Dad zu verlieren, und doch bin ich dankbar, dass wir alle so wunderbare Erinnerungen an sie haben.

An meine kostbaren Kinder Brianna, Bryce, Tabitha und Charity: Daddy liebt euch!

In memoriam

Dieses Buch schrieb ich im Gedenken an meine Mutter Jerry Jean Bollinger Taylor und meinen Vater Charles Graham Bollinger. Sie waren die besten Eltern, die man sich nur vorstellen kann, und beide liebten mich bedingungslos. Sie haben mich immer unterstützt, geliebt und haben mir den Weg zu Gott gewiesen.

Auf verschiedene Art waren sie beide Helden für mich. Wenn ich auf mein Leben zurückblicke, kann ich ehrlich sagen, dass ich nicht eine einzige schlechte Erinnerung an meine Eltern hege. Ihr Lächeln und ihre Lebensfreude waren ansteckend. Ihr Tod hat zwei Löcher in mein Herz gerissen, die nie gefüllt werden können. Aber ich werde sie beide im Himmel wiedersehen. Das ist meine Hoffnung.

Vorwort

Eines Tages kam ich von der Arbeit nach Hause. Meine Frau sah mich an und sagte: »Ich war heute beim Arzt und habe erfahren, dass ich Diabetes habe.« Meine Antwort lautete ungefähr: »Na und? Die Behandlung für Diabetes Typ 2 steht auf meiner Website, also schau einfach auf die Website.«

Danach ging ich aus dem Zimmer, ohne dass noch ein weiteres Wort gefallen wäre. Ein paar Stunden später dämmerte es mir, dass ich vielleicht ein wenig zu kurz angebunden gewesen war. Ich ging zum Bioladen und kaufte alles, was sie brauchte und ich dort erhalten konnte. Den Rest bestellte ich im Internet. Innerhalb von zwei Monaten musste meine Frau ihren Blutzuckerwert nicht mehr kontrollieren. Die Behandlung finden Sie auf www.cancertutor.com/Diabetes/Diabetes_Type_II.htm.

Hätte meine Frau von ihrem Arzt die Diagnose Brust- oder Pankreaskrebs mitgeteilt bekommen, wäre meine Reaktion die gleiche gewesen. Meine Website ist wie das vorliegende Buch *Krebs verstehen und natürlich heilen* so angelegt, dass sie den Menschen die richtige Richtung weist und ihnen so monatelanges Recherchieren erspart. Einen frisch diagnostizierten Krebs zu heilen, ist leicht. Es gibt jedoch wenige Krebsarten (etwa Plattenepithelkarzinom), bei denen man beim ersten Mal die richtige Behandlung wählen muss, da man keine zweite Chance bekommt.

Krebszellen werden als »undifferenziert« beschrieben. Dies bedeutet, dass Krebszellen keine Funktion erfüllen. Sie können zum Beispiel kein Muskelgewebe bilden und keine Funktion im Muskelgewebe erfüllen. Sie können keine funktionelle Rolle im Herzmuskel und in der Leber übernehmen. Sie sind nicht nützlich, sondern einfach nur da. Eine Krebszelle ist wie ein Ölklecks – man kann ihn nicht in das Fahrgestell eines Autos einbauen, weil er immer ein Ölklecks bleibt.

Auf ähnliche Weise kann eine Krebszelle Teil eines Krebsgewebes sein, da Tumorgewebe aus gesunden Zellen aufgebaut werden muss. Die Krebszelle sitzt einfach im Tumorgewebe und macht nichts weiter, als sich zu vermehren und sich zu weigern zu sterben. Mit Biopsien sucht man im Grunde genommen nach Krebszellen, die einfach dasitzen. Da die meisten Zellen in einem Tumor gesunde Zellen sind (alle funktionalen Zellen sind gesunde Zellen), sitzen in einem Tumor nicht genügend Krebszellen, um einen Menschen zu töten. Es ist also noch nie jemand an den Krebszellen im Inneren der Prostatadrüse gestorben. Gutartige Tumore können hunderte Pfund wiegen und dennoch nicht tödlich sein.

Krebspatienten sterben an der *Ausbreitung* der Krebszellen. Wenn sich der Krebs weit genug ausbreitet, sind irgendwann genügend Krebszellen vorhanden, um einen Menschen zu töten. Viele Krebszellen saugen buchstäblich das Leben aus einem Menschen, indem sie Glukose und Nährstoffe aus gesunden Zellen stehlen und Toxine wie Milchsäure bilden. Um jedoch einen Menschen zu töten, muss sich der Krebs weit über den Tumor hinaus ausbreiten (außer wenn zum Beispiel der Tumor lebenswichtige Flüssigkeiten blockiert). Doch trotz dieser Tatsachen sprechen Onkologen mit ihren Patienten immer wieder nur über Tumore.

Das Zitat des verstorbenen Dr. Philip Binzel erklärt, wovon ich spreche.

»Wenn bei einem Patienten ein Tumor entdeckt wird, diskutiert der Arzt mit ihm nur, wie er den Tumor behandeln will. Wenn ein Patient eine Chemotherapie oder Bestrahlung erhält, wird er nur gefragt, wie es dem Tumor geht. Niemand fragt jemals, wie es dem Patienten geht. In meiner medizinischen Ausbildung sahen wir Patienten, die Bestrahlungen und/oder Chemotherapien erhielten. Ihre Tumore wurden kleiner und kleiner, doch sie selbst wurden kränker und kränker. Bei der Autopsie war man begeistert, dass die Tumore verschwunden waren – aber die Patienten waren tot. Wie viele Millionen Mal muss sich dieses Szenario wiederholen, bevor uns klar wird, dass wir das Falsche behandeln?

Bei Primärkrebs ist der Tumor, mit nur wenigen Ausnahmen, weder gesundheitsgefährdend oder lebensbedrohlich. Ich wiederhole diese Aussage. Bei Primärkrebs ist der Tumor, mit nur wenigen Ausnahmen, weder gesundheitsgefährdend oder lebensbedrohlich. Gesundheitsgefährdend und lebensbedrohlich ist die Ausbreitung der Krankheit im Körper. Die Chirurgie kann dieser Ausbreitung des Krebses vorbeugen. Die Bestrahlung kann der Ausbreitung der Krankheit nicht vorbeugen. Die Chemotherapie kann der Ausbreitung der Krankheit nicht vorbeugen. Warum wir das wissen? Schauen Sie auf die Statistik! Es gibt eine Statistik für die Überlebenszeit. Überlebenszeit wird definiert als der Zeitraum zwischen der ersten Diagnose eines Krebses bei einem Patienten und dessen Versterben an diesem Krebs.

In den letzten fünfzig Jahre wurden in der Krebsfrüherkennung fantastische Fortschritte getätigt. In diesem Zeitraum wurden auch in der Chirurgie fantas-

tische Fortschritte bei der Entfernung von Tumoren getätigt. Fantastische Fortschritte wurden auch beim Schrumpfen und Zerstören von Tumoren durch Bestrahlung und Chemotherapie getätigt. Aber die Überlebenszeit des Krebspatienten ist nicht länger als vor fünfzig Jahren. Was bedeutet das? Das bedeutet, dass wir offensichtlich das Falsche behandeln! «

Dr. Philip Binzel, Alive and Well, *Kapitel 14*

Kurz und bündig sagt Dr. Binzel, dass Therapien der Schulmedizin nicht die Ausbreitung des Krebses stoppen. Sie denken vielleicht, dass Chemotherapie die Ausbreitung des Krebses aufhält. Chemotherapie zielt aber nicht auf Krebszellen ab. Sie tötet wachsende Zellen ab, seien es Krebszellen oder nicht. Manche Krebszellen wachsen nicht schnell, und so werden sie durch die Chemotherapie nicht abgetötet. Manche Krebszellen entwickeln eine Resistenz gegen synthetische Medikamente, und so kann Chemotherapie auch sie nicht abtöten.

Wenn also ein Patient so viel Chemotherapie erhielte, dass diese alle Krebszellen abtöten könnte, würde dieser Mensch an der Toxizität der Chemotherapie sterben, lange bevor diese alle Krebszellen abtöten könnte. *Chemotherapie kann Krebs nur verlangsamen, kann ihn aber nicht davon abhalten, sich auszubreiten und den Patienten zu töten.* Chemotherapie erreicht eine Remission (vorübergehendes Abklingen) der Symptome, doch in fast allen Fällen wird diese Remission enden und der Patient sterben. Viele Krebspatienten erleben eine Remission erst gar nicht, andere wiederum durchleben sie gleich mehrere Male.

Die Chirurgie kann sicher nicht einen Krebs aufhalten, der bereits gestreut hat, da er sich fast immer weit über das Maß hinaus ausgebreitet hat, das chirurgisch entfernt werden könnte. Bestrahlung funktioniert wie ein Gewehr. Aber kann man einen Flächenbrand (den sich ausbreitenden Krebs) mit einem Gewehr löschen? Die Schulmedizin kann nur Tumore schrumpfen lassen und den Krebs verlangsamen, sodass Patienten eine zeitlich begrenzte Remission erleben. Die Schulmedizin kann die Ausbreitung des Krebses nicht aufhalten – PUNKT!

Das bedeutet, dass die *Food and Drug Administration* (FDA) *niemals* eine Chemotherapie freigegeben hat, die Krebszellen angreifen oder die Ausbreitung von Krebs stoppen kann. Jedes Medikament einer Chemotherapie, das sie freigegeben hat, hat sich entweder als wirkungslos erwiesen oder bringt mehr Schaden als Nutzen. Darüber hinaus hat die *American Medical Association* (AMA, quasi die Gewerkschaft der Ärzte) *niemals* eine Behandlung freigegeben, die die Ausbreitung von Krebs stoppen kann.

Kein Arzt (der die »Großen 3« anwendet) hat jemals eine synthetische Arznei verabreicht oder eine Behandlung angewandt, die die Ausbreitung von Krebs gestoppt hat. Sondern: Ärzte verlangsamen den Krebs in manchen Fällen. Wahrscheinlich fragen Sie sich jetzt, ob Ärzte die Ausbreitung des Krebses aufhalten und den Patienten heilen möchten. Die einzelnen Ärzte möchten ihre Patienten heilen, betrachtet man jedoch die damit verbundene Industrie, sind die Beweise überwältigend, dass ihre Frage mit »NEIN!« beantwortet werden muss. Dieses Buch, *Krebs verstehen und natürlich heilen*, diskutiert Fall für Fall natürliche (alternative) Krebsbehandlungen und auch sogar einige orthodoxe Behandlungsmethoden, die von den Behörden untersagt wurden (in der Regel die AMA, FDA oder FTC), *weil* sie den Krebs zu effektiv bekämpfen!

In der Medizin kommt es immer wieder vor, dass wirksame Krebsbehandlungen aus dem Blickfeld der Öffentlichkeit genommen und höchst *unwirksame* synthetische Arzneien (profitabel, weil sie patentiert werden können) routinemäßig von der FDA freigegeben werden – eine Gaunerei, wie sie die Welt noch nicht gesehen hat. Ärzte in der Zukunft werden auf diese Generation von »Ärzten« mit totaler Verachtung zurückblicken. Obwohl sie viele Möglichkeiten haben, Krebs zu heilen, unterdrücken sie die Behandlung, indem sie sie für illegal erklären.

Die einzig logische Devise, der sowohl Big Pharma (die Pharmaindustrie) als auch Big Medicine (die AMA) folgen, lautet:
»Es ist weitaus profitabler, die Ausbreitung des Krebses zu verlangsamen, als die Ausbreitung des Krebses zu stoppen. Alles, was die Ausbreitung des Krebses stoppt, MUSS ausgeschaltet werden.«
Das Fernziel dieser in der Hölle geschlossenen Zweckehe von FDA, AMA und Big Pharma (das heißt, der Kern der »Krebsindustrie«) ist, Krebs in eine chronische Krankheit wie Diabetes zu verwandeln und somit langfristig vom Patienten zu profitieren. Blicken Sie doch einfach in die Zeitungen. Fast jede Woche wird eine neue Arznei freigegeben, die das Leben von Krebspatienten im Vergleich zu älteren, nutzlosen Medikamenten verlängert. Genau dies ist beabsichtigt. Eine Heilbehandlung werden Sie nur für extrem seltene Krebs-

arten finden. Dies zahlt sich für die PR-Propaganda der Krebsindustrie mehr aus als sie durch die Heilbehandlung an langfristigen Profiten verliert. Eine Heilbehandlung für Brustkrebs zum Beispiel werden Sie *niemals* finden. Die Ausgeburt dieser Höllenehe ist die Propagandamaschine der *American Cancer Society.* Sie lässt die orthodoxen Krebsbehandlungen weitaus wirksamer erscheinen als sie wirklich sind. Sie ist der Makeup-Artist des Monsters. Wahrscheinlich denken Sie, dass die Heilungsrate der Schulmedizin bei 40 bis 50 Prozent liegt und schnell steigt. Weit gefehlt. Seit achtzig Jahren liegt sie bei drei Prozent, und sie verbessert sich nicht.

Gibt es natürliche Krebsbehandlungen (alternative Krebsbehandlungen), die also Moleküle aus der Natur verwenden, die erwiesenermaßen auf Krebszellen einwirken, die Ausbreitung des Krebses aufhalten und Patienten heilen? Wahrscheinlich denken Sie »Nein«. Falsch geraten. Es gibt Dutzende alternative Krebsbehandlungen, die die Ausbreitung des Krebses stoppen und ihn sogar heilen können. In diesem Buch stelle ich Ihnen die bewährtesten dieser Behandlungen vor.

Sie ahnen aber wohl schon, dass die FDA *niemals* eine dieser Krebsbehandlungen zugelassen hat, da die Pharmahersteller niemals eine dieser Behandlungen zur Freigabe vorgelegt haben. Dies zum einen, weil Big Pharma keine natürlichen Moleküle patentieren kann (was ihre obszönen Profite erwirtschaftet), und zum anderen, weil die AMA an einer Heilung von Krebs gar nicht interessiert ist. Sie verbietet Ärzten die Anwendung wirksamer Krebsbehandlungen. Da diese Behandlungen der FDA nicht von der Pharmaindustrie vorgelegt wurden, stuft sie die FDA als »unbewiesen« ein, unabhängig davon, wie viele wissenschaftliche Beweise für die betroffenen Behandlungen schon erbracht wurden.

Darum führen Buchhalter, Hausfrauen, Farmer, Techniker etc. den Kampf gegen die Krebsindustrie. Diese Menschen haben jedoch absolut kein Gewicht in den Medien. Übrigens: FDA, *National Cancer Institute* (NCI), *National Institutes of Health* (NIH) sind in dieser Gleichung *nicht* die Engel. Auch sie haben ihre Seelen verkauft und wissen genau, was los ist.

Die Moleküle von Mutter Natur zielen IMMER auf Krebszellen oder schädigen keine normalen Zellen. Somit können sie in weitaus höheren Dosen verabreicht werden als die Moleküle von Big Pharma. Deshalb ist die echte Heilungsrate von Mutter Natur *dreißig Mal höher als die der Schulmedizin* bei neu diagnostizierten Patienten!

Mutter Natur (Gott) weiß viel mehr über Krebs als die Chemiker der Pharmaindustrie. Und viel wichtiger: Mutter Natur ist weitaus integrer als die Manager der Arzneimittelhersteller. Das Jüngste Gericht wird sich diesen für alle Ewigkeit annehmen, wie auch deren Brüdern aus der Tabakindustrie, aus der Regierung etc. Aber dafür interessieren Sie sich wahrscheinlich weniger als für die Aussage, dass Mutter Natur weiß, wie man Krebszellen angreift und die Ausbreitung von Krebs stoppt.

Und warum wurden Sie nicht einer Pro-Alternativmedizin-Gehirnwäsche unterzogen? Warum haben Sie diese Dinge nicht schon tausend Mal im Fernsehen gesehen, Radio gehört oder in den großen Zeitschriften gelesen? *Ganz einfach: Wenn die Medien über diese Dinge berichten würden, dann würde die Pharmaindustrie all ihre Werbegelder ab- und zur Konkurrenz weiterziehen.*

Außerdem besitzen viele der Personen, die durch die Versorgung und Arbeit mit der Schulmedizin riesige Profite erzielen, auch die großen TV-Stationen und Radiosender. *General Electric* zum Beispiel erzielt riesige Gewinne mit teurer Krankenhausausstattung und verschreibungspflichtigen Medikamenten – und besitzt den Sender NBC sowie mindestens dreißig große Tochtergesellschaften von NBC. *General Electric* ist also ein Mitglied der Krebsindustrie und besitzt NBC!

Was Sie über Krebs wissen, wurde von den Propagandakünstlern der Pharmaindustrie sorgfältigst so hingedreht, dass Sie nicht erfahren, wie unglaublich überlegen Mutter Natur in Hinsicht auf Krebsbehandlungen ist.

Leider sind einige Vertreter der Alternativmedizin auch nicht integrer als die Tabak- und Pharmafirmen. Zum Glück rückt dieses Buch, *Krebs verstehen und natürlich heilen,* die Dinge ins rechte Licht. Es informiert über die alternativen Krebsbehandlungen, die wirklich funktionieren. Dieses Buch ist für Menschen, die nicht an Krebs leiden, genauso wichtig wie für Krebskranke.

Dazu etwas Statistik:

▶   Eine echte Heilungsrate von 90 Prozent oder mehr kann leicht von Krebspatienten erreicht werden, die die Schulmedizin meiden, sich erst der alternative Medizin zuwenden und ihre Hausaufgaben machen.

▶   Die echte Heilungsrate der Schulmedizin liegt bei drei Prozent oder sogar darunter.

▶ 95 Prozent der Krebspatienten, die sich alternativen Behandlungen unterziehen, wurden zuvor schulmedizinisch behandelt und zum Sterben nach Hause geschickt. Alternative Medizin behandelt also eine große Zahl von Patienten in kritischem Zustand.

▶ Für die Patienten, die mit alternativen Krebsbehandlungen erst beginnen, wenn sie zum Sterben nach Hause geschickt werden, sind nur einige wenige der über 300 alternativen Therapien für eine mögliche Heilung stark genug.

▶ Doch sogar für diese wenigen Menschen, die eine dieser potenten Behandlungen finden (zum Beispiel Leser dieses Buchs), besteht nur eine rund 50-prozentige Überlebenschance.

Mit anderen Worten: Wenn Sie alternative Medizin zuerst anwenden, haben Sie, wenn Sie Ihre Hausaufgaben machen, eine Heilungschance von 90 oder mehr Prozent. Wenn Sie sich zuerst an die Schulmedizin und dann an die Alternativmedizin wenden, werden Sie jahrelang leiden und mit etwas Glück eine 50-prozentige Überlebenschance haben.

Sie sehen, dass Bücher wie *Krebs verstehen und natürlich heilen* mit Bedacht gelesen werden müssen. Dieses Buch kann Ihnen monatelanges Recherchieren ersparen und Ihnen den Weg zeigen, den Sie einschlagen müssen.

Einführung

Mein Name ist Ty Bollinger. Vor hundert Jahren erkrankte nach Schätzungen nur einer von acht Amerikanern an Krebs. Heute erkrankt im Laufe seines Lebens ungefähr einer von drei Amerikanern daran, und für das Jahr 2020 besteht die Prognose, dass einer von zwei Amerikanern irgendeine Form von Krebs bekommt. Krebserkrankungen verursachen jedes Jahr etwa zwölf Prozent aller Todesfälle weltweit.

Über zehn Millionen Menschen werden jedes Jahr mit der Diagnose Krebs konfrontiert und beinahe sieben Millionen sterben daran. Laut der Weltgesundheitsorganisation WHO könnte die Rate an Krebserkrankungen in den nächsten 15 Jahren um 50 Prozent steigen. Sowohl bei den Männern als auch bei den Frauen befinden sich die USA unter den drei Ländern mit den höchsten Krebsraten. Das klingt schon fast nach einer »Krebsepidemie«, nicht wahr?

In den meisten Familien gibt es einen Fall von Krebserkrankung. Meine Familie ist keine Ausnahme.

► Im Juli 1996 starb mein Vater Graham Bollinger an Krebs.
► Im November 1996 starb mein Großvater Conal Bollinger an Krebs.
► Im Mai 1997 starb mein Cousin Glenn McCoy an Krebs.
► Im Juli 1997 starb mein Onkel Joel Bollinger an Krebs.
► Im Februar 1999 starb meine Großmutter Helen Cade an Krebs.
► Im August 1999 starb mein Großvater D.E. McCoy an Krebs.
► Im Februar 2004 starb meine Mutter Jerry Bollinger Taylor an Krebs.

Sie sehen, ein großer Teil meiner Familie fiel dem Krebs zum Opfer.

Der erste Abschnitt dieses Buches ist meiner Mutter und meinem Vater gewidmet. Ich versuche, ihre letzten Tage zu schildern, ihre jeweiligen Kämpfe mit der Erkrankung und wie alle die Menschen, die sie besuchten, durch beide bewegt und ermutigt wurden. In den Wochen bevor mein Vater 1996 starb, fing ich mit meiner »Krebsforschungsreise« an. Was ich auf meiner Reise erfuhr, hat mich wirklich verblüfft. Ich lernte nicht nur, dass viele alternative Krebsbehandlungen unglaublich erfolgreich sind und Tausende angeblich unheilbare Patienten auf erstaunliche Weise wieder gesund wurden, sondern ich erfuhr auch, wie die Medizinindustrie diese Behandlungsmethoden unterschlägt sowie die engagierten und innovativen medizinischen

Außenseiter verfolgt, die nach neuen Wegen suchen und diese Behandlungsmethoden entwickeln. Ich lernte die Machenschaften und Habgier der pharmazeutischen Firmen genauso kennen wie die Auseinandersetzungen zwischen den Vertretern der konventionellen und der alternativen Heilmethoden. Es macht mich traurig, dass sowohl mein Vater als auch meine Mutter heute vermutlich noch leben würden, wenn das Wissen über diese alternativen Heilmethoden weit verbreitet gewesen wäre.

Zu den interessanten Dingen, die ich lernte, gehört, dass die alternativen Heilmethoden für Krebs weit mehr umfassen, als nur mal schnell in den Gesundheitsladen zu laufen und einige Vitamin- und Mineralienpillen zu kaufen. Die Wissenschaft hinter den alternativen Heilmethoden für Krebs ist beeindruckend. Die besonderen Mechanismen bestimmter Behandlungsmethoden gegen Krebs sind erstaunlich. Tatsache ist, dass einige alternative Heilmethoden von Nobelpreisträgern entwickelt wurden.

Als ich die fünfte Ausgabe dieses Buches (2010) erarbeitete, erhielt man für »*Cancer*« (dt. Krebs) bei Google 180 000 000 Treffer. Zu behaupten, dass es dort »viele Informationen« dazu gibt, käme also der Behauptung gleich, dass das Meer »ein bisschen nass ist«. Wenn man erst anfängt, sich mit dem Thema Krebs auseinanderzusetzen, kann einen die Menge an Informationen schier überwältigen und viele Menschen verirren sich in diesem »Krebs-Dschungel«. Wem soll man in so einer kritischen Phase des Lebens vertrauen?

Viele Websites verkaufen verschiedenste Pillen und Arzneitrünke. Einige Websites, wie quackwatch.com, kritisieren die alternativen Heilmethoden, doch ihre arglistige und heuchlerische Ungenauigkeit ist eine Schande. Andere Websites sind allzu wissenschaftlich und fast nicht zu verstehen. Wie kann man Ordnung in diese Informationsflut bringen? Wer hat Recht, wer Unrecht? Schnell droht man den Überblick zu verlieren und sich zu sagen: »Vergiss es! Das ist unmöglich! Ich gebe auf!«

Als Sam Houston in den 1830er-Jahren gegen den mexikanischen General Santa Ana kämpfte und sich fortwährend zurückziehen musste, soll er gesagt haben: »Es wird Zeit, eine Grenze in den Sand zu ziehen.« Worauf ein Cowboy, der unter ihm diente, erwidert haben soll: »Nun, Hauptmann, hier haben Sie eine Menge Sand zur Auswahl.« Sich zu entscheiden, wo man bei so viel schnell verfügbaren Informationen die Grenze ziehen soll, ist sehr schwer. Ich hoffe, dass »*Krebs verstehen und natürlich heilen*« Ihre Grenzlinie sein wird, da es klar und knapp Wahrheiten und Unwahrheiten über Krebs und seine Behandlungsmethoden erläutert.

Die meisten Menschen verfügen weder über das Geld noch die Zeit, die zahlreichen Bücher zu kaufen und zu lesen, die zu den medizinischen, finanziellen und politischen Aspekten von Krebserkrankungen veröffentlich wurden. Ich bin zuversichtlich, dass dieses Buch als knappe, aber umfassende Informationsquelle zu der verworrenen und verabscheuenswürdigen Umgangsweise mit Krebserkrankungen dient und den Lesern dabei helfen wird, sachkundige Entscheidungen zu Ernährung, Krebsvorsorge und alternativen Heilmethoden zu treffen.

Ich bin ein Wirtschaftsprüfer. Als ich an der Baylor University an meinem Abschluss in Steuerwesen arbeitete, eignete ich mir unter anderem eine wertvolle Fähigkeit an: extrem komplexe Themen gründlich zu durchleuchten, auf Basis der speziellen Fakten Schlussfolgerungen zu ziehen und meine Ergebnisse in einem präzisen Aufsatz zusammenzufassen. Das amerikanische Steuergesetz für Laien verständlich zu »übersetzen«, ist keine einfache Aufgabe. Doch diese Vorkenntnisse ermöglichten es mir, die Unmengen an Forschungsergebnissen zu ordnen, zusammenzufassen und schließlich dieses Buch zu schreiben.

Als Wirtschaftsprüfer erstellen wir für unsere Klienten Finanzberichte, zu denen auch die »Bilanz« gehört. Das ist nicht viel mehr als eine Zusammenstellung der Zahlen, die uns der Kunde liefert. Mit anderen Worten: Wir nehmen ihre Informationen und präsentieren sie in einer verständlichen Form. Im Grunde ist dieses Buch nichts anderes, als eine Zusammenstellung der Informationen, die ich aus Dutzenden Büchern und auf Tausenden von Websites erhalten habe.

Dieses Buch ist in keiner Weise ein Lehrbuch. Ich entschied mich, es mit möglichst wenigen medizinischen Fachbegriffen für Laien verständlich zu schreiben, ohne eine lange Liste an Literaturhinweisen. Verstehen Sie mich bitte nicht falsch! Ich zitiere zahlreiche Studien, es gibt viele wissenschaftliche Belege und ich führe viele Experten an. Doch ich bemühte mich, diese Verweise im ganzen Buch nur dort anzuführen, wo sie wichtig und sachdienlich sind. Am Ende des Buches finden Sie zur besseren Orientierung ein Glossar und ein Register.

Offen gesagt gibt es Dutzende hervorragende Bücher zu den Themen Krebs, Ernährung und Heilmethoden. Doch viel zu viele versinken in Fachbegriffen und wissenschaftlichen Details. Sie sind daher entweder zu schwierig oder einfach langweilig zu lesen. Viele dieser Bücher hinterlassen mehr Fragen als Antworten. Man beginnt verwirrt zu lesen und ist nach dem Lesen noch mehr verwirrt. Andere Bücher sind in Fachchinesisch geschrieben, das nur Ärzte, Wissenschaftler und Akademiker entschlüsseln können.

Anders als der Star-Koch Emeril Lagasse, der es liebt, allem noch einen speziellen Dreh zu geben, wollte ich das Thema »herunterfahren«, so dass Sie die komplexen medizinischen Informationen über Krebs, Ernährung und Gesundheit verstehen können. Trotzdem enthält dieses Buch viele Fachbegriffe, die jedoch zuvor erklärt werden. Ich empfehle Ihnen daher, das Buch von Anfang bis zum Ende zu lesen und keine Abschnitte auszulassen. Ich hoffe und bete, dass Ihnen diese Informationen nützlich sind, um einer Krebserkrankung vorzubeugen oder dagegen anzukämpfen und Heilung zu finden. Möge Gott es Ihnen eine Hilfe zur Erhaltung oder Wiedererlangung Ihrer Gesundheit sein lassen. Wenn Sie sich darauf einlassen, sich von gängigen Vorstellungen zu verabschieden, wird Ihnen dieses Buch nützlich sein.

Mit Gottes Segen!

Ty M. Bollinger
Autor
ty@cancertruth.net

Mom & Dad

Mom und Dad waren die besten Eltern, die man sich nur vorstellen kann, und beide liebten mich bedingungslos. Auf verschiedene Art waren sie beide Helden für mich. Ihr Tod hat zwei Löcher in mein Herz gerissen, die nie gefüllt werden können. Aber ich werde sie beide im Himmel wiedersehen. Das ist meine Hoffnung.

Charles Graham Bollinger

Am 1. Juli 1996 kauften Charlene und ich um etwa 17 Uhr bei Subway noch ein paar Sandwiches und fuhren dann weiter zum Haus unserer Eltern in Northwest San Antonio. Mein Vater Graham hatte seit ein paar Wochen unter Bauchschmerzen gelitten. Er war schon beim Arzt gewesen und es bestand der Verdacht auf eine parasitäre Erkrankung möglicherweise durch Cyclospora, die über kontaminierte Himbeeren übertragen werden. Wir wussten nicht, dass dies unsere letzte gemeinsame Mahlzeit sein würde. Nach dem Abendessen sprachen Dad und ich im Obergeschoss über seine Bauchschmerzen, und plötzlich meinte er: »Ich hoffe ja nur, dass ich nicht Krebs habe.« »Ach, keine Sorge, Dad«, antwortete ich, »Ganz sicher ist es nichts Ernstes ... du bist ja auch erst 52 Jahre alt.«

Später wollten Charlene und ich gerade ins Fitnesscenter gehen, als sich mein Vater vor Schmerzen krümmte und sich seinen Bauch hielt. Solche Schmerzen hatten wir nie zuvor gesehen. Mein Vater war 1,90 Meter groß und 100 Kilogramm schwer, und er war zäh. Doch die Schmerzen überwältigten ihn, und er machte sich nun wirklich Sorgen. Moms Gesicht war voller Angst, als sie ihrem Mann, mit dem sie fast dreißig Jahre verheiratet war, klar machte, dass er ins Krankenhaus musste. Er sagte, dass er schon in Ordnung sei und versuchte, die Treppe hinunterzusteigen. Ich musste ihn stützen, als er sich bis ins Wohnzimmer quälte. Ganz offensichtlich ging es ihm schlecht und ich sagte ihm, dass er auf der Stelle ins Krankenhaus müsse. Er war einverstanden.

Mein Vater war, so glaubten wir, absolut gesund. Er trank keinen Alkohol, rauchte nicht und trieb regelmäßig Sport. Spirituell war er ein Riese. Nur wenige haben so in Übereinstimmung mit den Worten Jesu gelebt wie er, und seine Prioritäten waren ganz klar: 1) Gott 2) Ehefrau, 3) Kinder und Eltern und 4) alles andere. Da Dad niemals Raubbau mit seiner Gesundheit getrieben hatte, waren wir sicher, dass er nicht schwer erkrankt war. So fuhren wir zur Klinik. Unterwegs hatte mein Vater höllische Schmerzen, und dennoch entschuldigte er sich für die Ungelegenheiten, die er verursachte. Charlene strich ihm über das Haar und Mom legte ihm einen kühlenden Umschlag auf die Stirn. Er beteuerte immer wieder, welch hervorragende Krankenschwestern sie seien. Wie immer dachte er mehr an andere als an sich selbst. Gegen 19 Uhr erreichten wir das Krankenhaus. Dad wurde sofort aufgenommen und die Ärzte führten eine Reihe von Diagnosetests durch. Ich rief meinen Bruder Ron an, damit auch er zum Krankenhaus käme. Unsere Schwester Cherith, die an der Hardin-Simmons University in Abilene studierte, wollten wir erst informieren, wenn wir mehr wüssten.

Um 21 Uhr hatten sich die Ärzte auf die vorläufige Diagnose »Gallensteine« geeinigt und eine Operation für den nächsten Morgen angesetzt. Alles schien in Ordnung, und so verließen Charlene und ich die Klinik, um unserer Hausmeistertätigkeit in einigen kleinen Bürogebäuden nachzukommen. Danach wollten wir zurück in die Klinik fahren – etwa um Mitternacht.

Als wir kurz vor Mitternacht wieder im Krankenhaus waren, informierte uns Mom zu unserer großen Überraschung, dass Dad bereits operiert wurde. Vielleicht waren die Gallensteine ja schlimmer als zuerst angenommen. Ich rief Cherith an und berichtete ihr, dass Dad wegen Gallensteinen operiert wurde, sie sich aber keine Sorgen machen sollte. Alles würde gut gehen.

Ein Uhr, zwei Uhr … und noch immer keine Information von den Ärzten. Nach drei Stunden war klar, dass die Operation schwerer war als angenommen. Um drei Uhr machten wir uns große Sorgen. Endlich, um 3.30 Uhr, kam der Chirurg in den Raum, in dem Ron, Charlene, Mom und ich warteten. Ich werde niemals seinen Gesichtsausdruck voller Schock und Hoffnungslosigkeit vergessen, als er aus dem OP kam. Er schüttelte verzweifelt den Kopf, als er zu sprechen begann: »Er ist einfach so weit fortgeschritten und er ist so jung. Es ist Krebs.« Mom brach fast zusammen und begann unkontrolliert zu weinen. Wir alle weinten. Wie konnte das sein? Es sollten doch nur Gallensteine entfernt werden! Ron lief weinend aus dem Zimmer. Wir trösteten uns gegenseitig. Ich rief Cherith noch einmal an, um ihr die schlechten Nachrichten zu überbringen. Es war 4 Uhr morgens.

Die Ärzte mussten etwa ein Drittel von Dads Dickdarm sowie einen großen Teil seines Magens entfernen. Der senkrechte Einschnitt auf seinem

Bauch war ungefähr 20 Zentimeter lang. Der Krebs hatte schon seine Lymphknoten und fast den gesamten Bauchraum befallen. Wir gingen heim, um ein paar Stunden zu schlafen, und kehrten am Dienstag um etwa 11 Uhr zurück in die Klinik.

Die Ärzte rieten uns, Dad noch nichts von seiner Krebserkrankung zu erzählen. So täuschten wir alle Munterkeit vor, als wir das Krankenzimmer betraten. Dad sah müde und verwirrt aus. Er konnte sich nur noch daran erinnern, dass er am Abend zuvor in das Krankenhaus gefahren war, und wusste nicht, was weiter passiert war. Wir sprachen ihm alle Mut zu, dass alles in Ordnung kommen würde und er nur etwas Ruhe bräuchte.

Einer von Dads Pflegern, Jeff Ronk, war ein wunderbarer Christ. Wir gingen zusammen mit Jeff zur Kirche, und er half uns, unsere Ängste zu beschwichtigen. Er versicherte uns, dass Dad in guten Händen war und dass er sich persönlich darum kümmern würde, dass er die beste Pflege erhielte. Was für ein Segen, dass Gott uns in dieser Lage Jeff zur Seite stellte.

Dann kamen nach und nach einige Mitglieder unserer Kirche zum Krankenhaus. Dad und Mom gehörten, seitdem sie etwa acht Jahre zuvor nach San Antonio gezogen waren, zur Believer's Fellowship. Die Kirchenmitglieder waren für sie wie eine Familie. Um etwa 13 Uhr verließen Charlene und ich das Krankenhaus, um etwas zu schlafen. In diesem Moment fuhr Jim Bryant aus dem Kirchenvorstand vor dem Krankenhaus vor. Als ich ihn über Dads Zustand informieren wollte, begann ich zu weinen und konnte nur stammeln: »Dad hat Krebs – es ist sehr schlimm.« Wir alle weinten und umarmten uns.

Nachmittags versuchten wir zu schlafen, doch es fiel uns schwer. Charlene und ich hatten damals noch keine Kinder, und ich musste ständig daran denken, dass Dad seine Enkelkinder nie kennenlernen würde. Charlene und ich waren erst seit sechs Monaten verheiratet. Ich konnte nur daliegen und leise schluchzen.

Zurück im Krankenhaus empfing Dad eine erstaunliche Anzahl an Besuchern. Er unterhielt sich gerne, war immer freundlich und gab anderen das Gefühl, wichtig zu sein, weil er sich Zeit nahm, zuzuhören. Er lebte für Jesus und bemühte sich, andere so zu behandeln, wie Jesus sie behandelt hätte. Das Wartezimmer war voller Menschen und Essen – Obstkuchen, Kekse, Limonaden, Sandwiches, Äpfel und Bananen. Einige der Besucher wirkten niedergeschlagen, andere schienen froh zu sein, unserer Familie helfen zu können.

Dad wusste immer noch nicht, dass er Krebs hatte, und wir wollten es ihm nicht sagen. Es schien jedoch nicht richtig zu sein, ihn über seinen Zustand im Dunkeln zu lassen. Ich fragte deshalb den Arzt, ob ich es ihm sagen könnte. Der Arzt hielt dies für eine gute Idee. Noch nie zuvor in meinem Leben war ich in einer solchen Situation gewesen. Ich war mir nicht sicher, was ich Dad sagen sollte, wusste aber, dass mir zum richtigen Zeitpunkt die richtigen Worte kommen würden. Ich wusste, dass ich meiner Familie und meinem Vater zuliebe stark sein musste. So betrat ich Dads Zimmer und hielt seine Hand. »Dad...weißt du, was passiert ist?«, fragte ich ihn. Dad schüttelte den Kopf. »Sie haben letzte Nacht in deinem Bauch Krebs gefunden und ihn entfernt.«

Dad wirkte entgegen meiner Erwartung nicht überrascht. Es schien, als ob er eine solche Nachricht erwartet hätte und nun gleichsam erlöst war, dass er die Wahrheit kannte. Intelligent, wie er war, war ihm klar gewesen, dass etwas im Busch war, sonst wäre nicht die halbe Kirche im Krankenhaus aufgetaucht. »Es kommt alles in Ordnung, Dad. Sie haben den ganzen Krebs erwischt, und du musst nur ausruhen und dich erholen.« Obwohl die Ärzte uns berichtet hatten, dass sie definitiv nicht den ganzen Krebs entfernt hatten, fand ich, dass diese kleine Notlüge angebracht war und meinem Vater helfen würde.

Es dauerte einen ganzen Tag, bis die Familie langsam die Realität begriff. Dad war vier Stunden lang wegen Magenkrebs operiert worden! Wir fühlten uns, als ob wir uns selbst im Fernsehen zusehen würden – die Geschehnisse der letzten 24 Stunden hatten etwas Irreales an sich. Hatten wir zuerst gedacht, dass Dad unter Parasiten litt, mussten wir uns nun damit abfinden, dass er an Krebs erkrankt war. Spielte uns jemand einen bösen Streich, der bald aufgelöst werden würde? – Tatsächlich war dies aber kein böser Streich.

Warum geschah dies alles? Wir konnten es nicht verstehen. Mein Vater war ein gesunder Mann und nur 52 Jahre alt. Er trieb regelmäßig Sport, passte auf seine Ernährung auf und frönte keinen Lastern. Er trank und rauchte nicht und hatte in seinem ganzen Leben vielleicht ein paar Aspirin genommen. Das war nicht fair. Dad war kein Krebskandidat. Krebs befiel Menschen, die sorglos mit ihrem Körper umgingen – aber nicht jemanden wie meinen Dad.

Mein Vater wurde am Freitag, dem 12. Juli, aus dem Krankenhaus entlassen. Ich hatte mich mittlerweile über alternative Krebstherapien informiert und wollte Dad unbedingt nach Mexiko in das Bio-Medical Center (ehemals die Hoxsey Clinic) in Tijuana bringen. Ich hatte auch über die Heilwirkung von frischem Karotten- und Rote-Bete-Saft gelesen und kaufte das Gemüse im Bioladen ein.

In seinem Bett zu Hause schrieb Dad in einem Brief an seine Kirche, dass er wie der Apostel Paulus nicht wüsste, ob er leben oder sterben würde, jedoch auf Gott vertraue: »Leben ist Christus, sterben ist Gewinn« waren seine exakten Worte. Als Pastor Bruce Blakey den Brief am folgenden Sonntag der Gemeinde vorlas, kamen vielen die Tränen.

Dienstagnachmittag waren wir alle zusammen im Haus unserer Eltern. Dad und ich hörten einer Predigt zu, Charlene und Mom gingen zum Friseur. Ich war voller Optimismus über Dads anstehende Reise zum *Bio-Medical Center* nach Tijuana. Ihre alternativen Krebsbehandlungen hatten phänomenale Resultate erzielt und ich war sicher, dass sie meinem Vater würden helfen können. Mehrmals hatte ich mit den Ärzten am Telefon gesprochen. Die Reise war für Mitte August geplant, und ich erhoffte mir von der Behandlung, dass sie meinen Vater völlig heilen würde.

Mein Vater musste sich nur von der Operation erholen, um mit der Kräuterheilbehandlung im Bio-Medical Center beginnen zu können. FALLS er sich erholte. Während er schlief, wurde mir klar, wie viel er mir bedeutete. Bis Mom und Charlene zurückkamen, weinte ich angesichts der Möglichkeit, dass er sich vielleicht nicht erholen würde.

Charlene und meine Mutter stiegen lachend und plaudernd aus dem Wagen. Es war schön, sie so zu sehen – die vergangenen zwei Wochen waren traurig gewesen. Während Dad schlief, diskutierten wir über den Plan, ihn nach Mexiko zu bringen. Wir waren uns einig, dass er sich nur schnell von der Operation erholen musste; dann hätte er eine reelle Chance, seine Erkrankung im Bio-Medical Center auszuheilen. Das war unsere einzige Hoffnung und Thema unserer intensiven Gebete.

Charlene und ich verließen unsere Eltern etwa um 17 Uhr, um unsere Hausmeisterarbeiten zu erledigen. Als wir um 23 Uhr nach Hause kamen, waren zwölf Nachrichten auf dem Anrufbeantworter. Mir drehte sich der Magen um, war mir doch klar, dass etwas Schlimmes mit Dad passiert sein musste. Während wir die Nachrichten abhörten, begannen unsere Herzen immer schneller zu rasen. Die erste Nachricht war von meinem Bruder Ron. Er berichtete, dass Dad um etwa 19 Uhr aus Nase und Rektum zu bluten begonnen und Mom den Notarzt gerufen hatte. Dad war wieder in der Notaufnahme. Die Wunden der ersten Operation waren aufgebrochen und er hatte innere Blutungen.

Am nächsten Morgen, es war ein Mittwoch, konnten wir Dad um etwa 8 Uhr das erste Mal nach seiner erneuten Einweisung in das Krankenhaus besuchen. Sein Gesicht war von den Bluttransfusionen fast bis zur Unkenntlichkeit geschwollen. Ich werde nie vergessen, wie Mom und Charlene sein Krankenzimmer verließen, nachdem sie ihn gesehen hatten. Auf den ersten Blick sah er für jemanden, der ihn nicht kannte, fürchterlich aus. Selbst seine Stimme klang anders. Charlene besorgte ihm Eischips zum Lutschen.

Natürlich war Dad freundlich und bedankte sich lächelnd für das Eis. Charlene wusste in diesem Moment, dass sie sich um einen der schönsten Männer der Welt kümmerte. Als meine Mutter sagte: »Er ist so schön«, stimmte ihr Charlene lächelnd und mit ganzem Herzen zu. Sie beide sahen Dads innere Schönheit. Als ich in das Krankenzimmer kam, wollte er zuerst über seine Lebensversicherung sprechen. »Kümmere dich um deine Mutter«, ermahnte er mich, als ich zu weinen begann. Ganz offensichtlich wusste Dad, dass ihm nicht mehr viel Zeit bleiben würde.

An diesem Freitag war ich zusammen mit John Gordon aus dem Kirchenvorstand in Dads Krankenzimmer. In den letzten Tagen waren ihm sagenhafte zehn Liter Blut übertragen worden. Die inneren Blutungen konnten einfach nicht gestillt werden. Er hing an einem Morphiumtropf und wurde immer wieder bewusstlos. Menschen, die so sediert sind, zeigen ihr wahres Gesicht, da sie überhaupt nicht kontrollieren können, was sie sagen.

Einmal wachte Dad auf, schaute mich an und sagte langsam, weil er eine Sauerstoffmaske trug und mit Morphium abgefüllt war: »Ich liebe dich, Ty.« Dann erblickte er John Gordon und begrüßte ihn mit: »Hallo, Bruder John.« Da er weder Wasser noch Eischips zu sich nehmen konnte, meinte er: »Ich bin so durstig. Ich sehne mich nach einem Glas kaltem Wasser. Aber ich bin dankbar über meine ›Ströme des lebendigen Wassers‹.« Dann ließ er unsere Hände los, murmelte »schlafen« und schlief sofort wieder ein.

Später an diesem Abend informierte uns der Arzt, dass Dads Nieren ausfielen und wir entscheiden müssten, ob lebenserhaltende Maßnahmen getroffen werden sollten. Wir wussten, dass dies nicht dem Willen meines Vaters entsprechen würde. Ich blieb fast die ganze Nacht wach und dachte darüber nach, dass mein Vater sicher bald sterben würde.

Am nächsten Tag kamen meine Großeltern aus Dallas, um meinen Vater ein letztes Mal zu sehen. Sonntagmorgen fuhren Charlene und ich zusammen mit Ron und unserem Onkel Tim nach Ingram in Texas, um eine Grabstätte und einen Grabstein zu kaufen. Wir fuhren mit Dads Auto, und während der einstündigen Fahrt hörten wir eine seiner Kassetten an. Als einer von Dads Lieblingssongs ertönte, den er immer und immer wieder angehört hatte, begann ich zu weinen.

An diesem Abend traf sich die gesamte Familie und Dad sprach mit jedem einzelnen. Er sagte, wie sehr er uns liebe und dass er nichts bereue. Gottes Gnade schien durch Dad, der eine Säule der Kraft darstellte. Danach stieg sein Blutdruck auf 180 – die Ärzte sage uns, dass er nur noch Stunden zu leben hätte.

Am Montagnachmittag fiel Dad in ein Koma, aus dem er nie mehr aufwachen sollte. Am Donnerstag, dem 25. Juli 1996 waren Mom, Charlene und ich dabei, als er um 7.10 Uhr morgens seinen letzten Atemzug tat. Dad ging hinüber zu seinem Erlöser, Jesus Christus.

In diese letzten Tagen und Wochen dachte Dad viel über sein Leben und über die Liebe nach, die er für jedes Mitglied seiner Familie verspürte. Und als seine Zeit kam, nahmen ihn die Engel mit zu diesem wundervollen Ort, wo Gott lebt und er die Ewigkeit erleben wird. Er ist nun bei seinem Herrn und Erlöser, Jesus Christus. Seit seinem Tod sind mittlerweile 13 Jahre vergangen, in »Himmelszeit« ist er gerade angekommen – oder wie es in der Gospelhymne *Amazing Grace* heißt: »When we've been there ten thousand years, bright shining as the sun, we've no less days to sing God's praise, than when we first begun.« (Auch wenn wir hier schon seit zehntausend Jahren sind, strahlend wie die Sonne, bleiben uns genauso viele Tage, um Gottes Lob zu singen, wie am Anfang.)

Jerry Jean Bollinger Taylor

Nach dem Tod meines Vaters war meine Mutter am Boden zerstört. Sie waren seit 30 Jahren verheiratet gewesen und nun war sie seit drei Jahrzehnten zum ersten Mal alleine. Sie weinte fortwährend und fand kein Glück mehr im Leben. Meine Mutter war immer der Typ von Mensch, dessen Anwesenheit einen Raum erhellen kann. Doch ohne meinen Vater fühlte sie sich leer und ohne Hoffnung. Charlene und ich verbrachten zahllose Stunden bei meiner Mutter, vor allem im ersten Jahr nach dem Tod meines Vaters. Wir versuchten, sie wiederaufzubauen und sie von ihrem großen Kummer abzulenken. Im November 2001 verlobte sich meine Mutter mit Jack Taylor. Wir hatten nicht erwartet, dass sie jemals wieder heiraten würde, doch wir unterschätzten Gott. Jack Taylor war der Prediger, der meine Eltern 30 Jahre zuvor getraut hatte. Er hatte kurz zuvor seine Ehefrau an den Krebs verloren. Meine Mutter und Jack verliebten sich und heirateten im Mai 2001. Im Januar 2002 flog ich von Pittsburgh nach San Antonio, um meiner Mutter bei einer Operation beizustehen. Drei Monate zuvor hatten die Ärzte einen kleinen Tumor an ihrem Magen entdeckt, der entfernt werden sollte. Es war eine Operation, bei der nichts zu befürchten war. So dachten wir wenigstens ...

30 Minuten nach Beginn der Operation kam Dr. Caldarola in Tränen aufgelöst aus dem Operationssaal. Meine Mutter unterrichtete die fünfte Klasse der Castle Hills First Baptist School in San Antonio und sie hatte auch alle Kinder von Dr. Caldarola unterrichtet. Seine Frau war die Krankenschwester der Schule. Sie alle liebten meine Mutter. Dr. Caldarola sagte, dass der Krebs den gesamten Magen förmlich durchsiebt hatte und er nur zwei Möglichkeiten hatte: entweder sie einfach wieder zuzunähen oder den gesamten Magen zu entfernen, eine vollständige Gastrektomie. Ich fragte ihn: »Wenn es Ihre Mutter wäre, was würden Sie tun?« Er meinte, dass er den Magen entfernen würde. Daraufhin antwortete ich ihm: »Machen Sie es!« Es war unsere Entscheidung.

Jack Taylor ist ein phänomenaler Mann. Am Morgen nach der Operation und nachdem ihr die Ärzte mitgeteilt hatten, dass sie wohl nur noch wenige Monate zu leben hätte, bestand meine Mutter darauf, Jack nicht zu heiraten, damit er nicht schon wieder durchmachen müsste, was er vor kurzem mit seiner an Krebs verstorbenen Frau Barbara durchgestanden hatte. Doch Jack war nicht davon abzubringen, sie zu heiraten und sie dann zu umsorgen. Wie viele andere Männer hätten so zu ihrer Verlobten gestanden? Vor allem, wenn sie gerade erst eine Ehefrau an Krebs verloren hätten? Wie ich schon sagte, Jack Taylor ist ein unglaublicher Mann Gottes!

So heirateten sie im Mai 2002 tatsächlich, so wie Jack es meiner Mutter versprochen hatte. Jack ist Evangelikaler, so reisten sie durch die Welt und verkündeten das Wort Gottes und die Geschichte ihrer beider Liebe. Meine Mutter war von den gemeinsamen Reisen mit Jack begeistert. Sie lachte lauthals, als sie uns erzählte, sie sei nun »Vizepräsidentin« der *Dimensions Ministries*.

Ihre letzten Monate waren schwierig, da sie fortwährend an Schmerzen litt, als der Krebs sich durch ihren Körper fraß. Schließlich erlitt sie einen starken Schlaganfall. Doch Jack Taylor, Gott segne seine Seele, blieb die ganze Zeit an ihrer Seite. Ich kann nicht genügend Gutes über ihn erzählen. Meine Mutter und Jack erlebten zusammen fast zwei wundervolle Jahre, bevor sie am 15. Februar 2004 in die Arme unseres Schöpfers zurückkehrte.

Meine Frau Charlene schreibt im Gedenken an meine Mutter:
»Jerry Jean Bollinger Taylor, 62 Jahre, ging am 15. Februar 2004 von uns zu Gott. Sie wurde am 5. Juli 1941 in Artesia in New Mexico als Tochter von Helen und David Ernest McCoy geboren. Sie ist nun mit ihrem ersten Ehemann Charles Graham Bollinger, ihrer lieben Mutter Helen Cade und ihrem Vater D. E. McCoy vereint, die ihren Körper verlassen haben und zu Gott gegangen sind. Auch wenn wir alle dankbar und glücklich sind, dass sie nun bei unserem Erlöser Jesus Christus ist, werden wir sie sehr vermissen. Sie war uns allen ein Leuchtturm – Hände und Füße Jesu. Sie gab uns ihre Weisheit und Güte, ihre Liebe und Anteilnahme, tadellose Frömmigkeit und Schönheit jenseits aller Worte. Sie gab in jedem Moment alles und sie lebte im Dienste Jesu, ihrer Familie und ihrer geliebten Freunde.
Mit ihrem wundervollen, strahlenden Lächeln erhellte sie jeden Raum. Alle, die sie kannten, waren glücklich darüber und wurden von ihr ermutigt. Alles, was sie wollte, war, den Namen Gottes zu ehren, egal was es ihr kostete. Je schwächer sie wurde, desto mehr empfing sie die Freude und Stärke Gottes. Einer der letzten Bibelverse, den Gott ihr ins Herz legte, war Nehemia 8,10: ›Die Freude Gottes ist meine Stärke.‹ Seine Gnade reichte ihr vollkommen. Sie starb, wie sie lebte, unseren Erlöser Jesus preisend.
Jerry Jean wurde mit sieben Jahren Christin. Sie besuchte die Hardin-Simmons University, *wo sie zur Prinzessin des Homecoming Court und zur Präsidentin der Cowgirls ihres Jahrgangs gewählt wurde. Was für eine Schönheit! Sie war Leiterin der Jugend der* First Baptist Church of Dallas, *in der sie auch ihren geliebten Charles Graham Bollinger kennenlernte und heiratete.*
Sie gründeten zusammen eine Familie und widmeten sich, in allem was sie taten, dem Ruhm Gottes. Sie unterrichtete mehrere Frauenbibelkreise und half Menschen, das Heil in Jesus Christus und dem christlichen Glauben zu finden. Sie unterrichtete auch an mehreren christlichen Schulen Englisch, Geschichte und Lesen.

Von 1987 bis 2001 unterrichtete sie die fünfte und sechste Klasse an der Castle Hills First Baptist School. *Sie verlor ihren geliebten ersten Ehemann im Juli 1996 durch Krebs, eine traurige Zeit für alle. Wir hätten nie gedacht, dass sie nochmals heiraten würde, zu glücklich war ihre Ehe mit Graham. Doch wir alle unterschätzten Gott. Am 4. Mai 2002 heiratete sie ihren ›Erwecker‹ Jack Taylor und reiste fast zwei glückliche Jahre mit ihm zusammen durch das Land, um das Wort Gottes zu verbreiten – ihre erste Liebe. Sie war nicht nur stolz darauf, die Ehefrau Jacks zu sein, sondern stand ihm auch stolz und freudestrahlend in seinem geistlichen Amt als Vizepräsidentin der* Dimensions Ministries *zur Seite. Ihr geliebter Ehemann Jack ist deren Gründer und Präsident. Am 19. Januar erlitt Jerry auf einer Kreuzfahrt im Südpazifik einen heftigen Schlaganfall. Sie verbrachte zwei Wochen im Krankenhaus von Papeete auf Tahiti, bevor sie am 5. Februar 2005 nach San Antonio überführt wurde.*

Sie hinterlässt ihren Ehemann Jack Taylor, ihre Kinder Ty und Charlene Bollinger, Ron Bollinger, Cherith und Dru Moore, Tim Taylor und Michelle, Tammy Snell und Bill, ihre Enkel Brianna und Bryce Bollinger, Blake und Brice Taylor, Kimber Snell, Tim Snell, Chris Snell und Clayton Snell; ihre Schwiegermutter Newell Bollinger, ihre Geschwister Tim McCoy und Susan, Ron McCoy und Cathy, John Cade und Patti, Ernestine Clark und Lloyd und zahlreiche Nichten, Neffen, Tanten, Onkel und Cousinen.

Wenn sie heute zu uns sprechen könnte, würde sie sagen: ›Wendet euch mir zu, und lasst euch erretten, ihr Menschen aus den fernsten Ländern der Erde.‹ (Jesaja 45,22). Sie würde wollen, dass wir bereuen, glauben und das ewige Leben mit unserem Vater im Himmel durch Jesus, unseren Erlöser und Gott, anstreben. ›Sucht ihr mich, so findet ihr mich. Wenn ihr von ganzem Herzen nach mir fragt, lasse ich mich von euch finden.‹ (Jeremia 29,13–14) ›Bittet, dann wird euch gegeben; sucht, dann werdet ihr finden; klopft an, dann wird euch geöffnet.‹ (Matthäus 7,7) Sie würde sagen, dass man Jesus nur in der Bibel findet. Suche in den Schriften und sehe, dass der Herr gut ist! Sie möchte uns bei sich im Himmel sehen. Seid ihr bereit?

Ihre Hoffnung beruhte auf nichts anderem als Jesu Blut und Rechtschaffenheit. Nie hätte sie verlockenden Bildern vertraut, doch immer Jesu Namen: ›Darum geht zu allen Völkern, und macht alle Menschen zu meinen Jüngern; tauft sie auf den Namen des Vaters und des Sohnes und des Heiligen Geistes, und lehrt sie, alles zu befolgen, was ich euch geboten habe. Sei gewiss: Ich bin bei euch alle Tage bis zum Ende der Welt.‹ (Matthäus 28,19–20).«

Teil 1

Spitzenmedizin, Spitzenpharmazie, Spitzenprofite & die »Großen 3«

Die Schulmedizin will uns weißmachen, dass sie uns vor alternativen Krebsbehandlungsmethoden schützen muss: Es gäbe keinen wissenschaftlichen Nachweis für deren Wirksamkeit und sie könnten die wirksameren konventionellen Krebstherapien verzögern. Die Medikamente gegen Krebs sind ein großes Geschäft für die Pharmaindustrie. Es ist traurig, aber die Wahrheit ist, dass die Gier und nicht die Menschenliebe die Pharmaindustrie und die Schulmedizin antreibt.

Krebsindustrie & Medizinmafia

» Jeder Arzt in den USA, der Krebs mit alternativen Methoden behandelt, wird vernichtet. Sie können mir keinen Arzt nennen, der Krebs erfolgreich mit alternativen Therapien behandelt und nicht attackiert wird. Ich kenne diese Leute: Ich habe sie interviewt.«

Dr. Gary Null

Machen Sie sich auf etwas gefasst!

Was Sie hier nun lesen werden, stellt vermutlich vieles von dem in Frage, was Sie gehört haben. Von Geburt an wird uns beigebracht, alles blind zu glauben, was wir in Zeitungen und im Internet lesen, was wir im Radio hören und im Fernsehen sehen. Deshalb sind viele Menschen wie Schafe, leicht zu überzeugen und intellektuell abhängig. Sie neigen dazu, einfach der Mehrheitsmeinung zu folgen.

Mit diesem Buch möchte ich erreichen, dass Sie sich davon lösen und selbstständig nachdenken. Lassen Sie die weit verbreitete Einstellung »Das ist unmöglich!« hinter sich. Tanya Harter Pierce, die Autorin von *Outsmart Your Cancer: Alternative Non-Toxic Treatments That Work* (dt. *Überlisten Sie den Krebs: Alternative nichttoxische Behandlungen, die funktionieren)*, nennt das den »Ungläubigkeitsfaktor«. Als ich vor fast zehn Jahren anfing, erfolgreiche alternative Methoden der Krebsbehandlung kennenzulernen, und mein Wissen mit anderen teilen wollte, war die häufigste Antwort: »Das ist unmöglich!«

Diese »Unmöglich!«-Vorstellung beruht auf der falschen Annahme, dass die Onkologen »unmöglich« die gängigen Behandlungsmethoden weiter anwenden würden, wenn die alternativen Heilmethoden wirklich erfolgreich wären. Wir können uns kaum vorstellen, dass auch fast alle Onkologen an der »Unmöglich!«-Vorstellung leiden. Die meisten von ihnen glauben, es sei »unmöglich«, dass sie in ihrer Ausbildung nichts von diesen alternativen Heilmethoden gehört hätten, wenn diese wirksam wären. Leider werden die Medizinfakultäten in Amerika weitgehend von den großen Pharmafirmen finanziert. Diese haben ein starkes Interesse an der Anwendung der konventionellen Behandlungsmethoden, da ihr Hauptziel wie bei allen Aktiengesellschaften die Steigerung des Aktionärprofits ist.

Die Informationen in diesem Buch werden Sie vermutlich schockieren.

Gelegentlich werden Sie skeptisch bis ungläubig sein. Ich verstehe solche Reaktionen vollkommen, da es auch mir so ging. Wir reagieren so, weil wir alle einer Gehirnwäsche unterzogen wurden. Eine Studie der John Hopkins University kam vor Kurzem zum Schluss, dass das Fernsehen unseren Verstand beeinträchtigt und kritisches Denken behindert. Wer gleichsam an den Bildschirm gefesselt aufwuchs, muss diese Gehirnwäsche überwinden, um seinen Geist wieder zu befreien. Wenn Sie es schaffen, von den gängigen Vorstellungen abzulassen, während Sie dieses Buch lesen, werden Sie danach darüber froh sein. Da bin ich mir sicher. Es könnte Ihr Leben oder das eines Ihnen Nahestehenden retten.

Das Komplott der Krebsindustrie

Eine Redewendung lautet:»Nur weil man an Verfolgungswahn leidet, heißt das nicht, dass es keine Verfolger gibt.« Es wimmelt von Verschwörungstheorien und genauso vielen Websites im Internet, die sie entlarven. Einige dieser Verschwörungstheorien sind Unsinn, einige klingen plausibel und einige entsprechen ziemlich sicher der Wahrheit. Soweit ich es beurteilen kann, gibt es diese»Krebsverschwörung«.

Doch das ist nichts Neues. In der Einführung zu seinem Buch *The Healing of Cancer* (dt. *Krebs heilen)* zeigt Barry Lynes, dass diese Verschwörung seit über einem halben Jahrhundert existiert:»1953 ergab eine Untersuchung des US-Senates die Existenz einer Verschwörung zur Unterdrückung wirksamer Krebsbehandlungen. Der mit der Untersuchung beauftragte Senator starb praktischerweise. Die Untersuchung wurde eingestellt. Das war weder der erste noch der letzte einer Reihe von seltsamen Todesfällen von Personen, die in ihrer Position den Verantwortlichen des nationalen Krebsprogramms schaden konnten.«

Lynes fährt fort:»Viele Jahre lang sprachen die Medizinervereinigung *American Medical Association* (AMA) und die Krebsgesellschaft *American Cancer Society* (ACS) ihre ›Hitlisten‹ innovativer Krebsforscher ab, die sie ausgrenzen wollten.« Ein von ihm zitierter Journalist bezeichnet AMA und ACS als ein»Netzwerk von Rächern, die bereit sind auf jeden einzuschlagen, der eine Krebstherapie unterstützt, die ihren beträchtlichen Vorurteilen und Profiten widerspricht.«

Für mich war die»Krebsverschwörung«lange ein zufälliges Nebenprodukt der puren Geldgier. Ich glaubte nicht, dass sie auf böswilligen Absichten basierte. Doch aufgrund von Geschichten wie den beiden folgenden meine ich, dass ich in meiner anfänglichen Einschätzung der Lage etwas naiv war.

1931 infizierte der Pathologe Cornelius Rhoads vom *Rockefeller Institute for Medical Research* Testpersonen in Puerto Rico vorsätzlich mit Krebszellen. 13 von ihnen starben. Obwohl es von Rhoads einen schriftlichen Beleg gab, in dem er seine Meinung festhielt, dass alle Puerto Ricaner getötet werden sollten, durfte er später in Maryland, Utah und Panama Einrichtungen der US-Armee zur biologischen Kriegsführung gründen und wurde in die Atomenergiekommission der USA berufen. Dort begann er eine Reihe von Versuchen, bei denen amerikanische Soldaten und zivile Patienten Strahlung ausgesetzt wurden.

1952 spritzte Chester M. Southam Insassen des Staatsgefängnisses von Ohio lebende Krebszellen ein. Er durfte dies 1963 an 22 senilen weiblichen afroamerikanischen Patientinnen des *Brooklyn Jewish Chronic Disease Hospital* wiederholen, um ihre Immunantwort zu erforschen. Den Patientinnen erzählte er, sie bekämen »einige Zellen«, erwähnte aber nicht, dass es Krebszellen waren. Southam wurde später Präsident der Krebsforschungsgesellschaft *American Association for Cancer Research!*

Dies waren keine vereinzelten Vorkommnisse. Es gab im letzten Jahrhundert Hunderte von ähnlichen Geschichten. Bedeutet dies nun, dass alle Menschen, die in der Medizin und in der Krebsforschung arbeiten, an Menschenversuchen teilnehmen oder wissentlich Teil einer Verschwörung sind, die ein Heilverfahren für Krebs verschweigt? Natürlich nicht! Diese Ansicht ist offenkundig absurd. Die meisten Ärzte, Krankenschwestern und im Gesundheitswesen Beschäftigten kümmern sich aufrichtig um die Menschen und tun in ihren Augen das Beste für ihre Patienten. Tatsache ist, dass fast jeder – auch Mediziner – von Krebs betroffen ist.

In seiner 1975 veröffentlichten Audiokassette *The Politics of Cancer Therapy* (dt. *Die Politik der Krebsbehandlung)* erklärt G. Edward Griffin: »Seien wir ehrlich, diese Menschen sterben an Krebs wie jeder andere auch … Es ist offenkundig, dass diese Menschen nicht bewusst eine Heilmethode für Krebs unterdrücken. Das bedeutet jedoch, dass das medizinische Monopol des [pharmazeutisch-chemischen] Kartells in unserem Ausbildungssystem ein Klima geschaffen hat, in dem wissenschaftliche Wahrheit oft den Interessen der maßgebliche Kreise geopfert wird … Wenn das Geld direkt oder indirekt von den Arzneimittelherstellern kommt, führt das die Forschung in eine bestimmte Richtung. Niemand ordnet an: ›Hey, forscht nicht zur Ernährung!‹ Das heißt nur, dass niemand Forschung zur Ernährung finanziert. In dieser Schräglage wird wissenschaftliche Wahrheit oft von den maßgeblichen Kreisen unterdrückt.«

In diesem Buch werden Sie erfahren, dass die »Kaiser«, die sich selbst als medizinische »Experten« präsentieren, keine Kleider anhaben, wenn es um die Behandlung von Krebs geht! Ich werde zeigen, dass es im letzten Jahrhundert eine Verschwörung gab, die

▶ alternative Krebsbehandlungsmethoden unterdrückte und diejenigen verfolgte, die für solche Therapien eintraten;

▶ die Öffentlichkeit einer Gehirnwäsche unterzog, damit sie glaubte, dass Chemotherapie, Bestrahlung und Operationen (die »Großen 3«) die einzig wirksamen Krebstherapien seien;

▶ die »Großen 3« bewarb und verkaufte, da es das Ziel der »Krebsindustrie« ist, Geld zu verdienen.

Zuerst werde ich einige grundlegende Begriffe, Spitznamen und Ausdrücke erklären. Die »Schulmedizin« umfasst das *National Cancer Institute* (NCI), die *American Cancer Society* (ACS) und die *American Medical Association* (AMA). Die multinationalen Pharmaziegiganten werden hier als »Großpharmaindustrie« bezeichnet. Das Netzwerk aus Firmen, Schulmedizin, Großpharmaindustrie, Interessenverbänden der Industrie, politischen Lobbygruppen und der amerikanischen Arzneimittelzulassungsbehörde FDA entspricht der »Krebsindustrie«, deren Ziel es ist, den jetzigen Zustand zu erhalten, der Öffentlichkeit alternative Krebsheilmethoden vorzuenthalten und so den Profit der Aktionäre der Großpharmaindustrie zu sichern. Meiner Meinung nach gleichen die erbärmlichen Taktiken (dieser korrupten Bürokraten und Geschäftsleute) denen der verbrecherischen »Cosa Nostra«. Daher benutze ich oft den Begriff »Medizinmafia« als umgangssprachlichen (und, ja, abwertenden) Oberbegriff für diese kriminellen Halsabschneider.

Die Entstehung der »Medizinmafia«

Lassen Sie mich zu Beginn die Wurzeln der »Medizinmafia« historisch einordnen. Machen wir eine kleine Zeitreise in das Jahr 1910 und erfahren wir etwas über John D. Rockefeller und den *Flexner Report*. Vermutlich haben Sie von diesem Bericht noch nie etwas gehört. Rockefellers Ziel war es, die Öl-, Chemie- und Pharmaziemärkte zu beherrschen. Seine Firma *Standard*

Oil of New Jersey erwarb daher eine maßgebliche Beteiligung an dem großen deutschen Arznei- und Chemieunternehmen *I.G. Farben*.

Die *I.G. Farben* war mit 400 000 Reichsmark bereits ein Jahr vor Adolf Hitlers Machtergreifung einer der größten Spender für seine Wahlkampagne. Dementsprechend war die *I.G. Farben* nach der Machtergreifung auch der größte Profiteur seiner Herrschaft. Millionen Menschen wurden eingekerkert und ermordet und die *I.G. Farben* verdiente daran.

Die *I.G. Auschwitz* war eine hundertprozentige Tochter der *I.G. Farben* und die größte Fabrik zur Herstellung von Synthetikkautschuk und -benzin der Welt. Die Gefangenen der Konzentrationslager wurden als Zwangsarbeiter zum Bau der Fabrik benutzt. Wer zu gebrechlich oder zu krank zum Arbeiten war, wurde aussortiert und in die Gaskammern geschickt. Auch das Schädlingsbekämpfungsmittel Zyklon B, das zur Ermordung von Millionen von Unschuldigen verwendet wurde, stammte von der *I.G. Farben*.

In der Direktion der *I.G. Farben* war Otto Armbrust für das Auschwitz-Projekt zuständig. 1941 berichtete er seinen Kollegen: »Unsere neue Freundschaft mit der SS ist ein Segen. Alle Maßnahmen zur Integration der Konzentrationslager sind im Sinne unserer Firma entschieden worden.« Die *I.G. Farben* missbrauchte die Inhaftierten der Konzentrationslager bei Menschenversuchen, zum Beispiel zum Testen von neuen, noch unerprobten Impfstoffen. Dabei starben Zehntausende. Über 300 000 Gefangene passierten die Anlagen der *I.G. Auschwitz*. Über 25 000 wurden in Gaskammern oder durch Menschenversuche ermordet.

Man würde meinen, dass die Direktionsmitglieder der *I.G. Farben* nach dem Krieg von den amerikanischen Pharmafirmen mit einem Bann belegt wurden, da sie in Auschwitz an der Ermordung von Millionen von Juden mitgewirkt hatten. Doch nichts lag ihnen ferner. 1956 ernannte die Bayer AG, von 1925 bis 1945 Teil der *I.G. Farben,* Fritz ter Meer zum Aufsichtsratsvorsitzenden. Dieser war Direktionsmitglied der *I.G. Farben* gewesen und nach dem Krieg als Kriegsverbrecher abgeurteilt worden. (Joseph Borkin: *Die unheilige Allianz der IG Farben: eine Interessengemeinschaft im Dritten Reich.* Frankfurt am Main 1990)

Der Apfel fällt nicht weit vom Stamm. In den 1980er-Jahren brachte *Bayer* ein Arzneimittel für Bluter namens Faktor VIII auf den Markt. Faktor VIII wurde vor allem aus menschlichem Blut gewonnen. Schnell fand man heraus, dass das Produkt mit dem AIDS-Virus verseucht war. Obwohl die *Bayer AG* dies wusste, wie firmeninterne Dokumente beweisen, wurde das Medikament verkauft, besonders in Frankreich, Spanien und Japan. Tausende unschuldige Bluter und ihre Familien wurden so mit dem AIDS-Virus angesteckt. Das ist Massenmord. Mir fehlen die Worte ...

Aber ich schweife ab. Gehen wir zurück in das Jahr 1910 und zu unserer Geschichtslektion über den *Flexner Report*. Um sein Arzneimittelkartell aufzubauen, musste Rockefeller die Mediziner »umerziehen«, damit sie mehr pharmazeutische Arzneimittel verschrieben. Er engagierte daher Abraham Flexner, damit dieser durch das Land reiste und den Erfolg der amerikanischen Medizinausbildung bewertete. Doch in Wahrheit erfolgte durch Flexner sehr wenig »Bewertung«. Die Ergebnisse seiner Studie standen schon zuvor fest.

Schließlich lieferte Flexner der *Carnegie Foundation* einen Bericht mit dem Titel »Medical Education in the United States and Canada« (»Medizinerausbildung in den Vereinigten Staaten und Kanada«). Der Kern des Berichts war, dass es viel zu einfach sei, eine medizinische Fakultät zu gründen, und dass die meisten keine brauchbare Medizin unterrichteten. Mit anderen Worten, sie drängten zu wenig auf den Einsatz von Medikamenten.

Flexner hielt es für notwendig einen »Türsteher« einzurichten, der bestimmte, welcher medizinischen Fakultät es erlaubt würde, das »Reich der Medizin« zu betreten und welche draußen bleiben musste. Der Bericht wurde dem Kongress vorgelegt und dieser war begeistert. Es war wie so oft: Die Politiker waren sehr willig, unter dem Banner des »Schutzes der Öffentlichkeit« ein Gesetz zu erlassen, das uns unserer verfassungsmäßigen Freiheit beraubt. Sehen Sie sich nur an, was seit den »Terroristen«-Angriffen vom 11. September 2001 in den USA geschah.

Die AMA wurde zum neuen Türsteher und ermächtigt zu entscheiden, welche Medizinfakultäten den Standards der konventionellen Medizin ordentlich folgen und welche nicht. Entgegen der öffentlichen Wahrnehmung ist die AMA jedoch keine Regierungseinrichtung. Sie ist eine private Organisation, die 1847 entstand, und im Grunde eine »Ärztevereinigung«. Der einzige Unterschied zwischen der AMA und der Gewerkschaft der Stahlarbeiter ist, dass die Mitglieder der AMA Anzug und Krawatte tragen, während die Stahlarbeiter im Blaumann herumlaufen. Und wie bei so vielen Gewerkschaften sitzen an der Spitze der Organisation die »Mafia-Bosse«. Wie Sie sehen, war der einzige Zweck des *Flexner Report*, diejenigen Ärzte, die keine

Medikamente verschrieben, als »Scharlatane« und »Quacksalber« abzustempeln. Medizinfakultäten, die Kurse zu Naturtherapien und Homöopathie anboten, standen vor der Wahl, diese Kurse vom Lehrplan zu streichen oder ihre Zulassung zu verlieren. Ist es da ein Wunder, dass die Zahl der Fakultäten in den USA zwischen 1910 und 1944 um die Hälfte sank? Der *Flexner Report* hatte zur Folge, dass alle Medizinfakultäten sich auf Medikamentenmedizin und Medikamentenforschung ausrichteten.

Rockefellers Plan wurde zum vollen Erfolg und bis heute besteht zwischen Pharmaindustrie und Schulmedizin ein Interessenkonflikt. In seinem Buch *Cancer-Gate: How to Win The Losing Cancer War* (dt. *Krebs-Gate: Wie wir den Krebskrieg gewinnen)* zeigt Dr. Samuel Epstein, wie in den letzten hundert Jahren ACS, NCI und AMA durch die großen institutionellen und persönlichen Interessenskonflikte mit der Pharmaindustrie zerfressen wurden. Wie ein neuer Direktor des NCI freimütig zugab, wurde der NCI zu einer »Pharmafirma der Regierung«.

Dr. Epstein hält auch fest, wie die Krebsindustrie aus finanziellen Gründen Berge an Informationen über die Umweltursachen für Krebs unterdrückt, anstatt diese Informationen öffentlich zugänglich zu machen. In seinem Buch *The Politics of Cancer Revisited* (dt. *Noch einmal die Krebspolitik)* erklärt Dr. Epstein, dass »es das Krebs-Establishment auch unterließ, die Öffentlichkeit, besonders Afroamerikaner und unterprivilegierte ethnische Gruppen mit unverhältnismäßig höherem Krebsrisiko, mit Informationen über vermeidbare karzinogene Belastungen zu versorgen. Sie berauben sie damit ihres Rechts auf diese Informationen und der Möglichkeit, sich wirksam dagegen zu schützen – eine schamlose Verweigerung von Umweltgerechtigkeit«.

Es ist eine einfache ökonomische Gleichung. Lässt man die Öffentlichkeit über die Ursachen von Krebs in Unwissenheit, kommt es zu mehr Krebserkrankungen. Mehr Krebserkrankungen führen zu höheren Umsätzen bei Medikamenten für Chemotherapien, mehr Bestrahlungen und mehr Operationen. Wie Sie sehen, sind für die Krebsindustrie und die Medizinmafia *Geldgewinne* entscheidend, nicht ethische Grundsätze. Ihr Ziel ist eine zeitweise Heilung, indem sie die Krebssymptome behandelt. Es werden nie die Ursachen der Krebserkrankung angegangen. So sind regelmäßige Arztbesuche garantiert und die Patienten gehen routinemäßig in die Apotheke, um die Rezepte einzulösen. Darum dreht sich hier alles – schlicht und einfach. Die Pharmaindustrie ist nichts als eine Ansammlung von Firmen, die man am ehesten als bessere »Drogendealer« beschreiben kann. Ignorieren Sie es oder handeln Sie entsprechend. Stecken Sie den Kopf in den Sand und flüchten Sie sich in Träume. Oder lesen Sie mit wachem Geist weiter. Sie haben die Wahl.

Ich habe eine Bitte: Lassen Sie die Fakten aus diesem Buch nicht außer Acht, nur weil Ihr Arzt sie Ihnen gegenüber niemals erwähnt hat oder weil sie nur schwer zu glauben sind oder weil die alternativen Krebsbehandlungsmethoden von der Krebsindustrie als »Quacksalberei« oder »Unsinn« bezeichnet werden oder weil sie der Propaganda widersprechen, die Sie in den abendlichen Nachrichten hören. Bitte machen Sie sich frei und öffnen Sie sich der Vorstellung, dass Sie belogen wurden und dass es weitaus wirksamere Krebsbehandlungsmethoden gibt als die »Großen 3«: Chemotherapie, Bestrahlung und Operation. Der verstorbene Dr. Robert Atkins formulierte es am besten: »Es gibt nicht nur eine, sondern viele Heilmethoden für Krebs. Doch sie werden von der ACS, dem NCI und den großen onkologischen Zentren systematisch unterdrückt. Sie haben ein zu großes Interesse am gegenwärtigen Zustand.«

Das Überleben der Medizinmafia und der Pharmaindustrie hängt davon ab, dass die wirksamen natürlichen Heilverfahren mit allen Mitteln unterdrückt werden. Indem der Zugang zu natürlichen Heilmitteln erschwert wird, schützen diese »medizinischen Verbrecher« ihr Monopol und füttern ihren eigenen Größenwahn. Ehrlich gesagt: Die Medizinmafia und ihre Verbündeten von der Pharmaindustrie sind auf einem großen Raubzug unterwegs und ihre Taktik lässt Pol Pot wie einen Waisenknaben aussehen. Ob Sie nun Arzt oder Patient sind, wenn Sie sich der Medizinmafia entgegenstellen, wird vermutlich einer ihrer »Schläger« vorbeikommen und versuchen, Sie einzuschüchtern und Sie in Reih und Glied zu zwingen.

In den Worten von Dr. Henry James:
»Bald nachdem das Medizinmonopol aufgebaut war, begann es, sein Programm umzusetzen, allen Wettbewerb zu zerstören. Bundesweit wurde eine gut organisierte und finanzierte Säuberungsaktion unter den Nicht-Medizinern durchgeführt. Im Verlauf der ersten Hälfte des 20. Jahrhunderts konnte dieses Medizinmonopol über 40 medizinische Ausbildungsstätten schließen. Es verfolgte die Idee, die Zahl der Ärzte klein und so die Gebühren hoch zu halten. Nach dem Zweiten Weltkrieg fing das Medizinmonopol an, streng zu kontrol-

lieren, wie viele Spezialisten pro Fach ausgebildet werden durften. Dem Medizinmonopol gelang es auch, über 70 Berufe im Gesundheitswesen verbieten zu lassen oder zu marginalisieren. Wie immer lieferte für diesen Griff nach der Macht ›der Schutz der Kunden im Gesundheitswesen‹ die Begründung. Ob nun Homöopathen, Hebammen, Chiropraktiker oder Online-Apotheken im Fadenkreuz des Medizinmonopols stehen, die Säuberungsaktion läuft immer nach dem gleichen Schema ab. Es werden keine wissenschaftlichen Beweise oder Forschungsdaten vorgelegt, um diese Praktiker in ein schlechtes Licht zu rücken. Das gesamte Unternehmen beruht rein auf Rufmord ...«.

www.thenhf.com/articles/articles_728/articles_728.htm

Der Kampf gegen den Krebs

1971 erklärte die amerikanische Bundesregierung offiziell den »Kampf gegen den Krebs«. Präsident Richard Nixon erließ begeistert die entsprechenden Gesetze. In den letzten vier Jahrzehnten blieb dieser Kampf im Sumpf stecken, er wurde zu einem »medizinischen Vietnam«. Er wurde zu einem endlosen, gewollt nicht gewinnbaren Kampf gegen den Krebs, an dem sich Jahr für Jahr zahllose Milliarden an Dollar verdienen ließen. Seit 1971 wurden über zwei Billionen Dollar für konventionelle Krebsbehandlung und Forschung ausgegeben.

Trotz oder gerade wegen dieser beispiellosen Kosten verschließt sich die Krebsindustrie innovativen Ideen im Bereich der alternativen Krebsbehandlungsmethoden. Dr. John Bailer, der 20 Jahre lang im NCI arbeitete und dessen Zeitschrift herausgab, sagte auf der Jahresversammlung der *American Association for the Advancement of Sciene* (Amerikanische Gesellschaft zur Förderung der Wissenschaften) im Mai 1985: »Nach meiner Einschätzung muss das nationale Krebsprogramm als eindeutiger Fehlschlag bewertet werden.«

Tatsache ist, dass die Krebsindustrie (angeführt von ihren mafiösen Paten) einen Krieg gegen andere führt – einen Krieg gegen diejenigen, die alternative Heilmethoden für Krebs befürworten. Der Grund dafür ist der Mammon. Sie glauben mir nicht? Was sind die fünf besten alternativen Heilmethoden? Können Sie mir auch nur eine alternative Krebsbehandlung nennen? Die Medizinmafia und Pharmaindustrie haben die Medien in der Tasche. Die einzigen Krebsbehandlungsmethoden, die die meisten von uns kennen, sind daher die »Großen 3«. Wenn Sie kein Internetjunkie sind, sind Sie vermutlich nie an gute Informationen über alternative Behandlungsmethoden gekommen. Die Wahrheit ist, dass die herkömmlichen Behandlungsmethoden am meisten Geld bringen und sie daher als die wirksamsten Methoden beworben werden. Es geht nur um Profit, nicht um Heilung. In seinem Buch *Gangsters in Medicine* bemerkt Thomas Smith zutreffend: »[Das Gesundheitssystem] soll keine Krankheiten heilen und kurieren; es ist ein kommerzielles Unternehmen, das den Ärzten dazu dient, Geld zu verdienen.«

Als Wirtschaftsprüfer neige ich dazu, die Dinge von der wirtschaftlichen Seite her zu betrachten. Aus dieser Perspektive besitzt die Krebsindustrie das perfekte Geschäftsmodell. Die Pharmaindustrie und die anderen Chemieunternehmen machen riesige Profite mit dem Verkauf von kanzerogenen Chemikalien, die (oft absichtlich) in unsere Lebensmittel, in das Wasser und in die Luft abgeladen werden. Dann machen sie noch mehr Profit durch die Herstellung und den Verkauf von teuren, unwirksamen, giftigen Medikamenten, mit denen Krebs und andere Erkrankungen behandelt werden, die ihre eigenen Produkte verursachen. Hinzu kommen dann als Drittes noch die zusätzlichen Medikamente, die die Nebenwirkungen der ersten Medikamente erträglich machen. Im Geschäftsjargon nennt man so einen Goldesel eine »Cashcow«. Unglücklicherweise beruht diese Cashcow auf einem Betrug zu Lasten der Krebspatienten.

Um auf die Krankheit noch eine weitere Schädigung zu setzen, lässt sich die Industrie die Forschung, die *nicht zur Heilung* von Krebs führt, auch noch vom Steuerzahler finanzieren, während sie ihre Medikamente gleichzeitig mit obszönen Profiten verkauft. Um sicherzustellen, dass die Öffentlichkeit in ihrer glückseligen Unwissenheit über die wahren Tatsachen über Krebs verbleibt, hat sie Propagandavereine wie die ACS installiert, die als Krebsaufklärung falsche Informationen verbreiten. Der Rest der Medizinmafia ist derweil damit beschäftigt, sein Revier zu verteidigen, alternative Heilmethoden zu unterdrücken und die Ärzte, die diese Methoden anwenden, zu verfolgen und aus dem Land zu jagen.

Eine der Methoden in diesem Revierkampf ist die Werbung. Die Pharmaindustrie verdient am Verkauf der Medikamente jährlich nicht nur Milliarden von Dollar, sie pumpt auch Milliarden von Dollar in die Werbung für verschreibungspflichtige Medikamente. Und da die amerikanische Bevölkerung ihre wichtigen Entscheidungen lediglich nach dem trifft, was sie im Fernsehen sieht und im Radio hört, ist es kein Wunder, dass sie nichts über alternative Heilmethoden weiß. Die Medizinmafia hat alles in ihrer Macht stehende unternommen, um sicherzustellen, dass *niemand* die Wahrheit über alternative Heilmethoden *weiß*. Die Fernsehsender und andere Medien wagen nicht, Informationen zu veröffentlichen, die einem ihrer größten Werbekunden, der Pharmaindustrie, wehtun.

Hätten wir 1996 die erfolgreichen alternativen Heilmethoden für Krebs gekannt, wäre mein Vater vielleicht nicht gestorben. Ich bin wütend darüber, das die Medizinmafia natürliche Krebsbehandlungen unterdrückt, Ärzte verfolgt, die diese anwenden, und es beinahe unmöglich macht, diese Behandlungen zu bekommen, wodurch sie den Tod von Millionen von Krebsopfern verursacht. Die nächste – wahre – Geschichte wird Ihnen das Herz brechen.

Die Geschichte von Alexander Horwin (in den Worten seiner Mutter Raphaele):

»Am 10. August 1998 wurde bei unserem zwei Jahre alten Sohn Alexander Horwin der häufigste Gehirntumor bei Kindern festgestellt: ein Medulloblastom. Nachdem Alexander zwei Gehirnoperationen ertragen musste, fanden mein Ehemann und ich die beste nichttoxische Therapie, die sich in der Behandlung von Gehirntumoren als erfolgreich erwiesen hatte. Doch am 21. September 1998 untersagte die Arzneimittelzulassungsbehörde FDA die Behandlung von Alexander mit dieser möglicherweise lebensrettenden Methode. Die Onkologen erklärten uns, dass ohne ihre ›allermodernste‹ Chemotherapie der Krebs bald zurückkommen würde. Wir wussten nichts über die Geschichte, Wirksamkeit und tatsächlichen Gefahren der Chemotherapie, wussten aber instinktiv, dass es eine schlechte Therapiewahl war. Doch nachdem die FDA Alexander nun die nichttoxische Therapie verwehrt hatte, die schon das Leben von Kindern gerettet hatte und seine beste Chance zu überleben war, blieb keine andere Behandlungsmöglichkeit übrig. Widerstrebend begannen wir am 7. Oktober 1998 mit der Chemotherapie. Die Methode hieß CCG 9921 und bestand aus der intravenösen Verabreichung von vier chemischen Medikamenten: Vincristin, Cisplatin, Cyclophosphamid und Etoposid. Im Dezember 1998 hatte Alexander seinen dritten Monat Chemotherapie hinter sich und starb am 31. Dezember 1998. Er wurde nur zweieinhalb Jahre alt.«

www.ouralexander.org

Ohne Zweifel herrscht zwischen der Medizinmafia und den Vertretern der alternativen Heilmethoden Krieg. Wenn Sie meinen, dass die Medizinmafia im Interesse der Öffentlichkeit handelt, dann sollten Sie das Buch von Dr. Harvey Wiley lesen, der 1906 die FDA gründete und ihr erster Direktor war. In *The History of the Crime Against the Food Law* (1929; dt. *Die Geschichte des Verbrechens gegen das Lebensmittelgesetz)* beschreibt er, wie die FDA innerhalb von wenigen Jahren nach ihrer Gründung von Korruption durchdrungen wurde. Er bemerkte schnell, wie seine ursprünglichen Absichten untergraben wurden, legte sein Amt nieder und wurde Autor.

Dieses Problem besteht in der FDA seit nun fast hundert Jahren. Die Medizinmafia ist mit der Pharmaindustrie durch eine Geschichte der Korruption und Interessenkonflikte verbunden. Der frühere FDA-Mitarbeiter Dr. Herbert Ley wird im *San Francisco Chronicle* vom 1. Januar 1970 folgendermaßen zitiert:»Mich nervt, dass die Menschen glauben, die FDA würde sie schützen. Das stimmt nicht. Was die FDA tut und was die Öffentlichkeit meint, dass die FDA tut, ist so verschieden wie Tag und Nacht.« 1969 sagte Dr. Ley vor einem Komitee des Senats aus und beschrieb verschiedene Betrugsfälle in der Medikamentenprüfung. Ein Fall betraf einen Professor, der fast 100 Medikamente für 28 verschiedene Pharmafirmen getestet hatte. Dr. Ley bezeugte:»Patienten, die im Sterben lagen, verließen das Krankenhaus oder fielen aus der Studie und wurden durch andere Patienten ersetzt, ohne dass dies in den Akten festgehalten wurde. 41 Patienten, die laut Aufzeichnungen an der Studie teilnahmen, waren tot oder während der Studien nicht im Krankenhaus.« (U.S. Senate:»Competitive Problems in the Pharmaceutical Industry«, 1969)

In den frühen 1970er-Jahren enthüllte eine Art »interne« Studie der FDA, dass einer von fünf Ärzten, der an Studien zu neuen Medikamenten teilnahm, seine »Daten erfunden« hatte, die er gegen Bezahlung an die Pharmafirmen schickte. Mit anderen Worten hatten 20 Prozent der Ärzte ihre Daten gefälscht (Science, 1973, Vol. 180, S. 1038)! Wenn die Ergebnisse der klinischen Studien nicht zufriedenstellend sind, ist es laut Dr. Judith Jones, ehemalige Direktorin der Abteilung für Medikamentenvorfälle in der FDA, bei den Pharmafirmen ein übliches Verfahren, die Medikamentenversuche andernorts fortzuführen, bis sie die Ergebnisse und Gutachten erhalten, die sie wünschen. Unliebsame Ergebnisse werden äußerst selten publiziert und das Klinikpersonal gedrängt, dicht zu halten. (Arabella Melville & Colin Johnson,

Cured to Death – The Effects of Prescription Drugs) (dt. *Zu Tode geheilt – die Wirkung der verschreibungspflichtigen Medikamente)*
Für die Pharmaindustrie sind die Ärzte die wichtigsten »Medikamentenforscher«. Bedenken Sie, dass der Anreiz für Kliniken, Daten(lügen) zu fabrizieren, enorm ist. Für »passende Forschungsergebnisse« werden die Ärzte mit Forschungsgeldern, Geschenken und fürstlichen Vergütungen belohnt. John Braithwaite schreibt in seinem Buch *Corporate Crime in the Pharmaceutical Industry* (dt. *Unternehmensverbrechen in der Pharmaindustrie)*, dass die Pharmafirmen bis zu 1000 Dollar pro Studienteilnehmer zahlen, so dass viele der Ärzte alleine an der Medikamentenforschung über eine Million Dollar pro Jahr verdienen. Lassen Sie sich nicht täuschen – diese Ärzte wissen sehr gut, dass ihr Goldesel schnell das Weite sucht, wenn sie keine der Pharmaindustrie »passenden Ergebnisse« produzieren. Sie sehen also, dass viele Medikamente verkauft werden müssen. Um dies zu erreichen, wird alles unternommen: Lügen, Betrug und Schmiergelder. Liebe Leser, in diesem Kampf haben die erfolgreichen alternativen Heilmethoden keine Chance.

Um im Kampf gegen den Krebs erfolgreich zu sein, benötigen wir Menschen mit innerer Stärke, die ohne Angst davor, als »politisch unkorrekt« oder »Verschwörungstheoretiker« bezeichnet zu werden, für die alternativen Heilmethoden eintreten. Mike Adams, der »Gesundheitshüter«, ist einer dieser Kämpfer. In seiner freimütigen Art erklärt er: »Die westliche Medizin hat unsere Menschen im Stich gelassen. Obwohl heute mehr verschreibungspflichtige Medikamente eingenommen werden als jemals zuvor in der Geschichte, sind die Zahlen bei Fettleibigkeit und chronischen Krankheiten sprunghaft angestiegen.« Er sagt weiter: »Die westliche Medizin funktioniert einfach nicht. Es ist ein überholtes medizinisches System, das von den finanziellen Interessen der Pharmafirmen, den machthungrigen Beamten der FDA und den Ärzten der Schulmedizin dominiert wird, deren eingeschränkte Sicht auf Krankheiten sie davon abhält, die wahren Gründe dafür zu erforschen. Die moderne Medizinerausbildung behandelt nicht einmal Heilung oder Ernährung. Kein praktischer Arzt der westlichen Medizin hat mir jemals irgendetwas über Gesundheit beigebracht.«

www.naturalnews.com/adamshealthstats.html

Mein Freund Webster Kehr beschreibt den Kampf gegen den Krebs folgendermaßen: »Wenn Menschen den Begriff ›Kampf‹ hören, denken sie an Gewehre, Panzer, Düsenjäger und Soldaten. Sie denken an gewissenlose Tyrannen, die ihre Fäuste im Fernsehen ballen. Doch der Kampf in der Medizin ist völlig anders. Die Tyrannen in diesem Kampf verbergen ihre wahren Absichten. In diesem Kampf bestehen die Waffen aus Informationen. Willkommen im 21. Jahrhundert, dem Jahrhundert, in dem die gefährlichsten und tödlichsten Feinde Amerikas im eigenen Land sitzen.«

www.cancertutor.com/WarBetween/War_Believe.html

Egal wie viele Menschen ihre Köpfe rasieren oder mit allen Mitteln nach Heilung suchen: Solange die Medizinmafia an der Macht ist, wird der »Kampf gegen den Krebs« niemals gewonnen werden. Nach dem zweifachen Nobelpreisträger Dr. Linus Pauling »ist die Krebsforschung weitgehend Betrug und die großen Krebsforschungsorganisationen sind gegenüber den Menschen, die sie unterstützen, pflichtvergessen«.

Der Kampf gegen den Krebs ist eine der kostspieligsten Betrügereien (finanziell und in Hinsicht auf menschliches Leid), der die amerikanische Öffentlichkeit jemals zum Opfer fiel. In seinem Verlauf wurden irrwitzige Mengen von Geld ausgegeben, der »Krebskaiser« ist und bleibt jedoch nackt. C. S. Lewis schrieb dazu in *The Screwtape Letters:* »Das größte Unglück geschah nicht in diesen dunklen ›Verbrecherhöhlen‹, die Dickens so gerne schilderte. ... Das größte Unglück wird in sauberen, warmen und gut erleuchteten Büros mit Teppichboden ersonnen und befohlen, von ruhigen Männern mit weißen Krägen, manikürten Fingernägeln und glatt rasierten Wangen, die nicht laut werden müssen. Daher stelle ich mir die Hölle natürlich so vor wie ... die Büros eines völlig widerlichen Unternehmens.«

Lügen, Propaganda & Habgier

» Jeder sollte wissen, dass der Großteil der Krebsforschung Betrug ist und dass die großen Organisationen zur Krebsforschung ihre Pflicht gegenüber den Menschen verletzen, die sie unterstützen.«

Dr. Linus Pauling

Schall & Rauch

Ich hatte vor der Diagnose Krebs immer Angst. Erst vor Kurzem begann ich zu verstehen warum. Wie 99 Prozent aller Amerikaner wurde ich einer Gehirnwäsche unterzogen und glaubte die von der Propagandamaschinerie der Pharmaindustrie verbreiteten Lügen, die sie in unseren Schulen, in Büchern, Fachmagazinen, Zeitschriften, Radio- und Fernsehsendungen verbreitet, und natürlich über die große Mehrheit der konventionellen Ärzte, Krankenschwestern und andere im Gesundheitswesen tätige Personen.

Die vorsätzlich falsche Darstellung der Fakten gehörte schon immer zur üblichen Vorgehensweise der Leitenden in den Massenmedien. Sie können sich keinen objektiven Journalismus leisten, der etwas so darstellt, wie es sich ereignet. Das wäre zu gefährlich. Sie sehen, wir bekommen ab unserer Geburt unsere Meinungen eingeträufelt. Die täglichen Ereignisse werden immer so hingedreht, dass es der Position einer bestimmten Seite nützt. Diejenigen, die dem nicht folgen und tatsächlich selbst denken, werden oft »Radikale« und »Spinner« genannt. Die Realität wird zur Fiktion und die Fiktion wird zur Realität. Das alles gehört zum »Schall und Rauch«, der für unsere Fernsehgeneration so prägend ist. Der amerikanische Journalist Russel Wayne Baker meint:»Ein gebildeter Mensch ist derjenige, der gelernt hat, dass sich fast jegliche Information als bestenfalls unvollständig und sehr oft falsch, irreführend, fiktiv und verlogen erweist – einfach völlig daneben.«

Doch dieser Schall und Rauch ist nichts Neues. Es fing alles vor beinahe 100 Jahren an, als Edward L. Bernays aufgrund seiner unheimlichen Fähigkeit, Dinge umzudeuten, den Spitznamen »Father of Spin« (Vater der Verdrehung) erhielt. In seinem Buch *Propaganda* (1928) lesen wir, wie Bernays die Ideen seines berühmten Onkels (Sigmund Freud) aufgriff und sie auf die entstehende Wissenschaft der Massenbeeinflussung anwandte. Der einzige Unterschied zur Psychologie von Freud war, dass er sie nicht zur Ergründung des Unterbewussten nutzte, sondern die Methoden seines Onkels für Marketingzwecke einsetzte, um falsche Vorstellungen zu schaffen, zu täuschen, Absichten zu verschleiern und die Öffentlichkeit einer Gehirnwäsche zu unterziehen. In einer bezeichnenden Aussage beschrieb Bernays die Öffentlichkeit einst als eine »Herde, die geführt werden muss«. Bernays distanzierte sich nie von seinem Grundsatz, »die Massen zu kontrollieren, ohne dass sie es wissen.«

Wie ging Bernays dabei vor? Seine Methoden waren einfach: Schaffe die Illusion einer positiven Forschung, indem du Redewendungen wie »zahlreiche Studien haben gezeigt …«, »Forschungen haben ergeben …« oder »Wissenschaftler haben herausgefunden …« verwendest, doch zitiere dann nie etwas. Wenn irgendjemand die Aussagen bezweifelt oder in Frage stellt, greife seinen Charakter und/oder seine Intelligenz an. Verfahre nach dem Prinzip, dass man eine Lüge nur lang genug erzählen muss, bis sie schließlich für wahr gehalten wird – und dass eine Lüge umso wahrscheinlicher geglaubt wird, je größer sie ist. Die meisten Werbetreibenden benutzen diese Methoden heute noch, auch die Pharmaindustrie.

Die Pharmaindustrie entwickelt zum Beispiel regelmäßig neue und bessere verschreibungspflichtige Medikamente. Das Hauptziel ist dabei, den Profit der Aktionäre zu steigern, auch wenn die meisten dieser Medikamente giftig und tödlich sind. Die Medikamente werden unablässig in Fernsehen, Radio, Zeitschriften, Medizinjournalen und in Werbematerialien beworben. Trotz fehlender wissenschaftlicher Nachweise, die die Nutzung dieser Medikamente rechtfertigen, sind wir darauf getrimmt zu glauben, dass sie die Erlösung von unseren gesundheitlichen Problemen sind. Wenn jemand wagt zu widersprechen, wird sein Charakter angegriffen und seine Intelligenz in Frage gestellt.

Eine neue Studie des deutschen *Institutes für evidenzbasierte Medizin* zeigt, dass 94 Prozent der Informationen in den Werbematerialien, die den Ärzten von der Pharmaindustrie geschickt werden, *absolut keine wissenschaftliche Basis* haben. Das ist äußerst erstaunlich, wenn man darüber nachdenkt. Mike Adams, der »Gesundheitshüter«, hält sich nicht zurück: »Die Pharmafirmen begehen massenhaft wissenschaftlichen Betrug. Sie drehen ihre Studien so hin, dass ihre Medikamente aufgrund zweifelhafter wissenschaftlicher Beweise genehmigt werden.

Doch was mich an dieser neuen Forschung überrascht, ist das Ausmaß: 94 Prozent der Werbesprüche sind ohne Substanz und werden durch die Wissenschaft nicht belegt. Das ist eine alarmierende Zahl – das bedeutet, dass 19 von 20 Werbeaussagen der Pharmafirmen falsch sind.«

www.naturalnews.com/001895.html

In Hinblick auf die Krebsbehandlung sind demnach Gehirnwäsche und Irreführung unentbehrlich. Schließlich muss uns die Krebsindustrie fortwährend davon überzeugen, dass alternative Heilmethoden trotz gegenteiliger Belege *nicht* funktionieren, während sie uns gleichzeitig erzählt, dass die »großen 3« Krebsbehandlungsmethoden funktionieren, obwohl Belege das Gegenteil zeigen. Diese monumentale Irreführung wird mit Schall und Rauch erreicht, der David Copperfield wie einen Amateur aussehen lässt! Die meisten konventionellen »Krebsweisheiten« werden im öffentlichen Bewusstsein durch täglich zahllose Werbungen wissenschaftlich implantiert. Das nennt man Gehirnwäsche.

Diese Gehirnwäsche soll uns glauben machen, dass verschreibungspflichtige Medikamente die Antwort auf Krebs (und auch alle anderen Leiden) sind. Sind Sie krank? Dann sehen Sie eine halbe Stunde fern, schreiben Sie sich den Namen des neuesten verschreibungspflichtigen Medikaments auf und rufen Sie Ihren Arzt an. Ich bin sicher, dass er es Ihnen gerne verschreibt. Vermutlich wurde auch Ihr Arzt einer Gehirnwäsche unterzogen. Die Pharmafirmen bezahlen 90 Prozent der Werbung in den Medizinzeitschriften. Später im Buch werde ich noch eine schwindelerregende Statistik zu den Medizinzeitschriften anführen.

Wann sahen Sie zum letzten Mal eine Werbung zu richtiger Ernährung und wie sie zu unserer Gesundheit beiträgt? Was ist mit den ganzen »Ernährungsfreaks«, die uns auffordern, Rohkost und Vollwertkost zu essen? Viele konventionelle Ärzte werden Ihnen sagen, dass Sie auf diesen Unsinn nicht hören sollen, weil es keinen Beleg für einen Zusammenhang zwischen Ernährung und degenerativen Krankheiten wie Krebs gebe. Sie werden Ihnen erzählen, dass Mediziner, die glauben, dass Krebs durch eine geänderte Ernährung geheilt werden kann, eine Bande von medizinischen »Quacksalbern« seien. Bitte machen Sie sich bewusst, dass auch dies zur erfolgreichen Propaganda gehört: Entmenschliche den Gegner durch Etikettierung und Beschimpfung!

Wir sind darauf geeicht, fast alles zu glauben, solange die Information aus einer »zuverlässigen Quelle« stammt. In seinem Artikel »The Doors of

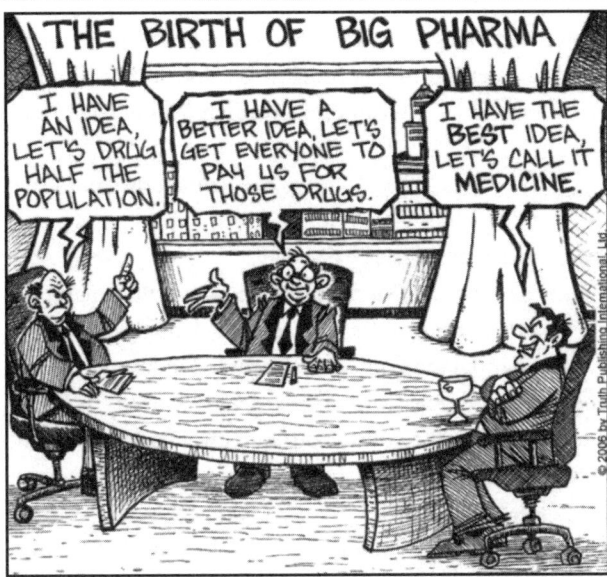

(Links) Ich habe eine Idee: Wir setzen die Hälfte der Bevölkerung unter Drogen.
(Mitte) Ich habe eine bessere Idee: Wir lassen uns von jedem für diese Drogen bezahlen
(Rechts) Ich habe die beste Idee: Wir nennen es Medizin.

Dank an Mike Adams und www.Natural-News.com für die Karikatur.

Perception: Why Americans Will Believe Almost Anything« (dt. *Die Pforten der Wahrnehmung: Warum Amerikaner fast alles glauben*) erzählt Dr. Tim O'Shea die Geschichte der Einführung von verbleitem Benzin in den USA: »1922 entdeckte *General Motors*, dass der Zusatz von Blei im Benzin bei den Autos mehr PS ermöglichte. Als es einige Bedenken hinsichtlich der Sicherheit gab, bezahlte GM das staatliche *Bureau of Mines* für einige ›Scheinversuche‹ und die Veröffentlichung von Pseudoforschungen, die ›bewiesen‹, dass das Einatmen von Blei unschädlich sei. Auftritt Charles Kettering, Gründer des weltberühmten *Sloan-Kettering Memorial Institute* für medizinische Forschung – Charles Kettering war zufällig auch Vizepräsident von *General Motors*. Durch einen seltsamen Zufall veröffentlichte Sloan-Kettering bald darauf Berichte, die darlegten, dass Blei auch natürlich im Körper vorkomme und dass der Körper mit einer geringen Belastung zurechtkäme. Zusammen mit *The Industrial Hygiene Foundation* und dem Werbegiganten *Hill & Knowlton* bekämpfte Sloan-Kettering jahrelang erfolgreich die Anti-Blei-Forschung. Ohne organisierten wissenschaftlichen Widerstand verbreitete sich das verbleite Benzin in den nächsten 60 Jahren immer weiter, bis in den 1970er-Jahren 90 Prozent des Benzins verbleit war. Schließlich wurde es so offensichtlich, dass Blei ein wichtiges Kanzerogen ist, dass man diese lange bekannte Tatsache nicht leugnen konnte. Ende der 1980er-Jahre wurde verbleites Benzin stufenweise aus dem Verkehr gezogen. Doch in diesen 60 Jahren wurden auf den amerikanischen Straßen geschätzte 30 Millionen Tonnen Blei in die Luft geblasen – 30 Millionen Tonnen. Das ist Werbung, Freunde!«

www.thedoctorwithin.com

Krebspropaganda & Gehirnwäsche

Politiker und Medien werden von der Medizinmafia und der Pharmaindustrie vollständig kontrolliert, denn um die Menschen zu manipulieren, ist schon eine massive Propagandakampagne erforderlich. Sie können sicher sein, dass diese Krebspropagandamaschine in Fernsehen, Zeitungen, Fachmagazinen, Radio und anderswo auf vollen Touren läuft. Die Medienbosse und Herausgeber achten sorgsam darauf, nichts zu veröffentlichen, was ihrem größten Werbekunden (Pharmaindustrie) missfällt. Und sie wissen ihre Inhalte so zu gestalten, dass sie der Pharmaindustrie genehm sind. In weniger freundlichen Worten nennt man das »Medienprostitution«.

Eine Überprüfung der Fernsehnachrichten ergab vor kurzem, dass fast 25 Prozent der Werbung in den TV-Nachrichten verschreibungspflichtige Medikamente betrifft: Viagra, Celebrex, Telfast, Levitra, Zoloft, Cialas, Nexium und so weiter und so fort. Die Pharmaindustrie gibt jedes Jahr Hunderte von Millionen Dollar für die Werbung für verschreibungspflichtige Medikamente in Fernsehen und Druckerzeugnissen aus. *So werden wir einer Gehirnwäsche unterzogen.* Sie bombardieren uns ununterbrochen mit dem magischen Spruch, dass neue und bessere Medikamente die Antwort auf Krankheiten sind. Schlussendlich glauben die meisten von uns, was sie im Fernsehen sehen und was uns von den Ärzten erzählt wird.

Das ist der Kern der Propaganda: Den Menschen *darf nicht* beigebracht werden, selbstständig zu denken. Sie müssen so geformt werden, dass sie den Machthabern vertrauen und glauben, was ihnen im Fernsehen und im Radio mitgeteilt wird. Daher haben wir die Fähigkeit verloren, selbstständig und logisch zu denken. Wir werden »dümmer und dümmer«.

Interessanterweise nimmt beim Fernsehen die Aktivität in höheren Gehirnregionen, etwa im Neocortex, ab, während sie in niederen Gehirnregionen, zum Beispiel im Limbischen System, ansteigt. Im Grunde genommen bedeutet dies, dass beim Fernsehen Urinstinkte aktiviert werden und wir leicht manipuliert werden können.

Haben Sie jemals bemerkt, dass wir andauernd davor gewarnt werden, uns Informationen zur Krebsvorbeugung und -behandlung aus dem Internet zu holen? Laut den Schlagzeilen stellen die alternativen Krebswebsites ein Gesundheitsrisiko dar! Regelmäßig hören wir solche und ähnliche Aussagen von Medizinern (von denen viele ihre Seele verkauft haben): »Es gibt keinen Beleg dafür, dass irgendeine alternative Behandlung vor Krebs schützt.« Um als Mediziner eine solche Aussage zu machen, muss man glatt lügen oder die letzten 100 Jahre Krebsforschung einfach nicht kennen.

Fest steht, dass die Krebsindustrie eine allgegenwärtige Propagandakampagne führt, die sich auf Angst und Unwissenheit stützt und die Menschen davon abhalten soll, etwas über alternative Krebsheilmethoden zu lernen. Frei heraus: Die Krebsindustrie will, dass die Menschen unwissend bleiben. Sie will keine Menschen, die außer den von ihnen propagierten und kontrollierten Behandlungsmethoden noch andere Therapien kennen. Was die Krebsindustrie will, ist eine Form der Zensur, beispielsweise eine Kennzeichnung der Websites, die anzeigt, welches »offizielle« Krebswebsites sind. Natürlich wären nur solche Websites für diese Auszeichnung geeignet, deren Inhalte der korrupten Krebsindustrie zu 100 Prozent genehm sind. Angesichts der oben genannten Tatsachen bedenken Sie also immer: Was Sie von

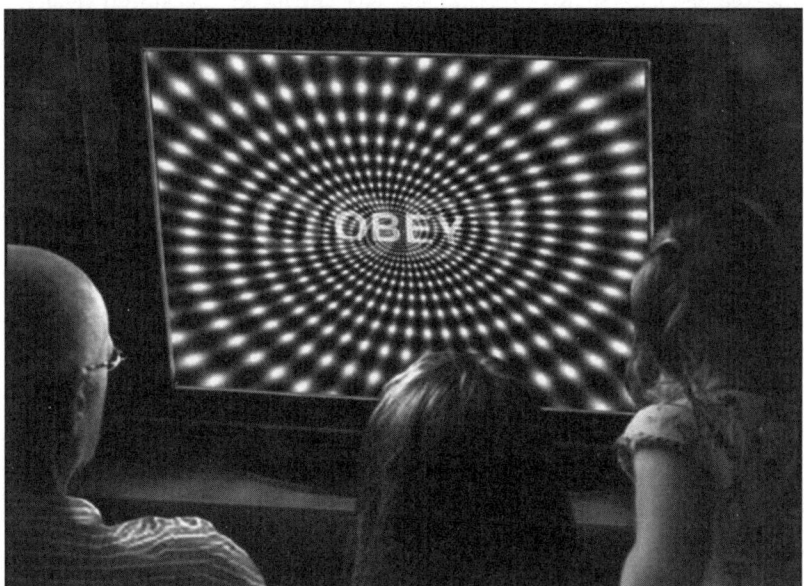

Dank an David Dees und www.DeesIllustration.com für obenstehendes Bild.

Ihren Ärzten, in Medizinjournalen, im Fernsehen, am Radio und in Zeitschriften über konventionelle Krebsbehandlungen erfahren, ist immer ein Labyrinth aus Lügen und Täuschungen. Es soll uns davon überzeugen, dass der Weg zur Heilung von Krebs nur über neue und bessere Medikamente für Chemotherapien und über die Finanzierung von mehr Projekten in der Medikamentenforschung führt. Und bedenken Sie immer, dass selbst die Redakteure der medizinischen Fachzeitschriften sich an die Pharmaindustrie verkauft haben. Wie schon Albert Einstein sagte:»Die herrschende Klasse beherrscht die Schulen und die Presse. Dadurch kann sie die Emotionen der Massen lenken.«

Neben der Zensur wird gewöhnlich auch die Tarnung zur Manipulation eingesetzt. Sie kennen die Insekten, die sich als Zweig oder Blatt tarnen können. Auf diese Weise geht auch die Krebsindustrie vor. Sie täuscht vor, im Sinne des Krebspatienten zu handeln, während sie tatsächlich nur ihre eigenen Interessen im Sinn hat. Glauben Sie ja nicht, dass die Krebsindustrie aus altruistischen Menschen besteht, die verzweifelt eine Heilung für Krebs finden wollen. Sie kümmert sich nur um eines und um nichts anderes: GELD.

Meine liebste alternative Krebswebsite ist Webster Kehrs www.cancertutor.com. Ich zitiere ihn in diesem Buch immer wieder, weil er wie kaum ein anderer, den ich jemals getroffen habe, das Thema überblickt und versteht. Er ist einfach großartig. Deutlich ist seine Meinung über die Beziehung zwischen den Medien und der Pharmaindustrie:»Die Medien haben viele verschiedene Methoden, mit denen sie routinemäßig die breite Öffentlichkeit manipulieren. Sie können mit einem Wort charakterisiert werden: ›Pharisäer‹. Sie lügen, halten Information zurück, täuschen, erzählen Halbwahrheiten und so weiter … Die Medien sind nichts als wertlose Huren. Sie verkaufen sich an den Höchstbietenden und das ist immer die korrupte Pharmaindustrie. Alles, was sie sagen, zielt darauf, dem zu gefallen, der am meisten zahlt.«

In seinem Buch *The War Between Orthodox Medicine and Alternative Medicine* (dt. *Der Krieg zwischen der Schul- und der Alternativmedizin*) illustriert Herr Kehr diese Gehirnwäsche anhand eines ausgezeichneten Beispiels: der Evolutionstheorie, die einzige Theorie über die Entstehung der Lebewesen, die in unseren Schulen gelehrt wird. In seinem Buch ist dieses Beispiel sehr lang, daher habe ich es hier zusammengefasst. Nehmen wir der Einfachheit halber an, es gäbe nur zwei Gruppen von Menschen: 1. die Vertreter der Evolutionslehre und 2. die Vertreter des Kreationismus. Die Vertreter der Evolutionslehre repräsentieren das »Establishment« und die Kreationisten die »Renegaten«, die dem »Establishment« widersprechen.

Sie können dem »Establishment« anhängen oder den »Renegaten«. In manchen Fällen kann sich das auf Ihren Beruf auswirken. Wenn Sie zum Beispiel als Christ Biologie in einer öffentlichen Schule unterrichten und den Kreationismus lehren, können Sie Ihre Stelle verlieren. Wenn Sie befördert werden wollen, dann ist es keine Frage, welche Theorie Sie lehren werden. Auf der Seite der Evolutionsanhänger liegen fast alle Vorteile. Doch nehmen wir an, Sie seien einer der seltenen Menschen, die mehr an der Wahrheit als an Vorteilen interessiert sind.

Nehmen wir an, Sie wollen die Wahrheit wissen, welche Theorie tatsächlich auf Beweisen beruht. Sie befragen zuerst die Evolutionisten, da in der Schule gelehrt wurde, dass die Evolution bewiesen ist. Ihnen wird vom Urknall, von Mikro- und von Makroevolution erzählt, warum es keine *Missing Links* gibt und so weiter. Wenn Sie gehen wollen, hält Sie der Evolutionsanhänger auf und fängt an zu erklären, warum der Kreationismus Unsinn ist und Christen Idioten und Blödmänner sind.

Nach dieser Unterhaltung glauben Sie, beide Seiten zu verstehen. Sie meinen, dass Sie nicht mehr mit einem Kreationisten sprechen müssen, weil Sie glauben, dessen Sichtweise zu verstehen und warum diese falsch ist. Wenn Sie sich so entscheiden, begehen Sie einen weit verbreiteten Fehler: Sie meinen beide Seiten gehört zu haben, tatsächlich wurden Ihnen diese jedoch nur von einer parteiischen Person dargelegt. Sie haben weder die Argumente für den Kreationismus von einem ihrer Vertreter gehört, noch warum Kreationisten die Evolutionstheorie für falsch halten.

Kennen Sie wirklich beide Perspektiven? Nein, eben nicht! Solange Sie nicht von einem Kreationisten selbst weder die Sichtweise der Kreationisten zur Schöpfung noch deren Argumente gegen die Evolutionslehre gehört haben, können Sie keine objektive Entscheidung treffen. Unser ganzes Leben lang wurde uns beigebracht, dass die Anhänger des Kreationismus eine Bande Verrückter sei. Uns wurde beigebracht, nicht auf die »Renegaten« zu hören. Wir wurden darauf geeicht zu glauben, dass wir bereits alle Antworten haben und dass es in der Diskussion keine offenen Punkte mehr gebe. Uns wurde beigebracht, nicht beiden Vertretern zuzuhören. Doch eines Tages entscheiden Sie sich, nur so zum Spaß, sich mit einem Kreationisten zu unterhalten. Als er zu sprechen anfängt, sind Sie überrascht, dass er reden kann – schließlich verkündeten die Anhänger der Evolutionslehre doch stets, dass die Kreationisten den IQ eines Nagetiers haben und Strickmützen mit Rotoren tragen. Doch dieser Kreationist kann nicht nur sprechen, sondern sich auch eloquent über DNS, Zellmembrane, Nukleotidketten und Proteine auslassen.

Ihm zufolge ist das Universum zu komplex, als dass es nicht durch einen Schöpfer geformt wurde. Und er findet es absurd zu glauben, dass sich 300 000 Nukleotide zufällig zu einer Kette zusammenschlössen. Und selbst wenn es so wäre, sei die statistische Wahrscheinlichkeit, dass die Zusammenstellung der ersten DNS 300 lebensfähige Proteine hervorbringe, bei weit unter $10^{-30\,000}$.

Er beweist die Notwendigkeit eines Schöpfers aufgrund der Komplexität einer Nukleotidkette, die Teil der DNS ist. Sie rechnen schnell im Kopf nach. Sie erinnern sich aus dem Unterricht, dass es in unserem Universum 1080 Atome gibt. Dann stellen Sie sich vor, dass es $10^{29\,920}$ Universen wie unseres in einem Haufen gibt, das ist eine Eins mit 29 920 Nullen dahinter. All diese Universen zusammen umfassen $10^{30\,000}$ Atome. WOW! Sie wachen schließlich aus ihren Tagträumen auf und bemerken, dass Ihr Gegenüber während Ihrer kleinen Rechenübung weitergeredet hat.

Nun erzählt er von der lächerlich geringen Wahrscheinlichkeit, dass sich eine erste Zellmembran aus reinem Zufall entwickelte. Er legt dar, wie unglaublich komplex eine eukaryotische Zelle ist. Sie ist so komplex, dass selbst Exobiologen annehmen, dass sie nicht zufällig in einer präbiotischen Ursuppe entstehen konnte. Dann erfahren Sie, dass die erste DNS und die erste Zellmembran nicht in derselben Ursuppe entstanden sein können und es daher fast unmöglich ist, dass sie jemals zusammenkamen. Er redet über die nicht reduzierbare Komplexität und beginnt dann, Ihnen die Probleme der evolutionistischen Sichtweise zu erklären.

Sie lernen etwas über die mathematischen Absurditäten, die man akzeptieren muss, um die Evolutionstheorie glauben zu können. Dann hören Sie, wie sich in der Kambrischen Explosion sehr viele nichtreduzierbare, hochkomplexe Proteinsysteme bildeten und wie absurd es ist, dass Evolutionstheoretiker nicht an nichtreduzierbare, komplexe Proteinsysteme und trotzdem zugleich an den Punktualismus glauben. Sie hören, warum der phylogenetische Baum in Wahrheit die Lücken der Artenentwicklung belegt. Sie erfahren auch etwas über die gewaltigen Annahmen, die die Evolutionisten im Hinblick auf die Kohlenstoffdatierung von Knochen treffen. Sie hören auch von den völlig unbewiesenen Thesen und der sehr dünnen Logik der Evolutionisten hinsichtlich der mitochondrialen DNS und der DNS des Zellkerns. Und so weiter ...

Es vergehen zehn Stunden und der Schöpfungsanhänger redet noch immer. Sie merken, dass es schon einige Stunden her ist, seitdem Sie das letzte Mal eine Ahnung hatten, wovon er spricht. Sie hatten einige wilde und verrückte Theorien erwartet, doch nun begreifen Sie, dass die Kreationisten weder dumm noch Clowns sind und tatsächlich einige sehr starke Argumente vorbringen. Sie begreifen auch, dass die Evolutionisten gar nicht wissen, was die Kreationisten tatsächlich glauben. Schließlich gehen Sie völlig verwirrt nach Hause.

Laut Mr. Kehr»demonstriert diese einfache Geschichte die traurige Sachlage in Amerika und der ganzen Welt. Weder Schulen noch Unternehmen, noch die Regierungen wollen, dass irgendjemand Vertreter beider Seiten zu irgendeiner Sache hört. Sie wollen lieber einen Schüler mit Gehirnwäsche als einen denkenden Studenten. Die Schulen tun so, als hätten sie alle Antworten und als wäre es nicht notwendig, den Schülern beizubringen, selbst zu denken. Schüler werden danach bewertet, wie gut sie»Fakten« wiederkäuen, und nicht danach, wie gut sie denken. Schüler lernen sehr früh, dass alle Vorteile nur auf der einen Seite liegen und dass sie ihr Leben damit verbringen sollten, diese Vorteile einzusammeln.«

Er fährt fort:»Den Menschen wird von Geburt an gelehrt, sie sollten erwarten und unterstellen, dass die Angehörigen des ›Establishment‹ (wie Schulen, Nachrichtensender und Zeitungen): 1. keine eigenen Interessen oder Interessenskonflikte haben; 2. über die absolute Intelligenz verfügen; 3. die Fakten beider Seiten kennen; 4. völlig neutral und unvoreingenommen sind; 5. völlig integer sind; 6. nur unser Bestes im Sinn haben; und 7. allem gegenüber offen sind. Und darüber hinaus ist es niemals erlaubt zu glauben, dass Geld oder Macht das beeinflussen könnten, was das Establishment sie lehrt. Träumen Sie weiter, wir sprechen über die wirkliche Welt.«

Diese Geschichte ist das perfekte Beispiel für die Propaganda, die wir fortwährend über alternative Krebsheilmethoden hören. Viele Krebspatienten, die von ihren konventionellen Ärzten aufgegeben wurden und sich danach alternativen Heilmethoden zugewandt haben, erholten sich vollständig. Zehn, fünfzehn, zwanzig oder mehr Jahre nach der Diagnose»unheilbar«

sind sie am Leben und wohlauf. Doch die Krebsindustrie ignoriert diese Überlebenden oder übergeht sie als »anekdotenhafte Belege«. Ich war vor Kurzem in einer Hörersendung im Radio, als einer der Anrufer genau diesen Begriff verwendete. Als ich ihm von vier Menschen erzählte, die ich persönlich kenne und die sich nach dieser Diagnose durch natürliche Behandlungen wieder erholten, sagte er: »Ich will Ihre anekdotenhaften Belege nicht hören.« Was für ein Blödmann.

Ein Trick der Krebsindustrie besteht darin zu behaupten, dass die Menschen, die durch die alternativen Therapien wieder gesund wurden, auf magische Weise durch eine verzögerte Reaktion der »Großen 3« genasen. Wie absurd! Eine andere beliebte Masche ist zu behaupten, dass Patienten, die durch alternative Therapien geheilt wurden, einfach eine »Spontanheilung« erlebten. Das ist medizinisches Kauderwelsch für »unerklärte Heilung«, ein Feigenblatt, mit dem die Ärzte bemänteln, dass sie nicht wissen, was tatsächlich geschehen ist.

Die umfassendste Studie, die jemals zu Spontanheilungen bei fortgeschrittenen Krebserkrankungen durchgeführt wurde, behandelte für den Zeitraum von 1900 bis 1965 nur 176 Fälle aus der ganzen Welt. Statistisch gesehen, geschieht so etwas also *niemals*. Haben Sie daher Erbarmen mit den Schulmedizinern, wenn sie die plötzliche, wundersame Heilung der Patienten nach einer alternativen Therapie als »Spontanheilung« bezeichnen. Sie fantasieren lediglich in einer Traumweltmatrix, die die Krebsindustrie schuf.

Geld & Habgier

In der Bibel heißt es im ersten Brief an Timotheus (6,10): »Die Liebe zum Geld ist die Wurzel alles Bösen.« Die wirtschaftliche Bedeutung der Krebsbehandlungen ist erstaunlich! Im Jahr 2004 wurden alleine in den USA 72 Milliarden Dollar dafür ausgegeben! Da ist es nicht schwer zu verstehen, warum die Medizinmafia sich bemüht, die »Quacksalber« zu vernichten. Diejenigen, die an den Gifttherapien wie Chemotherapie und Bestrahlungen verdienen, verlören ihre Einnahmen und müssten nach anderen Wegen suchen, um ihre Kinder nach Harvard oder Yale schicken zu können, wenn wirksame, natürliche und nicht-giftige Alternativen verfügbar wären.

Die Werbung für die giftigen Medikamente ist für die Pharmaindustrie ein zentraler Punkt. Die Pharmafirmen verdienen nicht nur jedes Jahr Millionen von Dollar an den giftigen Medikamenten für die Chemotherapie, sondern sie verdienen auch jedes Jahr Millionen von Dollar an der Entwicklung von Medikamenten, die die Probleme behandeln, die durch die Chemotherapie entstehen!»Im Gesundheitswesen gibt es nichts, das so gut wie ein verschreibungspflichtiges Medikament wirkt – auf der finanziellen Seite. Es ist ein Geschäft, das alle neidisch macht.« – New York Times, 28. Juli 1989

In seinem Buch *The Story of the Medical Conspiracy Against America* (dt. *Die Geschichte der medizinischen Verschwörung gegen Amerika)* zitiert Eustace Mullins Patrick McGrady Sr, der bei der ACS Wissenschaftsredakteur war und zudem über zwei Jahrzehnte ihr wichtigster »Schönredner« in den Medien. 1978 gab McCrady eine interessante Erklärung ab:»Keiner in der Wissenschaft und in den medizinischen Abteilungen (der ACS) ist fähig, wirkliche Wissenschaft zu betreiben. Sie sind wunderbare Profis, die wissen, wie man Geld beschafft. Sie wissen jedoch nicht, wie man Krebs vermeidet oder Patienten heilt.«

Haben Sie sich jemals gefragt, warum trotz der Milliarden von Dollar, die viele Jahrzehnte in die Krebsforschung gesteckt wurden, und trotz der andauernden Versprechungen, dass die Heilung »gleich hinter der nächsten Ecke zu finden sei«, sich Krebs immer weiter ausbreitet? Meinen Sie, dass die Pharmaindustrie wirklich will, dass jemand mit einer günstigen, natürlichen, nicht-giftigen und wirksamen Heilmethode für Krebs ankommt? Oder glauben Sie, dass die Pharmafirmen alles tun werden, was getan werden muss, um ihre Profite zu bewahren? Glauben Sie wirklich, dass die Krebsindustrie nach der »magischen Pille« sucht, die den Krebs vernichtet?

Eine magische Pille wäre das Ende der Forschungsprogramme, ein Ende ihrer Verkäufe und damit des extravaganten Lebensstils der Pharmaindustriemanager. Eine magische Pille würde den »Goldesel« der Krebsindustrie vertreiben und die »großen 3« Behandlungsmethoden überflüssig machen, die für die Aufrechterhaltung des Geldflusses unerlässlich sind. Traurige Tatsache ist, dass viele im Gesundheitswesen absolut kein Interesse daran haben, die magische Pille zur Heilung von Krebs zu entdecken. Es würde die Pharmaindustrie Milliarden von Dollar kosten.

Interessanterweise bestimmt in der Satzung der ACS eine Klausel, dass sich die Gesellschaft auflöst, sollte jemals eine Heilmethode für Krebs gefunden werden. Denken Sie nach! Ist das eine Organisation, die wirklich motiviert ist, eine Heilmethode für Krebs zu finden? Was meinen Sie? Die ACS zu beauftragen, eine Heilmethode zu finden, ist wie zu sagen:»Geht jetzt und seid erfolgreich. Und wenn ihr euer Ziel dann erreicht habt, begeht sofort Selbstmord.«

Tatsache ist, dass die Ausrottung von Krebs den Interessen der Pharmaindustrie grundlegend zuwiderläuft. Es würde ihre Investitionen vernichten. Meiner Meinung nach ist das Hauptziel der Pharmaindustrie, die Krankheit fortbestehen zu lassen, nicht sie auszurotten. Sie wird alles dafür tun, den Goldesel am Leben und wohlauf zu halten. Ihr Überleben hängt von der Ausschaltung erfolgreicher alternativer Krebsbehandlungsmethoden ab (mit allen Mitteln). Kein gewinnbringendes Geschäft wird jemals versuchen, sich selbst zu beenden. Darum wird eine Heilmethode für Krebs niemals von der Krebsindustrie kommen. Ein kolossaler Akt des Eigennutzes und der Habgier haben aus einem einfach zu lösenden medizinischen Puzzle einen Betrug gemacht, den wir heute Krebsindustrie nennen.

Kennen Sie das zweite Parkinsonsche Gesetz? »Die Ausgaben steigen bis zur Höhe der Einnahmen.« Jedes Jahr wird in der Industrie, unter den Stiftungen und bei Privatpersonen für die Krebsforschung gesammelt: »Geben Sie uns Ihr Geld, denn wir machen jeden Tag Fortschritte. Wir können jetzt nicht aufhören. Wir sind ganz nahe dran!« Die Einnahmen steigen, daher müssen auch Ausgaben geschaffen werden, um die Einnahmen zu rechtfer-

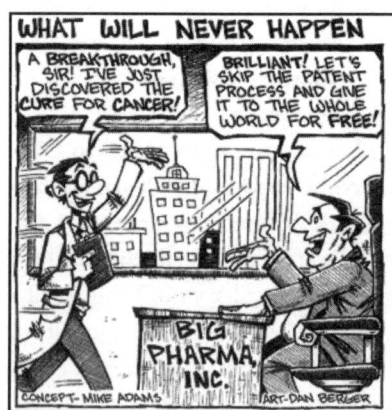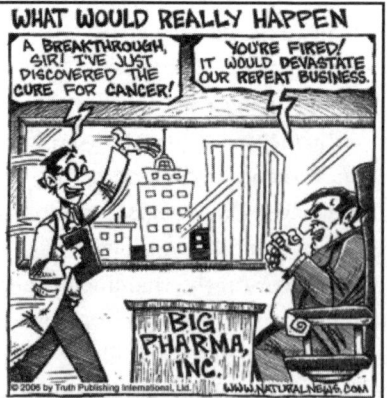

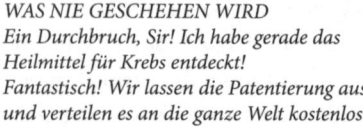

WAS NIE GESCHEHEN WIRD
Ein Durchbruch, Sir! Ich habe gerade das Heilmittel für Krebs entdeckt!
Fantastisch! Wir lassen die Patentierung aus und verteilen es an die ganze Welt kostenlos!

WAS WIRKLICH GESCHEHEN WÜRDE
Ein Durchbruch, Sir! Ich habe gerade das Heilmittel für Krebs entdeckt!
Sie sind gefeuert! Das würde unser Folgegeschäft ruinieren!

Dank an Mike Adams und www.NaturalNews.com für obenstehende Karikatur.

tigen. Das belegt die Suche nach einer natürlichen und kostengünstigen Heilmethode mit einem Bann. Dies ist der Grund, warum die Krebsindustrie diesen ganzen Apparat zur Unterdrückung und zur Zensur jeglicher Informationen aufgebaut hat, die nicht ihrem ausgedehnten Bedürfnis einer teuren und künstlichen Krebstherapie entspricht.

Um die Profite der Pharmaindustrie zu schützen, müssen alle eventuell erfolgreichen Alternativtherapien für Krebs unter allen Umständen angezweifelt, geleugnet, missbilligt und verboten werden. Die Krebsindustrie wird alles Nötige tun, um alle alternativen Krebsbehandlungsmethoden zu unterdrücken und zu zensieren. Das schließt Bestechung mit ein. Einer der Hauptgründe für den heutigen schlechten Zustand des Gesundheitswesen ist, dass sich die Schulmedizin durch die Pharmaindustrie kaufen hat lassen.

In seinem Buch *Dissent in Medicine – Nine Doctors Speak Out* (dt. *Widerspruch in der Medizin – neun Ärzte reden*) schreibt Dr. Alan Levin:»Jungen Medizinern werden von dem Pharmaunternehmen Forschungsstipendien angeboten. Medizinfakultäten bekommen große Geldsummen für klinische Versuche und pharmazeutische Grundlagenforschung. Pharmaunternehmen geben regelmäßige üppige Abendessen und Cocktailpartys für Ärztegruppen. Sie finanzieren Krankenhäuser, Universitätsgebäude und ›unabhängige‹ Forschungsinstitute … praktizierende Ärzte werden eingeschüchtert, um Behandlungen durchzuführen, von denen sie wissen, dass sie nicht funktionieren. Ein eklatantes Beispiel dafür ist die Chemotherapie für Krebs.«

Hierzu Mike Adams:» Diese Pharmafirmen scheinen fest entschlossen zu sein, die gesamte Bevölkerung mit so vielen verschreibungspflichtigen Medikamenten wie möglich zu behandeln, solange es Profit für ihre Aktionäre abwirft. Eine Geschäftsethik findet man in der Pharmaindustrie heute nirgendwo: Es geht nur um Geld, Profit, Macht und Kontrolle.« www.naturalnews.com/001298.html

In ihrem Buch *The Medical Mafia* stellt Dr. Guylaine Lanctot fest:»Das medizinische Establishment arbeitet eng mit den Pharmamultis zusammen, deren Hauptziel Profit ist und deren größter Albtraum eine Gesundheitsepidemie wäre. Es MÜSSEN viele Medikamente verkauft werden. Um dies zu erreichen, ist alles möglich: Lügen, Betrug und Schmiergeld. Die Ärzte sind die bedeutendsten Verkäufer der Pharmaunternehmen. Sie werden mit Forschungsgeldern, Geschenken und fürstlichen Zuwendungen belohnt. Der wichtigste Käufer ist die Öffentlichkeit – von Kindern bis zu den Senioren. Sie MÜSSEN gründlich medizinisch behandelt und geimpft werden ... zu jedem Preis! Warum verbieten die Behörden die alternative Medizin? Weil sie der Industrie dienen, und die Industrie kann kein Geld mit Kräutern, Vitaminen und Homöopathie verdienen. Sie können keine natürlichen Heilmittel patentieren. Deshalb fördern sie die synthetischen. Sie kontrollieren die Medizin. Daher können sie den medizinischen Fakultäten auch vorschreiben, was sie lehren können oder nicht.«

Im Juli 2004 schrieb Dr. Marcia Angell einen Artikel mit dem Titel »The Truth About The Drug Companies« (dt. »Die Wahrheit über die Arzneimittelfirmen«) Dr. Angell war über zwanzig Jahre lang Redakteurin des *New England Journal of Medicine,* eine der angesehensten Medizinzeitschriften der Welt. Sie behauptet:»In den letzten beiden Jahrzehnten hat sich die pharmazeutische Industrie weit von ihrem ursprünglichen hohen Ziel entfernt, nützliche neue Medikamente zu entdecken und herzustellen. Jetzt ist sie vor allem eine Marketingmaschine, um Medikamente mit zweifelhaftem Nutzen zu verkaufen. Diese Industrie benutzt ihren Reichtum und ihre Macht, um sich jede Institution gefügig zu machen, die ihr im Wege steht. Dazu gehören auch der U.S.-Kongress, die FDA, Lehrkrankenhäuser und der Medizinerstand selbst. Die Menschen möchten, dass auch diese Industrie Kontrollen unterliegt, damit das Profitstreben nicht alle anderen Motive überlagert. Doch solche Kontrollen gibt es nicht. ... Am meisten alarmiert die Tatsache, dass der gemeinsame Profit der zehn Pharmafirmen in der Fortune-500-Liste (35,9 Milliarden Dollar) den gemeinsamen Gewinn aller anderen 490 Unternehmen (33,7 Milliarden Dollar) überstieg.« www.nybooks.com/articles/17244

Was bildet den Kern der konventionellen Medizin? Laut Webster Kehr: »Finde eine natürliche Substanz, die etwas heilt, verberge diese Tatsache, fabriziere, synthetisiere und verändere die natürliche Ausgangssubstanz, patentiere diese Abwandlung und streiche große Gewinne ein.« In seinem Buch *Eine Welt ohne Krebs. Die Geschichte des Vitamin B17 und seiner Unterdrückung* schreibt Edward Griffin:»Mit Milliarden von Dollar, die jedes Jahr in der Forschung ausgegeben werden, mit weiteren Milliarden, die durch den Verkauf von Krebsmedikamenten eingenommen werden, und mit nach Stimmen hungrigen Politikern, die immer mehr Regierungsprogramme versprechen, gibt es heute mehr Menschen, die vom Krebs leben, als Menschen die daran sterben. Wenn das Rätsel durch ein einfaches Vitamin gelöst werden könnte, könnte diese gigantische kommerzielle und politische Industrie über Nacht ausgelöscht werden. Infolgedessen ist die Wissenschaft der Krebstherapie bei Weitem nicht so kompliziert wie die Politik der Krebstherapie.«

Die Krebsindustrie überlebt und gedeiht durch die fortwährende Suche nach »der Heilung«, die man nie findet. Dieser Multi-Milliarden-Moloch ist einfach nicht daran interessiert, eine wirksame Therapie zu finden – außer diese Therapie besteht aus patentierten Medikamenten, die mit Gewinn verkauft werden können und die der Patient für den Rest seines Lebens einnehmen muss. Denn auf diese Weise wird ein unaufhörlicher »Einnahmestrom« erzeugt. In Wirklichkeit lügt und betrügt die Krebsindustrie fortwährend. Dieser unsäglich gewaltige Betrug dauert seit mehr als einem Jahrhundert. Die Zahl der Menschen, die unnötig vorzeitig starben, geht in die Zehnmillionen. Darunter befinden sich auch meine Eltern.

Dr. Matthias Rath trifft den Nagel auf den Kopf, wenn er feststellt: »Die pharmazeutische Industrie ist eine Investmentindustrie, die von den Gewinnen ihrer Aktionäre angetrieben wird. Die treibende Kraft dieser Industrie ist nicht die Verbesserung der menschlichen Gesundheit. ... In der Geschichte der Menschheit wurde niemals zuvor ein größeres Verbrechen verübt, als der organisierte Genozid durch das pharmazeutische Medikamentenkartell in ihrem Interesse an dem Multi-Milliarden-Geschäft mit der Krankheit.« www4.dr-rath-foundation.org

Ärzte, Medizinzeitschriften, Interessenskonflikte & Schmiergelder

Bevor meine Mutter im Jahr 2004 starb, kümmerten sich einige der besten Ärzte in Amerika um sie. Dr. Tim Shepherd ist einer von ihnen. Er und seine Frau Virginia Shepherd sind zwei der wunderbarsten Christen, die ich jemals traf. Sie nahmen meine Mutter in ihrem eigenen Haus auf und kümmerten sich um sie, als wäre sie ihre eigene. Ihre elf Kinder »adoptierten« meine Mutter, als wäre sie ihre eigene Großmutter und jedes von ihnen hatte einen besonderen Platz in ihrem Herzen. Ich bin der gesamten Shepherd-Familie unendlich dankbar. Sie werden für immer einen Ehrenplatz in meinem Herzen einnehmen.

Wenn ich ein Gesundheitsproblem hätte, würde ich den meisten Ärzten zutrauen, dass sie mich bestens versorgen. Wenn ich einen Autounfall hätte und mir müsste ein Gliedmaße wieder angenäht werden, würde ich unbedingt in ein Krankenhaus gehen. Einige der jüngsten Errungenschaften in der Welt der Medizin sind erstaunlich. Vieles von dem, was heute dank der Fortschritte in der Medizintechnik einfach geheilt wird, wäre vor fünfzig Jahren noch ein Todesurteil gewesen.

Ich staune andauernd über die komplexen medizinischen Verfahren, die heute regelmäßig und erfolgreich durchgeführt werden. Vor einigen Jahren sah ich im Fernsehen in einer medizinischen Sendung, wie Ärzte ein kleines Mädchen vom Tourette-Syndrom heilten, indem sie ihr eine Elektrode in das Gehirn pflanzten. Das war wirklich faszinierend. In einer anderen Sendung sah ich, wie Chirurgen das Gesicht einer Frau rekonstruierten, deren Gesichtshaut von Parasiten aufgefressen wurde. Ich staunte! Das sind nur ein paar Beispiele aus dem letzten halben Jahrhundert für die enormen Fortschritte in der Medizintechnik und in den medizinischen Verfahren.

Doch während auf vielen Gebieten der Medizin unglaubliche Fortschritte erzielt wurden, hat sich die Sicht der meisten Ärzte bei der Behandlung von Krebs durch Desinformation eingetrübt. Der Tiefpunkt ist, dass die meisten Ärzte genau das tun, was die Medizinmafia ihnen vorschreibt, und nicht gelernt haben, selbstständig zu denken. Sie denken bei Krebsfällen noch immer in den»Richtlinien«. Das Problem ist, dass die»Richtlinien« bei Krebs weitgehend von der Pharmaindustrie geschaffen wurden, die versucht, ihre Gifte (wie die Chemotherapie) loszuwerden, um ihren Gewinn für ihre Aktionäre auf Kosten der Krebspatienten zu steigern.

Die Grundlage der Krebsindustrie ist die Behandlung der Krebssymptome. Die Ursachen von Krebs werden so gut wie nicht behandelt, genauso wenig tut man etwas zur Vorbeugung. Das erinnert mich an ein altes chinesisches Sprichwort:»Der sehr gute Arzt verhindert Krankheiten; der mittelmäßige Arzt behandelt die drohende Krankheit; der schlechte Arzt behandelt die bestehende Krankheit.« Doch das Problem sind nicht die Ärzte ... es ist das System.

Ich möchte hier deutlich sagen, dass die meisten Ärzte für mich uneigennützige Kämpfer für ihre Patienten sind und aufrichtig das Beste für sie wollen. Ich bin fest davon überzeugt, dass die meisten Mediziner ihre Entscheidungen danach treffen, was sie glauben, dass das Beste für ihren Patienten sei.»Glauben« ist hier das Schlüsselwort. Leider denken die meisten Onkologen (Krebsspezialisten) nicht über Krebstherapien nach, die sie nicht an der Universität gelernt haben. Wie ich schon erwähnte, leiden auch die

Ärzte am »Unmöglich!«-Syndrom. Würden alternative Behandlungsmethoden funktionieren, hätten sie diese auf alle Fälle in ihrer Ausbildung gelernt – glauben zumindest die Mediziner.

Mit anderen Worten: Die meisten Ärzte neigen dazu, nicht nur zu glauben, dass das, was sie gelernt haben, wahr sein *muss,* sondern auch, dass das, was sie *nicht* gelernt haben, auch *nicht* wichtig sein *kann!* Sie können sicher sein, dass auch Ihr Arzt einer Gehirnwäsche unterzogen wurde, damit er Chemotherapie, Operationen und Bestrahlung als einzige wirksame Behandlungsmethoden gegen Krebs anerkennt. »Gift, Schnitt und Verbrennung« ... die »Großen 3«. Vermutlich weiß Ihr Arzt auch so gut wie nichts über Ernährung oder alternative Krebstherapien und ist der vollen Überzeugung, dass Alternativmediziner nichts als »Quacksalber« sind. Befragen Sie doch einmal Ihren Arzt über Aminosäurentherapie oder Enzymtherapie oder Ozontherapie. Stellen Sie sich dabei aber darauf ein, wegen Ihrer Naivität beschimpft oder lächerlich gemacht zu werden.

Wo bildet sich Ihr Arzt weiter? In den »renommierten« Medizinzeitschriften, die so auffallend in den Praxen ausliegen. »Es wäre schön, wenn Medizinzeitschriften eine vorurteilsfreie Bastion der Wahrheit und Erkenntnis wären, tatsächlich sind sie jedoch ein Geschäft. Sie verdienen in vielen Fällen ihr Geld mit der Werbung der Pharmafirmen und vom Verkauf von Hochglanznachdrucken ihrer medikamentenfreundlichen Artikel an die Industrie. Interessanterweise schrieben einige frühere Redakteure, Chefredakteure und Bosse der großen Medizinzeitschriften Bücher, in denen sie heftig gegen den Gefälligkeitsdruck auf medizinische Veröffentlichungen wettern, der durch den Einfluss der Pharmaindustrie entsteht. Darunter befinden sich zum Beispiel Richard Smith vom BMJ *(British Medical Journal),* Richard Horton vom *Lancet* und auch eine Reihe von Chefredakteuren des *New England Journal of Medicine.* In den Zeitschriften bergen diese Gefälligkeitsartikel für die Pharmafirmen starken Konfliktstoff, doch werden mit ihnen durch Nachdruckverkäufe Hunderttausende Dollar abgeerntet und durch diese positiven Artikel zugleich die Unternehmen so wohlwollend gestimmt, dass diese weiter ihre Werbung schalten.« So Dr. Beatrice Golomb in einem Interview mit Dr. Joseph Mercola am 12. Juni 2010.

Die Medizinzeitschriften sind aller Wahrscheinlichkeit nach die einzigen Quellen Ihres Arztes, um mit den neuen Entwicklungen in der Medizin Schritt zu halten. Die Zeitschriften geben sich objektiv, wissenschaftlich und unbestechlich, doch in Wahrheit wollen sie es sich nicht mit ihren Werbekunden verscherzen – den Pharmafirmen. Diese ganzseitigen Anzeigen für Medikamente in den Top-Medizinzeitschriften kosten Millionen Dollar! 2004 schrieb Dr. Richard Horton, Redakteur beim *Lancet*: »Die Zeitschriften gingen dazu über, Informationen für die pharmazeutische Industrie zu waschen.« Ich stimme Dr. Golomb 100 Prozent zu. Denken Sie darüber nach. Den Redakteuren dieser Medizinzeitschriften mag es an Charakter fehlen, aber sie sind nicht dumm. *Sie wissen, wer ihnen die Butter aufs Brot schmiert.* Nach Dr. Golombs Daten gibt die Pharmaindustrie jährlich 18,5 Milliarden Dollar für das Bewerben ihrer Medikamente bei den Ärzten aus. Das sind jedes Jahr 30 000 Dollar pro Arzt in den USA!

Man fragt sich nun, ob es bei den Medizinzeitschriften keine Gutachter gibt. Tatsache ist, dass in Medizinzeitschriften mit Begutachtungen der Artikel Betrug und Täuschung Allgemeinplätze sind. 1987 erschien zum Beispiel im *New England Journal of Medicine* (NEJM) ein Artikel, der die siebenjährige Forschung von Dr. R. Slutsky verfolgte. In dieser Zeit veröffentlichte Slutsky in verschiedenen Zeitschriften mit Gutachtern 137 Artikel. NEJM fand Beweise, dass es in 60 von diesen 137 Artikeln (44 Prozent) entweder eine »falsche Darstellung der Fakten« gab oder »völlig geschwindelt« wurde. http://content.nejm.org/cgi/content/abstract/317/22/1383

Dann kommt es zum »Dominoeffekt«, wenn der wissenschaftliche Betrug aus den begutachtenden Zeitschriften von anderen Forschern zitiert wird, die wiederum zitiert werden und so weiter und so fort. Ein gutes Beispiel dafür wurde Anfang 2010 aufgedeckt. Die Geschichte wurde der »größte Forschungsschwindel in der Medizingeschichte« genannt. Dr. Scott Reuben, dessen Forschungen von Pfizer bezahlt wurden, bekannte sich schuldig, Dutzende von Studien gefälscht zu haben, die in Medizinzeitschriften erschienen waren. Reuben bekam von Pfizer 2005 für Studien zu Celebrex 75 000 Dollar und veröffentlichte seine »Forschung« in Medizinzeitschriften. Dann setzte der Dominoeffekt ein, als Hunderte von Ärzten und Forschern anfingen, seine Forschungen als »Beweis« dafür zu zitieren, dass Celebrex Schmerzen in der Erholungsphase nach einer Operation linderte. Dabei gibt es nur ein Problem: *An diesen Studien nahm nie ein Patient teil!* Er fälschte die gesamte Studie und konnte sie trotzdem veröffentlichen.

Laut dem *Wall Street Journal* fälschte Reuben auch Forschungsdaten zu Vioxx, einem Medikament, von dem die FDA annimmt, dass es den Tod von

50 000 Menschen verursacht hat! Alles in allem fälschte Reuben zehn wissenschaftliche Dokumente und 21 in Medizinzeitschriften veröffentlichte Artikel. Es stellte sich heraus, dass Reuben über 13 Jahre lang Forschungsdaten fälschte. Vor zehn Jahren hätte mich diese Geschichte noch geschockt, heute nicht mehr. In Tausenden Recherchestunden habe ich gelernt, dass dies das Standardvorgehen der Medizinmafia ist.

Wussten Sie, dass es für alle Medizinzeitschriften die Vorschrift gibt, dass jede finanzielle Verknüpfung zwischen einem Autor und einem Produkthersteller im Artikel offengelegt werden muss? Doch wir leben in der realen Welt, wo dies fast nie geschieht. 1998 zeigte Dr. Henry T. Stelfox zum Beispiel, dass 23 von 24 Autoren (96 Prozent), die die Sicherheit von Calciumantagonisten verteidigten, finanziell mit den Herstellern dieser Medikamente verbandelt waren! www.pubmedcentral.nih.gov/articlerender.fcgi?artid=35347

Ein Artikel des *PloS Medicine* in der Ausgabe vom 2. Mai 2006, der sich der Medikamentenwerbung in Medizinzeitschriften widmet, öffnet die Augen:»Der wissenschaftliche Charakter der Zeitschriften verleiht sowohl ihren Artikeln als auch der darin veröffentlichten Werbung Glaubwürdigkeit. Da sie ausschließlich Werbung für Medikamente und medizinische Geräte abdrucken, unterstützen die Medizinzeitschriften die Werbung der Unternehmen für ihre gewinnbringendsten Produkte. Die Werbung und andere finanzielle Vereinbarungen mit den pharmazeutischen Unternehmen beeinträchtigen die Objektivität der Zeitschriften. Die wichtigste Verpflichtung der Industrie besteht darin, für ihre Aktionäre Geld zu verdienen. Die wichtigste Verpflichtung für die Zeitschriften sollten die Ärzte und ihre Patienten sein, die auf die Richtigkeit der Informationen in diesen Publikationen angewiesen sind. Medizinzeitschriften sollten keine Werbung von Pharmaunternehmen, Medizintechnikfirmen oder anderen ›für die Medizin relevante‹ Firmen zulassen.«

www.plosmedicine.org/article/info:doi/10.1371/journal.pmed.0030130

Ein atemberaubender Bericht im *British Medical Journal* (BMJ) vom Juni 2010 enthüllt, dass Top-Wissenschaftler, die die *Weltgesundheitsorganisation* (WHO) überredeten, die Ausbreitung von H1N1 (oder auch »Schweinegrippe«) zur globalen Pandemie zu erklären, in enger Verbindung mit Pharmaunternehmen standen, die vom Verkauf der Impfstoffe profitierten. Dieser Bericht von Deborah Cohen, Redakteurin des BMJ, und Philip

Carter, Journalist des Londoner *Bureau of Investigative Journalism,* legte die versteckten Verbindungen offen, die die WHO dazu trieben, eine Pandemie auszurufen und so den Impfstoffherstellern Milliardengewinne einzubringen. Während des H1N1-Rummels weigerte sich die WHO, jeglichen Interessenkonflikt zwischen ihren obersten Beratern und den großen Pharmaunternehmen zuzugeben, die aufgrund der Entscheidung dieser Berater Milliardengewinne einstrichen. Mit anderen Worten: Die Schmiergelder wurden »unter den Teppich gekehrt«. Unglaublicherweise besaß die WHO-Generalsekretärin Dr. Margaret Chan dann noch die Unverfrorenheit, in ihrer Antwort auf den Bericht des BMJ diese Heimlichtuerei zu verteidigen. Ihr zufolge hielt die WHO die finanziellen Verbindungen absichtlich geheim, um »… die Integrität und Unabhängigkeit der Mitglieder bei ihrer kritischen Arbeit zu schützen … [und] auch um die *Transparenz* zu sichern.« Verstehe ich das richtig? Sie »bewahren Geheimnisse«, um die »Transparenz zu sichern.« Ist das kein Widerspruch? George Orwell hätte so etwas wohl »Doppelzüngigkeit« genannt.

Erinnern Sie sich an die bereits oben vorgestellte Studie, der zufolge die Werbeschriften, die die Pharmafirmen den Ärzten senden, absolut keine wissenschaftlichen Fakten enthalten? Die Studie zeigte, dass fast alle der Daten in den Werbebroschüren der Pharmaindustrie entweder ungenau oder übertrieben sind. Mit anderen Worten: Sie enthalten alle LÜGEN. Beängstigend ist dabei, dass sich die meisten Ärzte auf die Informationen in diesen Broschüren verlassen, wenn sie entscheiden, welche Medikamente sie den Patienten verschreiben. Sie hegen ein blindes, unbegründetes Vertrauen, dass die Pharmafirmen strikt wissenschaftliche Studien und klinische Versuche durchführen. Sie lesen die Broschüren, glauben die Lügen und verschreiben dann diese Medikamente ihren Patienten. Das *Journal of the American Medical Association* (JAMA) berichtete im Februar 2002, dass 87 Prozent der Ärzte, die an der Erarbeitung nationaler Richtlinien zur Behandlung von Krankheiten beteiligt sind, mit der Pharmaindustrie finanziell verbunden sind. Spricht hier jemand von Interessenkonflikten?

Wussten Sie, dass Ärzte in den USA die dritthäufigste Todesursache sind? In der JAMA-Ausgabe vom 26. Juli 2000 belegt Dr. Barbara Starfield, dass es jedes Jahr über 225 000 Todesfälle auf iatrogenen Ursachen zurückzuführen sind. »Iatrogen« bedeutet als »in einem Patienten durch ärztliche Tätigkeit, Verhalten oder Therapie entstanden«. Die Wahrheit ist also, dass Ärzte jedes

Jahr durch das Verschreiben von giftigen Medikamenten und der Durchführung von unnötigen Operationen den Tod von Hunderttausenden von Patienten verursachen.

In den *Annals of Internal Medicine* von 1966 schrieben die beiden Ärzte Beaty und Petersdorf:»Iatrogene Probleme sind kumulativ. Im Bemühen, sich aus den Komplikationen der Diagnose und Therapie zu retten, kann der Arzt die Probleme durch Behandlungen steigern, die selbst wiederum riskant sind.« Übersetzung: Ärzte führen oft riskante Behandlungen durch oder verschreiben giftige Medikamente, um ihre Beteiligung an Beschwerden zu verdecken, die sie zuvor durch die von ihnen verschriebenen giftigen Medikamenten und riskante Verfahren verursacht haben.

Man schätzt, dass alleine in den Krankenhäusern der USA in den letzten Jahrzehnten 7,8 Millionen Menschen durch ärztliche Fehler umkamen. Das sind mehr Opfer als in allen Kriegen der amerikanischen Geschichte zusammen (Gary Null u. a., *Death by Medicine*). Angesichts dessen überrascht es nicht, dass die landesweite Todesrate in Israel auf den tiefsten Punkt sank, als die Ärzte 1973 einen Monat lang streikten. Nach der Statistik der *Jerusalem Burial Society* sank die Zahl der Beerdigungen um fast 50 Prozent. (Hans Ruesch, *Nackte Herrscherin: Entkleidung der medizinischen Wissenschaft*)

Lassen Sie es mich wiederholen: Ich sage *nicht,* dass der individuelle Arzt das Problem ist. Die meisten Ärzte, die ich kenne, sind gütige Menschen, die ihren Patienten wirklich helfen wollen. Das Problem ist *das System.* Die meisten Medizinstudenten haben keinen Grund, in Frage zu stellen, was ihnen beigebracht wird. Und sie werden lächerlich gemacht, wenn sie unbequeme Fragen stellen. Junge Ärzte, die Erfolg haben wollen, wissen, dass sie die »etablierten Wahrheiten« unhinterfragt stehen lassen müssen. Ein unbequemer Arzt kann schnell um sein Überleben kämpfen! Um erfolgreich zu sein, muss ein Arzt die Fehler der Älteren respektieren, dem Dogma seiner Lehrer folgen und seinen Verstand gegenüber Alternativtheorien verschließen.

Ironischerweise erfordert die Medizin Gleichförmigkeit. Es herrscht wenig Toleranz gegenüber Meinungen, die dem Status quo widersprechen. Die Ärzte können Sie nicht vor dem warnen, was sie selbst nicht wissen. Und da sie nur wenig Zeit für Weiterbildung haben, wenn sie einmal »praktizieren«, sind sie in gewissem Sinne Gefangene des Systems, das sie davon abhält, sich unabhängige Informationen zu besorgen und sich ihre eigene Meinung zu bilden. Um ganz offen zu sein: Die meisten Ärzte wurden so manipuliert, dass sie in ihrem Denken innerhalb der Konventionen bleiben und der Druck von ihresgleichen hält sie auch dort.

Anders als viele andere Länder unterstützen die USA nur eine Art von Medizin: konventionelle. Daher wurden vielen Amerikanern, auch meinen Eltern, viele lebenswichtige Gesundheitsentscheidungen untersagt. Laut Dr. Alan Levin: »Hausärzte können nicht mehr frei die Behandlung wählen, die sie für die beste halten. Sie müssen Vorschriften beachten, die von Medizinern eingeführt wurden, deren Motive und Verbindungen Entscheidungen zugrundeliegen, die keinesfalls ihre Interessen berücksichtigen.«

Die wenigen Ärzte, die es wagen, den Status quo in Frage zu stellen, werden häufig ausgegrenzt und abgelehnt. Ein Arzt riskiert Gefängnis und den Entzug seiner Approbation, wenn er alternative Krebsbehandlungen empfiehlt oder anwendet, auch wenn es für deren Wirksamkeit überwältigende wissenschaftliche Beweise gibt. Ärzte, die es wagen, ihren Patienten neue Hoffnung zu geben, und neue Therapien anwenden, werden verlacht, beleidigt, verfolgt, verleumdet, gezwungen in Deckung zu gehen und/oder mit Gefängnis bedroht.

Dr. Stanislaw Burzynski aus Houston in Texas benutzt zum Beispiel nichttoxische Antineoplastone und behandelt damit erfolgreich Gehirntumore, Non-Hodgkin-Lymphome und viele andere verbreitete Krebsarten. Die Anwälte der FDA gaben über fast zwei Jahrzehnte Zigmillionen Dollar aus, um Dr. Burzynski ins Gefängnis zu bringen. Die FDA ist geübt darin, die Praxen von alternativen praktischen Ärzten zu überfallen, ihre medizinischen Aufzeichnungen zu zerstören und sie sogar ins Gefängnis zu bringen. Zudem fürchten viele Ärzte teure und langwierige Gerichtsverfahren und dass ihr Versicherungsträger sie fallen lassen könnte, wenn sie alternative Behandlungen anwenden. Die Gesundheitsbehörde kann sie bestrafen und ihnen die Approbation entziehen. Und denken Sie daran, auch Ärzte sind nur Menschen. Um nicht von anderen Ärzten verlacht zu werden, verschreiben viele Mediziner aufgrund des Kollegendrucks statt alternativer Therapien weiterhin die »Großen 3«.

Es ist die verstörende Wahrheit, dass ein bürokratischer Filz aus Politikern, Anwälten, Vorstandsvorsitzenden und großen internationalen Unternehmen die Kontrolle über unser Gesundheitssystem übernommen hat. Sie diktieren, welche Krebstherapien erlaubt sind und welche nicht. Bei Grundsatzentscheidungen in Bezug auf Krebsbehandlungen sind die Ärzte im Grunde genommen außen vor. Leider haben unsere aufrichtigen, pflichtbewussten Ärzte und Krankenschwestern, die sich ernsthaft um ihre Patienten kümmern, sehr wenig Einfluss darauf, welche Art der Krebstherapien sie anwenden dürfen. Fazit: Erwarten Sie nicht, dass ein Arzt der Schulmedizin sich gegen das System auflehnt. Das Risiko ist zu groß.

Verschreibungspflichtige Medikamente

Wussten Sie, dass über 100 000 Amerikaner jedes Jahr durch verschreibungspflichtige Medikamente sterben? Wussten Sie, dass jedes Jahr über zwei Millionen Amerikaner durch verschreibungspflichtige Medikamente geschädigt werden? Diese Zahlen stammen direkt auf dem *Journal of the American Medical Association*. Das ist beachtlich! Wenn Sie Ihren Arzt aufsuchen und sich nur ein einziges Rezept besorgen, spielen Sie »pharmazeutisches Roulette« und laufen in die »Pharmaindustriefalle«.

Um dieses Roulettespiel zu gewinnen und Ihre Gesundheit tatsächlich wiederherzustellen, führt kein Weg daran vorbei, alle verschreibungspflichtigen Medikamente aufzugeben und Ihre Ernährung und Ihren Lebensstil grundlegend zu ändern. Doch wirken sich verschreibungspflichtige Medikamente nicht geradezu wundertätig auf die Gesundheit der Menschen aus? Machen sie uns nicht gesünder? Nun, wenn Sie zur Hauptsendezeit 30 Mi-

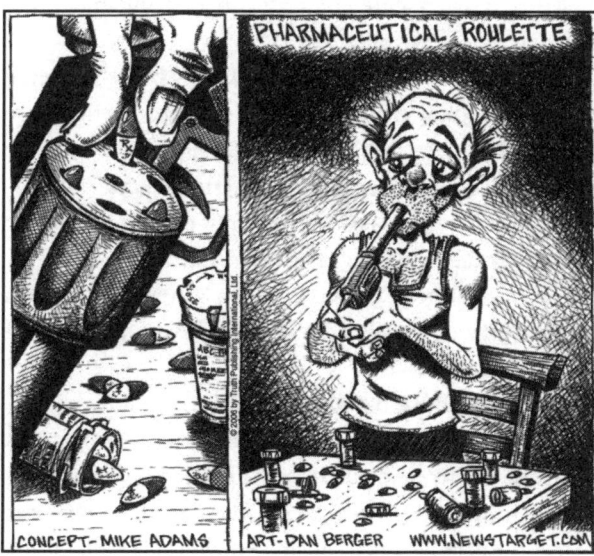

Dank an Mike Adams und www.NaturalNews.com für die Karikatur.

nuten fernsehen, werden Sie wahrscheinlich einige Werbespots sehen, die das Evangelium der verschreibungspflichtigen Medikamente verkünden und laut damit prahlen, dass sie Wunder vollbringen, Menschen bei Depressionen helfen, den Cholesterinspiegel senken, die Libido erhöhen, Allergien beseitigen, Kinder ruhig stellen und Osteoporose umkehren können – um nur einige wenige aufzuzählen. Doch wenn verschreibungspflichtige Medikamente so gut für uns sind, dann lassen Sie mich eine Frage stellen: »Wo sind denn eigentlich all diese ›gesunden‹ Menschen, die diese Medikamente schlucken?«

Es gibt eigentlich keine, oder? Wenn verschreibungspflichtige Medikamente so gut für uns wären, sollte es dann nicht Hunderte Millionen Amerikaner geben, die diese Medikamente nehmen und gleichzeitig geistig scharfsinnig und physisch fit sind, die vor Energie strotzen und emotional gesund sind? Nun, wo sind all diese Glücklichen? In der Regel sind Menschen, die mehrere verschreibungspflichtige Medikamente einnehmen, benommen, von kränklicher Erscheinung, chronisch müde, emotional labil und depressiv. Wenn Sie in Ihrem Bioladen die gesündesten Menschen ansprechen, die Sie finden können, dann fragen Sie sie doch bestimmt nicht danach, welche Medikamente für ihre Gesundheit verantwortlich sind? Und wenn doch, dann werden sie Sie sicher erstaunt und verwirrt ansehen und dann vermutlich erzählen, dass sie keine verschreibungspflichtigen Medikamente einnehmen! Das Fazit lautet, dass verschreibungspflichtige Medikamente die Menschen kränker machen.

Ich erkläre Ihnen auch, warum. Verschreibungspflichtige Medikamente werden bei ihrer Entwicklung so ausgelegt, dass sie auf eine einzige messbare Größe einwirken, zum Beispiel den Cholesterinspiegel. Lassen Sie uns die Statine als Beispiel nehmen. Statine senken zwar den LDL-Cholesterin-Spiegel, doch der Mechanismus, mit dem sie das erreichen, ist problematisch. Sie senken den Spiegel, indem sie die Leber daran hindern, alle Arten von Cholesterin, auch das HDL-Cholesterin, zu produzieren. So können Statine sich positiv auf eine Größe auswirken und doch die Physiologie des Körpers auf vielfältige Weise stören.

Wenn Patienten durch ihre Medikamente zusätzliche, durch diese Arzneien verursachte Probleme bekommen, was tun sie dann? Sie gehen zurück zum Arzt, der ihnen eine weitere Krankheit oder Störung diagnostiziert. Und dann verschreibt er ihnen ein weiteres Medikament, das das durch das erste Medikament verursachte Problem beheben soll. Ich arbeitete als Kellner und wenn man eine Person überzeugen kann, die Nachspeise mit dem Hauptgang zu bestellen, nennt man das »Upselling«. Genau das ist es, was die Pharmaindustrie liebt – Ärzte, die an ihre Patienten Zusatzverkäufe in Form von teureren verschreibungspflichtigen Medikamenten tätigen! Das ist die »Pharmaindustriefalle«, das ist »pharmazeutisches Roulette«. Was ist das Ergebnis? Höhere Einnahmen pro Aktie! Natürlich! Und der Kreislauf geht weiter … eine Verschreibung nach der anderen, wie die Güterwagen eines Zuges. Zuletzt ist der Patient aufgrund der chemischen Vergiftung durch die Medikamente gesundheitlich am Ende (oder tot).

Wenn Sie verschreibungspflichtige Medikamente über einen längeren Zeitraum nehmen, ist garantiert, dass es Ihnen am Ende schlechter geht als zu Beginn. Ich sage nicht, dass verschreibungspflichtige Medikamente völlig nutzlos sind. Es kann gewisse Situationen geben, in denen sie kurzfristig hilfreich sind. Doch so werden sie heute nicht beworben. Dank der Schmiergeldkultur der Pharmaindustrie und des weit verbreiteten Fehlens ethischer Maßstäbe werden sie als lebenslange Medikation auf den Markt gedrückt.

Die Pharmaindustrie ist in der Lage, von der FDA den »Segen« für ihr neuestes Wundermedikament zu bekommen, da die klinischen Versuche sich nur auf die eine Größe konzentrieren und die anderen schädlichen systemischen Auswirkungen des Medikaments ignorieren. Sie will nur eine spezielle Größe positiv beeinflussen und so schnell wie möglich die Genehmigung der FDA erhalten. Von diesen Größen gibt es buchstäblich Tausende, und wenn ein Medikament nur eine positiv beeinflussen kann, (ohne während der klinischen Versuche zu viele Menschen zu töten), dann genehmigt die FDA das Medikament in der Regel trotz der fehlenden Erkenntnissen zu den systemischen Auswirkungen auf die anderen Körperfunktionen. Das ist nur eines der vielen Probleme mit verschreibungspflichtigen Medikamenten, die alle eine systemische Auswirkung haben.

Die zahlreichen anderen schädlichen Effekte des Medikaments auf den menschlichen Körper werden weitgehend ignoriert. Und da verschreibungspflichtige Medikamente eine systemische Auswirkung haben, haben sie alle Nebenwirkungen. Wenn Teilnehmer an klinischen Versuchen diese Nebenwirkungen zeigen, werden sie häufig von den Versuchen ausgeschlossen, um sicherzustellen, dass die Versuchsergebnisse das neueste Wundermedikament in positivem Licht dastehen lassen. Während der klinischen Studien zu Vioxx wurden zum Beispiel Patienten, die durch das Medikament einen Herzanfall erlitten, aus den Versuchsergebnissen gestrichen, was der breiten Öffentlichkeit verheimlicht wurde. Dieses Standardvorgehen der Medizinmafia ist der einzige Weg, dass extrem toxische Medikamente genehmigt und als »sicher« erachtet werden können.

Mike Adams, der »Gesundheitshüter«, berichtete, dass einige der verschreibungspflichtigen Medikamente erstaunliche 500 000 Prozent teurer sind als ihre Ausgangsstoffe. (Das ist kein Tippfehler!) Ein großer Teil dieses Geldes fließt sofort zurück in die große Propagandamaschine. Die Pharmaindustrie behauptet, dass sie durch diese exorbitanten Preise Entwicklung und Forschung finanziert. In Wahrheit gibt sie jedoch weit mehr für Werbung aus als für Entwicklung und Forschung. Eine Studie der *New York University,* die am 3. Januar 2008 in *PLoS Medicine* veröffentlicht wurde, enthüllt, dass die Pharmaindustrie doppelt so viel für Werbung ausgibt als für Entwicklung und Forschung.

Adams schreibt: »Unser System der modernen Medizin ist ein Schwindel, Leute. Es ist ein legalisierter, von der Pharmaindustrie beherrschter Drogenhandel. Die Wissenschaft ist weitgehend verfälscht (und oft gänzlich betrügerisch), die Moral ist völlig verschwunden und der zu bezahlende Preis für das Ganze wird auf Dauer enorm sein. Wir haben ein beispielloses Problem vor uns, das eine ganze Generation krank macht und auf Dauer stratosphärische Kosten im Gesundheitswesen verursacht. Die nächste Runde von arbeitenden Steuerzahlern wird zu ihrem Unglück in all das hineinschlittern.«

www.naturalnews.com/001352.html

Ein Gleichnis: »Willkommen im Ort Allopath«

Es war einmal ein Ort mit dem Namen Allopath, mit vielen Menschen, Straßen und Autos. Aber aufgrund von Haushaltskürzungen gab es nirgendwo in Allopath Stoppschilder oder Verkehrsampeln. Es überrascht nicht, dass es häufig Verkehrsunfälle gab. An fast jeder Kreuzung krachten Autos ineinander. Doch das Geschäft der Autowerkstätten und lokalen Krankenhäuser lief hervorragend. Sie dominierten die Wirtschaft von Allopath. Die Bevölkerung von Allopath wuchs und die Zahl der Unfälle nahm alarmierend zu. Aus Verzweiflung heuerte der Stadtrat Dr. West an, einen Doktor der MotorEntwicklungsDivision (Dr. med.), um eine Lösung zu finden.

Mit einer ganzen Sammlung von technischen Geräten – Mikroskopen, Ausrüstung für chemische Analysen, Laborgeräten – untersuchte Dr. West tagelang die Verkehrsunfälle. Die Einwohner von Allopath schauten Dr. West neugierig bei seiner Arbeit zu, wie er akribisch jeden Verkehrsunfall dokumentierte und analysierte, und erwarteten mit großem Interesse seinen Schlussbericht. Nach Wochen der Untersuchung rief Dr. West die Einwohner von Allopath zu einer Ortsversammlung zusammen, um ihnen seinen Bericht vorzulegen. Vor dem Stadtrat und den meisten Einwohnern verkündete er seine Ergebnisse: »Die Verkehrsunfälle werden von Bremsspuren verursacht.«

Dr. West erklärte, dass er eine fast 100-prozentige Übereinstimmung zwischen Verkehrsunfällen und Bremsspuren gefunden und dokumentiert habe. »Wo immer Autos zusammenstoßen«, erklärte er, »finden wir auch diese Bremsspuren.« Die Stadt litte an der »Bremsspurenkrankheit«, erläuterte der Doktor und die Lösung für die Epidemie an Verkehrsunfällen in der Stadt »ist nichts anderes, als die Behandlung der Bremsspurenkrankheit, indem man die Straßen gegen Bremsspuren imprägniert«, meinte Dr. West unter dem großen Beifall der Einwohner.

Die Stadt zahlte Dr. West sein Beratungshonorar und bat den Doktor, eine Lösung für die Bremsspurenkrankheit vorzuschlagen. Wie es der Zufall will, hatte Dr. West kurz zuvor eine Hawaiireise unternommen, die von einer Chemiefirma bezahlt worden war. Diese Firma stellte Straßikamente her, spezielle Chemikalien, mit denen Straßen in Fällen wie diesem behandelt wurden. Dr. West empfahl dem Stadtrat einen besonderen chemischen Belag: Teflon. »Wir können diese Bremsspurenkrankheit behandeln, in dem wir Teflon als Straßenbelag aufbringen«, erklärte Dr. West. »Die Straßen sind dann gegen Bremsspuren imprägniert und die Verkehrsunfälle enden!« Er beschrieb die physikalischen Eigenschaften des Teflons und wie die fast reibungsfreie Beschichtung die Autos vom Rutschen abhalten würde.

Der Stadtrat stimmte Dr. West von Herzen zu und gab neue öffentliche Schuldverschreibungen aus, um das Teflon kaufen zu können. Innerhalb weniger Wochen waren alle Straßen komplett beschichtet und die Bremsspuren waren fast verschwunden. Der Stadtrat zahlte Dr. West ein weiteres Beratungshonorar und dankte ihm für sein Gutachten. Das Problem der Verkehrsunfälle in Allopath war gelöst, dachten sie. Auch wenn die Behandlung teuer war, waren sie überzeugt, dass es das wert war.

Doch es lief nicht gut in Allopath. Die Zahl der Verkehrsunfälle vervierfachte sich. Die Krankenhausbetten quollen mit verletzten Einwohnern über.

Das Geschäft mit Autoreparaturen boomte so sehr, dass die meisten Stadtratsmitglieder sich entschieden, entweder selbst eine Autowerkstätte zu eröffnen oder in eine bestehende zu investieren.

Woche für Woche verunglückten mehr und mehr Einwohner von Allopath und ihre Autos wurden wiederholt beschädigt. In den Taschen der Werkstattbesitzer, Krankenhäuser, Abschleppfirmen und Autoteilehändler häufte sich das Geld an. Der Wirtschaftsberater der Stadt sah ein kräftiges Wachstum der Wirtschaft und verkündete, dass Allopath boomte. Seine Wirtschaft war stärker als jemals zuvor und Allopath hatte ein großartiges Jahr mit wirtschaftlichem Wohlstand vor sich!

Es gab Jobs in den Autowerkstätten. Die Krankenhäuser benötigten mehr Krankenschwestern. An den Sanitätsstationen, bei den Abschleppfirmen und den Autoglasereien in der Stadt hingen überall »Hilfe gesucht«-Schilder. Die Arbeitslosigkeit sank gegen Null. Aber die Verkehrsunfälle nahmen weiter zu, obwohl es keine Bremsspuren mehr gab.

Der Stadtrat war verwirrt. Er glaubte, das Problem sei gelöst und die Bremsspurenkrankheit durch die Teflonbehandlung beseitigt. Warum kam es dennoch zu Unfällen? Er berief eine Ortsversammlung ein, um das Problem zu diskutieren. Nach einer kurzen Diskussion sprach ein alter Einsiedler zu den Einwohnern, der in den Wäldern um Allopath lebte. »Es gibt keine Bremsspurenkrankheit«, erklärte er. »Diese Krankheit erfand die Firma, die die Straßikamente herstellt, um euch den Teflonbelag zu verkaufen.« Die Einwohner waren von dieser Aussage entgeistert, sie wussten, dass die Bremsspurenkrankheit existierte. Dr. West hatte es ihnen gesagt. Wie konnte dieser Einsiedler, der keinen Titel der MotorEntwicklungsDivision (Dr. med.) trug, es wagen, ihnen etwas anderes zu erzählen? Wie konnte er ihre kollektive Weisheit so in Frage stellen?

»Das Problem ist ganz einfach«, fuhr der Einsiedler fort. »Wir müssen nur Stoppschilder und Verkehrsampeln aufstellen. Dann werden die Verkehrsunfälle aufhören.« Ein Stadtrat erwiderte sofort: »Wie sollen wir uns Stoppschilder leisten können? Wir gaben alles Geld für die Teflonbehandlung aus!« Die Einwohner stimmten zu. Sie hatten kein Geld, um Stoppschilder zu kaufen. Ein anderes Stadtratsmitglied ergänzte: »Wie sollten wir überhaupt anhalten? Alle Straßen sind mit Teflon beschichtet. Wenn wir Stoppschilder aufstellen, hätten wir das ganze Geld für das Teflon zum Fenster hinausgeworfen!« Wieder stimmten die Einwohner zu. Welchen Nutzen sollten Stoppschilder haben, wenn sie ihre Autos nicht mehr abbremsen konnten? Der Einsiedler erwiderte:»Die Stoppschilder würden den Teflonbelag überflüssig machen. Die Fahrer könnten wieder bremsen und die Unfälle wären Vergangenheit. Die Lösung ist ganz einfach.« Doch was würde geschehen, wenn das mit den Stoppschildern funktionieren würde, fragten sich die Einwohner. Wie würde sich das auf die boomende Wirtschaft von Allopath auswirken?

Ein stämmiger alter Mann, dem eine der lokalen Autowerkstätten gehörte und der die Konsequenzen erkannte, sprang auf und rief:»Wenn wir diese Stoppschilder aufstellen und die Zahl der Verkehrsunfälle zurückgeht, muss ich die meisten meiner Mitarbeiter entlassen!«

In diesem Augenblick sahen die meisten Einwohner von Allopath, dass ihre eigenen Arbeitsstellen auf dem Spiel standen. Wenn Stoppschilder aufgestellt würden, würde fast jeder arbeitslos werden. Sie hatten alle eine Stelle in Notdiensten, Autowerkstätten, Krankenhäusern oder Firmen zur Wartung des Teflonbelags. Einige waren inzwischen Vertreter der Straßikamentenfirma, andere Importeure für Glas, Reifen, Stahl und Autoersatzteile. Einige wenige Schlaumeier machten ein Vermögen mit dem Verkauf von Rollstühlen und Krücken an die Unfallopfer.

Ein tatkräftiger Jungunternehmer brachte eine Wissenschaftszeitschrift heraus, die Forschungsberichte veröffentlichte, die die vielen verschiedenen beobachteten und dokumentierten Bremsspurenkrankheiten beschrieben. Ein Fitnessfanatiker organisierte einen jährlichen Spendenmarathon, mit dessen Einnahmen eine Therapie gegen die Bremsspurenkrankheit gefunden werden sollte. Das war eine beliebte Veranstaltung, an der alle Einwohner, so weit sie konnten, teilnahmen: laufend, spazierend und sogar im Rollstuhl fahrend. Auf die eine oder andere Weise war fast jeder in Allopath wirtschaftlich von der Bremsspurenkrankheit abhängig. Voller Angst, ihren Wohlstand zu verlieren, stimmten die Einwohner dafür, eine neue öffentliche Sicherheitsbehörde zu gründen: die »Fahrer-Dienstleistungs-Agentur« (FDA). Diese FDA sollte für die Genehmigung oder das Verbot von Beschilderungen, Technologien und chemischen Belägen für die Straßen der Stadt verantwortlich sein.

Die Vorstandsmitglieder der FDA wurden unter den Führungskräften der Wirtschaft ausgewählt, unter den Besitzern der Autowerkstätten, der Krankenhäuser, und natürlich wurde auch Dr. West berufen. Kurz nach ihrer Gründung verkündete die FDA, das die Bremsspurenkrankheit tatsächlich existent sei, da sie von einem Arzt sorgfältig dokumentiert worden war, dessen Bericht in der Zeitschrift für Bremsspurenkrankheiten erschien. Da es keine Studien oder dergleichen gab, die zeigten, dass Stoppschilder die Zahl der Verkehrsunfälle verringern würden, verbot die FDA Stoppschilder und verkündete, dass jede Person, die versucht, Stoppschilder zu verkaufen, wegen Betrugs angeklagt und ins Stadtgefängnis geworfen würde. Die Einwohner von Allopath waren sehr zufrieden. Die FDA sicherte ihre Arbeitsplätze. Sie konnten weiter mit sicheren Arbeitsplätzen in Wohlstand leben, im Wissen, dass die FDA jeden Versuch, ihren Lebensunterhalt zu beseitigen, verfolgen würde. Es gab noch immer viele Verkehrsunfälle, doch zumindest waren ihre Arbeitsplätze sicher.

So ging das Leben in Allopath weiter, zumindest für kurze Zeit. Da die Zahl der Verkehrsunfälle weiterhin enorm blieb, wurden immer mehr Einwohner von Allopath verletzt oder starben. Viele blieben an das Bett gefesselt und konnten wegen ihrer Verletzungen nicht mehr arbeiten. Mit der Zeit nahm die Bevölkerung immer mehr ab. Die einst blühende Stadt Allopath wurde schließlich immer mehr zur Geisterstadt. Das Krankenhaus schloss seine Pforten, die FDA wurde aufgelöst und die Zeitschrift für Bremsspurenkrankheiten wurde eingestellt. Die wenigen verbleibenden Einwohner erkannten schließlich, dass die Bremsspurenkrankheit, der Teflonbelag und die FDA ihnen nichts Gutes gebracht hatten. Niemandem ging es mehr gut. Das ganze Geld der Stadt war in diese Krankheit geflossen: für die Teflonbeläge, in Autoersatzteile und in die Notdienste. Niemand war mehr gesund oder glücklich oder lebte länger. Im Gegenteil, die meisten hatten ihre gesamte Familie an die Bremsspurenkrankheit verloren.

Und der Einsiedler? Er lebte weiterhin außerhalb der Stadt, am Ende einer Serpentinenstraße, ein einfaches Leben, ohne Autos, ohne Straßen, ohne Teflonbelag und ohne FDA. Er überlebte alle Einwohner von Allopath. Er arbeitete im Garten, machte lange Spaziergänge durch den Wald und sammelte Wurzeln, Blätter und Beeren, von denen er sich ernährte. In der restlichen Zeit baute er Stoppschilder, wartete auf die nachfolgende Bevölkerung und hoffte, dass sie ihm, dem alten Einsiedler, seine verrückte Idee abnehmen würden: *Vorbeugung ist die Antwort, nicht die Behandlung von Symptomen!*

Dank an Mike Adams, dem »Gesundheitshüter«, der dieses Gleichnis schrieb. Man findet es hier: www.naturalnews.com/008674.html. Videos zu diesem Gleichnis findet man auf der Website von Dr. Joseph Mercola: www.mercola.com/townofallopath/index.htm

Verfolgung & Unterdrückung

»Die Unterdrückung natürlicher Krebstherapien und die Verfolgung erfolgreicher Therapeuten ist weit verbreitet. Führend in diesem Feld sind zweifellos die USA.« Walter Last

Wir sprechen von Tatsachen

Dass die Unterdrückung und Verfolgung von natürlicher Medizin weit verbreitet ist und schon seit fast einem Jahrhundert existiert, ist eine Tatsache. Jeder, der das in Frage stellt, hat sich entweder noch nie damit beschäftigt oder lügt absichtlich.

Die Geschichte ist voller Beispiele von originellen Denkern, die verspottet, verhöhnt, ruiniert und eingesperrt wurden, weil sie es wagten, unkonventionell zu denken, und so verwegen waren, den Status und die Autorität der Medizinmafia zu bedrohen.

In seinem fabelhaften Buch *Politics in Healing: The Suppression and Manipulation of American Medicine* (dt. *Politik der Heilung. Die Unterdrückung und Manipulation der amerikanischen Medizin*) zeigt Daniel Haley eindeutig auf, dass Regierungsbehörden wie FDA, NCI und FTC Krebstherapien, die funktionieren, systematisch unterdrückten und bis heute stark behindern. Haley war Abgeordneter des Staates New York und verbrachte sein ganzes Leben damit, das Thema Gesundheit und Heilkunde in Amerika zu erforschen. Er kann auf einzigartige Weise erzählen, wie sich Habgier und politischer Einfluss auf die Alternativen im Gesundheitswesen unserer Nation auswirkten.

Die zwölf dokumentierten Fälle, die Haley beschreibt, sind keine Einzelfälle. Sie sind jedoch insofern besonders, da es von ihnen veröffentlichte Aufzeichnungen gibt, die sowohl die Wirksamkeit der Krebstherapien zeigen als auch die aktiven Unterdrückungsmechanismen, die es Krebspatienten schwer machen, diese Möglichkeiten zu finden und anzuwenden.

Im Verlauf des letzten Jahrhunderts wurden Hunderte engagierte, besorgte und gewissenhafte Alternativärzte und Kräuterheilkundige durch plumpe Regierungsbeamte, die sich mit Maschinengewehren und Schutzwesten auf Kliniken stürzten, wie gemeine Kriminelle behandelt, weil sie das Verbrechen begingen, Menschen in einer nicht genehmigten Weise von tödlichen Krankheiten zu heilen. Währenddessen posierten dieselben Behörden vor den Fernsehkameras und der Öffentlichkeit und erhoben den lächerlichen Anspruch, Diener des Volkes und Beschützer des Gemeinwohls zu sein.

Der verstorbene Dr. Robert Atkins schrieb:»Es gab viele Krebstherapien, die alle skrupellos und systematisch ... durch das Krebs-Establishment unterdrückt wurden. Das Krebs-Establishment ist einerseits, ziemlich offensichtlich, die Vereinigung der *American Cancer Society,* der führenden Krebskrankenhäuser, des *National Cancer Institute* und der FDA. Nicht offensichtlich ist jedoch, dass diese angesehenen Institutionen von Mitgliedern und Freunden von Mitgliedern der Pharmaindustrie beherrscht werden, die in so unglaublichem Umfang von der unter den Ärzten weit verbreiteten Leidenschaft für die Chemotherapie profitieren.«

Nackte Herrscherin: Entkleidung der medizinischen Wissenschaft heißt das Buch des berühmten Medizinhistorikers Hans Ruesch, das ich bereits erwähnte und wärmstens empfehle. Ruesch entlarvt darin die gewaltige Korruption und den Betrug in Medizin, Medien, Wissenschaft, Regierung und Industrie. Auf Seite 75 zitiert er den Arzt J. W. Hodge:»Das Monopol oder Kartell in der Medizin, das man beschönigend die *American Medical Association* nennt, ist nicht nur das ekelhafteste Monopol, das jemals organisiert wurde, sondern auch die arroganteste und gefährlichste Organisation, die jemals – in dieser oder zu irgendeiner anderen Zeit – ein freies Volk knebelte. Alle Methoden, Kranke durch sichere, einfache und natürliche Arzneien zu heilen, werden von den arroganten Führern des Kartells der AMA-Ärzte hundertprozentig als ›Fälschung, Betrug und Humbug‹ angegriffen.«

Und weiter:»Jeder praktizierende Heilkundige, der nicht dem medizinischen Kartell verbunden ist, wird von den räuberischen Kartellärzten als ›gefährlicher Quacksalber‹ und Hochstapler verleumdet. Auf jeden Heiler, der versucht, Kranke mit natürlichen Mitteln wieder gesund zu machen, ohne zum Skalpell oder zu giftigen Medikamenten, zu Krankheit übertragenden Seren, tödlichen Toxinen oder Impfstoffen zu greifen, stürzen sich sofort diese medizinischen Tyrannen und Fanatiker. Er wird unerbitterlich verleumdet, verunglimpft und bis aufs Äußerste verfolgt.« Medizinische Einzelgänger mit innovativen Ideen zur Krebsbehandlung werden diffamiert, als »Quacksalber« oder »Scharlatan« abgestempelt und verfolgt, derweil ihre Behandlungsaufzeichnungen verfälscht und unterdrückt werden.

Aber warum? Die Schulmedizin macht uns weiß, dass sie uns vor alternativen Krebsbehandlungsmethoden beschützt, da es keinen wissenschaftlichen Nachweis für deren Wirksamkeit gibt und sie die wirksameren konventionellen Krebstherapien verzögern könnten. »Wirksamere konventionelle Krebstherapien?« Soll das ein Witz sein? Bei einer dreiprozentigen Heilungsrate mit Chemotherapie? Das Argument wäre zum Lachen, wenn es für Millionen von Krebsopfern nicht so herzzerreißend wäre. Sie schützen uns nicht, sie schützen ihren eigenen Goldesel! Und was heißt überhaupt »wissenschaftlicher Nachweis der Wirksamkeit« durch die FDA genau? Snickers, Cupcakes, Coca Cola und allerlei andere Junk-Food-Produkte sind von der FDA »genehmigt«, doch wenn man eine alternative Krebstherapie anbietet, dann ist man haftbar und endet im Gefängnis. Sie glauben, dass ich übertreibe? Lesen Sie weiter ...

Harry Hoxsey

Harry Hoxsey wurde 1901 geboren. Um 1840 besaß Harrys Großvater, der Pferdezüchter John Hoxsey, einen Hengst, der Krebs bekam. John bemerkte, dass das Pferd auf der Weide vor allem an einem speziellen Gestrüpp und blühenden Pflanzen knabberte. Im Verlauf von wenigen Monaten war der Krebs schließlich verschwunden. John entwickelte in der Folge aus diesen »Wunderpflanzen« ein Kräutertonikum und fing an, kranke Pferde zu behandeln. John gab das Rezept an seinen Sohn, Harrys Vater, weiter, der still und leise anfing, damit auch Menschen mit Krebs zu helfen. Schon mit zehn Jahren half Harry seinem Vater dabei, das Tonikum unheilbaren Krebskranken einzuflößen. Die beiden hatten enormen Erfolg, und als sein Vater starb, trug Harry die Heilertradition der Hoxseys weiter.

Mit erst 23 Jahren eröffnete Harry 1924 in Dallas die Hoxsey-Krebsklinik. Über dreißig Jahre lang behandelte (und heilte) er viele Krebspatienten mit dem Hoxsey-Tonikum. In den 1950er-Jahren war die Hoxsey-Krebsklinik in Dallas das größte private Krebszentrum weltweit, mit Niederlassungen in 17 Staaten. Zu dieser Zeit leitete Morris Fishbein die AMA. Er war auch Herausgeber des *Journal of the American Medical Association* (JAMA). Fishbein wollte von Hoxsey die Rechte an dem Tonikum erwerben, der sich weigerte, zu verkaufen. In der Folge führte Fishbein einen Rachefeldzug gegen Hoxsey und benutzte das JAMA, um seinen Ruf zu ruinieren.

Fishbein veröffentlichte im Verlauf von mehreren Jahren zahlreiche Artikel in der JAMA, in denen er behauptete, dass das Tonikum von Hoxsey nichts weiter als eine »wertlose Flasche farbigen Wassers« sei, das aus »Unkraut im Hinterhof« hergestellt werde. Und da er dieses Unkraut Krebspatienten verabreichte, ohne Arzt zu sein, wurde Hoxsey 200 Mal wegen der Ausübung des Arztberufs ohne Zulassung verhaftet. Sein größter Widersacher war vermutlich der Staatsanwalt Al Templeton, der ihn über 100 Mal verhaftete. Templetons Bruder Mike litt an Krebs und durchlief die »großen 3« konventionellen Behandlungen. Als ihn die Ärzte zum Sterben nach Hause schickten, ging Mike in die Hoxsey-Krebsklinik und wurde schließlich geheilt. Als Al von der wundersamen Genesung seines Bruders erfuhr, kündigte er seine Stelle und wurde Hoxseys Verteidiger.

Unglücklicherweise fassten genau in jener Zeit die »großen 3« Krebsbehandlungsmethoden in der konventionellen Krebstherapie Fuß, da sie für die Krebsindustrie so profitabel waren. Das günstige Tonikum von Hoxsey stellte eine reale Bedrohung für die Gewinne aus den »Großen 3« dar. Es ist also nicht schwer, sich vorzustellen, was als Nächstes kam: eine gigantische Schmierenkampagne.

Durch ihr zerstörerisches Netzwerk aus Gesinnungsgenossen und durch eine Reihe verleumderischer Artikel stempelte die Krebsindustrie Hoxsey schließlich zum »schlimmsten Krebsquacksalber des Jahrhunderts« ab. Wenn Hoxsey tatsächlich ein Quacksalber war, dann war er sicherlich kein sehr guter, da es Quacksalbern hauptsächlich ums Geld geht und die Hoxsey-Krebsklinik alle Patienten aufnahm, die zur Behandlung kamen, auch wenn sie die Therapie nicht bezahlen konnten. Doch die Medizinmafia beließ es

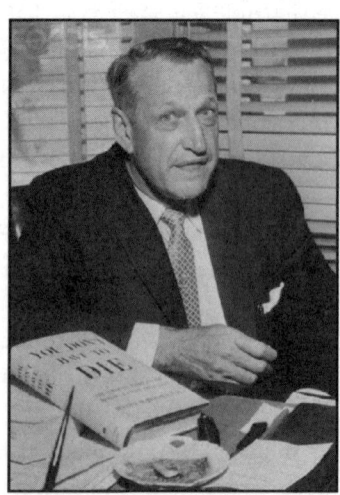

Harry Hoxsey

nicht bei der Verleumdung. Die Beamten der FDA brachen tatsächlich in die Häuser von Hoxseys Patienten ein, schüchterten sie ein, erzählten ihnen, sie wären auf einen Quacksalber hereingefallen, und stahlen ihnen ihre Medizin. 1954 kontrollierte ein Team von zehn unabhängigen Ärzten aus den ganzen USA zwei Tage lang die Hoxsey-Krebsklinik in Dallas. Sie untersuchten Fallgeschichten und sprachen mit den Patienten. Dann gaben sie eine bemerkenswerte Stellungnahme ab. Sie erklärten, dass die Klinik »pathologisch erwiesene Krebsfälle – sowohl innere, als auch äußere – erfolgreich ohne Operationen, Radium oder Röntgenstrahlen behandelte.« Natürlich wurden die Ergebnisse dieser Untersuchung durch die Krebsindustrie ignoriert. Im Auftrag eines Komitees des US-Senats erschien 1953 der *Fitzgerald Report*. Er schloss, dass sich die organisierte Medizin dazu verschworen hatte, die Hoxsey-Therapie zu unterdrücken.

Nach einem verleumderischen Artikel von Fishbein verklagte ihn Hoxsey wegen übler Nachrede und Verleumdung und gewann. Fishbein wurde gezwungen, aus der AMA auszutreten. Doch das war zu wenig und zu spät. Hoxseys Ruf und der seines Tonikums waren bereits zerstört und wurden auch nicht wiederhergestellt. Hoxseys Kliniken mussten schließlich schließen. Die Klinik in Dallas schloss 1960 und drei Jahre später verlegte Mildred Nelson, die lange Zeit seine Oberschwester war und deren Mutter durch das Hoxsey-Tonikum vom Krebs geheilt wurde, das Unternehmen nach Tijuana in Mexiko, um dem wachsenden Druck zu entkommen. Harry Hoxsey starb 1974, doch das *Bio-Medical Center,* wie die Klinik nun heißt, behandelt weiterhin alle Arten von Krebs. Bevor sie starb, ernannte Nelson ihre jüngere Schwester Liz Jonas zur neuen Verwalterin des *Bio-Medical Center.*

Wie ich schon weiter oben erwähnte, hatten wir vor, meinen Vater in diese Klinik zu bringen. Doch leider erholte er sich nie von seiner Operation. Die medizinischen Aufzeichnungen der Klinik deuten darauf hin, dass vielen Patienten (einige kommen im fortgeschrittenen Stadium des Krebses) geholfen werden konnte oder sie sogar vollständig durch das Hoxsey-Tonikum geheilt wurden. Ich kenne einige Patienten persönlich, die durch diese Behandlung geheilt wurden. Sie ist ein weiteres Beispiel für eine erfolgreiche Alternativtherapie gegen Krebs, die von der Krebsindustrie als »Quacksalberei« verdammt wurde.

Royal Raymond Rife

Royal Raymond Rife wurde 1888 geboren und war ein brillanter Wissenschaftler. Seine Erfindungen werden noch heute in der Optik, Elektronik, Strahlenchemie und Biochemie verwendet. In den 1920er-Jahren entwickelte er das weltweit erste Virus-Mikroskop.

Am 3. November 1929 brachte die Zeitschrift *San Diego Union* auf der Titelseite einen Artikel über sein Mikroskop. Viele weitere Artikel folgten. 1931 schilderte er seine Entdeckungen vor Ärzten und Mitarbeitern von Medizinfakultäten. Viele bedeutende Ärzte und Forscher unterstützten seine Arbeit. Unter ihnen befand sich auch Dr. Milbrank Johnson, der Präsident des AMA-Zweigs in Südkalifornien und Vorstandsmitglied des *Pasadena Hospital*.

1933 hatte Rife seine Technik perfektioniert. Sein *Rife Universale Microscope* konnte Objekte bis zu 60 000 Mal vergrößern. Anders als Elektronenmikroskope, mit denen man nur tote Proben untersuchen kann, da diese mit tödlichen chemischen Färbemitteln behandelt werden müssen, ermöglichte es Rifes Mikroskop durch ein Polarisationsverfahren, auch lebende Organismen zu beobachten.

Wie bei so vielen anderen bahnbrechenden Entdeckungen in der Wissenschaft waren die Funktionsprinzipien von Rifes Supermikroskop einfach, aber genial. So verwendete er zum Beispiel polarisiertes Licht, da nach Rife die Lichtbeugung für die niedrige Auflösung in den normalen Forschungsmikroskopen verantwortlich ist. Durch sein fortschrittliches Mikroskop konnte Rife »Pleomorphismus« nachweisen. Das bedeutet, dass ein Organismus, der in unterschiedlichen Kultursubstraten aufgezogen wird, zu völlig unterschiedlichen Organismen heranwachsen kann.

Rife war in der Lage, winzige lebende Mikroorganismen zu beobachten, die im menschlichen Körper leben und von denen er das Gefühl hatte, dass sie Krebs verursachen. Er beobachtete die Reaktion der verschiedenen Mikroben, während er sie mit unzähligen Kombinationen von Hoch- und Niederfrequenzen bombardierte. Schnell entdeckte er, dass bestimmte Resonanzfrequenzen, die er »mortal oscillatory frequencies« nannte, die pleomorphen Mikroben zerstörten, die bei Krebs eine Rolle spielen.

Anfang 1934 organisierte Dr. Milbank Johnson, der inzwischen mit Rife befreundet war und ihn unterstützte, formelle klinische Versuche mit der *Rife Beam Ray,* einer Hochfrequenzblitzlampe. Dem Versuchsteam gehörten renommierte Ärzte und Pathologen an. 16 Patienten des *Pasadena County Hospital* mit Krebs im Endstadium stellten sich freiwillig für eine Behandlung mit Rifes Gerät zur Verfügung, das die pleomorphen Mikroben innerhalb der Krebszellen abtötete. Nach drei Monaten lebten alle 16 Patienten noch. Die Ärzte waren verblüfft, als sie bei 14 von ihnen keine Zeichen für Krebs mehr finden konnten und sie klinisch als »geheilt« galten. Einen Monat später galten auch die anderen beiden Patienten als »krebsfrei«. Die »Heilungsrate« von Rife betrug bei diesen 16 Patienten 100 Prozent. Das war ein entscheidender Durchbruch! Unten sehen Sie einen Artikel aus der *San Diego Evening Tribune* vom 6. Mai 1938.

Doch schon kam die Medizinmafia an. Der Präsident der AMA in dieser Zeit war … Sie ahnen es … der berüchtigte Morris Fishbein. Genau wie bei Harry Hoxsey wollte Fishbein auch hier ein Stück vom Profitkuchen abbekommen. Daher schlug er vor, dass er (und die AMA) Rife seinen offiziellen Segen geben und seine Spezis in der FDA bewegen würde, Rifes Gerät schnell zuzulassen. Dafür sollte Rife Fishbein einen großen Teil vom Gewinn am Verkauf der Geräte überlassen. Rife lehnte ab.

Ähnlich wie bei Harry Hoxsey gingen Fishbein und seine Kumpane nun daran, Royal Raymond Rife zu zerstören. Das Labor von Rife wurde durch Brandstiftung verwüstet, Mikroskope, Fotografien, Filme und Aufzeichnungen wurden gestohlen. Einige seiner Anhänger starben unter dubiosen Um-

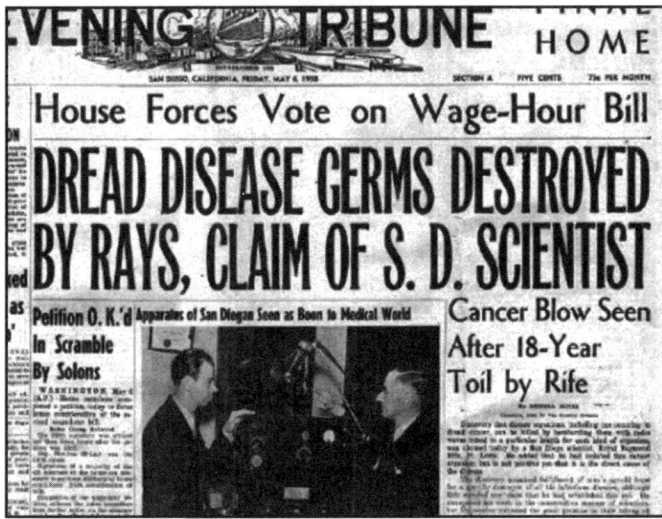

ständen. 1940 überfielen Bundesbeamte zwei Ärzte, die Rife unterstützten, und beschlagnahmten ihre Ausrüstung und Notizen. Beide wurden später tot aufgefunden, angeblich hatten sie mit Gift Selbstmord begangen. Springen wir in das Jahr 1944. Damals berief Dr. Milbank Johnson eine Pressekonferenz ein, um eine Krebstherapie mit Rifes Gerät vorzustellen. Gerüchte wurden laut, denen zufolge die Vertreter der Pharmaindustrie an Dr. Johnson herangetreten waren und ihm Geld angeboten hatten, damit er die Informationen über Rifes Arbeiten geheim hielt. Auf mysteriöse Weise starb Dr. Johnson plötzlich in der Nacht vor der Pressekonferenz. Seine Nachlassverwalter erklärten, dass alle seine Notizen »verschwunden« seien. Anfänglich ging man von einem Unfalltod aus, als jedoch Untersuchungsbeamte einige Jahre später Johnsons Körper exhumierten, entdeckten sie das Gift.

Dann kam der K.-o.-Schlag: Die Polizei konfiszierte ohne rechtliche Grundlage den verbliebenen Rest seiner fünfzigjährigen Forschung. Und zu guter Letzt weigerten sich die Medizinzeitschriften, die fast völlig von den Zuwendungen der Medikamentenfirmen abhingen und von der AMA kontrolliert wurden, Artikel über Rifes Behandlungsmethode zu veröffentlichen. 1971 starb Rife im Alter von 83 Jahren an einer Überdosis Valium und Alkohol. Wenn Sie mehr über Royal Raymond Rife lesen wollen, empfehle ich Ihnen *The Cancer Cure That Worked* von Barry Lynes.

Die Geschichte von Ralph Moss

In seinen eigenen Worten, der Website www.cancerdecisions.com entnommen:

»1974 fing ich an, im Memorial Sloan-Kettering Cancer Center zu arbeiten. Es ist das bedeutendste Krankenhaus der Welt für Krebstherapien. Ich war ein idealistischer und eifriger Wissenschaftsjournalist und ehrlich stolz darauf, am ›Kampf gegen den Krebs‹ teilzunehmen, den Sloan Kettering und Nixon ausgerufen hatten. Seit meiner Kindheit waren meine Vorbilder Wissenschaftler (gleich danach kamen die Brooklyn Dodgers!) gewesen. Durch die Stelle am Sloan-Kettering *wurde für mich ein Traum war. Ich wollte Teil des Teams sein, das den Krebs endlich besiegte.*

Innerhalb von drei Jahren stieg ich bis zum Vizedirektor der PR-Abteilung des Hospitals auf. Zu dieser Zeit war ich 34 Jahre alt, verheiratet mit meiner High-School-Liebe und Vater einer neunjährigen Tochter und eines siebenjährigen

Sohns. Wir träumten von einem eigenen Haus und sparten für die Ausbildung unserer Kinder. Sie können sich also vorstellen, wie aufgeregt wir waren, als ich mit einer riesigen Gehaltserhöhung und überschwenglichem Lob von meinem Vorgesetzten befördert wurde. Zudem wurde mir erzählt, dass die Stelle auch vergünstigte Studiengebühren für meine Kinder an der New York University *mit sich brachte. Unnötig zu betonen, dass wir alle auf meine ›leuchtende Zukunft‹ am* Memorial Sloan-Kettering *hofften. Doch bald darauf geschah etwas, was mein Leben für immer veränderte.*

Ein großer Teil meiner Arbeit als Vizedirektor der PR-Abteilung bestand darin, Pressemitteilungen über Neuigkeiten in der Krebsforschung zu verfassen und den internen Newsletter des Krankenhauses zu schreiben. Ich beantwortete auch Anfragen von der Presse und aus der Öffentlichkeit zu Krebs. Ich machte also meine ganz normale Arbeit (oder dachte es zumindest), als ich anfing, für einen Artikel im Newsletter einen hoch geachteten Wissenschaftler des Krankenhauses zu befragen. Es stellte sich heraus, dass der Wissenschafter, Dr. Kanematsu Sugiura, in Studien mit Mäusen wiederholt positive Ergebnisse erzielte. Er brachte mit der natürlichen Substanz Amygdalin Tumore zum Schrumpfen. (Sie kennen die Substanz vielleicht als ›Laetrile‹ oder ›Lätril‹.) Aufgeregt (und naiv!) erzählte ich meinem Abteilungsleiter und anderen Vorgesetzten von meiner ›Entdeckung‹ von Sugiuras Arbeit und legte dar, dass ich darüber einen Artikel schreiben wollte. Dann bekam ich den Schock meines Lebens.

Sie wollten, dass ich sofort aufhörte, an dieser Geschichte zu arbeiten und sie niemals mehr aufgreifen würde. Warum? Sie meinten, dass Dr. Sugiuras Arbeit untauglich und völlig bedeutungslos sei. Doch ich hatte die Ergebnisse mit eigenen Augen gesehen! Und ich wusste, dass Dr. Sugiura ein aufrichtiger Wissenschafter mit moralischem Anspruch war. Meine Vorgesetzten gaben mir dann einen Befehl, den ich niemals vergessen werde: Sie wiesen mich an zu lügen. Sie befahlen mir anstatt meiner geplanten Geschichte einen Artikel und eine Pressemitteilung für alle größeren Nachrichtensender zu schreiben, in denen verkündet wird, dass alle Amygdalinstudien negativ waren und dass die Substanz für die Krebsbehandlung wertlos sei. Ich protestierte und versuchte, mit ihnen vernünftig zu reden. Doch ich stieß auf taube Ohren.

Ich werde nie vergessen, wie ich mich an diesem Tag auf der Heimfahrt in der U-Bahn fühlte. Mein Kopf drehte sich, in mir tobte ein wirrer Sturm verschiedener Gefühle – Schock, Enttäuschung, Furcht um meinen Lebensunterhalt und die Zukunft meiner Familie – und darunter nagte das dringende Bedürfnis zu erfahren, warum sie das vertuschen wollten. Nach langen Gesprächen mit meiner Frau und meinen Eltern (die bestürzt waren, wie Sie sich vorstellen können) entschied ich mich, solange wie ich konnte, keine Pressemitteilung zu Amygdalin zu schreiben und mir währenddessen unauffällig einen tieferen Einblick zu verschaffen. Jeder im Büro schien zufrieden damit, das Ganze zu beerdigen, und wir arbeiteten an anderen, weniger umstrittenen Projekten weiter.

In den nächsten Monaten konnte ich eigene Nachforschungen zu der großen Frage anstellen, die mich nicht losließ: »*Für welche Leute arbeite ich und warum wollen sie positive Ergebnisse der Krebsforschung unterdrücken?*« *Ich entdeckte immer mehr faszinierende und beunruhigende Tatsachen und mein Dossier wurde immer dicker. Zuvor hatte ich nie einen Gedanken daran verschwendet, welche Politik in Bezug auf Krebs verfolgt wird. Nun trug ich die Puzzleteile zusammen:*

▶ *Die Vorstandsmitglieder des* Sloan-Kettering *waren ein* ›*Who's who*‹ *von Investoren in der petrochemischen und in anderen schmutzigen Industrien. Mit anderen Worten wurde das Krankenhaus von Menschen betrieben, die ihr Geld mit der schlimmsten Krebs verursachenden Industrie auf dem Planeten verdienten.*

▶ *Auch Vorstandsvorsitzende der wichtigsten Pharmaunternehmen, die Krebsmedikamente herstellten, saßen mit im Vorstand. Sie besaßen offensichtlich ein gesteigertes Interesse, Chemotherapie zu fördern und Naturtherapien zu verhindern.*

▶ *Der Vorsitzende und der Präsident von* Bristol-Myers Squibb, *dem weltweit führenden Hersteller von Chemotherapieprodukten, besetzten hohe Posten in der Direktion des* MSKCC.

▶ *Sieben der neun Mitglieder des mächtigen* Institutional Policy Committee *des Krankenhauses hatten Verbindungen zur Pharmaindustrie.*

▶ *Das Krankenhaus selbst besaß Aktien dieser Pharmafirmen.*

▶ *Führungsmitglieder der größten Tabakfirmen der USA (*Phillip Morris *und* RJR Nabisco*) hatten Ehrenplätze im Verwaltungsrat.*

▶ *Sechs Verwaltungsratsmitglieder saßen auch im Verwaltungsrat der* New York Times, *von* CBS, Warner Communications, Reader's Digest *und anderen Mediengiganten.*

Es überrascht nicht, dass die Gewinne aus den Medikamenten für die Chemotherapie in die Höhe schossen und die Medien jedes neue Medikament als einen ›*Durchbruch*‹ *bewarben. Ich verschloss alle meine Notizen in meinem Akten-*

schrank im Büro. Ich hatte keine Ahnung, was ich damit anstellen würde. Ich wusste nur, dass ich dem allen auf den Grund gehen musste. Für mich selbst. Unterdessen nahm das Interesse der Öffentlichkeit an Laetril nicht ab. Viele Menschen gingen über die Grenze in mexikanische Kliniken, um die Substanz zu bekommen, und meine Sekretärin hatte fortwährend Menschen am Telefon, die wissen wollten, was Sloan-Kettering *davon hielt. Ich wurde nochmals angewiesen, eine Meldung herauszugeben, dass die Studien alle negativ waren. Zu Hause rief ich meine Familie zusammen. Mit ihrer Unterstützung entschied ich, dass ich nicht im Auftrag des Krankenhauses lügen sollte. Im November 1977 stand ich während einer sehr gut besuchten Pressekonferenz auf und verriet, dass das* Memorial Sloan Kettering Cancer Center *die positiven Ergebnisse mit Amygdalin unterdrückte. Ich fühlte mich, als spränge ich vom höchsten Sprungturm, aber ich zweifelte nicht daran, dass ich das Richtige tat. Am nächsten Tag wurde ich gefeuert, weil ich dabei ›versagte, die grundlegendsten Verpflichtungen zu erfüllen‹. So beschrieb es das Krankenhaus gegenüber der* New York Times. *Mit anderen Worten, ich versagte dabei, das amerikanische Volk zu belügen.*

Als ich meine Sachen im Büro holen wollte, waren meine Akten weggesperrt und zwei bewaffnete Wachmänner des Krankenhauses eskortierten mich von Ort und Stelle.

Zu unserer aller Glück habe ich eine sehr intelligente Frau, die unter anderem Kopien von meinen ganzen Notizen gemacht hatte und einen kompletten Satz davon an einem sicheren Platz deponiert hatte. Diese Notizen verarbeitete ich in meinem ersten Buch The Cancer Industry, *das in einer überarbeiteten Version noch immer gedruckt wird und in den Buchhandlungen zu kaufen ist. Dieser dramatische Tag, an dem ich vor der versammelten Presse stand und die Wahrheit erzählte, war der Beginn einer Reise, die ich niemals vorhergesehen hatte. Ich wurde auf eine Mission geschickt, die ich noch heute verfolge: Krebspatienten dabei zu helfen, die Wahrheit über die besten Krebsbehandlungen zu finden.*

Wir konnten uns erst Jahre später ein Haus leisten, das College der Kinder finanzierten wir mit Stipendien und Krediten, und meine Frau nahm eine anstrengende Vollzeitstelle an, damit wir über die Runden kamen. Doch im Rückblick waren meine Erfahrungen im Inneren der ›Krebsindustrie‹ das Beste, was mir jemals geschehen konnte. Meine Werte wurden auf die Probe gestellt und ich wurde wahrhaftig geprüft, was mir im Leben wichtig war. Aufgrund dieser schwierigen Erfahrung bei Sloan-Kettering *fand ich für mein Berufsleben eine sinnvolle Richtung, anstatt bei* Sloan-Kettering *einfach nur die Karriereleiter hochzuklettern und meine Seele dabei zu verlieren.«*

Mehr Verfolgung & Unterdrückung

Dr. Jonathan Wright war ein hochangesehener Ernährungsspezialist, doch er beging eine große Sünde: Er warb für natürliche Behandlungen, die nicht den Segen der FDA erhalten hatten. Im Sommer 1992 erzählte im *The Civil Abolitionist* ein Artikel mit dem Titel:»FDA: The American Gestapo. Prosecutor or Persecutor?« (FDA: Die amerikanische Gestapo. Ankläger oder Peiniger?) seine Geschichte.

Am 6. Mai 1992 wurde Dr. Wrights Klinik wie bei einer militärischen Invasion von über zwanzig bewaffneten Männern angegriffen. Sie brachen die Tür auf, richteten Gewehre auf Patienten und Personal und beschlagnahmten Geschäftsnotizen, Patientenberichte, Material und Ausrüstung. Die FDA-Gestapo-Beamten verbrachten 14 Stunden in der Klinik und durchsuchten alles. Zu diesem Zeitpunkt, war Dr. Wright noch nicht einmal wegen eines Vergehens angeklagt!

Warum mussten sie die Tür aufbrechen und ihre Waffen ziehen? Der Polizeisprecher Rob Barnette erklärte, dass die Beamten »auf das Schlimmste vorbereitet sein mussten«. Aber Dr. Wright passt schwerlich in das Bild eines

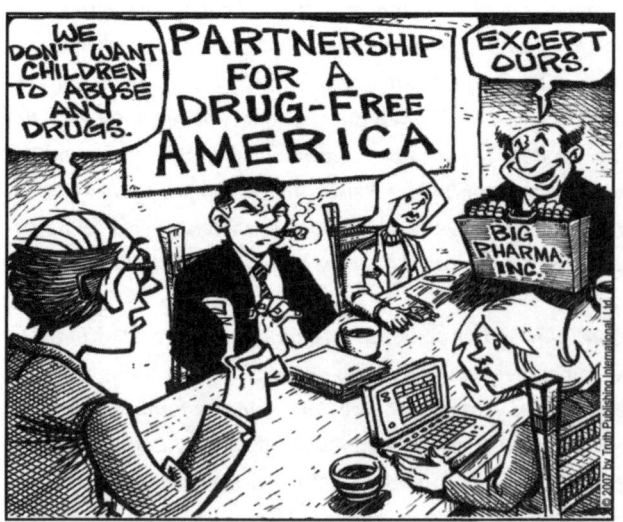

Links: Wir wollen nicht, dass Kinder Drogen einnehmen. Schild: Partnerschaft für ein drogenfreies Amerika
Rechts: Außer unsere

Dank an Mike Adams und www.NaturalNews. com für die Karikatur.

gefährlichen Verbrechers. Er hatte einen Abschluss von der *Harvard University* und der *University of Michigan Medical School* und war seit über einem Jahrzehnt Ernährungsautor des *Prevention Magazine*. Seine unverzeihliche Sünde war, ohne verschreibungspflichtige Medikamente Krankheiten zu behandeln. Er griff auf Ernährungs- und Vitamintherapien zurück. Interessanterweiser gehörte die Behandlung von Depressionen mit L-Tryptophan zu seinen Lieblingstherapien. Die FDA hatte diese Aminosäure jedoch verboten. Seltsam ist nur, dass die FDA wenige Monate nach diesem Verbot mit großem Tamtam Prozac (Fluoxetin) als Behandlungsmittel gegen Depression förderte.

Mein Freund Jason Vale erhielt Mitte der 1990er-Jahre von seinen Ärzten eine vernichtende Diagnose nach der Entdeckung, dass er Krebs im Endstadium hatte. Durch intensives Nachforschen fand er heraus, dass Menschen, die schon einmal Krebs hatten, in so einfachen Dingen wie den Apfel- und Aprikosenkernen heilende Eigenschaften entdeckt hatten. Es stellte sich heraus, dass diese Kerne natürliche Substanzen enthielten, die Krebszellen abtöten (Vitamin B17). Jason fühlte sich sofort besser, als er Apfelkerne zu einem Teil seiner täglichen Ernährung machte. Innerhalb kurzer Zeit verschwand Jasons Krebs.

Jasons Geschichte wurde in der Fernsehsendung *Extra* landesweit ausgestrahlt. Es war die Sendung mit der bis dahin höchste Einschaltquote, so dass die Folge in der Woche darauf wiederholt wurde. Die Zuschauerresonanz war so groß, dass Jason von Tausenden von Telefonanrufen von Menschen aus dem ganzen Land überflutet wurde.

Seitdem hat Jason Tausende Menschen inspiriert und ihnen geholfen, ihren eigenen Krebs natürlich zu behandeln. Durch richtige Ernährung und das Essen von Apfel- und Aprikosenkernen können sie – glücklicherweise noch am Leben – exakt dieselbe Erfolgsgeschichte erzählen. Im November 2001 wurde Jason von der FDA gezwungen, ein Anerkenntnisurteil zu unterschreiben, das ihm untersagte, seine Geschichte zu erzählen. Obwohl er gegen kein Gesetz verstieß, verklagte ihn die FDA, weil er Aprikosenkerne verkaufte.

Jason wurde am 18. Juni 2004 durch den *United States District Court* im Eastern District von New York zu 63 Monaten Gefängnis und drei Jahren Überwachung verurteilt. Nach fast vier Jahren Gefängnis wurde er Anfang 2008 freigelassen. Gott sei Dank!

Dr. Max Gerson entwickelte eine erfolgreiche Behandlung gegen Krebs. Sie besteht aus einer strengen Diät, frischen Säften und Bauchspeicheldrüsenenzymen. Die Gemeinschaft der Mediziner hätte eine hervorragende Gelegenheit gehabt, alternative Krebstherapien angemessen zu untersuchen, als ein Komitee des US-Senats einen gut ausgestatteten Fonds für die Erforschung dieser Behandlungsmethoden beantragte. Die Senatoren waren von Gersons Ergebnissen sehr beeindruckt.

Doch die AMA arbeitete so stark gegen die Erforschung der alternativen Krebstherapien, dass der Antrag im Senat beinahe unterlag. Dann benutzte die Medizinmafia ihren Einfluss, um Gersons Erfolg zu unterdrücken, und brandmarkte ihn als »Quacksalber«. Sie erklärte so laut und lange, bis es zum »Allgemeinwissen« wurde, dass Gerson ein Scharlatan sei, trotz der Tatsache, dass seine Behandlungsmethoden Patienten mit Krebs im Endstadium heilten.

Standardmäßig unterdrücken Medizinmafia und Krebsindustrie schnell jede Entdeckung alternativer Krebstherapien und lassen in der öffentlichen Wahrnehmung jeden Arzt, der eine alternative Behandlungsmethode entwickelt, inkompetent oder als Quacksalber erscheinen. Und sie sind damit sehr erfolgreich – sie richteten sogar nur für diesen Zweck Websites (wie quackwatch) ein. In Wahrheit war jedoch Dr. Gersons Behandlungsweise sehr wirksam; und auch Dr. Albert Schweitzer ehrte ihn: »Ich sehe in ihm ein medizinisches Genie, das von uns ging.«

Neal Deoul finanzierte in den 1990er-Jahren Forschungen zu alternativen Krebstherapien. 1998 klagte ihn Generalstaatsanwalt Joseph Curran aus Maryland an, er würde betrügerische Werbematerialien vertreiben. Deoul finanzierte die *T-UP Inc.*, die Cäsium und T-UP (ein Aloe-Vera-Konzentrat) für den Kampf gegen Krebs und Aids vertrieb. Es gab keine einzige Beschwerde, aber Hunderte Aussagen von Kunden, die bezeugten, dass sich dadurch ihr Leben verändert habe. Als das Verfahren gegen Deoul vor Gericht kam, erkrankte er tragischerweise selbst an einer aggressiven Form von Prostatakrebs. Ruhig und voller Vertrauen behandelte er diesen mit Cäsium und T-UP.

Die Ärzte der Medizinmafia protestierten natürlich laut und prophezeiten Deoul das Schlimmste, weil er Bestrahlung und Chemotherapie ablehnte. Doch sein Zustand verbesserte sich aufgrund der Einnahme der eigenen Medizin … keine anderen Therapien wurden angewandt. Leider spiegelte sich seine erfolgreiche Behandlung in der realen Welt nicht im Gerichtssaal wider. Ein Richter in Maryland erklärte Deoul und *T-UP Inc.* für schuldig, gegen Verbraucherschutzbestimmungen des US-Bundesstaates verstoßen zu haben. Auf die kritische Frage, ob das Produkt tatsächlich gegen Krebs hilft, ging der Richter in seiner Begründung nicht ein.

Jimmy Keller betrieb in Baton Rouge eine alternative Krebsklinik, wurde jedoch nach Tijuana in Mexiko vertrieben. Keller hatte die Klinik gegründet, nachdem er sich mit natürlichen Methoden von einem eigenen Krebs im Endstadium geheilt hatte. Die nicht erfolgreiche Behandlung durch orthodoxe Krebsspezialisten zwei Jahrzehnte zuvor hatte zur Amputation seines Ohrs und zur Entstellung seines Gesichts geführt. Wie es für die »großen 3« orthodoxen Behandlungen typisch ist, kam Kellers Krebs wieder in voller Stärke zurück. Er erforschte natürliche Heilmethoden, heilte sich selbst und fing an, anderen zu helfen, dasselbe zu tun. Da er in Mexiko war, glaubte er sich vor der Medizinmafia sicher. Da lag er falsch.

Im März 1991 wurde Keller von vier Kopfgeldjägern, die für das U.S.-Justizministerium arbeiteten, auf Befehl der FDA mit vorgehaltener Waffe entführt und gezwungen, die Grenze in die USA zu überqueren. Dort wurde Keller wegen Betrugs in zwölf Fällen vom FBI verhaftet. Was war das Verbrechen? Keller hatte mit Telefonanrufen in den USA um Kunden für seine mexikanische Klinik geworben. Nach Kellers illegaler Entführung in Mexiko (es bestand keine Auslieferung) wurde er in Texas eingesperrt und seine Kaution auf sagenhafte fünf Millionen Dollar gesetzt. Später wurde er verurteilt und kam für zwei Jahre ins Gefängnis. Kellers Fall gehört zu einer Reihe von Entführungen im Ausland durch die US-Regierung, die jeglichem internationalem Recht widersprechen.

Dr. Joe Di Stefano (ein zugelassener Ernährungsspezialist) und Dr. Daniel Mayer (ein Osteopath) besaßen in Florida zwei Kliniken, in denen sie Krebspatienten ein Produkt mit dem Namen »Albarin« verabreichten. Der Aloevera-Extrakt Albarin war von Dr. Ivan Danhoff entwickelt worden, einem Medizinprofessor im Ruhestand und »Vater der Aloe vera«. Dr. Di Stefano und Dr. Mayer hatten Albarin hundert Krebspatienten gegeben, die in Sterbekliniken eingewiesen worden waren. Erstaunlicherweise überlebten 94 von ihnen durch die Behandlung und ohne Nebenwirkungen. Insgesamt lag die Heilungsrate bei 80 Prozent. Anfang Oktober 2001 verließ Dr. Di Stefano nach einem langen Arbeitstag um Mitternacht seine Klinik. Er erschrak, als er seltsame Geräusche aus dem Müllcontainer hinter dem Haus hörte. Überall lag Müll herum. Er lugte über den Rand des Müllcontainers und sah, wie zwei Fremde den Müll durchwühlten. Es stellte sich heraus, dass die beiden »Mülltaucher« FDA-Beamte waren.

Eine Woche später, genau einen Monat nach dem angeblichen »Terroranschlag« vom 11. September 2001, kam es zu einem weiteren »Terroranschlag«. Und wie bei 9/11 kamen die wahren Terroristen von unserer eigenen Regierung. Am 11. Oktober 2001 stürmten 120 Beamte von FDA, DEA, Zoll und verschiedenen anderen lokalen Ordnungsmächten die Kliniken in Tampa und St. Petersburg und beschlagnahmten dort die Einrichtungen. Während des Überfalls fragten die Beamten die Patienten, ob sie sie von ihren Infusionen befreien sollen, doch kein Einziger wollte! Einer der Patienten beklagte sich: »Wir alle hier sind Erwachsene und aus freiem Willen hier. Warum verschwinden Sie nicht und lassen uns alleine?« Ein FDA-Beamter erwiderte: »Das wird Ihre letzte Behandlung sein!« Gleichzeitig wurden auch Dr. Danhoff in Grand Prairie in Texas und Jerry W. Jackson von *Allied Pharmacy Services* in Arlington in Texas überfallen. Jackson ist der Apotheker, der den Aloe-vera-Extrakt herstellte. Bei dieser Gräueltat der Medizinmafia schloss die FDA die Kliniken und verbot die Benutzung des Aloe-vera-Extrakts. Niemand wanderte ins Gefängnis, doch es gab »Kollateralschäden«: Mindestens acht der Patienten, die nun keine weitere Behandlung bekommen konnten, starben innerhalb eines Jahres.

Warum griff die Regierung die Ärzte an, die den Aloe-vera-Extrakt benutzten? *Das war die Reaktion auf Beschwerden von Onkologen vor Ort, die Geschäftseinbußen fürchteten!* Als die FDA feststellte, dass diese Ärzte Teil des Monoliths »Medizinmafia« waren, beseitigte sie blitzschnell den drohenden Konkurrenten. Wäre die Wirkung dieses Aloe-vera-Extrakts weit bekannt geworden, hätte das die Verkaufszahlen der hochprofitablen Medikamente für die Chemotherapie gedrückt. Kann es noch irgendwie klarer werden, dass der »Kampf gegen den Krebs« tatsächlich ein Kampf gegen wirksame, natürliche Krebstherapien ist?

www.lef.org/magazine/mag2002/apr2002_report_clinic_01.html

In seinem Buch *Politics in Healing: The Suppression and Manipulation of American Medicine* dokumentierte Daniel Haley zwölf Fälle der systematischen Unterdrückung von bewährten Krebstherapien mit Substanzen wie Hydraziniumsulfat, Dimethylsulfoxid, Cäsiumchlorid und Aloe vera. Haley schlussfolgert: »In einem freien Markt, in dem nicht-toxische Therapien mit toxischen Therapien ungestört konkurrieren können und in dem Informationen nicht unterdrückt werden, würden die Patienten eine informierte Wahl treffen. Das ist genau das, was die Pharmafirmen nicht wollen. Die FDA tanzt nach deren Pfeife und hält wild entschlossen die wirksamen, nicht-toxischen Therapien vom Markt fern, die für die patentierten und oft toxischen pharmazeutischen Medikamente eine furchterregende Konkurrenz wären. Indem sie diese Therapien vom Markt fernhält, schützt die FDA die Öffentlichkeit nicht vor Schaden. Sie schützt die Pharmaunternehmen vor einer erfolgreichen Konkurrenz.«

Tatsächlich wurden im letzten Jahrhundert viele erfolgreiche alternative Krebstherapien entwickelt und gingen aufgrund von Unterdrückung und Verfolgung wieder verloren. Unversehrt hält die Schranke der wissenschaftlichen Engstirnigkeit weiter die konventionelle Krebsforschung von der Realität fern. Wenn ich all die Lebensgeschichten, die durch Verfolgung und Unterdrückung beeinflusst wurden, aufführte, würde ich zehn weitere Bücher schreiben müssen. Doch ich werde Ihnen die Nachforschungen selbst überlassen.

Geben Sie nur diese Namen in irgendeine Suchmaschine ein: Dr. Sam Chachoua, Dr. Hulda Clark, Dr. A. Keith Brewer, Dr. William Kelley, Dr. Gaston Naessens, Dr. Patrick Flanagan, Dr. Hans Nieper, J. H. Tilden, Dr. Kurt Donsbach, Dr. Stanislaw Burzynski, Dr. William Koch, Dr. F. M. Eugene Blass, Dr. Otto Warburg, Dr. Virginia Livingston, Dr. Günther Enderlein, Dr. Ernest Krebs, Dr. Philip E. Binzel und die Liste geht weiter. Viele Namen sind vergessen worden ... andere aus dem allgemeinen Gedächtnis gestrichen.

Was haben alle diese angesehenen Ärzte gemeinsam? Sie alle entwickelten für Tausende von Patienten erfolgreiche alternative Methoden der Krebsbehandlung. Und sie wurden alle von der Krebsindustrie verfolgt, da sie nicht zugelassene Therapien verwendeten. Diese Beispiele sind nur die Spitze eines gigantischen Eisbergs. Die Medizinmafia blickt auf eine fast hundertjährige Geschichte der Korruption im großen Stil, der Inkompetenz, der Verfolgung und der organisierten Unterdrückung von wirksamen Krebstherapien zurück. Millionen Menschen litten fürchterlich und starben sogar, weil die Verantwortlichen Bestechungsgelder annahmen, sich Innovationen verschlossen und sich weigerten, das moralisch Richtige zu tun.

Was in der heutigen Medizin geschieht, überrascht nicht weiter, wenn man einen kurzen Blick in die Vergangenheit wirft. Wussten Sie, dass viele der größten Entdeckungen der Welt zu Beginn von der wissenschaftlichen Gemeinschaft zurückgewiesen wurden? Die Pioniere wurden oft lächerlich gemacht und als Quacksalber oder Scharlatane verdammt.

Nach dem Philosophen Arthur Schopenhauer (1788–1860) »durchwandert jede Wahrheit drei Stufen, bevor sie akzeptiert wird. In der ersten wird sie verspottet; in der zweiten wird sie bekämpft, in der dritten wird sie als selbstverständlich angesehen«.

Hier sind nur einige Beispiele:

▶ Ignaz Semmelweis wurde aus der Gesellschaft für Medizin ausgeschlossen und aus Wien verjagt, weil er die Chirurgen bat, sich vor der Operation die Hände zu waschen.

▶ Galileo wurde verspottet, weil er glaubte, dass die Sonne das Zentrum des Universums ist.

▶ Wilbur and Orville Wright wurde von der Zeitschrift Scientific American, der US-Armee und den meisten amerikanischen Wissenschaftlern als »Scherzkekse« abgetan.

▶ William Harvey wurde lächerlich gemacht, da er glaubte, dass das Herz das Blut mittels der Arterien durch den Körper pumpt.

▶ Jacques Cartier entdeckte die Heilung für Skorbut: Baumrinde und Kiefernadeln (beides reich an Vitamin C). Er berichtete dies Ärzten, als er nach Europa zurückgekehrt war. Doch sie lachten ihn aus. Erst 200 Jahre später »entdeckten« medizinische Experten, dass Skorbut durch Vitamin-C-Mangel verursacht wird.

▶ Die Entdecker von Stromturbine, elektrischem Telegraf, elektrischem Licht, Fernsehen und Raumfahrt – sie wurden alle vom wissenschaftlichen Establishment ausgelacht oder ignoriert.

Wissenschaft wird als die Suche nach neuen Wahrheiten definiert, ironischerweise scheinen sich die meisten etablierten Wissenschaftler jedoch zu bemühen, wirklichen Fortschritt zu bekämpfen und originale Gedanken zu unterdrücken.

Auch sieht es so aus, als ob die meisten Wissenschaftsgesellschaften gegen wirkliche Entdeckungen und Fortschritt und für die Unterdrückung wahrer Wissenschaft einträten.

Dazu gehört auch die Medizin. Man kann politische oder ökonomische Theorien mit einiger Freiheit angreifen, obwohl diese Freiheit mit dem auftauchen des »Patriot Act« und der darauf folgenden verfassungsfeindlichen Machtaneignung durch die US-Regierung größtenteils verschwunden ist. Doch auf den Feldern von Wissenschaft und Medizin ist die Freiheit noch geringer. Jeder Wissenschaftler oder Arzt mit einer neuen oder originellen Idee wird vermutlich viel eher als gefährlicher »Witzbold« oder als »Quacksalber« betrachtet, denn als Neuerer, dessen Ideen es wert sind, überprüft zu werden.

Der mit Abstand repressivste, voreingenommenste und intoleranteste Zweig der Schulmedizin ist zweifellos jener, der sich mit Krebs beschäftigt. Tatsächlich führt die Krebsindustrie eine Liste mit »Krebsquacksalbern«, die sie auf zahlreichen Websites veröffentlicht. Was haben alle diese so genannten Krebsquacksalber gemeinsam? Sie benutzen »unbewiesene Methoden«, um Krebs zu behandeln. Sehen wir uns das doch einmal genauer an. »Unbewiesene Methoden«? Was bedeutet das genau? Sind diese Methoden wirklich unbewiesen oder wird der Beweis ihrer Wirksamkeit unterdrückt?

Sie sollten sich bewusst sein, dass die Krebsindustrie sich sehr bemüht, wirksame alternative Krebstherapien zu unterdrücken. Sie unterdrückt auch Krebstherapien, die nicht funktionieren; daher scheint es so, als ob alle Behandlungsmethoden, die sie unterdrückt, nicht funktionieren und dass sie nur »ihren Job macht, uns zu schützen«. Doch Fakt ist, dass Hunderte alternative Krebstherapien funktionieren und es ist bedauerlich, dass die wenigen Schlangenölverkäufer den größten Schaden anrichten, indem sie der Krebsindustrie den Vorwand liefern, den sie benötigt, um alle alternativen Krebstherapien (auch die wirksamen Therapien) als »Quacksalberei« erscheinen zu lassen.

In Wahrheit sind auch die alltäglichen Praktiken der konventionellen Medizin unbewiesen, wenn wir sie nach den Standards der Regierung beurteilen. 1978 veröffentlichte das *Office of Technology Assessment* (»Büro für Technikfolgeabschätzung«, eine Behörde des Kongresses) einen großen Forschungsbericht, dessen Schlussfolgerung lautete, dass »sich nur zehn bis zwanzig Prozent aller heute benutzter Verfahren in der medizinischen Praxis bei Kontrollstudien als wirksam erwiesen haben«. Das bedeutet, zwischen 80 und 90 Prozent von dem, was Ärzte mit Ihnen anstellen, ist wissenschaftlich unbewiesene Rätselraterei. Nach der eigenen Definition der Regierung ist der

Großteil der konventionellen Medizin »Quacksalberei«. (»Assessing the Efficacy & Safety of Medical Technologies«; dt. Abschätzung der Wirksamkeit und Sicherheit medizinischer Technologie) U.S. Congress, OTA, PB 286-929, 1978)

Nach Webster Kehr kann man die »wissenschaftlichen Beweise für alternative Behandlungsmethoden … mit einem Schiff von der Größe der *Queen Mary II.* vergleichen. Die wissenschaftlichen Beweise für orthodoxe Behandlungsmethoden wären im Vergleich dazu ein Schiff, das in eine Badewanne passen würde. Ich übertreibe nicht. Die FDA behauptet, dass Chemotherapie und orthodoxe Medizin wissenschaftlich bewiesen seien und dass es für alternative Behandlungsmethoden ›keine wissenschaftliche Beweise‹ gäbe. Das ist pure Korruption; das sind reine Lügen. Wie unterdrücken also FDA, NIH, NCI, AMA, ACS etc. die statistisch überwältigenden Beweise für alternative Krebsbehandlungsmethoden? Sie ignorieren sie einfach, setzen sie auf die schwarze Liste und stammeln etwas über ihr Konzept von der ›Spontanheilung‹, das ich ›psychologisches Abklingen‹ nenne.«

Interessanterweise haben alle alternativen Krebstherapien, die auf der »Quacksalber«-Liste der Schulmedizin stehen, den folgenden gemeinsamen Nenner: Sie sind alle natürlich, benutzen keine Medikamente, sind nicht toxisch und nicht patentierbar. Und am wichtigsten ist, dass sie alle erfolgreich Krebs heilen! Obwohl Chemotherapie und Bestrahlung völlig unbewiesene Therapien sind und oft zum Tod der Krebspatienten führen, stehen sie nicht auf dieser Liste. Warum? Weil sie beide sehr teuer und patentierbar sind. Lassen Sie mich das erklären.

Nehmen wir einfach einmal an, ich hätte ein Vitamin entdeckt, das Krebs heilt. Nennen wir es Vitamin Z. Damit ich Ihnen erzählen kann, was Vitamin Z bewirkt, und es Ihnen verkaufen kann, muss ich Vitamin Z bei der FDA als Medikament zulassen. Das kostet mich zwischen 200 und 500 Millionen Dollar und einige Jahre Zeit. Doch da Vitamin Z in der Natur vorkommt und in den meisten Gemüsen vorhanden ist, kann ich es nicht patentieren. Es wäre daher selbst dann nicht patentierbar, wenn ich eine halbe Milliarde Dollar ausgegeben hätte, um Vitamin Z als »Medikament« einstufen zu lassen. Jeder könnte es ohne Erlaubnis verkaufen. Ich hätte einfach nur eine halbe Milliarde Dollar und einige Jahre verloren. Als Wirtschaftsprüfer kann ich Ihnen sagen, dass es wirtschaftlich keinen Sinn ergibt, Vitamin Z bei der FDA zuzulassen, um es als Medikament zu verkaufen.

Auch wenn Vitamin Z ein natürliches Vitamin ist, Krebs heilt und frei von schädlichen Nebenwirkungen ist, darf ich Ihnen nicht mitteilen, dass es Krebs heilt, da es nicht durch die Prüfung der FDA ging. Doch warum sollte die Schulmedizin Informationen zu so etwas Bedeutendem wie die Heilung von Krebs zurückhalten? Ist sie nicht um unser Wohl besorgt? Will sie nicht nur das Beste für uns? Traurigerweise ist die Antwort auf alle diese Fragen ein einfaches »Nein«. *Da die Schulmedizin der Pharmaindustrie verbunden ist, wird sie ihre Behandlungen immer mit den teuersten und profitabelsten Medikamenten durchführen, egal ob oder ob dies nicht im Interesse der Patienten ist.*

Die FDA spielt noch einmal verrückt!

Nur falls Sie tatsächlich meinen, dass die FDA die Meinungsfreiheit unterstützt ... denken Sie erneut nach. In einem weiteren Beispiel für ihre moderne Schlägertaktik sandte die FDA Anfang 2001 dem Vorstandsvorsitzenden von Diamond Foods einen Warnbrief, in dem sie ihn informierte, dass die Walnusspackungen der Firma »gegen die Bundesverordnung für Nahrung, Medikamente und Kosmetik verstoßen«.

»In welcher Form verstieß Diamond Foods gegen diese Vorschriften?«, werden Sie nun fragen. Nun, die Firma besaß die Kühnheit, auf ihrer Website die Wahrheit über den gesundheitlichen Nutzen der Walnüsse zu erzählen. Sie erwähnte zum Beispiel die Tatsache, dass Walnüsse gegen Herzkrankheiten schützen und Schmerzen lindern. Wie konnte sie es wagen! Für jene unter Ihnen, die nicht an Wunder glauben: Lesen Sie bitte weiter. Laut der FDA wurden die Walnüsse in dem Augenblick auf wundersame Weise zu »Medikamenten«, in denen Diamond Foods die gesundheitlichen Vorteile der Walnüsse auf ihrer Website auflistete. (Wo wir doch alle nur, dumm wie wir sind, dachten sie seien Lebensmittel.) Diamond Foods machte sich damit schuldig, nicht zugelassene Medikamente zu verkaufen!

Trotz der Tatsache, dass die gesundheitlichen Vorteile von Walnüssen seit Jahrzehnten wissenschaftlich dokumentiert sind und es über dreißig begutachtete Arbeiten gibt, die zeigen, dass Walnüsse das Risiko von Herzanfällen reduzieren und dem Herz-Kreislauf-System gut tun, behauptete die FDA, dass Walnüsse auf magische Weise zu Medikamenten wurden und daher falsch deklariert waren. Diamond Foods machte sich damit schuldig, »unautorisierte« Gesundheitsaussagen zu machen.

O.k., ich glaube nun wirklich, dass wir in der Matrix leben! Lassen Sie mich das richtig verstehen. Die FDA erteilt die Zulassung für Vioxx, das über 50 000 Menschen umgebracht hat, doch sie hat ein Problem mit Walnüssen. Ganz offensichtlich sorgt sich die FDA mehr um den Schutz der Gewinne der Pharmaindustrie als der Gesundheit der amerikanischen Öffentlichkeit.

Wenn Sie keine Arzneifirma sind, können Sie keine Aussagen bezüglich der Gesundheit Ihrer Produkte machen, auch wenn diese Aussagen durch Tausende begutachtete Studien unterstützt werden. Wenn Sie aber eine Arzneifirma sind, dann können Sie einfach Ihre Forscher dafür bezahlen, passende Daten zu fabrizieren, wie wir im letzten Kapitel (Seite 70f.) beim abscheulichen Fall von Dr. Scott Reuben sahen. Verstehen Sie das richtig. Die FDA ist nichts weiter als der »Knochenbrecher« der Medizinmafia und sie sorgt sich nicht um die Wahrheit und sie sorgt sich nicht um Ihre Gesundheit. Diese moderne »Schlägertruppe« sorgt sich nur um den Schutz der Gewinne der Pharmaindustrie.

Stellen wir uns vor, es gäbe ein Heilkraut, das die chronischen Schmerzen bei Krebs im Endstadium lindert. Nennen wir es »Mary Jane«. Dieses Wunderkraut verhilft den Krebspatienten zu einem schmerzfreien Leben, ohne Brechdurchfall, mit Appetit und ohne Auszehrung. Sie würden davon aus-

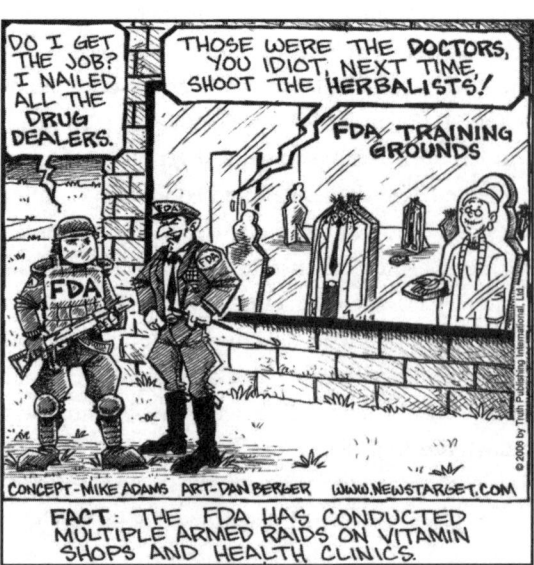

Links: Bekomme ich den Job? Ich hab alle Drogendealer getroffen.
Rechts: Das waren die Ärzte, du Idiot, das nächste Mal schießt du auf die Naturheilkundler!
Bildunterschirft: Tatsache: Die FDA hat wiederholte Male auf Vitaminläden und Gesundheitskliniken bewaffnete Überfälle ausgeführt.

Dank an Mike Adams und www.NaturalNews.com für nebenstehende Karikatur.

gehen, dass Mary Jane jedem Krebspatienten verabreicht würde, richtig? Da irren Sie sich gewaltig. Da Mary Jane nicht patentiert werden könnte, würde es sehr wahrscheinlich als »illegales Medikament« verboten, und diejenigen, die Mary Jane für ihre Krebsbehandlung verwenden und ihre Schmerzen damit lindern, würden kriminalisiert werden. Nur die »legalen Medikamente« sind erlaubt, trotz der Tatsache, dass viele der legalen Medikamente tödlich sind, während viele der »illegalen Medikamente« (zum Beispiel Pflanzen und Kräuter) vollkommen harmlos sind und sogar viele gesundheitliche Vorteile bieten.

Die Medizinmafia verfolgt unbarmherzig die Ärzte, die neue, wirksame und nicht-toxische Krebstherapien anbieten, und sie ignoriert die Wünsche der Patienten, die diese Therapien ausprobieren möchten. Gleichzeitig unterstützt und schützt sie per Gesetz die »Großen 3«, von denen belegt ist, dass sie unwirksam und giftig sind. Die entscheidende Frage ist nicht, ob die alternativen Krebstherapien besser sind als die »Großen 3«. Diese Tatsache ist offensichtlich. Die entscheidende Frage ist, leider, welche Behandlung zu größeren Gewinnen der Pharmaindustrie führt.

Und die Gewinner sind ... die Medizinmafia und die Pharmaindustrie.

Und die Verlierer sind ... die Krebspatienten!

Giftige Behandlungen

»Der Erfolg der meisten Chemotherapien ist himmelschreiend. Es gibt keinen wissenschaftlichen Beweis, dass sie auf merkliche Weise das Leben der Patienten, die an den üblichen Krebserkrankungen leiden, verlängern. Wissenschaftlich ist die Chemotherapie ein Brachland.«

Dr. Ulrich Abel

Die »Großen 3«

Wenn Sie Krebs haben, dann hat Ihnen Ihr Arzt vermutlich bereits erklärt, oder wird es bald tun, dass die einzigen wirksamen Behandlungen Operation, Chemotherapie und/oder Bestrahlung sind. Wenn Sie einen Tumor haben, wird der Arzt versuchen, ihn herauszuschneiden. Nach der Operation empfiehlt er typischerweise eine Chemotherapie, um die verbliebenen Krebszellen mit toxischen »Giften« abzutöten. Am Ende steht die Bestrahlung, um zu »verbrennen«, was immer an Krebszellen verblieben ist. Darum bezeichnen ich und viele andere die »großen 3« Behandlungsmethoden nur als »Aufschlitzen, Vergiften und Verbrennen«. Das sind die Verfahren, von denen wir alle glauben sollen, sie seien der beste Weg, um Krebs zu behandeln.

Bei den Fortschritten in der Medizin könnte man denken, dass die Behandlungsprognose der »Großen 3« besser geworden sei, richtig? Heilen wir heute nicht einen größeren Prozentsatz an Menschen mit Krebs als zum Beispiel 1950? Die Antwort ist ein schallendes »NEIN!« Tatsächlich ist der Leistungsausweis der »Großen 3« so jämmerlich, dass die Krebsindustrie es schon als Erfolg betrachtet, wenn die Überlebensrate der Patienten dabei zumindest die Überlebensrate derjenigen Patienten erreicht, die überhaupt nichts machen! Jede dieser Behandlungsmethoden greift den Körper an, hat verheerende Nebenwirkungen und behandelt nur die Symptome, nicht die Ursachen des Krebses.

Tatsache ist, dass die »Großen 3« die Verbreitung und das Wiederauftreten von Krebs verursachen! Laut *New England Journal of Medicine* vom 21. September 1989 ist »Zweitkrebs als Folge von Chemotherapie und Bestrahlung … bei der Behandlung von Hodgkin- und Non-Hodgkin-Lymphonen und anderen Krebsarten ein bekanntes Problem«. Dr. Lucian Israel ist ein bekannter Onkologe. In seinem Buch *Conquering Cancer* (dt. *Krebs besiegen*) führt er mehrere Studien an, denen zufolge sich bei Krebspatienten, die sich einer

Bestrahlung unterziehen, mit höherer Wahrscheinlichkeit an anderen Stellen im Körper Tochtergeschwülste bilden. Die Radioaktivität, mit der die Krebszellen abgetötet werden, löst in der DNS auch Mutationsprozesse aus, die neue Krebszellen anderer Art verursachen. In seinem Buch *The Cancer Industry* (dt. *Die Krebsindustrie)* berichtet Dr. Ralph Moss:»1902 zeichnete ein deutscher Arzt den ersten Fall von Krebs beim Menschen auf, der durch Strahlung ausgelöst wurde: Der Tumor entstand an der Stelle eines chronischen Geschwürs und durch Röntgenstrahlung. Experimentelle Studien, die 1906 durchgeführt wurden, legen nahe, dass Leukämie (Blutkrebs) durch das radioaktive Element Radium ausgelöst werden könnte. Bis 1911 gab es Berichte über 94 Fälle von durch Strahlung verursachtem Krebs, über die Hälfte der Betroffenen (54) waren Ärzte oder Techniker. Bis 1922 starben über 100 Radiologen durch von Röntgenstrahlung ausgelösten Krebs ... In meinem Wohnzimmer erzählte mir einmal ein Spezialist für Gehirntumore, dass er sich niemals bestrahlen lassen würde, wenn er einen Gehirntumor hätte. Ich fragte ihn: ›Aber schicken Sie Menschen zur Bestrahlung?‹ Er antwortete: ›Natürlich. Ich würde aus dem Krankenhaus gejagt, wenn ich es nicht täte.‹«

»Zu den Komplikationen durch hochdosierte Bestrahlung bei Brustkrebs gehören: sehnige, eingefallene Brüste, Rippenbrüche, Vernarbung am Rippenfell und/oder Lunge, Nervenschäden, Vernarbungen um das Herz ... Blutstockung, Immunsuppression«, schreibt Dr. Robert F. Jones in der *Seattle Times* vom 27. Juli 1980. Er fährt fort:»Viele Bestrahlungskomplikationen tauchen erst mehrere Jahre nach der Bestrahlung auf und geben dem Therapeuten und dem Patienten für ein oder zwei Jahre nach der Bestrahlung ein falsches Gefühl von Sicherheit. Das Knochenmark, in dem die Blutzellen entstehen, wird bei der Bestrahlung weitgehend verödet ... Das ist ein unumkehrbarer Effekt.« In seinem Buch *Understanding Cancer* weist Dr. John Laszlo (ehemaliger Vizepräsident Forschung der ACS) darauf hin, dass die Wahrscheinlichkeit von Zweitkrebs 25 Mal höher ist als normal, wenn Chemotherapie und Bestrahlung gleichzeitig erfolgen.

Laut einer in den *Archives of Internal Medicine* 2009 veröffentlichten Studie sind Computertomografien (CT) in den USA jedes Jahr die Ursache für mindestens 29 000 Krebsfälle und 14 500 Tote. In der Studie fanden die Forscher heraus, dass die Menschen dabei bis zu viermal höherer Strahlung ausgesetzt sind als in vorangegangenen Untersuchungen angenommen wurde. Entsprechend neuen Messungen bekommt ein Patient bei einer CT so viel Strahlung ab wie bei 74 Mammografien oder 442 Röntgenaufnahmen der Brust! Beinahe alle Krebsoperationen sind unnötig. Dr. Patrick McGrady meint dazu:»Obwohl schlüssig bewiesen wurde, dass die Entfernung der Lymphknoten nach der Bestrahlung nicht verhindert, dass sich das Zervixkarzinom ausbreitet, werden routinemäßig überall im Land Lymphknotenentfernungen durchgeführt. Und dies, obwohl Frauen sich nach Lymphknotenentfernungen so schlecht fühlen, dass sie wünschen, sie wären tot, und obwohl bewiesen ist, dass die Operation nutzlos ist.« *(Townsend Letter for Doctors,* Juni 1984, S. 99)

Für die Ausbreitung des Krebses sind oft die Operationen verantwortlich, da durch einen winzigen Fehler des Chirurgen oder durch eine nachlässige Behandlung des Tumorgewebes sich buchstäblich Millionen von Krebszellen in den Blutkreislauf des Patienten ergießen können. Dr. Donald Kelley schrieb in seinem Buch *One Answer to Cancer:*»Oft wird während einer Biopsie der bösartige Tumor durchgeschnitten, der sich dann ausbreitet oder schneller wächst. Nadelbiopsien können zum gleichen tragischen Ergebnis führen.«

1986 erschien im *New England Journal of Medicine* ein Bericht, nach dessen Einschätzung zwischen den Jahren 1950 und 1980 in den USA keine Fortschritte im Kampf gegen den Krebs erzielt wurden. Trotz der Fortschritte bei einigen seltenen Krebsformen, die ein bis zwei Prozent aller von Krebs verursachten Todesfälle ausmachen, befand der Bericht, dass die Todesrate insgesamt seit 1950 substanziell angestiegen ist:»Unsere wichtigste Schlussfolgerung ist, dass die intensiven Bemühungen der letzten 35 Jahre, die sich weitgehend auf die Verbesserung der Behandlung fokussierten, mit Einschränkungen als Fehlschlag beurteilt werden müssen.« Der Bericht stellte zudem fest:»Wir verlieren den Kampf gegen den Krebs.«

Als Präsident Nixon den»Kampf gegen den Krebs« ausrief, erhielten die Forscher Milliarden Dollar an zweckgebundenen Forschungsgeldern für die Entwicklung von Krebsmedikamenten. Wenn Sie also ein Arzt sind, der sein Geld mit Veröffentlichungen zur Krebsforschung verdient, ändern Sie den Status quo (z. B. die»Großen 3«) besser nicht. Denn wenn Sie das tun, bekommen Sie keine Förderung mehr. Dr. Irwin D. Bross veröffentlichte mit vier Kollegen 1966 eine Reihe von bahnbrechenden Artikeln mit dem Titel »Ist Toxizität wirklich nötig?«. In diesen Artikeln fragten sie nur, ob es möglich sei, eine Alternative zu Chemotherapie und Bestrahlung zu finden, da beides so toxisch sei. Das Ergebnis: Ihre Regierung entzog ihnen sofort die Unterstützung für Medikamentenstudien.

Chemotherapie ist toxisch, karzinogen, zerstört rote Blutzellen, verwüstet das Immunsystem und tötet lebenswichtige Organe ab. Wie toxisch ist die Chemotherapie? Denken Sie nach … Ihre Haare fallen aus, Ihr Immunsystem wird zerstört, Ihnen ist fortwährend übel, Sie werden krank und müssen erbrechen, Ihnen ist häufig schwindlig und Sie haben starke Kopfschmerzen. Sind das vielleicht keine Zeichen dafür, dass dieses Zeug giftig ist und nicht in Ihren Körper gehört? Ich bin kein Arzt, doch das scheint mir ein ziemlich seltsamer Weg zu sein, jemanden zu heilen.

Eines der Probleme ist, dass wir von der Medizinmafia und der Krebsindustrie mit gefälschten Statistiken, schlechter Wissenschaft und betrügerischen Studien hinter das Licht geführt werden. Hierzu Webster Kehr: »Die Nutzlosigkeit von Operationen, Chemotherapien und Bestrahlungen wird durch einen Irrgarten von raffinierten, falschen und irreführenden Statistiken, irreführenden Definitionen, bedeutungslosen Konzepten und viele andere Techniken verschleiert.« www.cancertutor.com

Schaut man sich die gefälschten Statistiken der Krebsindustrie genauer an, erfährt man, dass die wahre Heilungsrate (z. B. die Überlebensrate nach fünf Jahren) für Chemotherapie bei knapp über zwei Prozent liegt. Laut einer Studie des *Department of Radiation Oncology* (Abteilung für Krebsbestrahlung) des *Sydney Cancer Centre,* die im Dezember 2004 in *Clinical Oncology* veröffentlicht wurde, trägt die Chemotherapie zur Überlebensrate nach fünf Jahren bei amerikanischen Erwachsenen armselige 2,1 Prozent bei.

www.ncbi.nlm.nih.gov/pubmed/15630849.

Die traurige Wahrheit ist, dass viele Menschen, die »an Krebs sterben«, in Wahrheit an den konventionellen Behandlungen sterben, lange bevor sie am Krebs selbst gestorben wären. Um es unmissverständlich auszudrücken: Die Behandlung tötet sie, bevor der Krebs sie tötet. Das Chemotherapiemedikament »5FU« wird von den Ärzten wegen der tödlichen Nebenwirkungen gelegentlich auch »5 feet under« (fünf Fuß tief in der Erde begraben) genannt. Für die meisten Erwachsenen mit Krebs gilt, dass sie mit den »Großen 3« *im besten Fall* etwas mehr Zeit gewinnen. *Im schlimmsten Fall* sterben sie eher an der Behandlung als an der Krankheit.

Aber lassen Sie sich das nicht von mir erzählen. Dr. Allen Levin schreibt dazu Folgendes: »Die meisten Krebspatienten in diesem Land sterben an der Chemotherapie. Die Chemotherapie beseitigt weder Brust-, Dickdarm- noch Lungenkrebs. Diese Tatsache ist seit über einem Jahrzehnt dokumentiert. Dennoch verwenden die Ärzte bei diesen Tumoren immer noch Chemotherapie.« Das ist richtig. Durch viele Beispiele ist nachgewiesen, dass die »Großen 3« das Leben verkürzen. In seinem Buch *The Topic of Cancer: When the Killing Has to Stop* (dt. *Thema Krebs – wenn das Töten enden muss*) führt Dick Richards eine Reihe von Autopsiestudien an, die zeigen, dass Krebspatienten tatsächlich an den konventionellen Behandlungen starben, bevor der Tumor auch nur die Chance hatte, sie umzubringen. Denken Sie mal darüber nach. Chemotherapie war immer mit toxischen, giftigen Chemikalien verbunden, oder? Es gab also immer einen schmalen Grat zwischen der Verabreichung einer »therapeutischen Dosis« und dem Tod des Krebspatienten. Viele Ärzte übertreten diese Grenze. In seinem Buch *When Healing Becomes a Crime* (dt. *Wenn Heilen zum Verbrechen wird*) zeigt Kenny Ausubel, dass bei einer Studie mit einem Chemotherapiemedikament für Leukämie enorme 42 Prozent der Patienten direkt an der Toxizität des Medikaments starben!

Es ist interessant, dass die Medikamente für die Chemotherapie ursprünglich aus Stickstoff-Senfgas-Experimenten während des Ersten und Zweiten Weltkriegs abgeleitet wurden. Man bemerkte dabei, dass schnell wachsendes Gewebe, das Senfgas ausgesetzt war, durch dieses zerstört wurde. Daher vermutete man, dass diese Gase auch Krebsgewebe abtöten können, da auch dieses schnell wächst. Nun, sie hatten Recht … Krebsgewebe, das diesen Gasen ausgesetzt wurde, wurde abgetötet. Ziehen Sie keine falschen Schlüsse. Chemotherapie und Bestrahlung lassen Tumore schrumpfen und töten Krebszellen ab. Aber ist das Schrumpfen eines Tumors gleichbedeutend mit Heilung? Gibt es hier einen direkten Zusammenhang? Die Antwort ist »nein«. Dr. Ralph Moss schreibt: »Wenn man einen Tumor für länger als 28 Tage um 50 Prozent schrumpfen lässt, erfüllt man die FDA-Definition von einem aktiven Medikament. Das nennt man eine Ansprechrate, wenn es denn anspricht … Überprüft man jedoch, ob diese Behandlung zu irgendeiner Verlängerung des Lebens führt, sieht man nur, dass das krankheitsfreie Überleben nur Hokuspokus und Getue ist. Letztendlich gibt es keinen Nachweis, dass Chemotherapie in den allermeisten Fällen tatsächlich das Leben verlängert. Die GROSSE LÜGE über die Chemotherapie ist, dass irgendein Zusammenhang zwischen dem Schrumpfenlassen eines Tumors und der Verlängerung des Patientenlebens besteht.«

Hier sind die Fakten: 1942 fing das *Memorial Sloan-Kettering Cancer Center* in aller Stille damit an, mit Senfgasderivaten Brustkrebs zu behandeln. Niemand wurde geheilt. Um 1943 wurden auch in Yale in Chemotherapieversuchen 160 Patienten behandelt. Wieder wurde niemand geheilt. Aber da die Chemotherapie zu einem Schrumpfen der Tumore führte, waren die Forscher so begeistert, dass sie die Chemotherapieversuche einen »Erfolg« nannten. Ich nehme an, wir müssen hier genau definieren, was »Erfolg« bedeutet. Dr. Dean Burk verdammte in einem mutigen Brief an Dr. Frank Rauscher (seinem Vorgesetzten im *National Cancer Institute)* die Politik des Instituts, weiterhin Medikamente für Chemotherapie zuzulassen, obwohl jedermann wusste, dass sie Krebs verursachten. Er argumentierte:»Ironischerweise sind fast alle der chemotherapeutischen Antikrebswirkstoffe, die die *Food and Drug Administration* (FDA) für die Versuche an menschlichen Krebspatienten zugelassen hat, (1) in den zugelassenen Dosierungen hochgradig oder auf unterschiedliche Art toxisch; (2) ausgesprochen immunsuppressiv, d. h. sie wirken zerstörerisch auf die natürliche Widerstandskraft der Patienten gegen eine Vielzahl von Krankheiten, darunter auch Krebs; und sind (3) normalerweise hoch kanzerogen …Diese nun gut abgesicherten Fakten wurden in zahlreichen Veröffentlichungen des *National Cancer Institute* selbst berichtet, aber auch aus allen Teilen der USA und sogar der Welt.« (20. April 1973, Brief an Frank Rauscher, Griffin, »Private Unterlagen«)

In seinem Buch *Fragwürdige Chemotherapie: Entscheidungshilfen für die Krebsbehandlung* schreibt Dr. Ralph Moss:»Man stellte fest, dass die Menge an toxischen Chemikalien, die benötigt wird, um auch noch die letzte Krebszelle zu töten, den Patienten töten würde, lange bevor der Tumor beseitigt ist … Ich erinnerte mich an die Geschichte eines gefeierten Chemotherapeuten am *Sloan-Kettering,* der herausfand, dass er im fortgeschrittenen Stadium Krebs hatte und daraufhin seine Kollegen bat: ›Tut, was Ihr wollt – aber keine Chemotherapie.‹ Es war ein offenes Geheimnis, dass ein Funktionär des *Sloan-Kettering* seine Mutter zu einer alternativen Behandlung nach Deutschland schickte … Das vielleicht seltsamste an der Chemotherapie ist, dass viele dieser Medikamente selbst kanzerogen sind. Das mag dem Durchschnittsleser erstaunlich erscheinen – dass Medikamente zur Krebsbekämpfung selbst Krebs verursachen, doch das ist eine unleugbare Tatsache.«

Dr. John Diamond schrieb: »Eine Untersuchung an über 10 000 Patienten zeigt deutlich, dass der angebliche gute Leistungsausweis der Chemotherapie bei Morbus Hodgkin (Lymphom) eindeutig eine Lüge ist. Patienten, die eine Chemotherapie durchliefen, bekamen 14 Mal häufiger Leukämie und sechsmal häufiger Knochen-, Gelenk- und Gewebekrebs als Patienten, die sich nicht einer Chemotherapie unterzogen.« (NCI Journal, 1987, 10) Das *New England Journal of Medicine* berichtete am 21. März 1996, dass »Kinder, die erfolgreich gegen das Hodgkin-Lymphom behandelt wurden, später 18 Mal häufiger bösartige Zweittumore bekommen. Mädchen haben bis zu ihrem 40. Lebensjahr eine 35-prozentige Wahrscheinlichkeit, Brustkrebs zu bekommen – das ist 75 Mal häufiger als im Durchschnitt. Das Leukämie-Risiko steigt vier Jahre nach der erfolgreichen Behandlung markant an und flacht nach 14 Jahren ab, doch das Risiko einen Tumor zu entwickeln, bleibt hoch und erreicht nach 30 Jahren 30 Prozent.«

Glauben Sie, dass Ihr Onkologe sich selbst einer Chemotherapie unterziehen würde, wenn er Krebs bekommt? Das *McGill Cancer Center* in Montreal ist eines der größten und angesehensten Krebsbehandlungszentren der Welt. Es fragte 64 Onkologen, wie sie auf die Diagnose Krebs reagieren würden. Das Ergebnis wird Sie umhauen. Sitzen Sie? Achtundfünfzig (58) von ihnen sagten, dass eine Chemotherapie für sie und ihre Familienmitglieder unan-

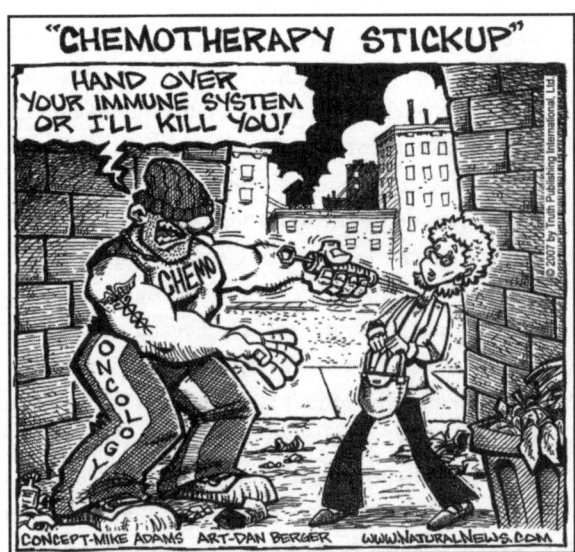

Chemotherapeutischer Raubüberfall: Her mit dem Immunsystem oder ich bring dich um!

Dank an Mike Adams und www.NaturalNews. com für die Karikatur.

nehmbar wäre, da die Medikamente unwirksam sind und für den Körper toxisch. (Philip Day, *Cancer: Why We're Still Dying to Know the Truth* (dt. *Krebs: Warum wir immer noch unbedingt die Wahrheit kennen wollen)* Das heißt, dass 91 Prozent der Onkologen sich selbst keiner Chemotherapie unterziehen würden! Glauben Sie, dass sie etwas wissen, was sie der allgemeinen Öffentlichkeit vorenthalten?

Im Anhang der zweiten Ausgabe seines Buches *The Persecution and Trial of Gaston Naessens* (dt. *Die Verfolgung und der Prozess von Gaston Naessens)* beschreibt Christopher Bird seine persönliche Begegnung mit einigen Ärzten, die sich sehr wohl bewusst waren, dass sie Patienten mit Methoden behandelten, die nicht funktionierten.»13 von diesen Ärzten, die mich anriefen, wollten unbedingt wissen, wie sie Zugang zu Behandlungsmethoden bekommen könnten, wie sie Gaston Naessens entwickelt hatte, um damit schwere Fälle von Krebs zu behandeln, unter denen sie, ihre Frauen oder ihre Verwandten litten. In jedem Gespräch warf ich meine Frage ein: ›Doktor, wieso empfehlen Sie sich nicht selbst (oder den Ihnen Nahestehenden) denselben verschreibungspflichtigen Weg, den Sie schon so lange Ihren Patienten empfehlen? Chemotherapie oder Bestrahlung oder dergleichen?‹ Und jedes Mal kam in leicht anderen Worten die Antwort: ›Weil wir wissen, dass das nicht funktioniert!‹ Wenn ich diese Antworten hörte, manchmal spät in der Nacht, fragte ich mich, ob ich in einer Welt lebe, in der die Medizin durchgedreht ist.« www.hbci.com/~wenonah/new/naessens.htm

Krebs ist eine Krankheit, die immer das Ergebnis eines beeinträchtigten Immunsystems ist. Von der Chemotherapie ist bekannt, dass sie das Immunsystem schädigt. Hierin liegt das Rätsel: Wie kann man mit einem Medikament eine Krankheit heilen, die das Ergebnis eines beeinträchtigten Immunsystems ist, wenn dieses das Immunsystem noch stärker beeinträchtigt? Denken Sie darüber nach. Das ergibt nicht den geringsten Sinn!

In den 1980er-Jahren erstellte der deutsche Epidemiologe Dr. Ulrich Abel eine vergleichende Analyse aller jemals durchgeführten großen Studien und klinischen Versuche zur Chemotherapie. Um sicher zu sein, dass er keine übersah, kontaktierte er über 350 medizinische Zentren in aller Welt und bat, ihm alles zu schicken, was sie zum Thema Krebs veröffentlicht hatten. Als er seinen Bericht veröffentlichte, wusste er vermutlich mehr als jeder andere über Chemotherapie. Das Ergebnis war verblüffend! In seinem im August 1991 in *The Lancet* veröffentlichten Bericht stellt Dr. Abel fest:»Der Erfolg der meisten Chemotherapien ist himmelschreiend. Es gibt keinen wissenschaftlichen Beweis, dass sie auf merkliche Weise das Leben der Patienten, die an den üblichsten Krebserkrankungen leiden, verlängern. Wissenschaftlich ist die Chemotherapie bei bösartigen Tumoren, die in 80 Prozent der Fälle für eine Operation zu weit fortgeschritten sind, ein Brachland.« Natürlich griff die Medizinmafia sofort den Charakter von Dr. Abel an, da sie seine Arbeit nicht angreifen konnte. Das ist die Standardverfahrensweise. Es überrascht nicht, dass keines der großen Medien jemals Abels Vergleichsstudie brachte: Sie wurde völlig unter den Teppich gekehrt!

Dr. Glenn Warner, der im Jahr 2000 starb, war einer der qualifiziertesten Krebsspezialisten in den USA. Er behandelte mit großem Erfolg seine Patienten mit Alternativtherapien. Zu den Krebstherapien in seinem Land schrieb er: »Wir haben eine Multimilliarden-Dollar-Industrie, die aus reinem Gewinnstreben die Menschen ringsum tötet. Ihre Vorstellung von Forschung ist herauszufinden, ob die doppelte Dosis dieses Gifts besser wirkt als die dreifache Dosis jenes Gifts.« Dr. Alan C. Nixon, ehemaliger Präsident der *American Chemical Society,* erklärte: »Als Chemiker, der in der Interpretation von Daten geschult ist, kann ich nicht verstehen, wie Ärzte die klaren Belege dafür ignorieren, dass Chemotherapie weit mehr schadet als Gutes tut.« Der französische Krebsspezialist Dr. Charles Mathe gibt zu: »Wenn ich Krebs hätte, würde ich mich nie in ein gewöhnliches Krebsbehandlungszentrum begeben. Nur Krebsopfer, die weit entfernt von solchen Zentren leben, haben eine Chance.«

Und doch fährt die Krebsindustrie Tag für Tag, Jahr für Jahr fort, diese toxischen Chemikalien in die Körper von Krebspatienten zu pumpen. Und die Patienten lassen es zu, sie stellen sich sogar freiwillig für neue Versuche zur Verfügung, nur weil jemand mit einem Titel von einer Krankheitsschule (auch als Medizinfakultät bekannt) ihnen gesagt hat, dass diese ihre »einzige Möglichkeit« seien. Es kostet eine Menge Geld, die Körper der Krebspatienten zu vergiften, und die Patienten bezahlen es gerne. Traurigerweise zahlen manche Patienten sechsmal im Jahr, um ihre Körper zu vergiften, nur weil ihr »Arzt ihnen gesagt hat, dass sie das tun sollen«.

Ich war nicht überrascht von den Ergebnissen neuerer Studien, denen zufolge bei Pharmazeuten, die Chemotherapien durchführen, die Gefahr einer »Chemotherapieübertragung« besteht. Die *Seattle Times* berichtet in ihrer Ausgabe vom 10. Juli 2010: »Dänische Epidemiologen berichteten nach der

Auswertung von Krebsregistern aus den 1940er bis zu den späten 1980er-Jahren als Erste, dass das Risiko von Leukämie unter den onkologischen Krankenschwestern und später auch den Ärzten signifikant höher ist. Letztes Jahr fand eine weitere dänische Studie mit mehr als 92 000 Krankenschwestern ein erhöhtes Risiko für Brust-, Schilddrüsen- und Gehirnkrebs sowie Krebs im Nervensystem … Eine gerade beendete Studie des *U. S. Center for Disease Control* (CDC) – über zehn Jahre und die bisher größte – bestätigt, dass Chemotherapien weiterhin die Arbeitsplätze kontaminieren, an denen sie durchgeführt werden, und in einigen Fällen werden die Wirkstoffe sogar im Urin der Durchführenden gefunden.« Menschen, die in Glashäusern leben, sollten nicht mit Steinen werfen, weiß der Volksmund. Man kann vergleichbar dazu sagen, dass Pharmazeuten, die mit chemischen Giften umgehen, nicht überrascht sein sollten, wenn sie eines Tages entdecken, dass sie sich damit selbst umbringen.

Mit den Worten von Mike Adams:»Krebs mit Chemotherapie zu behandeln, ist wie Alkoholismus mit Wodka zu behandeln. Das ist wie Herzkrankheiten mit Käse zu behandeln oder Diabetes mit Zuckersirup. Krebs kann nicht mit dem geheilt werden, was ihn verursacht. Lassen Sie sich von irgendeinem Krebsarzt mit seiner Angsttaktik eine Chemotherapie aufschwatzen. Darin sind Ärzte gut. Wenn er das nächste Mal darauf besteht, dass Sie eine Chemotherapie machen, bitten Sie in darum, zuerst davon zu trinken. Wenn Ihr Onkologe nicht gewillt ist, die Medikamente vor Ihnen zu schlucken, um ihre Sicherheit zu beweisen, warum, um alles in der Welt, sollten Sie dann bereit sein, sich diese in Ihren Körper spritzen zu lassen?« www.naturalnews.com/029191_secondhand_chemotherapy_cancer.html

Die Manipulation der Begriffe

Lügen die Medien, wenn sie behaupten, dass wir den Kampf gegen den Krebs gewinnen? Mit einem Wort:»Ja!« Aber nur, weil die Krebsindustrie die Medien belügt. Die Krebsindustrie erzählt uns, dass die Menschen aufgrund der Fortschritte in der Chemotherapie länger leben. Das ist eine Lüge. Sie können diesen Mythos nur am Leben erhalten, indem sie die Daten und Begriffe manipulieren.

Dr. John Bailer arbeitete zwanzig Jahre lang am NCI und war der Herausgeber seiner Zeitschrift. Er wirft etwas Licht auf dieses Thema:»Die Statistiken zu den Fünf-Jahres-Überlebensraten der *American Cancer Society* sind sehr irreführend. Sie zählen nun auch Dinge dazu, die kein Krebs sind, und weil wir nun im Stande sind, auch frühere Stadien der Krankheit zu diagnostizieren, scheinen die Patienten fälschlicherweise länger zu leben. Unsere gesamte Krebsforschung der letzten 20 Jahre ist ein völliger Fehlschlag. Es sterben mehr Menschen über 30 an Krebs als jemals zuvor ... Es werden mehr Frauen mit schwachen oder gutartigen Krankheiten in die Statistiken aufgenommen und als ›geheilt‹ verzeichnet. Wenn Regierungsbeamte auf die Überlebensraten verweisen und sagen, dass sie den Kampf gegen den Krebs gewinnen, dann benutzen sie diese Überlebensraten falsch.« www.ghchealth.com/chemotherapy-quotes.html

G. Edward Griffin fasst es in seinem Buch *Eine Welt ohne Krebs: die Geschichte des Vitamin B17 und seiner Unterdrückung* so zusammen:»Es ist klar, dass die *American Cancer Society* – oder zumindest einige Führungskräfte in ihr – versucht, das amerikanische Volk in die Irre zu führen. Die Wahrheit ist – trotz der ACS-Statistiken –, dass die orthodoxe Medizin keine ›bewiesenen Krebsheilungen‹ kennt. Was sie hat, ist mitleidsvoll unzulänglich in Anbetracht des Prestiges, das sie genießt, dem Geld, das sie einsammelt, und dem versnobten Spott, den sie über diejenigen ausgießt, die ihre Behandlungsmethoden nicht anerkennen wollen.«

Die Krebsindustrie verwendet Snobismus, Bigotterie, Einschüchterung und Manipulation, um die Krebspatienten bezüglich der giftigen »großen 3« Behandlungsmethoden und der nicht-toxischen alternativen Krebstherapien in völliger Unwissenheit zu halten. Wie schon der alte Spruch sagt: »Derjenige, der die Begriffe definiert, gewinnt auch den Streit.« Hier folgt, wie die Krebsindustrie die Daten manipuliert und die Begriffe über die Auswirkungen der »Großen 3« umdefiniert hat:

▶   Für die Krebsindustrie ist jemand »kuriert«, der fünf Jahre nach der Diagnose noch lebt. Das heißt weder, dass er »geheilt« ist, noch heißt es, dass er »frei von Krebs« ist. Aufgrund der Fortschritte in der Krebsdiagnose, mit verfeinerten Bluttests und Bildgebungsverfahren, können wir nun einen Tumor Monate, wenn nicht sogar Jahre früher entdecken. Das Ergebnis ist, dass die Menschen nun nach der Diagnose länger leben, da die Diagnose früher erfolgt. Wenn der Patient denselben Krebs nach dieser Zeit wieder bekommt oder durch die Krankheit oder ihre Behandlung entstellt ist oder wenn er zwei Tage nach diesem Zeitraum tot umfällt, gilt er immer noch als »kuriert«.

▶ Die Krebsindustrie lässt bestimmte Menschengruppen in ihren Statistiken weg und nimmt andere Gruppen auf, die ihre Statistiken in Bezug auf die »Großen 3« besser aussehen lassen. Das stimmt! Sie stellen die Auswahl zusammen. Lungenkrebspatienten werden zum Beispiel normalerweise aus den Statistiken ausgeschlossen, trotz der Tatsache, dass Lungenkrebs die höchste Todesrate der Krebserkrankungen hat. Und bestimmte Krebsarten wie besondere Hautkrebsarten werden immer in die Auswahl miteingeschlossen, da 99 Prozent der Patienten mit diesen Krebsarten die fünf Jahre überleben und somit die Rate der »Kurierten« erhöhen. Verdächtig, nicht?

▶ Die Krebsindustrie schließt normalerweise einen Patienten aus ihrer Auswahl aus, wenn er während einer der »Großen-3« Behandlungen stirbt. Was bedeutet das? Das heißt, wenn zehn Patienten in einer chemotherapeutischen Behandlung sind, die 60 Tage dauert, und neun von ihnen sterben vor dem 60. Tag und nur ein Patient erlebt das Ende der Behandlung, dann werden neun Patienten aus der Statistik ausgeschlossen und die Behandlung hatte eine Erfolgsrate von 100 Prozent!

▶ Ein weiterer Trick, den die Krebsindustrie in ihren Statistiken anwendet, ist, die Menschen wegzulassen, die an den Folgen der »Großen 3« sterben. Anders ausgedrückt: Nehmen wir an, Sie haben sich für eine Chemotherapie entschieden und als Ergebnis des erneut beeinträchtigten Immunsystems holen Sie sich eine Lungenentzündung und sterben. Wussten Sie, dass Ihr Tod nicht als Krebstod gezählt wird? Genau das geschah mit meiner Mutter. Die Krebs-»Behandlung« verursachte einen massiven Schlaganfall und auf ihrem Totenschein steht »Tod durch Schlaganfall«. In der verzerrten Perspektive der Krebsindustrie war die Krebsbehandlung meiner Mutter ein Erfolg, obwohl sie jetzt tot ist. Wie krank ist das denn?

▶ Die Krebsindustrie erzählt uns auch, dass man es als wirksam einstufen müsse, wenn die Medikamente der Chemotherapie zu einem Schrumpfen des Tumors führen. Doch was bedeutet wirksam? Heißt das, dass der Patient länger leben wird? Nein. Es ist gut dokumentiert, dass das Schrumpfen eines Tumors wenig mit einer längeren Überlebensrate zu tun hat.

Tumor-Rummel

Die Krebsindustrie ist ein »Tumor-Rummel«. Die meisten Onkologen sind so darauf versessen, den Tumor schrumpfen zu lassen, dass sie das Ziel völlig verfehlen. Chemotherapie führt zur Schrumpfung des Tumors, das stimmt.

Doch obwohl die Onkologen erfolgreich Tumore schrumpfen, sterben die Krebspatienten oft. Aber warum? Der Grund ist, dass die Größe des Tumors nichts mit einer Heilung von Krebs zu tun hat. Ein Tumor ist wie das Warnsignal im Auto, das dazu auffordert, den Motor zu kontrollieren. Es erscheint erst nachdem etwas passiert ist, aber das Signal selbst ist nicht das Problem. Zertrümmern Sie die Signallampe oder versuchen Sie, das dahinter liegende Problem zu lösen? Ein Tumor ist nur ein Signal dafür, dass etwas im Körper schrecklich schief gelaufen ist. Er ist nur die Spitze des Eisbergs.

Webster Kehr schreibt:»Die orthodoxe Medizin, mit ihrem Fokus auf den hochprofitablen Tumor, hat die Öffentlichkeit einer Gehirnwäsche unterzogen, so dass sie glaubt, dass der Tumor der Krebs ist. Ich sah tatsächlich orthodoxe Websites, die behaupten, dass Tumore ausschließlich aus Krebszellen bestehen. Das ist alles Gewäsch. Ein Tumor kann gar nicht ausschließlich aus Krebszellen bestehen, genauso wie ein Haus nicht ausschließlich aus Rohöl bestehen kann. Krebszellen KÖNNEN KEIN Gewebe bilden. Es ist UNMÖGLICH, dass ein Tumor ausschließlich aus Krebszellen besteht. Die Krebszellen sitzen im Gewebe des Tumors. Deswegen werden auch Biopsien durchgeführt. Wenn man also die Krebszellen im Tumor abtötet, ist der Tumor nichts anderes als ein harmloses Stück Gewebe! Die alternativen Krebstherapien kümmern sich nicht oder nur wenig um die Größe des Tumors. Wenn der Tumor etwas größer wird, ist das in vielen Krebsfällen unproblematisch. Es sind die Krebszellen im Tumorgewebe, die wichtig sind, nicht das Gewebe als solches. Aber noch nicht einmal die Krebszellen im Tumorgewebe bedrohen das Leben des Patienten … es ist das AUSBREITEN des Krebses, das die Krebspatienten tötet. Niemand in der orthodoxen Medizin beschäftigt sich mit der Ausbreitung des Krebses.«

In seinem Buch *Alive and Well* (dt. *Lebendig und wohlauf)* stellt Dr. Binzel fest, dass bei Primärkrebs (mit nur wenigen Ausnahmen) der Tumor weder gesundheitsgefährdend noch lebensgefährlich ist. Gesundheitsgefährdend und lebensgefährlich ist die Ausbreitung des Krebses im restlichen Körper. Es gibt in der Chirurgie heute nichts, was den Krebs an seiner Ausbreitung hindern würde. Und auch weder in der Chemotherapie noch in der Bestrahlung gibt es etwas, was den Krebs an seiner Ausbreitung hindern würde. Woher wir das wissen? Sehen Sie sich einfach die Statistiken an. Die Überlebenszeit eines Krebspatienten ist heute nicht länger als vor einem halben Jahrhundert. Die einzigen Fortschritte in den letzten 50 Jahren sind die verbesserten Möglichkeiten, mit Chemotherapie oder Bestrahlung Tumore abzutöten. Was bedeutet das alles? Das heißt, wir behandeln das Falsche! Indem sie sich nur auf den Tumor und nicht auf die wahren Gründe des Krebses (z. B. ein geschwächtes Immunsystem) konzentriert, hat die Hauptströmung in der Krebsbehandlung »den Fuchs im Hühnerstall« gelassen ... und der wird ziemlich sicher in den meisten Fällen wieder zuschlagen! Für Dr. Philip Binzel ist »das Problem mit vielen (nicht allen) Ärzten und Onkologen in der heutigen Gesellschaft..., dass sie auf den ›Tumor fixiert‹ ausgebildet wurden ... Wenn zum Beispiel bei einem Patienten ein Tumor entdeckt wird, erörtert der Arzt mit dem Patienten nur noch, was er gegen den Tumor zu tun gedenkt ... Niemand fragt den Patienten jemals, wie es ihm geht. Ich erinnere mich gut daran, dass ich in meiner medizinischen Ausbildung Patienten gesehen habe, die Bestrahlungen und/oder eine Chemotherapie bekamen. Der Tumor wurde kleiner und kleiner, doch der Patient wurde kränker und kränker. Bei der Autopsie hörten wir: ›Ist das nicht wunderbar! Der Tumor ist weg!‹ Ja, er war weg, aber der Patient auch. Wie viele Millionen Mal werden wir dieses Szenario noch wiederholen müssen, bevor wir bemerken, dass wir das Falsche behandeln?«

Steht Ihr Haus in Flammen?

Stellen Sie sich vor, Sie besitzen ein nettes, komfortables 300 000-Dollar-Haus auf dem Land nahe einer kleinen Stadt. Während Sie beim Einkaufen sind, gerät Ihr Haus in Brand. Sie kommen zurück und sehen, dass aus zwei Zimmern Ihres Hauses Flammen lodern und sich das Feuer ausbreitet. Sie rufen sofort die Feuerwehr. 20 Minuten später erscheinen drei Löschzüge. Die Männer und Frauen des ersten Wagens laden schwere Anzüge und Äxte aus, laufen zum Haus und fangen an, wie wild die Teile des Hauses abzureißen, die bereits abgebrannt sind. Sobald sie zehn Prozent der abgebrannten Teile des Hauses abgerissen haben, hören sie auf und gehen zu ihrem Wagen zurück.

Sie stellen fest, dass die Feuerwehrleute absolut nichts taten, um die Ausbreitung des Feuers zu verhindern. Was sie beseitigten, brannte nicht einmal mehr. Das hat sicherlich nichts damit zu tun, das wütende Feuer zu bändigen. Sie beobachten, wie die Männer und Frauen des zweiten Wagens einen Löschschlauch ausrollen und ein Pulver auf das Feuer sprühen. Die Pulvermenge, die sie versprühen, scheint Ihnen nicht zu genügen, um das Feuer zu löschen. Sie bemerken jedoch, dass das Pulver zwar die Ausbreitung des Feuers eindämmt, aber auch die Teile, die nicht brennen, ernsthaft beschädigt. Verwirrt fragen Sie die Feuerwehrleute, was das für ein Pulver ist. Sie antworten Ihnen, dass es eine sehr toxische Säure ist, die in der Lage ist, das Feuer zu löschen. Aber sie könnten davon nicht zu viel versprühen, da die Säure sonst das gesamte Haus zu einem Schutthaufen machen würde. Alles, was sie tun könnten, wäre die Ausbreitung des Feuers zu verlangsamen. Noch verwirrter fragen Sie sie, warum sie in ihren Löschzügen kein Wasser hätten. Sie antworten, dass es ein altes Ammenmärchen sei, dass man zum Löschen Wasser benutzt. Wasser sei nicht wirksam. Sie erklären, dass die Regulierungsbehörde der Regierung, die Feuer-Dienstleistungs-Agentur (FDA), Wasser untersucht und entschieden hätte, dass Wasser »untauglich« zum Löschen sei.

Sie murmeln leise in sich hinein, dass es eine enge Verbindung zwischen der FDA und den Chemieunternehmen geben müsse. Während Sie mit den Männern und Frauen der ersten beiden Wagen sprachen, sprangen fünf Männer aus dem dritten Wagen. Diese fragen Sie, wo im Wohnzimmer die Couch steht. Sie zeigen grob in die Richtung der Couch im Wohnzimmer, welches Ihres Wissens nach inzwischen brennt. Jeder von ihnen zieht sofort ein großkalibriges Gewehr und fängt an, vom Feuerwehrwagen aus in Richtung Couch zu schießen. Sie schreien sie an und fragen, was sie da tun. Sie antworten, dass ihnen beigebracht wurde, dass eine Couch in einem brennenden Haus sehr schlecht sei, daher versuchten sie, die Couch in Stücke zu schießen. Sie meinen: »Wir tun etwas Gutes.« Sie sagen ihnen, dass selbst wenn die Couch dazu beitragen würde, dass das Feuer sich ausbreitet, sie lediglich Löcher in die Hausfassade schießen würden, wenn sie versuchen würden, die Couch von außerhalb des Hauses in Stücke zu schießen.

Obwohl sich das Feuer nun wegen der toxischen Säure langsamer ausbreitet, ist Ihr Haus innerhalb von zwei Stunden abgebrannt. Die Feuerwehrleute sind sehr stolz darauf, dass sie den Brand verlangsamten. Sie erzählen Ihnen, dass Ihr Haus nur durch ihre Arbeit eine Stunde länger existierte. Sie hauen sich gegenseitig auf die Schulter, gehen zu ihren Wagen und fahren zurück zur Feuerwache. Durch das Feuer, die Säure und die Kugeln ist Ihr Haus inzwischen nur noch ein Schrotthaufen. Das Herausschneiden des abgebrannten Holzes durch die Besatzung des ersten Wagens hatte nicht die geringste Wirkung auf die Eindämmung des Feuers. Genau genommen hat nichts die

Ausbreitung des Feuers verhindert, sondern nur verlangsamt. Sie staunen über das, was Sie sahen. Sie grübeln darüber nach, warum die »investigativen Journalisten« das nicht aufgriffen. Dann fällt Ihnen auf, wie viel die Chemieunternehmen im Fernsehen werben und Sie verstehen, warum die »investigativen Journalisten« ihren Mund halten. Als Sie eine Woche später an der Feuerwache vorbeifahren, bemerken Sie, dass alle Wagen auf dem Parkplatz teure Modelle sind.

Einen Monat später wissen Sie, warum die Feuerwehrleute alle so teure Wagen fahren: Sie schickten Ihnen eine Rechnung über 100 000 Dollar für ihre Dienste. Sie merken in dem Schreiben aber an, dass die Hausversicherung den größten Teil der Rechnung zahlen würde. Sie sind schockiert. Sie sehen in Ihrer Versicherungspolice nach und lesen, dass die Versicherung nur zahlt, wenn die Feuerwehr kein Wasser benutzt.

»Steht Ihr Haus in Flammen?« wurde von Webster Kehr geschrieben. Es illustriert brillant, wie unangemessen die »Großen 3« sind. Natürlich steht der erste Feuerwehrwagen für die Operation, der zweite für die Chemotherapie und der dritte für die Bestrahlung. »Aufschlitzen, Vergiften und Verbrennen.«

Obwohl die »großen 3« konventionellen Krebsbehandlungsmethoden toxisch, immunsuppressiv und kanzerogen sind, verschreiben die Onkologen weiterhin diese Behandlungsmethoden. Aber warum? Folgen Sie der Spur des Geldes. Die »großen 3« Behandlungen sind die Grundlage eines Multi-Milliarden-Geschäfts. Wenn Sie Krebs haben und die »Großen 3« wählen, ist die Chance traurigerweise hoch, dass Sie an den Komplikationen der Behandlungen sterben bevor Sie Zeit haben, am Krebs zu sterben. Auf verrückte Art und Weise kann man wohl sagen, dass die »großen 3« Behandlungsmethoden tatsächlich viele Krebspatienten davor bewahren, an Krebs zu sterben … Sie sterben stattdessen an der »Behandlung«.

Katie Werneckes Geschichte

Katie Wernecke bekam im Januar 2005 die Diagnose Hodgkin-Lymphom (Krebs in den Lymphknoten). Sie war erst zwölf Jahre alt. Ihre Eltern gingen mit ihr wegen einer, wie sie glaubten, Lungenentzündung zur Notaufnahme. Es stellte sich heraus, dass es viel schlimmer war. Die Ärzte überredeten sie, dass Katie eine Chemotherapie benötige und sie fügten sich. Die Ärzte empfahlen auch eine Bestrahlung, doch das lehnten die Werneckes ab. Katie wird mit den Worten zitiert: »Ich brauche keine Bestrahlung. Und niemand hat mich gefragt, was ich will. Es ist mein Körper.«

Um die Werneckes dazu zu zwingen, Katie mit konventionellen Krebstherapien behandeln zu lassen, nahm der *Child Protective Service* (CPS; Kinderschutzdienst) Katie 2005 ihren Eltern weg. Er hatte den Hinweis bekommen, dass sich Katie mit ihrer Mutter auf einer Familienranch versteckte, um der Bestrahlung zu entgehen, von der die Ärzte behaupteten, dass Katie sie benötige, um zu überleben. Die Behörden nahmen Katie prompt in Gewahrsam und sperrten ihre Mutter ein. Das stimmt, die Regierung von Texas entführte einer Familie ihr Kind, um es vergiften zu lassen, und sperrte die Mutter ein, weil sie ihr Kind vor der Vergiftung schützen wollte.

Ihre Mutter musste 50 000 Dollar Kaution hinterlegen, um aus dem Gefängnis zu kommen. Stellen Sie sich das vor ... 50 000 Dollar dafür, dass Sie Ihr eigenes Kind schützen! Das ist absurd! Ich weiß von zwei Mördern, die gegen weniger als 50 000 Dollar Kaution frei kamen. Sie entführten nicht nur die Tochter, der *Child Protective Service* steckte auch ihre drei Brüder in ein Heim. Anwälte des *Texas Department of Family and Protective Service* behaupteten vor Gericht, dass die Werneckes »medizinisch verantwortungslos« handelten, weil sie die Bestrahlung ablehnten.

Offenbar erkennen diese Anwälte die Ironie ihrer Aussage nicht. Ende 2005 »erlaubt« ein texanischer Richter den Werneckes, Katie aus dem Staatsgewahrsam zu nehmen, um alternative Krebsärzte aufzusuchen, doch nicht bevor sie mindestens fünf weitere Tage mit Chemie vergiftet worden sei. Katie wurde schließlich entlassen und kam zu ihrer Familie zurück. Glücklicherweise tötete die Chemotherapie Katie nicht und sie überlebte trotz der schrecklichen Krebsbehandlung. Diese Geschichte ist ein hervorragendes Beispiel dafür, dass die Medizinmafia außer Kontrolle ist.

Wenn Sie glauben, dass wir in einer »freien« Gesellschaft leben, dann denken Sie noch einmal darüber nach. Im Augenblick könnte ein Richter unter der direkten Kontrolle eines irregeführten Krebsspezialisten anordnen, dass der CPS Ihr eigenes Kind aus Ihrem Haus entführt, es in das Krankenhaus zerrt und chemische Gifte in die Adern spritzen lässt! Mike Adams meint dazu: »Das ist in keiner Weise ein Gesundheitssystem, Leute. Das ist ein Überwachungssystem. Wie überwacht man eine Bevölkerung? Setze sie von der Wiege bis zum Grab unter Medikamente. Halte ihren Verstand vernebelt. Verwirre sie mit Fernsehbildern. Richte sie mit Arztrechnungen zugrunde.

Und wenn sie die Regeln nicht befolgen, verhafte sie mit vorgehaltener Schusswaffe und terrorisiere ihre Familien, um ein Exempel zu statuieren. Das nenne ich staatlich geförderten medizinischen Terrorismus. In diesem Fall ist der Staat Texas. Ich persönlich meine, dass in einer gerechten Gesellschaft die Angehörigen des Texas CPS verhaftet und wegen Entführung angeklagt würden. Und die Onkologen, die Teil dieser Krebsverschwörung sind, würden wegen Verbrechen gegen die Menschheit vor ein internationales Gericht gestellt.

Ist es kein Verbrechen, einem Kind gegen seinen Willen und dem seiner Eltern tödliche Chemikalien zu injizieren? Würde ich eine Spritze mit denselben Chemikalien, die bei diesem Mädchen verwendet wurden, Ihnen ohne Ihre Einwilligung in den Arm spritzen, würde ich (sofort) wegen versuchten Mordes angeklagt.« www.naturalnews.com/016387.html

Teil 2

Biologische Grundlagen, nichttoxische Behandlungen, verbreitete Krebsarten & »Kachexie«

Egal, welche genetischen Anlagen Sie haben: Es gibt eine Vielzahl von Möglichkeiten, mit denen Sie das Krebsrisiko minimieren können, wenn Sie noch keinen haben. Und es gibt wirksame Therapien, sollten Sie Krebs haben. Sie können natürlich auch den Kopf in den Sand stecken, sich von Ihrem ungerechtfertigten Vertrauen in die Schulmedizin blenden lassen.

Biologie für Anfänger & Krebs

Der Verursacher des anaeroben Zellzustands ist nicht der Krebs, sondern es ist die konstante anaerobe Atmung, die alleine (oder zumindest als wesentlicher Grund) normale Zellen, die aerobe Atmung benötigen, in Krebszellen verwandelt.

Dr. David Gregg

Zellbiologie

Bevor wir zu den Ursachen für Krebs kommen, ist es wichtig, dass wir die biologischen Grundlagen verstehen und die Begriffe definieren, die im restlichen Verlauf des Buches vorkommen.

Gott hat unsere Körper auf wunderbare Weise geschaffen. Unser Herz pumpt das Blut durch unsere Venen, Arterien und Kapillaren in jede Zelle unseres Körpers. Stellen Sie sich vor, Ihr Körper wäre ein Land und die Zellen wären seine Einwohner. Damit das Land stark sein kann, müssen seine Einwohner verschiedene Berufe und dafür geeignete Geräte haben, sich richtig ernähren, um gesund zu bleiben, über ein Transportsystem, ein Kommunikationssystem, ein Abfallentsorgungssystem verfügen und über einen sicheren Ort, um sich zu erholen, sowie vor Giften geschützt sein, die ihnen Schlechtes wollen. Unser Ziel ist es, unsere Zellen mit all dem zu versorgen.

Genau wie beim Menschen, gibt es Zellen in allen Formen und Größen mit verschiedenen Fähigkeiten und Aufgaben. Doch sie sind alle für die Gesundheit unseres Körpers wichtig. Die »Müllsammler«-Zellen sind genauso bedeutend wie die »Nahrungslieferanten«-Zellen und die »Kommunikations-«-Zellen. Alle unsere Zellen sind hochkomplex. Im Zentrum einer Zelle befindet sich der Zellkern, der dem »Gehirn« entspricht. Der Kern ist von einer Plasmamembran umgeben. Alle Zellen in unserem Körper, außer den roten Blutkörperchen, besitzen einen Zellkern.

Zwischen Kern und Zellmembran (der »Haut« der Zelle) erstrecken sich die Zellfasern, die im Grunde das Gerüst der Zelle bilden. Die Zellfasern dienen auch als »Muskeln« der Zelle, die es ihr erlauben, sich in verschiedene Formen zusammenzuziehen und auszudehnen. Diese Fähigkeit der Zelle, ihre Form zu verändern, wird Pleomorphismus genannt. In den Zellfasern sind die Organellen eingebettet, die wie »kleine Organe« sind. Jedes Organell übernimmt eine spezifische Funktion. Wie ich schon erwähnte, wird die Zell-»Haut« Membran genannt. Sie besteht aus Proteinmolekülen. Einige dieser

Proteine wirken wie ein Etikett, das den Zelltyp benennt, andere Proteine wirken als Türen der Zelle. Gesunde Zellen sind aerob, das heißt, sie benötigen genügend Sauerstoff, um ordentlich zu funktionieren. Gesunde Zellen verbrennen Sauerstoff und Glukose (Blutzucker), um Adenosintriphosphat (ATP) zu erzeugen, die Energie-»Währung« der Zellen. Diesen Prozess nennt man aerobe Atmung (oder Zellatmung). Den Kreislauf der Energiegewinnung nennt man Krebszyklus (nach dem Biochemiker Hans Adolf Krebs) oder Zitronensäurezyklus, er findet in den Mitochondrien statt. Das sind Organellen mit einer äußeren und einer inneren Membran. Die Enzyme, die für die Energiegewinnung benötigt werden, sitzen auf der inneren Membran.

ATP besitzt drei Phosphate. Bricht die Bindung zwischen dem zweiten und dritten Phosphat auf, wird die Energie freigesetzt, die für fast alle Zellprozesse benötigt wird. Nur um zu funktionieren, produziert unser Stoffwechsel jeden Tag so viel an ATP, dass es unserem Körpergewicht entspricht. Pro Sekunde verbraucht und erzeugt jede unserer ungefähr 60 bis 100 Billionen Zellen zwölf Millionen Moleküle ATP. Die negativ geladenen Elektronen des Wasserstoffs sind die Energiequelle für die Erzeugung dieser schwindelerregenden Menge an ATP.

Die Produktion von ATP ist die Grundfunktion einer jeden menschlichen Zelle. Ohne sie gäbe es keine Prozesse wie die Reparatur der Zelle und die Synthese von Proteinen, Enzymen, Hormonen und Neurotransmittern. Die Reparaturmechanismen der DNS und die Reproduktion der Zellen würden enden. Diese entscheidende Energieerzeugung wird durch viele Faktoren beeinträchtigt, dazu gehören Alter, falsche Ernährung und externe Gifte.

Wenn das ATP erzeugt ist, wird es im Golgi-Apparat der Mitochondrien gelagert, bis es von der Zelle für die verschiedenen Prozesse gebraucht wird. Als Nebenprodukt dieser Energiegewinnung entsteht Kohlendioxid. Das Kohlendioxid ist wiederum dafür verantwortlich, dass sich der Sauerstoff vom Hämoglobin (dem Proteinfarbstoff der roten Blutkörperchen) löst. Der Sauerstoff wird dazu benutzt, weiteres ATP zu produzieren, wodurch mehr Kohlendioxid als Nebenprodukt entsteht, das wiederum den Sauerstoff aus dem Hämoglobin löst. Es ist ein wunderbarer, fortwährender und unaufhörlicher Prozess.

Das Immunsystem ist eine Ansammlung von Zellen, chemischen Botschaftern und Proteinen, die zusammen den Körper vor möglicherweise schädlichen, infektiösen Mikroben wie Bakterien, Viren oder Pilzen schützen. Das Immunsystem spielt somit eine Rolle in der Kontrolle von Krebs und anderen Krankheiten. Unser Immunsystem besteht aus Leukozyten (weißen Blutkörperchen), Antikörpern (Proteinen im Blut), der Thymusdrüse, Milz und Leber. Es hat sogar ein eigenes Netzwerk aus Gefäßen (das Lymphsystem), über das Abfallprodukte aus dem Gewebe zu den Lymphknoten entsorgt werden, wo die Makrophagen Fremdkörper herausfiltern.

Die Leukozyten sind die »erste Verteidigungslinie« des Körpers. Wenn fremde »Eindringlinge« in den Körper gelangen, rettet ihn unser Immunsystem auf zwei Arten:

1. Die Leukozyten greifen den Eindringling direkt an.

2. Die Antikörper beschädigen den Eindringling direkt oder alarmieren Leukozyten, damit diese einen Angriff starten.

Es gibt zwei Hauptuntergruppen von Leukozyten. Eine davon heißt polymorphkernige Leukozyten (oder Granulozyten). Diese Leukozyten sind mit Körnchen giftiger Chemikalien angefüllt, mit denen sie Mikroben verdauen können. Dieser Prozess wird Phagozytose genannt (wörtlich »Zelle essend«). Die Granulozyten unterteilen sich in Neutrophile (töten Bakterien), Eosinophile (töten Parasiten) und Basophile.

Die zweite Hauptuntergruppe heißt einkernige Leukozyten, zu denen die Monozyten und die Lymphozyten gehören. Monozyten fressen tote oder beschädigte Zellen (durch Phagozytose) und bilden eine immunologische Verteidigung gegen viele infektiöse Organismen. Monozyten wandern in das Gewebe und entwickeln sich zu Makrophagen. Makrophagen besitzen Körnchen oder Chemikalienpakete und Enzyme, die dazu dienen, Mikroben, Antigene und andere Fremdkörper zu fressen und zu zerstören.

Die Lymphozyten im Lymphsystem sind einkernige Leukozyten, die Fremdkörper und Keime (Bakterien oder Viren) im Körper identifizieren und Antikörper produzieren oder Zellen, die speziell diese angreifen. Die Lymphozyten benötigen mehrere Tage bis Wochen, um neue Fremdkörper zu erkennen und anzugreifen. Die Hauptuntergruppen der Lymphozyten sind B-Zellen und T-Zellen.

Aerobe kontra anaerobe Atmung

Der Energiegewinnungszyklus heißt Krebs- oder Zitronensäure-Zyklus und läuft in den Mitochondrien ab. Normalerweise gewinnen Zellen durch einen

Prozess Energie, der als aerobe (»mit Sauerstoff«) Atmung bekannt ist. Wenn jedoch etwas geschieht, was die Fähigkeit zum Sauerstofftransport des Blutes hemmt, die Menge an Sauerstoff oder Kohlenstoffdioxid im Blut verringert, die Sauerstoffaufnahme der Zellen aus dem Blut verhindert oder die Fähigkeit der Mitochondrien, ATP zu erzeugen, beeinträchtigt, dann wird der Krebs- oder Zitronensäure-Zyklus unterbrochen, die Zellen bekommen keine Energie mehr und wir haben ein ernsthaftes Problem.

Da die Zellen nicht mehr genügend Sauerstoff zum Atmen bekommen, wechseln sie auf anaerobe (»ohne Sauerstoff«) Atmung, um zu überleben. Dr. David Gregg schreibt dazu: »Krebs bringt die Zellen nicht dazu, auf anaerobe Atmung umzustellen, doch er stabilisiert die anaerobe Atmung, die der einzige Grund (oder eine wesentliche Bedingung) dafür ist, dass sich normale Zellen mit aerober Atmung in Krebszellen verwandeln.« www.krysalis.net

Die Zelle hört auf, Sauerstoff zu atmen, und beginnt, Glukose (Blutzucker) zu vergären, um Energie zu gewinnen. Als Abfallprodukt des Vergärungsprozesses fällt Milchsäure an, die wiederum die Zellen hemmt, Sauerstoff aufzunehmen. Bei der Zwischenspeicherung der Säure werden Kalzium und Sauerstoff verbraucht. Das ermöglicht es der Krebszelle, sich zu stabilisieren.

Anaerobe Atmung ist extrem ineffizient und eine ernsthafte Belastung für den Körper, da anaerobe Zellen sich mehr als aerobe Zellen anstrengen müssen, um aus der verstoffwechselten Glukose ATP zu gewinnen. Mit aerober Atmung werden aus jedem Glukosemolekül 36 ATP-Moleküle und mit anaerober Atmung lediglich zwei ATP-Moleküle gewonnen. Mit anaerober Atmung wird also nur 1/18 der möglichen Energie gewonnen. Wenn wir das durchrechnen, benötigt eine Krebszelle 18 Mal mehr Glukose als eine normale Zelle, um dieselbe Energiemenge zu gewinnen. Wissen Sie nun, warum es heißt: »Krebs liebt Zucker«?

Die Krebszelle hat keine Möglichkeit, tatsächlich 18 Mal mehr Zucker zu verarbeiten, um die Energiemenge einer gesunden Zelle zu erreichen. Die Krebszelle ist daher chronisch geschwächt. Diese Schwäche verhindert, dass sie schützende antioxidante Enzyme wie Superoxid-Dismutase (SOD), Glutathionperoxidase (GPX), Glutathion-Reduktase und Katalase herstellt. So bleiben oxidierende Angriffe durch Ozon möglich.

Wie ich schon erwähnte, verbrauchen gesunde Zellen Sauerstoff und Glukose, um ATP zu produzieren, wobei Kohlendioxid entsteht. Das Kohlendioxid wiederum ist verantwortlich für die Lösung des Sauerstoffs vom

Hämoglobin. Diese roten Blutkörperchen transportieren den Sauerstoff von der Lunge zu den Zellen. Doch die Krebszellen können den Sauerstoff nicht aus dem Hämoglobin herausholen, da ihre anaerobe Atmung kein Kohlendioxid produziert, das dafür benötigt wird.

Nun leben verschiedene Zellen verschieden lang. Gott schuf unsere Neuronen (Nervenzellen) so, dass sie unser Leben lang halten, doch für unsere Leukozyten sah er nur wenige Tage vor. Wenn Zellen beschädigt sind, können sie vorzeitig sterben; diese toten Zellen werden fortwährend ersetzt, damit die einwandfreie Funktion des Gewebes gewährleistet bleibt. Diese Art der andauernden Zellerneuerung geschieht in einem Prozess, der Mitose genannt wird, der eigentlich der Zellteilung dient, in der sich eine Zelle in zwei kleinere »Tochter«-Zellen aufteilt.

Die neuen Zellen sind in ihrem Aufbau und ihrer Funktionsweise ähnlich. Ich sage »ähnlich«, da die beiden Tochterzellen jeweils ungefähr die Hälfte und nicht genau die Hälfte der Organellen der Mutterzelle bekommen. Weit wichtiger ist jedoch, dass jede Tochterzelle eine exakte Kopie der DNS (Erbinformation) der Mutterzelle besitzt.

Doch obwohl die Mitose immer in einem erheblichen Umfang abläuft, hat sie bei der Gesamtzahl der Zellen in unserem Körper keine Chance. Warum das? Nun, um im Fachjargon zu sprechen, Ihr Körper muss »seine Bücher ausgleichen«. Einfach gesagt: Damit Ihr Körper im Gleichgewicht bleibt, muss für jede neue, durch Mitose entstandene Zelle eine andere Zelle sterben. Den Prozess des programmierten Zelltodes nennt man Apoptose. Es ist faszinierend, dass der durchschnittliche Mensch jedes Jahr die Hälfte seines Körpergewichts durch Apoptose verliert!

Eine unkontrollierte Apoptose wird mit mehreren Krankheiten und Syndromen in Verbindung gebracht, etwa Krebs und AIDS. Im Fall von Krebs führt die Hemmung des normalen Apoptose-Prozesses zur Entwicklung von Tumoren, da Zellen, die normalerweise gestorben wären, auf unbestimmte Zeit weiterleben. Doch Krebs ist nicht notwendigerweise das Ergebnis eines Problems mit dem P53-Gen (das die Apoptose reguliert). Den Kern von festen Krebstumoren bilden tote Zellen – in diesen Tumoren fehlt die Apoptose nicht. Wachsende Tumore leben an den Rändern, wo sie genügend Zucker bekommen und nicht in ihrer eigenen Milchsäure ertrinken.

Eine Krebszelle wird als undifferenziert beschrieben. Das bedeutet, dass eine Krebszelle keine normale Funktion übernimmt. Eine Krebszelle kann daher auch nicht ein Teil des Tumorgewebes selbst werden, da dieses vollständig aus gesunden Zellen bestehen muss. Die Krebszellen sitzen innerhalb des Tumorgewebes und tun nichts, außer sich zu vermehren und sich zu weigern zu sterben. Was die Krebspatienten tötet, ist die Ausbreitung ihrer Krebszellen. Genau deshalb sind Biopsien so gefährlich! Ein Anschneiden des Gewebes kann die Krebszellen in den Blutkreislauf freisetzen und es ihnen so ermöglichen, sich im ganzen Körper zu verbreiten! Wenn der Krebs im ganzen Körper streut, gibt es schließlich genügend Krebszellen, um eine Person zu töten.

Natürlich verbreiten sich Krebszellen auch ohne Biopsie, durch die Streuung von »Tochter«-Zellen aus dem »Mutter«-Tumor. Die Tochterzellen werden weitgehend durch Statine in Schach gehalten, die die Mutter freisetzt, solange der Muttertumor nicht durch eine Operation beseitigt oder durch Strahlung zerstört wird, wodurch die Tochterzellen durch nichts mehr unterdrückt werden und daher zu wachsen beginnen.

Tumore sind selbstversorgend, sie schaffen sich ihre eigene Blutversorgung. Durch den Prozess der Angiogenese entstehen neue Blutgefäße. Das ist ein normaler, grundlegender Prozess der biologischen Entwicklung. Doch auch Krebsgeschwüre benötigen ihn, um zu wachsen. Der wichtigste Auslöser für Angiogenese ist das Fehlen von Sauerstoff (Hypoxie). Das Wachstum der Blutgefäße findet außerhalb statt, so dass die Ränder des Tumors, dort wo die Zellen leben, mit mehr Zucker versorgt werden. Es gibt viele Möglichkeiten, die Angiogenese zu hemmen, zum Beispiel die Einnahme großer Mengen von Bauchspeicheldrüsenenzymen. »Zellen, die an Sauerstoffmangel leiden, schütten Angiogenesesignale aus.« *(The Townsend Letter,* Juni 2002, S. 97)

Dr. David Gregg schreibt:

»Der komplexe Prozess der Bildung neuer Blutgefäße erfolgt von dort. Das ergibt in der Weise Sinn, da zu erwarten ist, dass auch eine normale Zelle auf diese Weise reagieren würde und nicht nur Tumorzellen. Das könnte in der Tat geschehen. In der sauerstoffarmen Umgebung der Tumorzellen erschaffen die normalen Zellen die neuen Blutgefäße, nicht die Krebszellen. Ich wunderte mich immer, warum alle Krebsarten einen anaeroben Stoffwechsel haben. Das ist fast so, als wäre dies erforderlich. Ich glaube, ich kenne nun die Antwort. Es ist bekannt, dass Tumore neue Blutgefäße bilden müssen, um zu wachsen und den größeren Tumor zu versorgen. Wenn sie das nicht können, können sie nicht

wachsen. Das ist eine fundamentale Grundlage aller Krebsarten. Wenn die An-
giogenese-Theorie … stimmt, müssen sie eine sauerstoffarme Umgebung schaf-
fen, um das Wachstum von neuen Blutgefäßen zu stimulieren. Der anaerobe
Stoffwechsel leistet das. Der anaerobe Stoffwechsel ist daher nicht nur eine se-
kundäre Konsequenz von Krebs; er ist eine Grundlage des Krebswachstums.
Zellen, die nicht anaerob sind, haben keine Mittel, um die Bildung von neuen
Blutgefäßen zu stimulieren, und können daher das Tumorwachstum nicht un-
terstützen. Ohne diese Fähigkeit würden sie schließlich absterben.«

www.krysalis.net/cancer4.htm

Ein Wissenschaftler, der viel zur Krebsforschung beigetragen hat, war P. G.
Seeger. Er hat fast 300 wissenschaftliche Arbeiten publiziert und war zweimal
für den Nobelpreis nominiert. In den 1930er-Jahren zeigte er, dass Krebserkrankungen im Zytoplasma der Zelle und nicht im Kern anfangen. Das Zytoplasma ist die gelartige Flüssigkeit innerhalb der Zelle. Sie liefert die
Zellumgebung, in der die Organellen arbeiten können. Alle Abläufe bei der
Ausdehnung der Zelle, bei ihrem Wachstum und ihrer Replikation laufen im
Zytoplasma ab. Das Zytoplasma umgibt die Mitochondrien, die manchmal
als »zelluläre Kraftwerke« beschrieben werden, da in ihnen in einer Reihe
von Reaktionen, der so genannten Atmungskette, das ATP entsteht.

Seeger zeigte, dass die Atmungskette in Krebszellen durch die Zerstörung
von wichtigen Enzymen blockiert wird und die Zellen daher Energie nur
durch die anaerobe Umwandlung von Glukose in Milchsäure gewinnen können. 1957 gelang es Seeger, normale Zellen innerhalb von wenigen Tagen in
Krebszellen zu verwandeln, indem er Chemikalien einführte, die die Atmungskette blockierten. Seine vielleicht bedeutendste Entdeckung war, dass
bestimmte Nährstoffe die Fähigkeit besitzen, die zelluläre Atmung in Krebszellen wieder herzustellen und sie so wieder in normale Zellen zurückzuverwandeln. Seeger meinte mit anderen Worten, dass Krebs umkehrbar ist. Einer
dieser Nährstoffe ist das Vitamin B Cyclohexanhexol, das von dem Pathologen Professor Dr. AbulKalam M. Shamsuddin an der *University of Maryland*
in Verbindung mit Phytinsäure (IP6) erfolgreich dazu benutzt wurde, Krebszellen in normale Zellen zurückzuverwandeln.

Der Deutsche Dr. Otto Warburg, ein auf Krebs spezialisierter Biochemiker
und Nobelpreisträger für Medizin von 1931, entdeckte als Erster, dass Krebszellen eine von gesunden Zellen völlig verschiedene Atmung besitzen, dass

sie anaerob atmen; was auch immer die anaerobe Atmung verursacht, ist daher der Grund für alle Formen des Krebses. Er glaubte, dass Krebs immer dann entsteht, wenn einer Zelle 60 Prozent des benötigten Sauerstoffs vorenthalten wird und sie deshalb zur anaeroben Atmung übergeht.

Seine These war, dass Krebs eine fermentative Krankheit ist und durch mutierte Zellen verursacht wird, die statt aerob anaerob atmen und deshalb Glukose vergären und unkontrolliert wachsen. Tumore wären demnach nichts anderes als ummauerte toxische Abfallgruben innerhalb des Körpers, die sich durch vergärenden Zucker ernähren. Laut Warburg sind die meisten, wenn nicht sogar alle degenerativen Krankheiten das Ergebnis von Sauerstoffmangel in den Zellen.

Einige Forscher behaupteten, dass Warburgs Theorie nicht stimme, nachdem sie eine besonders langsam wachsende Zelle beobachtet und darin keine Fermentation gefunden hatten. Dean Burn und Mark Woods, zwei Forscher des *National Cancer Institute,* untersuchten diese Ergebnisse. Mit modernen Geräten fanden sie heraus, dass die Geräte dieser Forscher nicht genau genug maßen, um die geringen Spuren der Fermentation aufzuzeichnen. Mit neueren und exakteren Geräten zeigten Burn und Wood, dass sogar in den sehr langsam wachsenden Krebszellen Fermentation stattfindet, wenn auch in sehr geringem Umfang.

Der pH-Wert

»In der Tat hängt der gesamte Stoffwechselprozess vom pH-Wert ab.« (Dr. Robert Young, *Sick & Tired,* S. 59; dt. *Krank & Müde)*

In vielen Jahren Forschung lernte ich, dass die erfolgreichsten nicht-toxischen, alternativen Krebstherapien zwei gemeinsame Nenner haben:

1. das Säuren-Basen-Gleichgewicht zu erhalten.
2. die auf Zellebene verfügbare Sauerstoffmenge zu steigern.

Sehen wir uns also diese beiden Konzepte einmal kurz an. Im Chemieunterricht in der Schule lernten wir das Säuren-Basen-Gleichgewicht kennen, das durch den pH-Wert bestimmt wird. »pH« ist die lateinische Abkürzung für »Gewicht des Wassers« oder »Kraft des Wassers«. Unser pH-Wert wird auf einer Skala von 0 bis 14 festgelegt, wobei 7,35 in etwa der normale, neutrale Zustand ist. pH-Werte unter 7,35 entsprechen einer sauren Umgebung (mit »0« als saurem Extrem) und Werte über 7,35 sind basisch (auch »alkalisch« genannt; mit 14 als basischem Extrem).

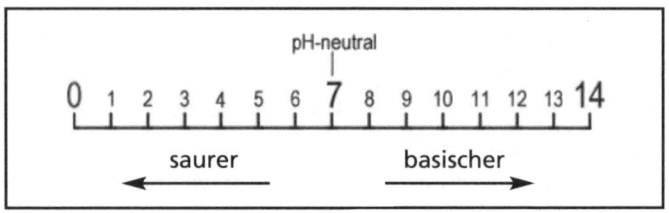

Wasserstoff besteht aus einem Proton und einem Elektron. Wenn das Elektron weggenommen wird, besteht das zurückbleibende positive Ion aus dem Proton. Ohne in alle Details über Protonen (»+«-Ladung) und Elektronen (»-«-Ladung) zu gehen, ist es wichtig festzuhalten, dass basische Substanzen Protonen-»Abnehmer« sind, während Säuren Protonen-»Spender« sind. Was bedeutet dies für jemanden, der kein Arzt ist? Lassen Sie es mich vereinfachen. Da Basen einen höheren pH-Wert haben, besitzen sie ein großes Potenzial, Wasserstoffionen aufzunehmen und bei Säuren ist es andersherum.

Warum ist Wasserstoff so wichtig? Unser Universum besteht aus Millionen von Verbindungen, die sich alle aus nur 106 Atomen zusammensetzen. Von diesen Elementen ist Wasserstoff das wichtigste und grundlegendste. Wasserstoff ist auch das häufigste Element. Er umfasst 90 Prozent aller Atome im Kosmos. In unserer Sonne und den anderen Sternen fusionieren Wasserstoffkerne zu Helium, dem zweiten Element. Dadurch entsteht die ungeheure Menge an Energie, die das Leben auf der Erde antreibt. Und so wie der Wasserstoff der Brennstoff der Sonne ist, ist er auch im menschlichen Körper der kritische Faktor in den elektrochemischen Prozessen, aus denen ATP entsteht.

Aus der Chemie wissen wir, dass Wasser (H_2O) in ein Wasserstoffion (H+) und eine Hydroxylgruppe (OH-) zerfällt. Wenn eine Lösung mehr Wasserstoffionen als Hydroxylgruppen enthält, nennt man sie sauer. Wenn sie mehr Hydroxylgruppen als Wasserstoffionen enthält, nennt man sie basisch oder alkalisch. Wie Sie sich vermutlich schon denken können, ist der pH-Wert von 7,35 neutral, weil dann gleich viele Wasserstoffionen und Hydroxylgruppen vorhanden sind.

Über 70 Prozent unseres Körpers besteht aus Wasser. Wenn Zellen durch aerobe Atmung Energie gewinnen, verbrennen sie Sauerstoff und Glukose. Ich will hier nicht zu wissenschaftlich werden, doch Tatsache ist, dass der Körper für die Energiegewinnung auch eine Unmenge von Wasserstoff benötigt. Jeden Tag verbraucht unser Körper 250 Gramm reinen Wasserstoff.

Sogar unsere DNS wird durch Wasserstoffbindungen zusammengehalten. Und da der pH-Wert von Basen höher ist, ist auch ihr Potenzial, Wasserstoff aufzunehmen, größer, wodurch mehr Sauerstoff in die Zellen geliefert wird. Die Konzentration an Wasserstoffionen variiert um 10^{14}, das heißt, eine Änderung um eine pH-Einheit entspricht einer Veränderung der Wasserstoffionenkonzentration um den Faktor 10. Die pH-Skala ist eine gewöhnliche logarithmische Skala. Für diejenigen unter Ihnen, die sich mit Mathematik nie anfreundeten: Das heißt, dass eine Substanz mit dem pH-Wert 5,2 zehn Mal saurer ist als eine Substanz mit dem pH-Wert 6,2 und sogar 100 (10^2) Mal saurer als eine Substanz mit dem pH-Wert 7,2 und 1000 (10^3) Mal saurer als eine Substanz mit dem pH-Wert 8,2 etc.

Unser Blut benötigt immer einen pH-Wert von ungefähr 7,35, damit es Sauerstoff transportieren kann. Gott hat unseren Körper daher so unverwüstlich gestaltet, dass dieser fähig ist, einen unausgeglichenen pH-Wert durch einen Ausgleichsmechanismus, ein Puffersystem, wieder zu neutralisieren. In der Chemie ist ein Puffer eine Substanz, die Säuren neutralisiert und so den pH-Wert einer Lösung relativ konstant hält, auch wenn beträchtliche Mengen von Säuren oder Basen hinzugegeben werden.

Doch durch eine schlechte Ernährung wie Junkfood, Fastfood, Tiefkühlkost und Limonade mit Kohlensäure erschweren es die meisten von uns ihrem Körper, den richtigen pH-Wert im Blut aufrechtzuerhalten. Obwohl unser Körper normalerweise alkalische Reserven bereithält, mit denen die Säuren bei solcher Ernährung ausgeglichen werden, ist es sicherlich so, dass viele von uns an diesen Reserven Raubbau treiben.

Wenn unser Puffersystem überlastet wird und die Reserven erschöpft sind, wird die überschüssige Säure in das Gewebe eingelagert. Wenn immer mehr Säure sich im Gewebe ansammelt, verschlechtert es sich. Der Säuremüll lässt die Venen und Arterien oxidieren (»sie rosten«) und beginnt die Zellwände und sogar ganze Organe zu zerstören.

Dr. Robert Young schreibt: »Ein chronisch saurer pH-Wert im Körper greift das Körpergewebe an, frisst sich langsam in die fast 60 000 Meilen (97 000 Kilometer) unserer Venen und Arterien, so wie sich Säure in den Marmor frisst. Wenn er nicht entdeckt wird, wird er alle Zellaktivitäten und -funktionen unterbrechen – von unserem Herzschlag bis zum neuronalen Feuer in unserem Gehirn. Übersäuerung beeinträchtigt das Leben an sich und führt zu Übelkeit und Krankheiten.« *(Sick & Tired*, S. 59)

Wie wir vorhin gelernt haben, gewinnen normale Zellen Energie durch aerobe Atmung (mit Sauerstoff). Alkalische Zellen können genügende Mengen an Sauerstoff aufnehmen, um aerobe Atmung zu gewährleisten. Doch wenn die Zellen saurer werden, wird weniger Sauerstoff aufgenommen und die Zellen beginnen, die Glukose zu vergären, um zu überleben. Es ist wichtig, diesen Vorgang zu verstehen, denn Krebszellen gedeihen in einer sauren, anaeroben Umgebung und fühlen sich in einer aeroben, alkalischen Umgebung nicht wohl. Hat man einen sauren pH-Wert, ist das so, als würde man mit einem leuchtenden Ölwarnlämpchen Auto fahren. Es ist ein Zeichen dafür, dass etwas mit dem Motor nicht stimmt. Wenn wir das Problem nicht beheben, wird das Auto irgendwann stehen bleiben.

Kelichi Morishita erklärt dies in seinem Buch *Krebs ist nicht unheilbar*: Wenn Blut sauer wird, lagert der Körper die sauren Substanzen in Zellen ein, um sie aus dem Blut zu bekommen. So bleibt das Blut leicht alkalisch. Doch die Zellen werden dadurch sauer und toxisch. Mit der Zeit werden viele dieser Zellen immer saurer und einige sterben. Einige der sauren Zellen könnten sich an diesen Zustand anpassen. Mit anderen Worten: Statt dass sie sterben (so wie es normale Zellen in einer sauren Umgebung tun), überleben einige Zellen, indem sie abnormale Zellen werden. Diese abnormalen Zellen werden bösartige Zellen genannt, die nicht mit den Gehirnfunktionen in Einklang stehen oder unserem eigenen DNS-Code entsprechen. Deshalb wachsen bösartige Zellen unentwegt und ohne Ordnung. *Das ist Krebs.*

Wenn wir unserem Körper zu viel Säure zuführen, ist das, als würden wir Gift in ein Aquarium schütten. Vor einigen Jahren kauften wir für unsere Kinder ein Aquarium mit einem Paar Goldfische. Nachdem beide Goldfische gestorben waren, hatten wir verstanden, dass der entscheidende Faktor für das Überleben der Fische die Wasserqualität ist. Wenn das Wasser nicht genau richtig ist, dann sterben sie schnell. Wir hatten auch verstanden, dass man einen Fisch schnell töten kann, indem man ihm das falsche Futter gibt! Vergleichen Sie das nun mit Ihrem internen »Aquarium«. Viele von uns schütten in ihr »Aquarium« Chemikalien, Toxine und die falsche Nahrung, die den pH-Wert verringern, wodurch auf der Zellebene ein saurer pH-Wert und Sauerstoffmangel entstehen. Wie ich schon erwähnt habe, *ist dies der Beginn einer degenerativen Krankheit.*

Da wir nun anfangen zu verstehen, welche internen Bedingungen Krebszellen gedeihen lassen (ein saurer pH-Wert und Hypoxie), ist es klar, dass bei gegenteiligen Bedingungen (ein basischer pH-Wert und Sauerstoff) Krebszellen wieder inaktiv oder harmlos werden. Ein Weg zu einem wieder basischen pH-Wert ist aufzuhören, Dinge zu konsumieren, die unseren Körper sauer werden lassen. Eine Limonade hat einen pH-Wert von etwa 2. Sie ist damit 100 000 (10^5) Mal saurer als Wasser mit einem pH-Wert von etwa 7. Menschen, die große Mengen von Limonaden mit Kohlensäure (oder Kaffee und Alkohol) trinken, sind normalerweise sehr sauer und damit »Krebsmagneten«. Eine Dose Limonade verringert auch sechs Stunden lang die Immunantwort um 50 Prozent!

Was können wir noch tun, um den pH-Wert in unserem Gewebe im gesunden Bereich zu halten? Am einfachsten ist es, vor allem basisches Essen zu sich zu nehmen. Eines unserer beliebtesten Kochbücher ist *Back to the House of Health* (dt. *Zurück zum Haus der Gesundheit)* von Shelly und Robert Young. Die generelle Faustregel lautet: 20 Prozent saure Lebensmittel und 80 Prozent alkalische Lebensmittel zu essen. Auch frischer Fruchtsaft versorgt unseren Körper mit einer Unmenge an basischen Substanzen. Sie können auch Nahrungsergänzungsmittel wie Pottasche, Cäsium, Magnesium, Kalzium und Rubidium zu sich nehmen, die alle hochbasisch sind.

Einige hervorragende Basen bildende Lebensmittel sind: die meisten rohen Gemüse und Früchte, Feigen, Limabohnen, Olivenöl, Honig, Sirup, Apfelessig, Miso, Tempeh, Rohmilch, Rohkäse, Stevia, grüner Tee, die meisten Kräuter, Getreidekeime, Sprossen, Weizengras und Gerstengras. Lebensmittel wie Joghurt, Kefir und Butter sind im Grunde neutral. Einige Säure bildende Lebensmittel sind: Limonaden mit Kohlensäure, Kaffee, Alkohol, Schokolade, Tabak, Aspartam, Fleisch, Austern, Fisch, Eier, Hühner, pasteurisierte Milch, verarbeitetes Getreide, Zucker, Erdnussbutter, Bohnen und Nudeln.

Einige Daten und Fakten

Jede Minute stirbt ein Amerikaner an Krebs! Das sind pro Tag über 1400 Menschen – genug, um vier Flugzeuge zu füllen. Jedes Jahr sind das über eine halbe Million Amerikaner. In seinem Buch *Don't Waste Your Life* (dt. *Verschwende nicht dein Leben)* zitiert John Piper auf Seite 115 bis 116 Ralph Winter:»Der Teufel nutzte seine rebellische Freiheit erschreckenderweise für die Entwicklung von zerstörerischen Bakterien und Viren auf der mikrobiologischen Ebene. Heute sind sie für 1/3 aller Toten auf dem Planeten verantwortlich ... (doch alle) vom *National Cancer Institute* der Bundesregierung finanzierten Projekte konzentrieren sich auf Chemotherapie und Bestrahlung, nicht auf Vorbeugung. Das ist, als wäre man in 150 Vietnamkriegen gleichzeitig gefangen – soweit es die Todeszahlen auf dem Schlachtfeld betrifft. Und doch handeln wir, als gäbe es keinen Krieg! Wie kann man den Amerikanern ins Bewusstsein rufen, dass ein Drittel aller Frauen und die Hälfte aller Männer Krebs bekommen, bevor sie sterben?«

Haben Sie schon einmal einen geliebten Menschen an Krebs verloren? Mir scheint, dass jeder, den ich kenne, Krebs hat oder ihm nahe stehende Menschen Krebs haben. Zu erfahren, dass man selbst oder ein geliebter Mensch Krebs hat, kann absolut furchterregend sein. Als mein Vater 1996 starb, veranlasste mich das, die Gründe für Krebserkrankungen zu erforschen und, welche Behandlungen gegen diese schreckliche Krankheit tatsächlich wirken.

Denken Sie über diese Fakten nach:

▶ Jedes Jahr sprühen wir über eine Milliarde Pfund Pestizide auf unsere Felder.

▶ Wir verfüttern Millionen von Pfund an Antibiotika an unser Schlachtvieh.

▶ Wir spritzen unseren Rindern fortwährend Wachstumshormone.

▶ Wir essen Getreide, das mit Pilzgiften kontaminiert ist.

▶ Wir schütten Millionen von Tonnen giftigen Müll auf unsere Müllhalden und in die Flüsse.

▶ Wir vergiften unsere Kinder unwissentlich mit Schutzimpfungen.

▶ Wir trinken Wasser, das durch Chlor, Fluor und andere Chemikalien vergiftet ist.

▶ Wir trinken Diätlimonaden, die mit Aspartam versetzt sind.

▶ Die Füllungen und Wurzelkanäle in unserem Mund sind voller Quecksilber.

▶ Wir atmen Luft, die durch mit Chemikalien versetzte Kondensstreifen verschmutzt ist.

▶ Wir lassen die Ärzte unseren Körper mit Röntgenstrahlen zerstören.

▶ Wir rauchen Zigaretten und trinken Unmengen von Alkohol.

▶ Wir essen vor allem Junkfood, Fastfood und Tiefkühlkost.

Ist es ein Wunder, dass wir die ganze Zeit krank sind?

Was verursacht Krebs?

Gott hat unseren Körper auf wundervolle Weise aus Billionen von lebenden Zellen erschaffen. Jede Zelle ist einmalig, hat ihre eigene Identität und erfüllt eine bestimmte Aufgabe. Diese Billionen von Zellen müssen herausfinden, wie sie sich gegenseitig beeinflussen und wie sie zusammenarbeiten müssen, damit der Körper gesund und vital bleibt. Im Körper werden fortwährend Krebszellen gebildet, doch Gott hat auf wunderbare Weise unser Immunsystem erschaffen. Es ist in der Lage, diese Zellen zu finden und zu zerstören. Entstehen jedoch mehr Krebszellen, als ein überarbeitetes, erschöpftes Immunsystem zerstören kann, wächst ein Tumor. Den Tumor herauszuschneiden, behebt im Normalfall das Problem nicht. Erinnern Sie sich daran: Ein Tumor besteht lediglich aus unkontrolliert wachsenden Zellen. Er ist lediglich ein Symptom für Krebs, aber nicht die Ursache.

Doch Tumore können in verschiedene Teile des Körpers wandern und auch dort unkontrolliert weiter wachsen. Ich sage daher nicht, dass Tumore irrelevant sind. Sie können die Umgebung einengen und ihre Abfallprodukte können für den Rest des Körpers toxisch sein. Daher stören sie oft Organfunktionen, z. B. des Gehirns, der Leber, der Nieren und der Lunge, was zum Tod führt. Krebs zu überwinden, ist ein Prozess, in dem die Bedingungen umgekehrt werden müssen, die es dem Krebs gestatteten sich zu entwickeln. Es ist entscheidend festzuhalten, dass Krebs ein systemisches Ungleichgewicht ist. Mit anderen Worten: Er ist ein Problem des gesamten Systems der in Wechselbeziehung zueinander stehenden Teile des Körpers. Geeignete Behandlungen müssen daher den gesamten Körper und seine Umwelt umfassen.

Es gibt viele verschiedene Theorien darüber, was Krebs tatsächlich auslöst:

1. Die Theorie der äußeren Vergiftung: Nach dieser Theorie wird die Ausbreitung von Krebszellen durch äußere Gifte verursacht. Dazu zählen Chemikalien und andere Materialien, die weitgehend von der Industrie und aus Unachtsamkeit erzeugt werden. Diese Chemikalien befinden sich überall im Wasser, in den Lebensmitteln und der ganzen Luft, die wir atmen. Man kann viele Gifte nicht sehen, fühlen oder riechen – zumindest nicht sofort. Wir erkennen ihre Auswirkungen nicht, bis wir nach Jahren an einer chronischen Krankheit (wie Krebs) leiden. Jedes Jahr setzt die Industrie über vier Milliarden Pfund toxischer Chemikalien in die Umwelt der Nation frei, darunter

72 Millionen Pfund von bekannten Kanzerogenen. Die Verbindung zwischen äußeren Giften und Krebszellen ist unumstößlich.

2. Die Mikroben-Theorie: Nach dieser Theorie wird Krebs durch pleomorphe (Gestalt verändernde) Mikroben verursacht, so zum Beispiel durch Pilze, Hefen, Bakterien und Parasiten. Es ist unwiderlegbar, das diese pathogenen Mikroben etwas mit Krebs zu tun haben. Es ist erwiesen und gut dokumentiert, dass Pilzinfektionen tatsächlich falsch als Leukämie diagnostiziert wurden. Im Verlauf des letzten Jahrhunderts beobachteten viele prominente Forscher mit der Dunkelfeldmikroskopie zellulären »Pleomorphismus«. Der Pleomorphismus nimmt an, dass Pilze, Schimmel, Hefen und Bakterien lediglich verschiedene Stufen im Lebenszyklus von Mikroben darstellen.

3. Die Immunsystemtheorie: Nach dieser Theorie ist Krebs im Grunde eine Erkrankung des Immunsystems und beginnt, wenn dessen Belastung durch Verseuchungsstoffe zu hoch wird oder das Immunsystem zu sehr geschwächt wird. Sie produzieren in Ihrem Körper an jedem Tag Ihres Lebens irgendetwas zwischen einigen hundert und bis zu 10 000 Krebszellen. Wenn Ihr Immunsystem problemlos funktioniert, kann es jede einzelne dieser aberranten Zellen erkennen und aus dem Körper entfernen. Der Grund, warum nicht jeder Krebs bekommt, liegt darin, dass das Immunsystem das verhindert. Laut Jon Barron: »Das ist einfach das, was ein gesundes Immunsystem tut.«

4. Die Hypoxie-Theorie: Diese Theorie beruht weitgehend auf der Forschung von Dr. Otto Warburg. Sie besagt, dass die Ursache von Krebs in ungesunder Ernährung und Lebensweise zu suchen sind, die zur Ansammlung von Giften führen, was schließlich den Selbstreinigungsmechanismus des Körpers überlastet. Krebs soll ein Zeichen für Ernährungs- und Umweltirritationen über lange Zeiträume sowie von Schwächen im Immunsystem sein, was zu Sauerstoffmangel (Hypoxie) in den Zellen führt und dadurch zu unkontrollierten Zellvermehrungen. Da Sauerstoff unser Hauptlebensspender ist, ist es nachvollziehbar, dass ein Mangel hier unseren Körper und unsere Organe schädigt.

5. Die Theorie der internen Rebellion: Das ist die in der Schulmedizin vorherrschende Theorie. Sie besagt, dass das wilde Wachstum der Krebszellen eine Art von genetischer Rebellion gegen den Körper sei, in der die eigenen Zellen sich gegen den Körper, aus dem sie hervorgingen, auflehnen und ihn zerstören. Wenn diese Theorie stimmen würde, dann wäre es nur logisch und

sinnvoll, alles zu tun, um die Rebellion niederzuschlagen. Darum versuchen die Ärzte auch, den Krebs aus dem Körper zu schneiden oder zu brennen, oder den Krebs mit toxischen Medikamenten zu vergiften, oder Strahlen durch den Körper zu schicken, um diese inneren Rebellen zu töten. Mit dem Festhalten der orthodoxen Medizin an der »Theorie der internen Rebellion« bleiben die Standardbehandlungsmethoden »Aufschlitzen, Vergiften und Verbrennen«.

Meine Forschung der letzten zehn Jahre mündete in eine Theorie, die eine Synthese davon ist, was Krebs verursacht, aber auch davon, was wir tun können, um ihn zu stoppen. In wenigen Worten zusammengefasst: Ich glaube, dass die primäre Ursache für Krebs ein (durch die Überlastung mit Giften) beschädigtes Immunsystem ist, verbunden mit der Ersetzung der Sauerstoff- (aeroben) Atmung durch die Vergärung von Zucker in den normalen Körperzellen. Mit anderen Worten: Hypoxie (Sauerstoffmangel) im Gewebe und Versagen des Immunsystems als Folge von Vergiftung sind die primären Ursachen für Krebs.

Natürlich spielen definitiv auch Mikroben bei Krebs eine Rolle. Früher dachte ich, dass Mikroben oder Pilze Krebs verursachen, doch heute bin ich der Meinung, dass Mikroben und Pilze als »Putztruppe« folgen. Mit anderen Worten: sie sind die Folge von Hypoxie und dem Versagen des Immunsystems aufgrund der Überlastung durch Gifte. Laut Dr. Saul Pressman: »Die Ursache von Krebs ist klar: schlechte Ernährung, Lebensweise und eine negative Lebenseinstellung führen zum Aufbau von Giften, die die Selbstreinigungsmechanismen überlasten. Krebs ist ein Zeichen für Ernährungs- und Umweltirritationen über lange Zeiträume, die zu zellulärem Sauerstoffmangel führen und somit zu unkontrollierter Zellteilung.«

Unter normalen Bedingungen verbrennen die Zellen des menschlichen Körpers unter Sauerstoff Zucker, um sich mit Energie zu versorgen. Die Abfallprodukte sind Kohlendioxid und Wasser. Wenn es aber auf zellulärer Ebene zu wenig Sauerstoff gibt, bleibt die Verbrennung unvollständig und die anaerobe Atmung beginnt. Es entstehen Kohlenmonoxid und Milchsäure, was den pH-Wert innerhalb der Zelle herabsetzt. Der Körper kann Kohlenmonoxid nicht einfach von selbst loswerden, da es das Hämoglobin daran hindert, in der Lunge neuen Sauerstoff aufzunehmen, und die Körpertemperatur absinkt. Die Milchsäure sammelt sich im System an, lässt die Nervensignale stocken, kristallisiert schließlich und verursacht Degeneration.

Sobald die anaerobe Atmung einmal in Gang ist, setzt sie sich ungebremst fort und verstärkt sich selbst, da bei diesem Prozess kein Kohlendioxid produziert wird, das Sauerstoff aus dem Hämoglobin herauslöst. Ohne Sauerstoff kein Kohlendioxid ... und der Kreislauf geht weiter. In diesem Zustand der Hypoxie vermehren sich die von Sauerstoff ausgehungerten Krebszellen schnell und wachsen unkontrolliert. Viele Forscher meinen, dass diese Zellteilung das Ergebnis eines beschädigten p53-Gens ist. Das mag einer der Gründe sein, warum sich Krebszellen teilen, aber es ist definitiv nicht der einzige Grund. Dr. Stephen Ayre schreibt:»Krebszellen bekommen ihre Energie durch die Abscheidung von eigenem Insulin und sie stimulieren ihr Wachstum durch die Abscheidung eigener insulinähnlicher Wachstumsfaktoren *(Insulin-like Growth Factors,* IGF). Das sind ihre bösartigen Mechanismen.«

Neueste Forschungen von Dr. Gregg L. Semenza an der *Johns Hopkins University* in Baltimore zeigten, dass der Grund für die Zellteilung nicht notwendigerweise eine Beschädigung des p53-Gens ist, sondern dass viel mehr das Vorhandensein von IGF in den Krebszellen diese veranlasst, sich selbst zu stimulieren und auch die Ausschüttung des Transkriptionsfaktors Hypoxieinduzierter Faktor 1 (HIF-1) bewirkt, der die Sauerstoffversorgung (durch die Angiogenese) und Anpassung des Stoffwechsels an die Hypoxie (durch die Fermentation) regelt. Einige der Ursachen für die Hypoxie führen unter anderem zur Ansammlung von Giften innerhalb und um die Zelle herum, was den zellulären aeroben Atmungsmechanismus blockiert und dann beschädigt. Eine Verklumpung der roten Blutkörperchen verlangsamt den Blutstrom und beschränkt den Fluss in die Kapillaren, was wiederum Hypoxie verursacht. Sogar das Fehlen geeigneter Baustoffe für die Zellwände (essentielle Fette) beschränkt die Sauerstoffaufnahme und führt zu Hypoxie.

Britische Forscher vom *Gray Laboratory Cancer Research Trust* folgerten: »In den Zellen laufen vielfältige biologische Reaktionen ab, wenn sie sich unter hypoxischen Bedingungen befinden. Dazu gehört die Aktivierung der Signalwege, die die Vermehrung, Angiogenese und das Absterben regulieren. Krebszellen haben diese Signalwege so verändert, dass Tumore auch unter hypoxischen Bedingungen überleben und sogar wachsen können.« *(International Journal of Radiation, Oncology, Biology, Physics,* August 1986, S. 1279-1282) Wenn der Tumor groß genug ist und die Krankheit fortschreitet, fängt der Krebs an, in anderes Gewebe einzudringen. Diesen Prozess nennt man Metastase. Wird dies durch Sauerstoffmangel beeinflusst? Laut M. Kunz und

S. M. Ibrahim »wird die Gewebehypoxie als ein zentraler Faktor für die Aggressivität und die Metastasen der Tumore gesehen«. *(Molecular Cancer, 2003, S. 23–31)*

Warum manche Menschen Krebs bekommen und andere nicht

Lassen Sie mich Ihnen folgende Frage stellen: Warum brennt der Wald nicht jedes Mal, wenn jemand eine brennende Zigarette aus dem Auto wirft? Es gibt viele Gründe, warum eine brennende Zigarette keinen Waldbrand auslöst.

1. Möglicherweise fällt die Zigarette auf die Fahrbahn und nicht in das Gras.
2. Möglicherweise hat es zuvor geregnet und das Gras ist nass und entzündet sich nicht.
3. Möglicherweise ist das Gras trocken, aber die Zigarette ist erloschen, bevor sie einen Brand verursacht.
4. Möglicherweise löst sie einen Brand aus, doch das Gras ist von Wasser umgeben und der Brand kann sich nicht in den Wald ausbreiten.
5. Oder vielleicht entsteht ein Brand, aber der Wind weht so stark, dass er das Feuer ausbläst.

Im obigen Beispiel (mit Erlaubnis von Tanya Harter Pierce aus ihrem Buch *Outsmart Your Cancer* entnommen) repräsentiert die Zigarette einen von vielen möglichen Gründen für Krebs, zu denen auch Toxine gehören, während der Waldbrand für den Krebs steht. Die Fahrbahn, das nasse Gras und der Wind repräsentieren die internen Kontrollmechanismen, die Krebs verhindern, wie ein gesundes Immunsystem, ein neutraler pH-Wert und Zellen mit Sauerstoffversorgung.

Bei demselben Ausgesetztsein derselben Gifte über denselben Zeitraum wirkt sich dies bei jemand mit einem gesunden Immunsystem möglicherweise nicht nachteilig aus, während jemand mit einem beeinträchtigten Immunsystem Hypoxie und schließlich Krebs entwickelt. Können Sie meinem Gedankengang folgen? Wir sehen den Beweis dafür andauernd um uns herum.

Eine Person in einem Büro bekommt eine schwere Erkältung. Diejenige, die direkt neben ihr sitzt, bekommt nicht einmal einen Schnupfen. Beide waren sicher denselben Mikroorganismen ausgesetzt. Doch was ist der Unterschied? Die eine Person hat ein gesundes Immunsystem und die andere nicht.

Einige Menschen können Mutationen und Schädigungen von Zellen durch äußere Gifte und Kanzerogene besser widerstehen. Vielleicht ist ihr Säure-Puffer-System besser in der Lage, die Homöostase des pH-Werts im Körper aufrechtzuerhalten. Auch wenn sie jahrelang äußeren Giften, Chemikalien und Tabak ausgesetzt sind und sich schlecht ernähren, werden sie keinen Krebs entwickeln, während andere, die denselben Giften ausgesetzt sind, Krebs bekommen. Krebs beim Menschen ist vor allem der chemikalischen Verschmutzung, schlechten Essgewohnheiten und einem ungesunden Lebensstil zuzuschreiben und nicht den Genen. Das schreibt Paul Lichtenstein vom *Karolinska-Institut* in Stockholm in einer neuen Forschungsarbeit. Er führte mit 89 576 Zwillingen eine gigantische Studie durch, deren Ergebnisse er im Jahr 2000 im *New England Journal of Medicine* veröffentlichte. Die Wissenschaftler fanden heraus, dass sogar bei eineiigen Zwillingen nur eine zehnprozentige Wahrscheinlichkeit besteht, dass beide denselben Krebs bekommen.

Egal, welche genetischen Anlagen Sie haben, es gibt eine Vielzahl von Möglichkeiten, mit denen Sie das Krebsrisiko minimieren können, wenn Sie noch keinen haben. Und es gibt reihenweise wirksame Therapien, sollten Sie Krebs haben. Sie können natürlich auch den Kopf in den Sand stecken, sich von Ihrem irrationalen Vertrauen in die Schulmedizin blenden lassen und schönen Gedanken nachhängen (wie es so viele Ihrer Freunde getan haben).

Basiskurs Geschichte

Um die wissenschaftliche Basis meiner Krebstheorie besser zu verstehen, müssen wir in die 1850er-Jahre zurückgehen, in der sich die beiden Franzosen Louis Pasteur und Antoine Beauchamp ein wissenschaftliches »Duell« lieferten. Beide hatten Theorien zur bakteriellen Ursache von Krankheiten entwickelt. Sie ahnten nicht, dass der Gewinner in ihrem Duell den Lauf der Medizin für immer beeinflussen würde. Pasteur vertrat die so genannte Keimtheorie. Er vermutete, dass Mikroben, die von außerhalb des Körpers kommen, die Krankheiten verursachen. Er nahm an, dass jede Mikrobe immer dieselbe Form und Farbe hat (das heißt, monomorph ist). Er glaubte auch, dass jede Krankheit und jedes Leiden durch eine bestimmte Mikrobe oder ein bestimmtes Bakterium verursacht wird, das von außerhalb in den Körper eindringt. Demzufolge wäre der einzige Weg, die Krankheit zu heilen, den Eindringling abzutöten.

Beauchamp vertrat die so genannte zelluläre Theorie als Ursache für Krankheiten. Er war der Auffassung, dass Krankheiten durch Mikroben innerhalb der Körperzellen verursacht werden. Die Mikroben durchliefen verschiedene Wachstumsstadien und könnten im Laufe ihres Lebens in verschiedene Formen mutieren. Mit anderen Worten: Er glaubte, dass Mikroben pleomorph seien, was »vielgestaltig« bedeutet. Nach seiner Theorie würden diese Mikroben mutieren und krankheitserregend werden, wenn der Gastorganismus (also der Mensch) aus dem Gleichgewicht kommt und die Homöostase nicht mehr aufrechterhalten kann. Mit anderen Worten: Der Zustand des Gastorganismus ist die primäre Ursache der Krankheiten. Beauchamp nannte diese Organismen »Microzymas«, was »kleine Unruhen« bedeutet. Beauchamp glaubte, dass die Bakterien, Mikroben, Viren und Pilze, denen die Schuld an den Krankheiten gegeben wurde, eigentlich ein Teil von Gottes »Putztruppe« sind, die krankes Gewebe beseitigt und schließlich den nicht mehr länger befallenen Körper zersetzt.

Claude Bernard, ein weiterer französischer Wissenschaftler, griff mit der Theorie in die Debatte ein, der zufolge letztlich die Umgebung der auslösende Faktor für Krankheiten sei. Er stimmte mit Beauchamp in der Vorstellung überein, dass Mikroben mutieren. Doch Bernard behauptete, dass diese Mutationen alle das Ergebnis von Umwelteinflüssen seien, denen sie ausgesetzt sind. Daher lautete Bernards Theorie, dass die Krankheit im Körper vom Zustand der internen biologischen Umgebung abhängt. Pasteur bemüht sich sehr, Beauchamps und Bernards Theorie zu widerlegen. Er konnte die wissenschaftliche Gemeinschaft vor allem wegen seines Reichtums und seiner politischen Verbindungen davon überzeugen, dass seine Theorie die richtige war, trotz der Tatsache, dass er nie eine wissenschaftliche Ausbildung genossen hatte! Auf dem Totenbett gestand Pasteur zu, dass seine Keimtheorie Mängel hatte und dass Bernard Recht hatte. Er sagte: »Bernard hatte Recht … Die Umgebung ist alles.« Ich denke, dass es ihm sein Stolz verbot zuzugeben, dass auch Beauchamp Recht hatte, da dieser so lange seine Nemesis war. Doch das war zu wenig und kam zu spät. Der Mainstream der Wissenschaftler hatte sich bereits seiner monomorphen Keimtheorie angeschlossen.

In den 150 Jahren seit dem Aufkommen von Pasteurs falscher Keimtheorie wurde sie zum so festen Bestandteil der Medizin, dass sie in den Zirkeln der konventionellen Medizin kaum diskutiert wird. Seine Theorie war die Genesis der modernen allopathischen (konventionellen) Medizin, die behauptet, dass Keime aus einer externen Quelle in den Körper eindringen und die Hauptursache für Infektionskrankheiten seien. Die Keimtheorie war 1796 auch der Geburtshelfer für die Entwicklung der Schutzimpfung durch Edward Jenner. Er entnahm Eiter aus den offenen Wunden kranker Rinder und injizierte ihn in das Blut seiner Patienten. *So entstand die abscheuliche Praxis der Impfung/Immunisierung.*

Unglücklicherweise behandeln die konventionellen Krebstherapien nicht die dem Krebs zugrunde liegenden Bedingungen, also den pH-Wert, Fehler des Immunsystems und Hypoxie (Sauerstoffmangel) auf der Ebene der Zellen. Die konventionellen Krebsbehandlungsmethoden zielen vielmehr auf die Behandlung der Symptome des Krebses wie die Tumore. Wenn Sie sich für konventionelle Behandlungen gegen Krebs oder auch nur Grippe entscheiden, spielen Sie lediglich mit Ihrer Gesundheit. Ich persönlich würde eine natürliche Krebstherapie wählen. Die wirksamsten werden in den nächsten Kapiteln vorgestellt.

Gesundheits-Roulette (von links nach rechts)
Ich setze 20 Dollar auf eine Grippeimpfung
Ich setze meine linke Brust auf eine Mammografie
Ich setze mein Leben auf eine Chemotherapie

Dank an Mike Adams und
www.NaturalNews.com für die Karikatur.

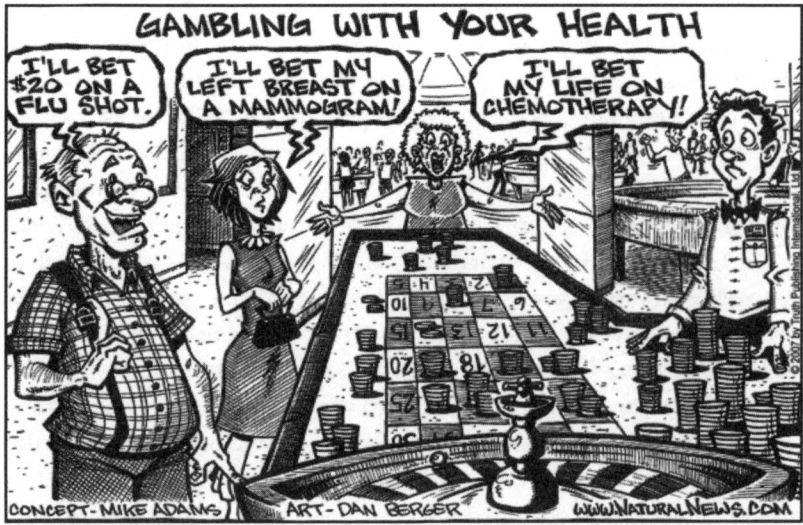

Nichttoxische Behandlungen

»Alles, was ich weiß, habe ich auf den Schultern von geistigen Riesen sitzend gelernt«

Dr. Albert Schweitzer

Ich beginne dieses Kapitel mit diesem Zitat, da ich deutlich machen möchte, dass diese Behandlungsmethoden nicht per se »meine« Behandlungsmethoden sind. Sie wurden von medizinischen Außenseitern entwickelt und getestet und erwiesen sich bei der Behandlung von Krebs als wirksam. Ich habe sie nur für Sie zusammengefasst, um Ihnen diese ganzen Informationen zugänglich und verstehbar zu machen, da es beinahe unmöglich ist, sich erfolgreich durch die Millionen von Websites zu Krebs zu arbeiten, durch die von der Medizinmafia propagierten Lügen zu waten und zur Wahrheit über die alternativen Krebstherapien vorzustoßen.

Dieses Kapitel ist den nichttoxischen alternativen Krebstherapien gewidmet, die sich bei der Behandlung von *fortgeschrittenen Krebserkrankungen* (Stufe III und IV) am wirksamsten gezeigt haben. Der Titel dieses Kapitels betont den Hauptunterschied zwischen konventionellen Krebsbehandlungen und alternativen Krebsbehandlungen. Konventionelle Krebsbehandlungen sind ohne Ausnahme toxisch, während alle erfolgreichen alternativen Krebsbehandlungen *nichttoxisch* sind.

2006 schien die kontrollierte Mainstream-Presse völlig durchzudrehen, als Coretta Scott, die Witwe von Reverend Martin Luther King Jr., an Krebs starb, nachdem sie eine alternative Krebsklinik in Mexiko aufgesucht hatte. Was die Presse nicht berichtete, war, dass die konventionelle Medizin sie bereits aufgegeben hatte. Es überrascht nicht, dass sie nach Alternativen suchte – traurigerweise zu spät.

Die Wahrheit ist, dass sich viele Patienten erst nach Alternativen umsehen, wenn sie bereits durch die »Großen 3« »aufgeschlitzt, vergiftet und verbrannt« wurden. Eine alternative Krebsklinik für den Tod eines Patienten verantwortlich zu machen, der bereits als unheilbar galt, als er zur Tür hereinkam, ist, als würde man einen Automechaniker für den Schaden an einem Auto verantwortlich machen, das nach einem Totalschaden in die Werkstatt gebracht wird. Leider entscheiden sich die meisten Krebspatienten erst an diesem Punkt, alternative Krebsbehandlungsmethoden zu versuchen.

Sollten Sie Krebs haben, dann ist die gute Nachricht, dass es durch die alternativen Krebstherapien Hoffnung gibt. Wirkliche Hoffnung. Nicht falsche, unredliche, betrügerische Hoffnung, die Ihnen die Ärzte vermitteln, wenn sie Sie überzeugen wollen, dass die »Großen 3« die Antwort sind. Denken Sie daran, das wurde ihnen an den Medizinfakultäten beigebracht, daher ist das alles, was sie wissen. Doch Sie müssen auch an den Weg des Geldes denken. Wenn Ihr Arzt gegenüber einer neuen natürlichen Behandlungsmethode skeptisch ist, dann können Sie darauf wetten, dass er nur die Lügen erbricht, die er in der letzten Medizinzeitschrift gelesen hat, die von der Pharmaindustrie gefördert wird.

Es ist so offensichtlich, dass es schmerzt, dass die Medizinmafia absolut kein Interesse an der Rettung von Leben oder an der Wahrheit hat. Walter Last schreibt:»Natürliche Krebstherapien werden weithin unterdrückt und erfolgreiche Therapeuten verfolgt. Die unbestrittenen Führer auf diesem Feld sind die USA. Andere Regierungen und medizinische Autoritäten folgen gerne dem US-Beispiel. Das Grundprinzip der Unterdrückung besteht darin zu behaupten, dass die Wirksamkeit natürlicher Krebstherapien nicht wissenschaftlich belegt ist und dass solche Behandlungen, auch wenn sie nicht schaden, zu einer Verzögerung der effektiveren konventionellen Krebsbehandlungsmethoden führen. Dieses Argument wäre lachhaft, wenn es nicht für Millionen von Leidenden so tragisch wäre.«

Warum gibt es »keinen offiziellen wissenschaftlichen Beleg« für alternative Krebstherapien? Das muss man verstehen. Laut Webster Kehr gibt es »keine offiziellen ›wissenschaftlichen Belege‹ für alternative Krebsbehandlungsmethoden …, weil sie für die Pharmaindustrie nicht hochprofitabel sind«.

Ein Wirkstoff kann gesetzlich nur als ›wissenschaftlich belegt‹ gelten, wenn er der FDA von der Pharmaindustrie vorgelegt wird. Und diese legt nur vor, was für sie sehr, sehr profitabel ist. Daher sind die Abertausenden von Studien über natürliche Wirkstoffe, mit denen Krebs kuriert oder behandelt wurde, kein ›wissenschaftlicher Beleg‹. Sie werden von der Regierung ignoriert, da sie nicht unter der Kontrolle der Pharmaindustrie erfolgten.«

Trotz der Bemühungen der Medizinmafia, die Wahrheit über alternative Krebstherapien zu unterdrücken und abzuwürgen, verbreiten sich gelegentlich doch einmal Informationen über eine wirksame Behandlungsmethode, weitgehend dank des Internets. Doch die Mafia ist auch auf solche »Lecks«

vorbereitet und besitzt hierfür ein Standardprozedere, das in der Regel eines der folgenden Verfahren anwendet:

▶ Die Zeugnisse werden als »unglaubhaft« oder »anekdotisch« bezeichnet.

▶ Die alternativen Krebstherapien werden ignoriert und unterdrückt.

▶ Bei den Patienten soll unabhängig von der alternativen Krebstherapie eine »Spontanheilung« erfolgt sein.

▶ Es wird behauptet, die Patienten seien in Wahrheit durch die verzögerte Wirkung der konventionellen Krebstherapie bereits geheilt gewesen, die vor der alternativen Krebstherapie durchgeführt wurde.

▶ Die Ärzte, die die alternative Krebstherapie durchführen, werden verfolgt.

Glauben Sie den Lügen der Medizinmafia nicht! Es gibt mehrere nichttoxische alternative Krebstherapien, die auch bei fortgeschrittenem Krebs funktionieren. Doch da die Pharmaindustrie jedes Jahr Milliarden von Dollar in die Werbung pumpt, sind Sie vermutlich nur mit den »großen 3« Krebsbehandlungsmethoden vertraut. Und da die meisten alternativen Krebstherapien sehr günstig und nicht patentierbar sind, erzielt die Krebsindustrie damit nicht einen Cent Gewinn.

Denken Sie an die erfolgreichen alternativen Krebstherapien, die auf Krebszellen zielen und den gesunden Zellen nicht schaden. Das ist der Hauptunterschied zwischen alternativen Krebstherapien und konventionellen Krebstherapien, die nicht selektiv toxisch wirken, das heißt, sie töten alle Zellen, auch die gesunden. Ein großer Unterschied, nicht wahr? Alternative Krebstherapien zielen darauf, den Körper zu reinigen und stimulieren das natürliche Immunsystem mit spezieller Ernährung, mit Zusätzen, Entgiftung und Sauerstoffsättigung.

Alternative Ärzte betrachten Krebs als systemische Krankheit, die den ganzen Körper umfasst. Sie zielen darauf, die grundlegende Ursache der Krankheit zu beseitigen, nicht den Tumor, der lediglich ein Symptom ist. Warum handelt dann nicht jeder Arzt nach diesen Erkenntnissen und fängt an, Krebs mit Methoden zu behandeln, die tatsächlich funktionieren? Nun, wir leben in der realen Welt, oder?

Ich habe über 300 nichttoxische alternative Krebstherapien studiert. Dieses Kapitel konzentriert sich auf die wirksamsten dieser Behandlungsmethoden. Wenn Sie Krebs in einem fortgeschrittenen Stadium haben, dann gelten Sie als »unheilbar«. Dann haben Sie keine Zeit, um diese mit unbewiesenen

Krebstherapien zu verschwenden. Die Uhr tickt! Nach sorgfältiger Betrachtung und umfangreichen Recherchen schildere ich in diesem Kapitel die wirksamsten nichttoxischen Krebstherapien.

Wenn Sie am Bauch eine 15 Zentimeter lang klaffende Wunde haben, dann behandeln Sie sie nicht mit Heftpflaster. Genausowenig sollten Sie fortgeschrittenen Krebs mit einer wenig überzeugenden Krebstherapie behandeln. Wenn Sie Krebs haben und durch die Schulmedizin aufgegeben wurden, dann prüfen Sie bitte diese nichttoxischen alternativen Therapien.

Die Behandlungsmethoden in diesem Kapitel sind alphabetisch geordnet und nicht nach ihrem Erfolgsnachweis. Das sind, ehrlich gesagt, die Behandlungsmethoden, die ich in Betracht ziehen würde, wenn ich Krebs hätte. Gibt es eine Erfolgsgarantie? *Tut mir leid, keine Garantien!* Doch wenn Sie fortgeschrittenen Krebs haben, haben Sie wahrscheinlich bereits ein garantiertes »Todesurteil« von Ihrem Arzt und im Grunde eine Null-Prozent-Chance, mit der konventionellen Krebsmedizin zu überleben.

Solange nicht anders angegeben, sollten diese nichttoxischen Krebstherapien *niemals kombiniert werden,* außer in einer Klinik. Denn die Dosierungen in diesen Behandlungen beruhen auf der Fähigkeit des Körpers, sich selbst von toten Krebszellen zu befreien. Wenn Sie diese Behandlungsmethoden zu Hause kombinieren, könnte die Zahl der toten Krebszellen viel zu hoch ansteigen und eine Vergiftung eintreten.

Wenn Sie sich entscheiden, eine (oder mehrere) dieser Behandlungen zuhause durchzuführen, ist es LEBENSWICHTIG, dass Sie sich vor, während und nach der Behandlung genauen Tests unterziehen. Sie müssen sicher sein, dass der Krebs vollständig verschwunden ist, bevor Sie mit der Behandlung aufhören. Ich empfehle Ihnen den Navarro-Urin-Test, der auf das hCG im Urin anspricht. Informationen zum Navarro-Urin-Test bekommen Sie auf dieser Website: www.new-cancer-treatments.org/Articles/Determine.html

Tintenfisch-Aloe

Als der Franziskanermönch und Gelehrte Pater Romano Zago 1988 in der Barackensiedlung Rio Grande dol Sul in Brasilien arbeitete, zeigten ihm die Einwohner ein starkes, rein natürliches Rezept auf der Basis von Tintenfisch-Aloe zur Immunsystemunterstützung. Er empfahl es seinen Freunden und seiner Kirchengemeinde und beobachtete dort auch die ersten positiven Ergebnisse mit der Tintenfisch-Aloe.

Zago wurde nach Jerusalem und Italien geschickt und konnte auch dort eine beeindruckende Verbesserung des Immunsystems bei Menschen beobachten, die die Mixtur aus dem ganzen Blatt der Tintenfisch-Aloe verwendeten, die dort natürlich wächst. Das brachte ihn dazu, zum Wohle der Menschen auf der ganzen Welt sein Leben der Erforschung der Botanik der Tintenfisch-Aloe und des brasilianischen Rezepts und dessen Lehre zu widmen. Zago veröffentlichte zwei Bücher über das brasilianische Tintenfisch-Aloe-Rezept, das wie folgt lautet:

1. 0,5 kg reiner Honig (KEINEN synthetischer oder raffinierter Honig)
2. 350 g Tintenfisch-Aloe-Blätter (ungefähr drei oder vier Blätter, je nach Größe)
3. 40 bis 50 ml (6–8 Teelöffel) Destillat (Whiskey, Cognac oder anderer reiner Alkohol) zur Konservierung und um der Hauptbehandlung den Weg durch den ganzen Körper zu öffnen, indem die Blutgefäße geweitet werden. Das Destillat nimmt nur ein Prozent des Rezepts ein, ist jedoch sehr wichtig.

Die Dosierung wird in Esslöffeln abgemessen, ein Esslöffel ist eine Dosis, die pro Person drei Mal am Tag genommen werden muss, also drei Esslöffel pro Tag. Die Dosis wird zehn bis zwanzig Minuten vor den Mahlzeiten auf leeren Magen eingenommen. Schütteln Sie die Flasche gut, bevor Sie die Mixtur auf den Esslöffel gießen. Und denken Sie daran, dass das Produkt niemals direkt der Sonne ausgesetzt werden darf! Wenn Sie die Mischung einnehmen, sollten Sie, so weit es geht, jede Art von Licht vermeiden. Schlucken Sie sie zum Beispiel sofort, sobald sie auf den Löffel gegossen wurde.

Die Mixtur sollte immer an einem kühlen, dunklen Ort aufbewahrt werden. Diese Behandlung reinigt (entgiftet) Ihren Körper. Wie bei jeder anderen Methode, die Toxine löst, kann es durch eine Vielzahl von Entgiftungssymptomen zu unangenehmen Begleiterscheinungen kommen. Es ist wichtig, dass der Patient mit der Behandlung nicht aufhört, bevor der Krebs völlig abklingt. Ansonsten wird der Krebs vermutlich zurückkommen.

Wenn man die Mixtur selbst zubereitet, mischt man alle Zutaten in einem Mixer. Da sie ein reines Pflanzenprodukt ist (mit Honig und einem Destillat), kann sie jede andere nichttoxische Behandlung ergänzen. Sie ist sogar eine hervorragende »Ergänzung« zu anderen Behandlungsmethoden. Auch wenn ich es hasse, das »C«-Wort nur zu erwähnen, kann diese Behandlung mit einer Chemotherapie kombiniert werden und deren Nebenwirkungen beträchtlich vermindern. Es zeigte sich, dass diese Behandlung sogar Bestrahlungsverbrennungen lindern kann.

Das Rezept erscheint zwar sehr einfach, wenn man jedoch die Mixtur tatsächlich zu Hause zubereiten will, gilt es aber viele wichtige Regeln zu beachten: Wann man die Blätter schneidet, wie man sie verarbeitet etc. Dazu sollten Sie unbedingt Zagos Buch *Cancer Can Be Cured!* lesen. Das Buch enthält auch eine enzyklopädische Bibliographie über aktuelle wissenschaftliche Studien und Schriften, die die heilenden und kurierenden Eigenschaften der Tintenfisch-Aloe bestätigen. Zago zitiert viele wissenschaftliche Artikel, die ihr therapeutisches Potenzial gegen Tumore belegen.

Zahlreiche publizierte Forschungsergebnisse und Artikel beschäftigen sich mit dem synergetischen Nutzen der 300 phytotherapeutischen, biochemischen und nahrhaften Bestandteile von Aloe vera. Sie stärken den Körper, unterstützen das Immunsystem und schützen gegen Krankheiten. Zagos Buch enthüllt jedoch als erste Veröffentlichung die nur wenig bekannte Kraft in den Bestandteilen ihrer »Schwesterpflanze« Tintenfisch-Aloe. Sie besitzt 200 Prozent mehr heilsame Substanzen als Aloe vera und beinahe 100 Prozent mehr Anti-Krebs-Eigenschaften.

Zago schrieb auch noch ein Buch zu anderen Leiden mit dem Titel *Aloe Isn't Medicine, and Yet ... It Cures* (dt. *Aloe ist keine Medizin und heilt doch).* Um seine Bücher zu erwerben, gehen Sie auf: www.truthpublishing.com. Wenn Sie Tintenfisch-Aloe kaufen, aber die Mixtur nicht zu Hause zubereiten wollen, besuchen Sie bitte die Website: www.aloeproductscenter.com

Bio-oxidative Therapien

Der Körper kann Wochen ohne Nahrung überleben, Tage ohne Wasser, aber nur wenige Minuten ohne Sauerstoff. Unser Körper besteht weitgehend aus Wasser, das wiederum zu über 90 Prozent aus Sauerstoff. Jede Zelle des Körpers benötigt eine ständige Zufuhr von Sauerstoff für die chemischen Reaktionen zur Energiegewinnung, zur Entgiftung von Abfallstoffen und zur Produktion der strukturellen Zellkomponenten. Erinnern Sie sich an den Nobelpreis von Otto Warburg? Er bekam ihn für seine Forschung zur Rolle der Zytochrome in der Zellatmung. Er nahm an, dass alle degenerativen Krankheiten das Ergebnis von Sauerstoffmangel auf zellulärer Ebene sind. Er wird oft damit zitiert: »Krebs hat nur eine wesentliche Ursache. Die wesentliche Ursache von Krebs ist die Ersetzung der normalen Sauerstoffatmung in den Körperzellen durch die anaerobe Zellatmung.«

Dr. Warburg wies darauf hin, dass eine jegliche Substanz, die einer Zelle Sauerstoff entzieht, kanzerogen ist. 1966 merkte er an, dass es überflüssig sei, nach neuen Kanzerogenen zu suchen, da das Endergebnis immer dasselbe sei – Sauerstoffmangel in den Zellen. Er führte weiter aus, dass die ständige Suche nach neuen Kanzerogenen kontraproduktiv sei, da sie die wesentliche Ursache, den Sauerstoffmangel, verschleiere und somit die Suche nach geeigneten Behandlungsmethoden verhindere. Sobald das Sauerstoffniveau in der Zelle unter 40 Prozent des Normalzustands fällt, muss die Zelle auf eine minderwertigere Energieproduktionsmethode umschalten: die Fermentation. Die Zelle verliert damit den Regler für die Replikation, denn sie stimuliert sich in Antwort auf die Hypoxie mit Wachstumsfaktoren wie IGF selbst.

Einfacher gesagt ist »Oxidation« eine Reaktion zwischen Sauerstoff und jeder anderen Substanz, mit der sie in Kontakt kommt. Sauerstoff einzuatmen ist ein »oxidativer« Prozess. Es gibt kein Leben ohne Oxidation. Der Körper benutzt Oxidation als eine erste Verteidigungslinie gegen Bakterien, Viren, Hefen und Parasiten. Wenn wir die Oxidationsprinzipien anwenden, um in den Körper Verbesserungen zu bringen, ist das eine »oxidative Therapie«.

Die meisten biochemischen Reaktionen im Körper sind durch »Redox«-Mechanismen »ausgeglichen«. »Redox« bedeutet »Reduktion – Oxidation«. Jedesmal wenn eine Substanz »reduziert« wird, also Elektronen gewinnt, muss eine andere »oxidiert« werden, also ein Elektron verlieren, damit die Reaktion »ausgeglichen« ist. Beispiele für Oxidationsprozesse sind der Rost an Metall (langsame Oxidation) oder Feuer (schnelle Oxidation).

Es gibt zwei einfache natürliche Substanzen, deren klinische Benutzung in der medizinischen Literatur seit den 1920er-Jahren dokumentiert ist und die sich in der Behandlung von einigen der am weitesten verbreiteten ernsten Krankheiten, wie Herzleiden, Krebs und Aids, als wirksam erwiesen haben: Wasserstoffperoxid (H_2O_2) und Ozon (O_3). Sie werden in Behandlungsformen verwendet, die weithin als »bio-oxidative Therapien« bekannt sind. Der anerkannteste Forscher über bio-oxidative Therapien ist Dr. Charles H. Farr. Er wurde dafür 1993 für den Nobelpreis für Medizin nominiert.

Die Philosophie der bio-oxidativen Therapien ist einfach. Wenn das Sauerstoffsystem unseres Körpers aufgrund von Bewegungsmangel, schlechter Ernährung, Umweltverschmutzung, Rauchen oder falscher Atmung geschwächt ist, dann kann der Körper Toxine nicht in genügender Weise abbauen. Bio-oxidative Therapien versorgen den Körper mit aktiven Formen des Sauerstoffs (oral, intravenös oder durch die Haut), um die Toxine abzubauen und Krankheiten zu bekämpfen.

Sobald es im Körper ist, wird Wasserstoffperoxid oder Ozon in Sauerstoffverbindungen aufgebrochen, die sich mit anaeroben Viren und Mikroben – das sind Viren und Mikroben, die ohne Luft leben können – sowie mit kranken oder beschädigten Gewebezellen verbinden. Diese Zellen werden oxidiert und die gesunden Zellen bleiben intakt. Ist der Körper mit diesen speziellen Formen des Sauerstoffs gesättigt, erreicht er einen Zustand von Reinheit, in dem krankmachende Mikroorganismen abgetötet werden und somit auch ihre zugrunde liegende Toxizität oxidiert und beseitigt wird. Das Ergebnis ist ein stärkeres Immunsystem und eine generell verbesserte Immunantwort.

Das *Ozon* wurde 1840 von Friedrich Schönbein entdeckt. Ozon ist Sauerstoff in einer »ménage à trois«, eine aktivierte Sauerstoffform mit drei Atomen. Sauerstoff liegt normal als O_2 vor, Ozon ist O_3. Das Ozon wurde ursprünglich im Ersten Weltkrieg zur Desinfektion von Wunden verwendet. Ozontherapien beschleunigen den Stoffwechsel von Sauerstoff und stimulieren die Lösung von Sauerstoffatomen aus dem Blut. Innerhalb von 20 bis 30 Minuten bricht das Ozon in eine Verbindung mit zwei Atomen, der normalen Sauerstoffverbindung, auf und gibt ein Atom ab, das reagieren kann. Dieses einzelne Sauerstoffatom vollbringt im Krebspatienten die meiste Arbeit.

Es hat sich gezeigt, dass Ozon Löcher in die Membran von Viren (HIV), Pilzen, Hefen, Bakterien und abnormale Gewebezellen (Krebszellen) sprengen kann, bevor es sie abtötet, ohne normales Gewebe zu beschädigen. Zu Ozon gab es in den 1930er-Jahren in Deutschland beträchtliche Forschungen. Es wurde hier erfolgreich dazu verwendet, Patienten mit chronisch-entzündlichen Darmerkrankungen wie Colitis ulcerosa und Morbus Crohn sowie chronisch bakterieller Diarrhö zu behandeln.

Medizinisches Ozon wird in einem Ozongenerator aus reinem Sauerstoff und elektrischer Energie hergestellt. Ozon (O_3) hat ein Extramolekül Sauerstoff (Singulett-Sauerstoff), das dort gar nicht sein will, daher löst es sich und versucht sich mit anderen Elementen zu verbinden, etwa mit tödlichem Kohlenmonoxid. Dieses verwandelt es in Kohlendioxid, mit dem der Körper umgehen kann. Unser Körper liebt Sauerstoff, daher wird der Singulett-Sauerstoff von allem, was in unserem Körper gut ist, gierig aufgenommen und er zerstört alles, was schlecht ist, denn Erreger wie Bakterien, Viren, Schimmel, Pilze, Parasiten und Krebs hassen Ozon. Nach der Abspaltung des Singulett-Sauerstoffs bleibt O_2, also Sauerstoff übrig.

Wie bekommen Sie nun das Ozon in den Körper? Eine ausgezeichnete Methode stellt das Ozon IV dar, bei der eine mit Ozon gesättigte Flüssigkeit in das Blut gespritzt wird. Eine andere wirksame Methode ist die Autohämotherapie mit einer Infusionsflasche, bei der dem Körper zehn bis 15 ml Blut entnommen wird, das mit Ozon versetzt und dann wieder zurückgeführt wird. Die vielleicht wirksamste Ozontherapie von allen ist die Ozonsauna, bei der unter Hyperthermie Ozon zugeführt wird. Direktes Einspritzen ist wirksam, doch nicht so leicht durchführbar wie eine Ozonsauna, die fast jeder zu Hause für sich selbst und seine Familie mit ausgezeichnetem Erfolg anwenden kann.

Es ist die *Energie* des Ozons, die wirkt. Deshalb wurde Ozon immer als Elektrotherapie betrachtet. Schon Tesla sagte, dass der Sauerstoff nur der Träger ist, um Elektrizität in den Körper zu bringen. Ozon stimuliert die Produktion von Zytokinen. Zytokine sind »Botenzellen« wie Interferon und Interleukin, die im gesamten Immunsystem eine Kaskade von Reaktionen von positiven Veränderungen auslösen. Die erhöhte Verfügbarkeit von Sauerstoff unterstützt den Stoffwechsel und die Entgiftungsfunktionen aller Körperorgane. Wie ich schon erwähnte, hat Gott unseren Körper – anders als den der meisten Bakterien, Pilze und Viren – auf wundervolle Weise so gestaltet, dass er sich gegen reaktiven Sauerstoff schützen kann. Der Schutz erfolgt durch die zelluläre Produktion von Abwehrenzymen wie Superoxid-Dismutase (SOD), Glutathion-Reduktase (GR) und Katalase (CAT). Für die Produktion dieser Enzyme wird viel Energie benötigt, über die die schwachen Krebszellen nicht genügend verfügen. Darin liegt ihre Verletzbarkeit gegenüber Singulett-Sauerstoff.

Ozon beschädigt so keine gesunden Zellen, hat aber eine »hochgradig antibakterielle, pilz- und virentötende Eigenschaft und wird daher oft zur Desinfektion von Wunden benutzt, genauso wie gegen bakterielle und virale Erkrankungen.« (Renate Viebahn-Haensler, *Ozon-Sauerstoff-Therapie*, Seite 132) Ozon ist selektiv toxisch. Eine Ozontherapie tötet nur schädliche Bakterien, Viren, Pilze und Hefen, verschont jedoch gesunde Zellen.

Die Ausgabe von Science vom 22. August 1980 enthielt einen von mehreren Ärzten (Sweet, Kao, Hagar und Lee) verfassten Bericht mit dem Titel »Ozone Selectively Inhibits Growth of Human Cancer Cells« (dt. »Ozon hemmt selektiv das Wachstum von menschlichen Krebszellen«). Darin stand: »Das Wachstum der menschlichen Krebszellen bei Lungen- und Brustkrebs sowie Uteruskarzinom wurde durch Ozon selektiv gehemmt, abhängig von der Dosis zwischen 0,3 und 0,8 ppm Ozon in der Umgebungsluft während einer Anwendung über acht Tage. Diploide Fibroblasten der menschlichen Lunge dienten als nichtkanzerogene Kontrollzellen. Die Präsenz von Ozon in 0,3 bzw. 0,5 ppm hemmte das Wachstum der Krebszellen zu 40 bzw. 60 Prozent. Die nichtkanzerogenen Lungenzellen blieben von diesen Konzentrationen unberührt. Bei 0,8 ppm Ozon wurde das Wachstum der Krebszellen über 90 Prozent und das der Kontrollzellen weniger als 50 Prozent gehemmt. Der Verteidigungsmechanismus gegen Ozon ist in menschlichen Krebszellen erkennbar geschwächt.« Die Beweise aus dieser Studie der Ärzte sind unwiderlegbar.

Sowohl die *Environmental Protection Agency* (EPA; US-Umweltschutzbehörde) als auch die FDA erkennen die Fähigkeit von Ozon an, 99,99 Prozent aller in Wasser lebenden Erreger zu oxidieren. Ozon wird seit 1860 für die menschliche Gesundheit eingesetzt und gegenwärtig in über 16 Ländern verwendet. Am weitesten verbreitet ist es in Deutschland, wo seit dem Zweiten Weltkrieg über 7000 Ärzte schon über 12 000 000 Menschen damit behandelt haben. Trotzdem hat die FDA, wie Sie sich vermutlich schon denken, alle Ozonversuche untersagt und Ärzte, die es verwenden, aktiv verfolgt.

Dr. Hans Nieper aus Hannover, der Ozon verwendete, schrieb: »Sie werden nicht glauben, wie viele Beamte der FDA oder Angehörige oder Bekannte von Beamten der FDA als Patienten zu mir nach Hannover kommen. Das glauben Sie nicht. Oder Direktoren der AMA oder ACA oder Präsidenten von orthodoxen Krebsinstituten. Das ist eine Tatsache.« Auch viele Prominente, wie Präsident Ronald Reagan, Sir Anthony Quinn, William Holden, John Wayne oder Yul Brynner reisten nach Deutschland, um sich von Dr. Nieper behandeln zu lassen.

Wasserstoffperoxid ist an allen lebenswichtigen Prozessen beteiligt und nur mit ihm funktioniert unser Immunsystem ordentlich. Die Kolostralmilch enthält ungeheuerlich hohe Konzentrationen von H_2O_2. Die Körperzellen, die gegen Infektionen kämpfen, produzieren H_2O_2 auf natürlichem Weg als erste Verteidigungslinie gegen eindringende Organismen, also gegen Parasiten, Viren, Bakterien und Hefen. Dr. Charles Farr hat aufgezeigt, dass H_2O_2 das oxidative Enzymsystem im ganzen Körper stimuliert, was eine Zunahme der Stoffwechselrate auslöst, dünne Arterien sich weiten lässt, die Blutzirkulation fördert, Toxine ausschwemmt, die Körpertemperatur erhöht sowie die Verbreitung und den Verbrauch von Sauerstoff im Körper steigert. *(Proceedings of the International Conference on Bio-Oxidative Medicine*, 1989–1991) H_2O_2 stimuliert auch die Produktion von weißen Blutkörperchen, die für die Infektionsbekämpfung notwendig sind.

Dr. Reginald Holman führte 1950 Experimente durch, in denen er H_2O_2 dem Trinkwasser von Ratten zusetzte, die Krebsgeschwüre hatten. Die Tumore verschwanden innerhalb von 15 bis 60 Tagen vollständig. In den 1960er-Jahren fingen europäische Ärzte damit an, ihren Patienten H_2O_2 zu verschreiben. Kurz darauf war H_2O_2 in Deutschland, Russland und Kuba ein anerkannter Teil des medizinischen Mainstream. In einem Artikel für eine Publikation mit dem Titel »Alternativen« schrieb Dr. Kurt Donsbach: »Jede Nacht 30 Gramm H_2O_2 auf vier Liter Wasser in einem Verdampfungsapparat im Schlafzimmer eines unter Emphysem Leidenden, und er wird freier atmen als jemals in den Jahren zuvor! Ich mache das mit meinen Lungenkrebspatienten so.«

Haben Sie sich schon einmal gewundert, warum H_2O_2 so schäumt, wenn es auf eine Wunde aufgebracht wird? Der Grund dafür ist, dass das Blut und die Zellen ein Enzym enthalten, das »Katalase« genannt wird. Da ein Schnitt oder Kratzer sowohl Blut als auch beschädigte Zellen enthält, ist auch eine Menge Katalase vorhanden, die Wasserstoffperoxid in Wasser (H_2O) und Sauerstoff (O_2) aufspaltet. Katalase ist dabei mit bis 200.000 Reaktionen pro Sekunde extrem effizient! Die Blasen im Schaum bestehen aus reinem Sauerstoff, den die Katalase freisetzt.

Eine ausgezeichnete Methode, H_2O_2 zu verabreichen, ist die folgende: Schwaches, sehr reines H_2O_2 (0,0375-prozentig oder niedriger) wird zu einer Zucker- oder Salzwasserlösung gegeben, wie sie in Krankenhäusern für Tropfinfusionen verwendet wird. Diese wird in Dosen von 50 bis 500 ml langsam über einen Zeitraum von einer bis drei Stunden in eine große Vene injiziert, normalerweise am Arm. Die Dauer hängt von der Infusionsmenge und dem Zustand des Patienten ab. Das ist schmerzlos, außer dem kleinen Nadelstich am Anfang. Bei chronischen Erkrankungen wird die Behandlung üblicherweise einmal die Woche durchgeführt. Bei Krankheiten wie HIV und Krebs kann sie auch täglich erfolgen. Ihr Arzt wird die Anzahl der Behandlungen festlegen, die für Sie speziell notwendig sind. Im letzten halben Jahrhundert wurden Zehntausende von Patienten ohne ernsthafte Nebenwirkungen mit H_2O_2 behandelt.

Ich möchte betonen, dass Sie für interne Anwendungen nichts anderes als 35-prozentiges Wasserstoffperoxid in Lebensmittelqualität verwenden sollten. Das Wasserstoffperoxid aus der Drogerie ist nur dreiprozentig und enthält giftige Chemikalien. Es ist NUR ZUM ÄUSSEREN GEBRAUCH bestimmt. Krebspatienten sollten sich von dieser H_2O_2 fern halten. Krebspatienten, die H_2O_2 innerlich anwenden, sollten auch ein hochwertiges proteolytisches Enzym wie Vitälzym™ verwenden, das den Proteinmantel der Krebszellen durchschneidet und dem H_2O_2 ermöglicht, die Zellwand zu durchdringen. Wenn Sie eine Budwig-Diät machen, sollten Sie die Einnahme von H_2O_2 in Lebensmittelqualität vermeiden, da die Wechselwirkung zwischen den Fetten und H_2O_2 Magenschmerzen verursachen kann.

Oxycyclene™ ist eine Flüssigkeit aus natürlichen Substanzen, die wie ein Motor die Produktion von H_2O_2 in den weißen Blutkörperchen ankurbelt, was zu einer Zerstörung sowohl der Krankheitserreger als auch der sie beherbergenden weißen Blutkörperchen führt. Oxycyclene™ nutzt die natürlichen körpereigenen Abwehrkräfte und vernichtet kranke Zellen. Anders als bei Impfungen und Immunisierungen kommt es im Wesentlichen zu keinen Nebenwirkungen und die ersten Ergebnisse waren extrem viel versprechend.

Vor fast 200 Jahren, während der Herrschaft von Königin Viktoria, wurde in der damaligen britischen Kolonie Indien entdeckt, dass eine geringe Zugabe von H_2O_2 zu Trinkwasser eine Reihe von Krankheiten wie Erkältungen, Grippe, Cholera und Malaria heilt. Dieses Wissen bedrohte die Medikamentenabsätze der »britischen Pharmaindustrie«. England sandte daher einen »Undercoveragenten« dorthin, der sich als Arzt ausgab und behauptete, dass die Einnahme von H_2O_2 virale Gehirnschäden verursache. Er erfand sogar die Geschichte eines (nicht existierenden) Kindes, das vorgeblich an Gehirnschäden starb, nachdem es H_2O_2 zu sich genommen habe. Da diese erfundene Geschichte von einem »Arzt« kam, wurde sie als »wahr« akzeptiert und die Inder fingen an, britische Arzneien zu kaufen.

Das klingt bekannt, oder? Dieselbe Technik verwendet die Medizinmafia noch heute. Trotz der umfangreichen Menge an wissenschaftlichen Daten, die die erstaunlichen chemischen und biologischen Effekte von Ozon und Wasserstoffperoxid belegen, fährt die Gemeinschaft der Mediziner fort, diese unglaublich einfachen und günstigen Behandlungen zu übersehen oder vorsätzlich zu ignorieren.

Eine der Kliniken, die bio-oxidative Therapien durchführen, ist das *Nevada Center for Alternative and Anti-Aging Medicine* von Dr. Frank Shallenberger in Carson City in Nevada. Laut Dr. Shallenberger steigern sowohl Ozon als auch Wasserstoffperoxid die Effizienz des antioxidanten Enzymsystems, das überzählige freie Radikale im Körper beseitigt. Die Website der Klinik ist www.antiagingmedicine.com. Eine weitere ausgezeichnete Klinik ist die *Caring Medical & Rehabilitation* von Dr. Ross Hauser in Illinois, deren Website www.CaringMedical.com heißt.

Wenn Sie sich für eine Ozontherapie entscheiden, müssen Sie sich mit Dr. Saul Pressman in Verbindung setzen, den ich »den Ozon-Guru« nenne. Er betreut die E-Mail-Gruppe ozonetherapy@yahoogroups.com. Nehmen Sie einfach Kontakt auf und schreiben Sie Dr. Pressman alle Ihre Fragen. Er ist unglaublich aufgeschlossen und immer gewillt zu helfen. Er half mir auch mit Informationen zu diesem Teil des Buches.

Bob-Beck-Verfahren

Das Bob-Beck-Verfahren war ursprünglich eine elektromedizinische Behandlung bei Aids/HIV. Es hat auch ein unglaubliches Potenzial zu einer ausgezeichneten Krebsbehandlung.

1990 entdeckten die beiden Ärzte Dr. William D. Lyman und Dr. Steven Kaali, dass geringe Elektrizität die Vermehrung von Mikroben verhindert, die dadurch träge und harmlos werden. Das war eine der größten Entdeckungen in der Medizingeschichte, da fast alle Krankheiten durch Mikroben verursacht oder gefördert werden. Die Entdeckung ist ein Heilmittel gegen fast alle der Menschheit bekannten Krankheiten.

Doch auch wenn die Technik sehr gut dokumentiert ist, ist die Schulmedizin an dieser Entdeckung nicht interessiert. Die orthodoxe Medizin ist an »Behandlungen« interessiert« und *nicht* an »Heilung«, da die »Behandlung« eines Menschen weitaus profitabler ist als seine »Heilung«.

Dr. Beck starb 2002. Er hatte einen Doktor in Physik und 30 Jahre elektromedizinische Forschung hinter sich. Er hörte von der Entdeckung von Lyman und Kaali und fand einen nichtinvasiven Weg, um sie zu nutzen. Er

schrieb: »*Ich las in der* Science News *einen Artikel, der am 30. März 1991 veröffentlicht worden war. Auf Seite 207 wurde eine ›schockierende‹ Behandlung
gegen Aids beschrieben, die das* Albert Einstein College of Medicine *in New
York City vorschlug, das zufälligerweise einen Weg gefunden hatte, um Aids
völlig zu heilen. Ich entdeckte, dass am 14. März 1991 in Washington, D.C. auf
dem* First International Symposium on Combination Therapy *des* Joint Congress on Combination Therapies *ein Vortrag zur Heilung von Aids gehalten
worden war.*

*Als ich von dieser Abhandlung ein Exemplar bekommen wollte, um sie zu lesen,
hatten sich alle Kopien in Luft aufgelöst und die Abhandlung war aus dem Ta-
gungsbericht entfernt worden. Wir heuerten einen Privatdetektiv an, der von
einem der Kongressteilnehmer eine Kopie der Zusammenfassung erhielt. Ich
suchte auch im Internet und fand heraus, dass diese Technik nur noch in ›Outer
Limits‹ im* Longevity Magazine *in der Ausgabe vom Dezember 1992 erwähnt
wurde. Dort wurde berichtet, dass Steven Kaali, M.D., vom* Albert Einstein
College of Medicine *einen Weg gefunden hatte, Aids im Blut zu hemmen, dass
jedoch jahrelange Versuche nötig seien, bevor das elektronische Schneidegerät
verwendet werden könnte. Mit anderen Worten: Sie entdeckten es und versuchten dann sofort, es wieder verschwinden zu lassen. Aber es geschah etwas sehr
Lustiges. Zwei Jahre später wurde ein Patent erteilt, in dem* The U.S. Govern-
ment Patent Office *das gesamte Verfahren beschrieb. Im Patent #5188738 beschreibt derselbe Dr. Kaali ein Verfahren, das jedes Bakterium oder jeden Virus
(auch Aids/HIV), Parasiten und alle Pilze im Blut abschwächt und sie unwirksam macht, so dass sie keine normale, gesunde menschliche Zelle infizieren können. Das ist ein Regierungsdokument! Das war 1990! Warum erfuhr die
Öffentlichkeit nie davon? Wenn es eine zuverlässige Heilung für Aids geben
sollte, dann, so entschied ich, wollte ich etwas darüber wissen.*

*Als ich mir Dr. Kaalis Arbeit ansah, entschied ich mich, sie fortzusetzen und
zu fördern. Wir stellten fest, dass sie immer funktionierte. Zweieinhalb Jahre
lang vertrauten wir der Erfindung von Dr. Kaali, auf dessen Namen das Patent
läuft. Dann entdeckte ich, dass dieses Verfahren eine lange Geschichte hatte.
Wir folgten den Spuren dieses Patents 107 Jahre zurück! Wir fanden ein Patent,
Nr. 4665898, mit dem Datum 19. Mai 1987, das alle Krebsformen heilt.
Warum wurde das unterdrückt? Warum hat Ihnen Ihr Arzt nicht von dieser
vollkommen belegten und eingeführten Heilungsmethode für Krebs erzählt? Die
Antwort ist, dass Ärzte pro Patient 375 000 Dollar für Operationen, Chemo-*

therapie, Bestrahlung, Krankenhausaufenthalte, Ärzte und Anästhesisten bekommen. Das ist die offizielle Statistik des US-Handelsministeriums. Leider ist ein medizinisch geheilter Patient ein verlorener Kunde.«

Dr. Becks frühe Forschung musste außerhalb der USA erfolgen. Sein erster elektromedizinischer Apparat heißt Blutreiniger oder Blutelektrifizierer. Der Blutelektrifizierer zerstört mit kleinen Wechselströmen ein Schlüsselenzym auf der Oberfläche von Mikroben und verhindert, dass diese sich vermehren. Der Körper scheidet die beschädigten Mikroben sicher aus.

Dr. Beck fand heraus, dass Aids/HIV in einigen Fällen wieder auftauchte. Er schloss daraus, dass sich einige Viren im Körper versteckten und ruhten und daher nicht im Blut zirkulierten. Er entwickelte daraufhin einen zweiten elektromedizinischen Apparat, den Magnetpulsar, um diejenigen Mikroben kampfunfähig zu machen, die nicht im Blut zirkulierten.

Dr. Becks Verfahren beinhaltete auch kolloidales Silber und ozonversetztes Wasser. Da dieses Verfahren auch die »freundlichen« Bakterien im Verdauungstrakt zerstören könnte, sollten Sie in Betracht ziehen, auch einige starke Probiotika zu sich zu nehmen, die diese Bakterien wieder ergänzen.

Mindestens eine Person landete im Gefängnis, weil sie die Ausrüstung für das Bob-Beck-Verfahren verkaufte. Zwei andere starben unter mysteriösen Umständen. Bob Beck glaubte, dass seine Behandlung, die eindeutig jede Art von Mikroben aus dem Körper entfernt, ein überzeugendes Verfahren sei, um das Immunsystem eines Menschen wiederherzustellen. Er war der Meinung, dass dies der Grund sei, warum seine Behandlungsmethode bei Krebspatienten so erfolgreich ist.

WICHTIG: Zusammen mit dem Bob-Beck-Verfahren kann keine andere alternative Krebstherapie oder eine orthodoxe Krebstherapie angewandt werden. Alle anderen Krebsbehandlungen müssen mindestens zwei Tage vor Beginn einer Behandlung mit dem Bob-Beck-Verfahren BEENDET werden. Das Bob-Beck-Verfahren darf nur alleine angewandt werden – keine verschreibungspflichtigen Medikamente, keine Kräuter etc.

Wenn Sie sich für eine Anwendung des Bob-Beck-Verfahrens entscheiden, besuchen Sie bitte die Website www.cancertutor.com/Cancer02/BobBeck.html.

Achten Sie darauf, die Liste der »verbotenen Substanzen« zu lesen und auch den gesamten Artikel.

Brandt/Kehr-Traubenkur

In den 1920er-Jahren erzählte Johanna Brandt aus Südafrika, dass sie ihren Magenkrebs mit einer von ihr so genannten Traubenkur geheilt hatte. Einige Jahre später schrieb sie ein faszinierendes Buch, das die Besonderheiten ihrer Selbstheilung enthüllte. Im Grunde aß Brandt Trauben, Unmengen von Weintrauben, auch deren Haut und Samen. Wie sich herausstellte, beinhalten Trauben eine Substanz mit dem Namen Resveratrol.

Laut dem angesehenen Forscher Dr. John Pezzuto von der *University of Illinois* in Chicago hat dieses natürlich vorkommende Phenol »mannigfaltige Wirkweisen, das Krebswachstum in vielen verschiedenen Stadien zu hemmen, was ungewöhnlich ist.« Man nimmt auch an, das Resveratrol das p53-Gen aktiviert, das die Apoptose, den normalen Zelltod, bewirkt. Neben dem Resveratrol besitzen Weintrauben, besonders die rote Concord-Traube, mehrere andere Nährstoffe, die dafür bekannt sind, Krebszellen abzutöten, so zum Beispiel Ellagsäure, Lycopin, oligomere Proanthocyanidine, Selen, Catechin, Quercetin and Vitamin B17. Was für ein erstaunliches Arsenal zur Krebsbekämpfung!

Da sich viel geändert hat, seit Brandt in den 1920er-Jahren ihre Traubenkurdiät veröffentlichte, bearbeite ich diese Diät nach den Empfehlungen von Webster Kehr und nenne sie die »Brandt/Kehr-Traubenkur«. Zum Beispiel erschöpften sich die Spurenmineralien in der Erde im letzten halben Jahrhundert und der Wasserversorgung werden Chlor und Fluoride zugesetzt, um nur einiges zu nennen. Ich erwähne diese Dinge, weil alle Traubensäfte, auch die biologischen, mit dem Chlorwasser gemischt sein können. Auch werden heute alle Traubensäfte dem Gesetz entsprechend pasteurisiert, wodurch die Enzyme zerstört werden, die für die Verdauung des Traubensafts entscheidend sind. Dementsprechend benötigt man für die Brandt/Kehr-Traubenkur eine große Menge an ganzen Trauben.

An einem typischen Tag mit der Brandt/Kehr-Diät fastet man zwölf Stunden und nimmt dann zwölf Stunden Trauben zu sich. In dieser Zeit darf man absolut nichts außer Weintrauben, Traubenmus und frisch gepressten Traubensaft zu sich nehmen, was über die Dauer der zwölf Stunden langsam konsumiert werden sollte, nicht nur zu den Essenszeiten. Während dieser Zeit sollten sie zwischen zwei und vier Liter reines »Traubenmus« essen, das in einem Mixer zubereitet wurde. Um Übelkeit zu vermeiden und die Wirksamkeit des Traubenmuses zu maximieren, teilen Sie es in acht gleich große

Portionen, die Sie in den zwölf Stunden der Essensperiode jeweils alle eineinhalb Stunden essen.

Achten Sie darauf, dass Sie mindestens vier Liter reines Quellwasser oder Wasser aus artesischen Brunnen über den Tag verteilt trinken und es auch mit dem Traubenmus zu sich nehmen. Stellen Sie sicher, dass Ihr Wasser nicht mit Chlor oder Fluoriden behandelt ist. Das Traubenmus sollte auch die Kerne und die Haut enthalten und die Trauben sollten rote Concord-Trauben sein. Kaufen Sie keine kernlosen Trauben oder weiße Trauben, da sie nicht all die »guten Stoffe« der roten Concord-Traube beinhalten. Und kaufen Sie, wenn möglich, biologische Trauben, da Trauben stark mit Pestiziden besprüht werden. Wenn Sie keine biologischen Trauben bekommen können, achten Sie darauf, die Trauben mindestens 15 Minuten lang gründlich in warmem Quellwasser zu waschen und sie zu spülen.

Während der Wasserfastenperiode werden die Krebszellen sehr hungrig. Wenn sie schließlich Nahrung bekommen, bekommen sie Trauben, die sie gierig verschlingen, da diese eine hohe Konzentration an natürlichem Zucker besitzen. Und Krebszellen lieben Zucker! Doch einige Trauben enthalten auch mehrere wichtige Krebs abtötende Nahrungsstoffe, die ich oben aufgelistet habe. Im Prinzip »täuschen« wir also die Krebszellen, so dass sie einen ganzen Schwarm krebsbekämpfende Nährstoffe aufnehmen. Das ist, als würde man Süßigkeiten mit Gift versetzen und es dann hungernden Kindern geben. Da Krebszellen bei der Energiegewinnung extrem ineffizient sind, benötigen sie weit mehr Zucker als normale, gesunde Zellen, daher verschlingen sie noch mehr Trauben! Und wie wir schon früher lernten, konsumieren Krebszellen 18 Mal mehr Zucker (und 18 Mal mehr von den krebsbekämpfenden Nährstoffen in den Trauben) als normale, gesunde Zellen. Die Traubenkur ist daher einer der ultimativen Wege, um Krebszellen zu töten!

Was sollte man bei einer Brandt/Kehr-Traubenkur noch zu sich nehmen?
1. Traubenkernextrakt – Überprüfen Sie die Zutaten, um viele oligomere Proanthocyanidine zu erhalten.
2. Traubenhautextrakt – Überprüfen Sie die Zutaten, um viel Resveratrol zu erhalten.
3. Quercetin – ist auch als nicht rezeptpflichtiges Nahrungsergänzungsmittel zu bekommen.
4. Vitamin C – 12 bis 15 Gramm über den Tag verteilt. Steigern Sie die Menge

über zwei Wochen bis zu dieser Dosis, fangen Sie nicht mit dieser Dosis an.
5. Cayenne-Pfeffer – so scharf und so unbearbeitet wie möglich.
6. Nikotinsäure – ein Gramm pro Tag.

Sowohl der Cayenne-Pfeffer als auch die Nikotinsäure erhöhen die Blutzirkulation und helfen so, den Traubensaft zu den Krebszellen zu bringen. Krebszellen gedeihen häufig an Stellen, an denen die Zirkulation schwach ist. Welche Behandlungen können Sie zusammen mit der Traubenkur anwenden? Benutzen Sie kein Cäsiumchlorid, das Cäsium verhindert, dass Glukose in die Krebszellen gelangt, und bei der Brandt/Kehr-Traubenkur wird die Glukose als Transportmittel für die krebsbekämpfenden Nährstoffe gebraucht.

Ein Behandlungszyklus dauert sechs Wochen. Die ersten fünf Wochen machen Sie die reine Brandt/Kehr-Traubenkur. Essen und trinken Sie nichts anderes als Trauben. In der sechsten Woche dürfen Sie auch anderes essen, aber nur rohe Früchte und rohes Gemüse. Wiederholen Sie diesen Sechs-Wochen-Zyklus so oft wie nötig, um den Krebs zu heilen.

Budwig-Diät

Eine bemerkenswerte alternative Krebstherapie wurde von der deutschen Biochemikerin Dr. Johanna Budwig entdeckt. Sie wurde sieben Mal für den Nobelpreis nominiert. Ihr bedeutendster Beitrag zur Medizin war ihre Forschung zu essentiellen Fettsäuren. In der Massenproduktion ölhaltiger Nahrungsmittel verändern die Lebensmittelhersteller absichtlich die chemische Zusammensetzung der Öle für den Vertrieb, damit sie sich im Ladenregal länger halten. In den 1950er-Jahren bewies Dr. Budwig, dass diese chemisch veränderten, gehärteten Fette, die sie »Pseudofette« nannte, sich an die Zellmembran anlagern und dort zu Fehlfunktionen führen.

Dr. Budwig nahm an, dass diese gehärteten Fette und Öle in den elektrischen Feldern der Zellen zu einem Kurzschluss führen und uns für chronische und unheilbare Krankheiten anfällig machen, da die nützlichen Oxidasefermente durch die Erhitzung zerstört werden. Sie zeigte auch, dass der Mangel an essentiellen, ungesättigten Fetten für die Produktion von Oxidase verantwortlich ist, was Krebswachstum und viele andere chronische Leiden verursacht. Sie kam zu der Überzeugung, dass Krebs nicht das Ergebnis von zu viel Zellwachstum ist, sondern von gestörtem Zellwachstum (also gestörter Zellteilung), das durch die Kombination von zu vielen »Pseudofetten« und zu wenig gesunden Fetten in den Zellmembranen verursacht wird. Aber was geschieht mit den Fetten, wenn sie behandelt werden? Gesunde Fette enthalten eine vitale Elektronenwolke, die es dem Fett ermöglicht, sich mit Sauerstoff zu verbinden. Gesunde, oxidierte Fette sind in der Lage, sich mit Proteinen zu verbinden und dadurch wasserlöslich zu werden. Diese Wasserlöslichkeit ist für alle Wachstumsprozesse, Zellreparaturen, Zellerneuerungen, Gehirn- und Nervenfunktionen, sensorische Nervenfunktionen und die Energiegewinnung lebenswichtig.

Die gesamte Basis unserer Energieproduktion beruht auf dem Lipidstoffwechsel. Die Härtung der Fette zerstört die vitale Elektronenwolke. Das Ergebnis ist, dass diese »Pseudofette« sich nicht mehr mit Sauerstoff oder Proteinen verbinden können. Diese Fette blockieren letztendlich die Zirkulation, schädigen das Herz, unterbinden die Zellerneuerung und beeinträchtigen den freien Fluss von Blut und Lymphe. Sie sollten das im Kopf haben, wenn Sie das nächste Mal Margarine oder gebratenes Essen verzehren wollen, denn beides enthält diese schädlichen Fette.

Dr. Budwig fing mit ihrer Erforschung der Fette in den 1950er-Jahren an und entdeckte schnell vieles über den Fettstoffwechsel, was bis dahin unbekannt war. Am Anfang analysierte sie Blutproben Tausender schwerkranker Patienten und verglich diese Blutproben mit denen gesunder Menschen. Schnell fand sie heraus, dass im Blut von schwer an Krebs erkrankten Patienten einige wichtige, unentbehrliche Stoffe fehlten, darunter Phosphatide und Lipoproteine. Das Blut der gesunden Menschen enthielt immer genügende Mengen dieser Stoffe.

Sie vermutete, dass der Mangel an diesen Stoffen zur Wucherung der Krebszellen führte. Als sie das Blut von Krebspatienten analysierte, sah sie eine grünlich-gelbe Substanz anstatt gesundes, rotes und sauerstoffreiches Hämoglobin.

Sie fand heraus, dass wenn man die fehlenden natürlichen Stoffe wieder zusetzte, der krebsbefallene Tumor zu schrumpfen anfing. Die seltsamen grünlichen Bestandteile im Blut wurden durch gesunde rote Blutkörperchen ersetzt, sobald die Lipoproteine und Phosphatide wieder vorhanden waren. Anschließend entdeckte sie, dass wenn man eine Kombination aus zwei Fettsäuren aß, die Lipoproteine und Phosphatide wieder ersetzt wurden und das Blut wieder gesund wurde.

Die zwei essentiellen Fettsäuren sind Linolsäure (LA), eine Omega-6-Fett-säure, und Alpha-Linolensäure (ALA), eine Omega-3-Fettsäure. Gute Ge-sundheit erfordert ein angemessenes Verhältnis von Omega-6- und Omega-3-Fettsäuren; das ideale Verhältnis ist etwa 2:1. Gemüse und Nüsse (Getreide, Saflor, Baumwollsamen, Erdnuss und Sojabohne) besitzen die höchsten Anteile an Omega-6-Fettsäuren. LA ist eine der wichtigsten Omega-6-Fettsäuren. Ein gesunder Mensch verwandelt sie in Gamma-Lino-lensäure (GLA). Andere Omega-6-Fettsäuren sind zum Beispiel konjugierte Linolsäuren (CLA), Dihomogammalinolensäure (DGLA) und Arachidon-säure. Meeresfische (wie Lachs, Tunfisch und Makrele) sowie einige Nüsse und Samen (wie Flachs, Leinsamen und Walnuss) haben die höchsten Anteile an Omega-3-Fettsäuren. ALA ist die bedeutendste Omega-3-Fettsäure für einen gesunden Menschen, der sie in Eicosapentaensäure (EPA) umwandelt und dann in Docosahexaensäure (DHA) und Docosapentaensäure (DPA).

Dr. Budwig ging davon aus, dass chronische Krankheiten das Ergebnis von einem Mangel an essentiellen Fettsäuren sind, die voller Elektronen sind und sich an Sauerstoff und Proteine binden. Wenn sie in die Zellwand ein-gebaut werden, ziehen sie Sauerstoff in die Zelle. Und wenn sie an schwefel-basierte Proteine gebunden werden, werden sie wasserlöslich. Das ist die Theorie hinter der Budwig-Diät: Die Umsetzung von Sauerstoff im Organis-mus kann durch Lipoproteine (schwefelreiche Proteine und Linolsäure) sti-muliert werden. In seinem Buch *Oxygen Therapies* legt Ed McCabe auf Seite 85 seine Sicht auf die essentiellen Fettsäuren dar: »Die roten Blutkörperchen geben in der Lunge Kohlendioxid ab und nehmen Sauerstoff auf. Über die Blutgefäße gelangen sie zu den Zellen, wo sie den Sauerstoff an das Plasma abgeben. Der freigesetzte Sauerstoff wird von den Zellen durch die ›Reso-nanz‹ der Fettsäuren ›angelockt‹. Ansonsten kommt der Sauerstoff nicht in die Zelle. ›Elektronenreiche Fettsäuren‹ spielen die entscheidende Rolle bei den Atmungsenzymen, die die Grundlage der Oxidation in den Zellen sind.« Essentielle Fettsäuren steigern zusammen mit schwefelreichen Proteinen (sol-chen wie im Hüttenkäse) die Sättigung des Körpers mit Sauerstoff, da die Elektronen natürlich geschützt sind, bis der Körper die Energie benötigt.

Natürlich wurde Dr. Budwig wegen ihrer Arbeit verfolgt. Denken Sie nur an das ganze Geld, das die Fett- und Ölindustrie jedes Jahr macht. Der Hy-drierungsprozess (Härtung) ist für beide Industrien wichtig und Dr. Budwigs Theorie fußte darauf, das die gehärteten Fette zur Ausbildung von Krebszellen beitragen! Schließlich wurde sie daran gehindert, weiter zu forschen und ihre Ergebnisse zu veröffentlichen. Sie schrieb:»Ich habe die Antwort auf den Krebs gefunden, doch die amerikanischen Ärzte wollen sie nicht hören. Sie kommen her, sehen sich meine Methoden an und sind beeindruckt. Dann wollen sie mit mir Abmachungen treffen, damit sie sie mit nach Hause nehmen und eine Menge Geld damit verdienen können. Das will ich nicht, daher werde ich aus allen Ländern ausgeschlossen.«

Ausgezeichnete Quellen für schwefelreiche Proteine sind Nüsse, Zwiebeln, Schnittlauch, Knoblauch und vor allem Hüttenkäse und Joghurt. Das Leinsamenöl sollte unbehandelt, kalt gepresst, biologisch, flüssig, kühl und nicht raffiniert sein. *Leinsamenöl und Hüttenkäse sollten Teil der Diät eines jeden Krebspatienten sein.* Mischen Sie einfach eine Tasse Hüttenkäse mit zwei oder drei Esslöffel Leinsamenöl. Achten Sie darauf, dass Sie es gründlich durchmischen, und lassen Sie die Mischung einige Minuten ruhen. Dies verwandelt das öllösliche Omega-3 in wasserlösliches Omega-3. Eine weitere gute Idee ist es, frischen Leinsamen zu stampfen und in die Mischung zu rühren. Wichtig ist es zu bedenken, dass weder an essentiellen Fettsäuren reiche Nahrungsmittel noch schwefelreiche Proteine alleine zum Ziel führen, da sich die Fette zuerst an die Proteine binden müssen, bevor Sauerstoff gebunden werden und der Körper diese Kombination verarbeiten kann.

Dank der unermüdlichen Arbeit von Dr. Budwig wissen wir nun, dass elektronenreiche Fette mit schwefelreichen Proteinen reagieren und Sauerstoff binden, was den aeroben Stoffwechsel fördert und die Gesundheit wieder herstellt. Der Onkologe und ehemalige Kardiologe Dr. Dan C. Roehm schreibt:»Was sie (Dr. Budwig) zeigte, und was ich zuerst ablehnte, mich aber später in der Praxis völlig überzeugte, war: KREBS IST EINFACH HEILBAR, die Behandlung umfasst die Ernährung und den Lebensstil. Die Reaktion darauf erfolgt unmittelbar; die Krebszellen werden schwach und verwundbar. 1951 identifizierte sie den genauen biochemischen Reaktionspunkt, der spezifisch regulierbar ist. Sowohl in Tests als auch in der Realität … diese Diät liegt meilenweit vor den meisten wirksamen Anti-Krebs-Diäten der Welt.« *(Townsend Letter for Doctors,* Juli 1990)

Bill Henderson arbeitete mit über 1000 »unheilbaren« Krebspatienten. Im Mittelpunkt seiner Behandlungsmethode steht die Budwig-Diät. Sein Buch *Beating Cancer Gently* (dt. *Krebs sanft besiegen)* ist genauso gut wie sein neues Buch *Krebs-frei: 30 Siege über Krebs – auf natürliche Weise.* Bill ist ein wunderbarer Mann und wird Sie telefonisch »betreuen«. Die sehr fortgeschrittenen Methoden seines Verfahrens machen dieses zu einer der besten verfügbaren Krebsbehandlungen. Er konzentriert sich in seiner Behandlung auf eine strenge Krebs-Diät, durch welche schon viele Menschen geheilt wurden. Und wie der Name schon sagt, ist sie auch eine der »sanftesten« Behandlungen. Jeder, der die Budwig-Methode wählt, sollte sie nach der Methode von Bill Henderson nutzen. Sein Buch kann man auf www.beating-cancer-gently.com kaufen. Bitte beachten Sie, dass Sie während der Budwig-Diät *kein* Protocel™ zu sich nehmen sollten, da es auf gegenteilige Weise wirkt. Nehmen Sie auch *keine* Produkte mit Papau oder Stachelannone zu sich, da diese Pflanzen das ATP-Niveau verringern und der Budwig-Diät entgegenwirken.

Cellect-Budwig-Verfahren

Dieser Abschnitt befasst sich mit fünf Krebsbehandlungsmethoden, die zusammen angewandt werden und Cellect-Budwig-Verfahren genannt werden. Das ist eine der stärksten nichttoxischen und hochwirksamen alternativen Krebstherapien.

Im Zentrum der Behandlung steht Cellect, ein Nahrungsergänzungsmittel der Firma *Cellect,* mit vielen Mineralien und Aminosäuren, dem einige Anti-Krebs-Substanzen zugemischt wurden. Cellect wurde vom Biochemiker Fred Eichhorn entwickelt, der 1976 an »unheilbarem« Bauchspeicheldrüsenkrebs litt. Er lebt noch heute und ist Präsident der *National Cancer Research Foundation* (www.ncrf.org).

Schon Cellect alleine hat bei der Krebsbehandlung ausgezeichnete Ergebnisse gezeigt. Mike Vrentas, Vorstandsmitglied der unabhängigen *Cancer Research Foundation Inc.* hat die Budwig-Diät, Vitamin B17 (Aprikosenkerne), Säfte und Cellect zu einer hochwirksamen Behandlung vereint.

Nr. 1 – Cellect-Pulver

Wie ich schon erwähnte, steht im Mittelpunkt dieser Behandlungsmethode ein Pulver mit dem Namen Cellect, das bei allen Formen von Krebs ausgezeichnete Ergebnisse zeigte. Krebspatienten sollten schnell bis zu vier Löffel am Tag nehmen. Kinder sollten natürlich kleinere Dosen nehmen. Patienten im fortgeschrittenen Zustand sollten bis zu sechs oder acht Portionen pro Tag nehmen. Cellect verursacht gelegentlich Verstopfung, achten Sie daher darauf, mit jeder Portion drei Lebertrankapseln, die dem Cellect beiliegen, einzunehmen. Auch indische Flohsamen und frische Gemüse helfen bei Verstopfung.

Cellect können Sie auf www.cellect.org bestellen. Klicken Sie auf »Products« und wählen Sie dann »Maxi-blend powder«. Ich empfehle Ihnen, dieses mit rotem Traubensaft zu mischen. Das Pulver wird auch in Kapseln verkauft.

Nr. 2 – Die Budwig-Diät

Die Budwig-Diät wurde im letzten Abschnitt besprochen, ich werde sie daher nicht noch einmal erklären. Ich möchte jedoch nachdrücklich darauf hinweisen, dass zwischen der Einnahme von Cellect und der Budwig-Diät mindestens eineinhalb Stunden liegen sollten. Achten Sie auch darauf, mit Cellect den Lebertran zu nehmen und das Leinsamenöl mit der Budwig-Diät.

Nr. 3 – Vitamin B17

Ich werde ab Seite 230 die Vitamin-B17-Therapie beschreiben, daher werde ich mich hier nicht weiter dazu auslassen. Tatsache ist, dass dieses Vitamin selektiv toxisch auf Krebszellen wirkt und somit perfekt zu der Krebstherapie hier passt. Es ist empfehlenswert, die Aprikosenkerne zu essen anstatt das Vitamin in Pillenform einzunehmen. Laut Dr. Krebs sollten Krebspatienten mit wenigen Aprikosenkernen pro Tag anfangen und die Zahl bis auf etwa 30 Kerne pro Tag steigern. Vorzugsweise sollten sie auf leeren Magen und über den Tag verteilt zwischen den Mahlzeiten genommen werden, etwa zehn Kerne zwischen dem Frühstück und Mittagessen, dann weitere zehn zwischen Mittagessen und Abendessen und zehn weitere danach.

Nr. 4 – biologische Gemüsesäfte

Wie die Budwig-Diät und die Vitamin-B17-Therapie beschreibe ich die Diät mit frischen Säften in einem eigenen Abschnitt und werde daher nicht in die Details gehen. Behalten Sie nur im Gedächtnis, dass biologische Gemüsesäfte aus zwei wichtigen Gründen entscheidend sind. Zum einen besitzt Gemüse einen hohen Gehalt an krebsbekämpfenden Nährstoffen und phytochemische Verbindungen. Außerdem essen Sie nicht mehr so viel toxisches Junkfood wie kohlensäurehaltige Limonaden und Pommes frites, wenn Sie viel frische, biologische Gemüsesäfte trinken. Es ist NICHT notwendig, den Saft schnell zu trinken, aber Krebspatienten sollten täglich etwa 15 Gramm frischen Gemüsesaft pro Kilogramm Körpergewicht trinken. Für eine Person mit 100 Kilogramm Gewicht sind das 1500 Gramm pro Tag, für eine Person mit 80 Kilogramm 1200 Gramm pro Tag, etc. Es wird empfohlen, den Saft in mehreren kleinen Portionen über den gesamten Tag verteilt zu trinken und nicht auf einmal.

Nr. 5 – Sonnenlicht (Vitamin D)

In den folgenden Abschnitten finden Sie Informationen zu Vitamin D. Es ist empfehlenswert, sich jeden Tag 30 Minuten lang in Sonnenlicht zu baden, falls möglich. Benutzen Sie KEIN Sonnenschutzmittel, denn damit filtern Sie hilfreiche Wellenlängen aus dem Licht, was auch Krebs verursacht.

Leberreinigung

Ich kann mit 99-prozentiger Sicherheit sagen, dass ein Krebspatient im fortgeschrittenen Stadium der Cellect-Budwig-Behandlung seine Leber stimulieren muss, damit Toxine, die sich aus anderen Teilen des Körpers dort angehäuft haben, ausgeschwemmt werden. Dazu werden entsprechend der Gerson-Therapie und der Behandlungsmethode von Dr. Kelley Kaffeeeinläufe empfohlen. Der Kaffee öffnet den Lebergang und stimuliert die Produktion von Galle in der Leber. Wie viele Einläufe sind pro Tag nötig? Einige benötigen nur wenige und andere kommen mit einem pro Tag aus. Das hängt davon ab, in welcher Verfassung Ihre Leber ist. Bei den meisten von uns ist die Leber mit Toxinen überladen, daher benötigen sie vermutlich drei oder mehr Einläufe pro Tag.

Mein Freund Mike Vrentas forscht zu alternativen Krebstherapien und hat dieses Verfahren entwickelt. Seine Website ist www.CellectBudwig.com. Wenn Sie sich für diese Behandlung entscheiden, MÜSSEN Sie Mike Vrentas Website besuchen und ALLE seine CDs anhören, auf denen er die Behandlung erklärt. Er steht auch für telefonische Beratungen zur Verfügung.

DMSO/MSM/Cäsiumchlorid (»DMCC«)

Dimethylsulfoxid (»DMSO«) ist ein nichttoxisches, 100 Prozent natürliches Produkt aus der Holzverarbeitung. Dimethylsulfon (»MSM«) ist im Grunde DMSO mit einem zusätzlichen Sauerstoffatom am Schwefelatom, so dass dieses Molekül zwei Sauerstoffverbindungen besitzt. MSM kommt in frischen Früchten und Gemüse, Rohmilch, Weizengrassaft und Aloe vera vor.

DMSO und MSM sind beide sowohl in öligen als auch in wässrigen Flüssigkeiten gut lösbar. Ich verwende in diesem Buch den Begriff »DMSO« für beide Substanzen und folge dabei dem Biochemiker Dr. David Gregg: »DMSO und MSM, die sich beide im Körper bilden, sind im Grunde in ihren biochemischen Effekten nicht unterscheidbar.«

DMSO wurde 1960 von einem Forschungsteam um Stanley W. Jacob von der *University of Oregon Medical School* als Heilmittel eingeführt. In einer Studie wurde DMSO mit Hämatoxylin (einem roten Farbstoff) gemischt und Krebspatienten gespritzt. Zweck der Studie war, herauszufinden welche Zellen DMSO aufnahmen. Sie entdeckten, dass DMSO eine Affinität für Krebszellen besitzt. Einige der Patienten wurden während dieser Studie sogar geheilt, obwohl DMSO nur mit einem Farbstoff kombiniert wurde! (*Haematoxylon Dissolved in Dimethylsulfoxide [DMSO] Used in Recurrent Neoplasms* von E. J. Tucker, M.D. / A. Carrizo, M.D., Juni 1968) Die Studie zeigte auch, dass DMSO nicht nur Substanzen lösen, sondern auch die menschliche Haut durchdringen und gelöste Substanzen so transportieren kann!

Wie funktioniert das? Dr. David Gregg schreibt: »Im Körper bildet DMSO mit MSM, der oxidierten Form von DMSO, ein Gleichgewicht. Diese Kombination funktioniert wie ein Sauerstofftransportsystem und steigert den aeroben Stoffwechsel. Es arbeitet nur an einem Punkt, in der Atmungskette an der inneren Membran der Mitochondrien.« www.krysalis.net

In den letzten vier Jahrzehnten erschienen in der wissenschaftlichen Literatur über 10 000 Artikel zu den biologischen Implikationen und 30 000 Artikel zur Chemie von DMSO. Die Ergebnisse dieser Studien zeigen deutlich, dass DMSO ein bemerkenswertes neues therapeutisches Prinzip begründet. In seinem Buch *Cancer & Natural Medicine* zitiert John Boik eine Reihe von Publikationen, in denen beschrieben wird, dass DMSO-Lösungen in vitro (außerhalb lebender Organismen) zahlreiche Formen von Krebs sich in normale Zellen zurückverwandeln ließen, indem sie den aeroben Stoffwechsel wiederherstellten.

Sobald der aerobe Stoffwechsel wiederhergestellt ist, stirbt die ehemalige Krebszelle schließlich durch Apoptose. Erinnern Sie sich, Apoptose ist der programmierte Zelltod, der die meisten normalen Zellen innerhalb von einigen Wochen ereilt. Die Wiederherstellung des aeroben Stoffwechsels mit DMSO korrigiert keine genetischen Schäden, hält die Krebszellen aber lange genug in einem normalen Zustand, dass die natürlichen Prozesse, die mit gesunden Zellen verbunden sind (wie die Apoptose), Zeit haben, die Krebszelle abzutöten. Das ist etwas paradox, doch DMSO tötet Krebszellen unter anderem dadurch, dass es sie heilt.

Natürlich können Sie sich denken, dass die Spezis der Krebsindustrie bei einer wirksamen Alternativtherapie sofort ans Werk gehen. Webster Kehr meint dazu: »Die FDA nahm die Wirksamkeit von DMSO bei der Behandlung von Leiden zur Kenntnis und verbot es für medizinische Verwendungen, um die Gewinne der Aspirin-Hersteller zu schützen. (In jenen Tagen behandelte man Arthritis mit Aspirin.) Daher muss es heute als ›Lösungsmittel‹ verkauft werden. Kaum jemand kann begreifen, dass Regierungsbehörden zum einzigen Zweck eingesetzt werden, um als ›Polizeigewalt‹ für große, korrupte Unternehmen zu dienen. Die Seelen von Politikern zu kaufen, ist so einfach, wie einem Kleinkind Bonbons zu geben.«
www.cancertutor.com/Cancer/DMSO.html

Obwohl DMSO als »der umstrittenste therapeutische Fortschritt der Gegenwart« bezeichnet wird, scheint die Diskussion darum durch Politik und Geld und weniger durch die Wissenschaft angeheizt zu werden. Ehrlich gesagt wünsche ich mir, dass wir in einer Welt leben, in der die Ärzte Krebspatienten mit geeigneten Methoden behandeln, sodass sich diese nicht zu Hause selbst behandeln müssen. Durch den Einfluss der Pharmaindustrie ist es nun leider so, dass die Ärzte ihre Behandlungsmethoden nur aufgrund ihrer Rentabilität und nicht wegen ihrer Wirksamkeit auswählen. Angesichts dessen, dass DMSO kein patentierbares Medikament, billig, sicher und wirksam ist und wenn man das Nötigste über die Krebsindustrie weiß, ist es dann ein Wunder, dass gegen DMSO eine Schmierenkampagne geführt wird?

Eine der wichtigsten Eigenschaften von DMSO und MSM ist, dass beide zusammen mit anderen Behandlungen, wie mit dem sehr alkalischen Cäsiumchlorid, einen Synergieeffekt entfalten. Es ist eine Tatsache, dass in vielen Teilen der Welt, in denen das Wasser einen hohen Gehalt an stark alkalischen Mineralien hat, die Krebsrate sehr niedrig ist. Die Hunzakut in Nordpakistan haben cäsiumreiches Wasser und bekommen nie Krebs, solange sie nicht aus ihrer Heimat weggehen. Die Hunzakut essen auch regelmäßig Aprikosenkerne, die Vitamin B17 enthalten. Die Vitamin B17-Therapie werde ich in diesem Buch ab Seite 230 noch erläutern.

Wenn Cäsium in die Zelle befördert wird, kann es den pH-Wert in der Zelle radikal ansteigen lassen. Sobald es in der Zelle ist, beginnt das Cäsium

Kalium aus dem Blut zu lösen und blockiert so die Glukoseaufnahme der Zelle und den Vergärungsprozess und hungert die Zelle aus. Das Cäsium neutralisiert auch die Milchsäure, die durch die anaerobe Atmung entsteht, und beendet so das Wuchern der Zelle und den »Kachexiekreislauf« auf Zellebene.

Der wohl bekannteste Arzt, der Cäsium zur Behandlung einsetzt, ist Dr. H. E. Sartori. Er fing mit seinem Cäsium-Krebstherapieprogramm im April 1981 an den *Life Sciences Universal Medical Clinics* in Rockville, Maryland, an und behandelte 50 Patienten mit »unheilbarem« Krebs. Ihr Krebs hatte sich, mit anderen Worten, in andere Organe ausgebreitet und sie waren daher zum Sterben nach Hause geschickt worden. Die Krebsindustrie stufte sie als »hoffnungslose« und »unheilbare« Fälle ein. Von diesen 50 Patienten lagen drei im Koma und 47 hatten bereits die maximalen Dosen der »Großen 3« erhalten, bevor Cäsium erprobt wurde.

Das Cäsiumchlorid wurde den Patienten zusammen mit Vitamin A, Vitamin C, Vitamin B17, Zink und Selen verabreicht. Ihre Ernährung bestand überwiegend aus Vollkorn, Gemüse und Nahrungsmittel reich an Omega-6-Fettsäuren. Um die Wirksamkeit der Behandlung zu erhöhen und die Blut- und Sauerstoffzirkulation zu verbessern, erhielten die Patienten die Chelatbildner Ethylendiamintetraacetat (EDTA) und DMSO. An der Studie nahmen zehn Patienten mit Brustkrebs, neun mit Darmkrebs, sechs mit Prostatakrebs, vier mit Bauchspeicheldrüsenkrebs, sechs mit Lungenkrebs, drei mit Leberkrebs, vier mit Non-Hodgkin-Lymphomen, einer mit einem Urothelkarzinom und acht mit unbekannten Krebsformen teil.

Die Ergebnisse waren erstaunlich. Etwa 50 Prozent der Patienten mit Brust-, Darm-, Prostata-, Bauchspeicheldrüsen- und Lungenkrebs überlebten mindestens für drei Jahre, trotz der Tatsache, dass die konventionellen Ärzte ihnen nur noch einige wenige Wochen gaben! 13 Patienten starben in den ersten beiden Wochen der Therapie. Die Autopsie dieser 13 Patienten ergab jeweils, dass die Tumore durch die Cäsiumtherapie kleiner geworden waren. Erstaunlicherweise waren alle Patienten innerhalb von drei Tagen nach Beginn der Cäsiumtherapie schmerzfrei. Den Forschungsbericht findet man in Dr. Sartoris Buch *Cancer – Orwellian or Utopian?* (dt. *Krebs – Orwell oder Utopie?*)

In Anbetracht der Tatsache, dass Cäsiumchlorid normalerweise nur bei Krebspatienten im fortgeschrittenen Stadium verwendet wird, war die

50-prozentige Heilungsrate von Dr. Sartori erstaunlich. Alle Patienten hatten bereits ihr »Todesurteil« von Schulmedizinern in der Tasche. Sie waren als »unheilbar« eingestuft und zum Sterben nach Hause geschickt worden. Sie hatten vermutlich durch die toxisch-chemische Behandlung und/oder Bestrahlung Organschäden. Trotzdem überlebte die Hälfte von ihnen! Das ist wirklich bemerkenswert. Erinnern Sie sich, die Heilungsrate der orthodoxen Medizin bei Patienten in vergleichbarem Zustand liegt bei fast *null Prozent*.

Der Arzt Dr. Keith Brewer fing in den 1930er-Jahren an, sich für Krebs zu interessieren. Er entdeckte, dass Krebszellen eine Affinität für Cäsium haben. Dies ist der Grund dafür, dass radioaktive Cäsiumisotope in der Regel als »Marker« benutzt werden, um dem Weg der konventionellen Chemotherapiemedikamente in den Tumor zu folgen. Wenn man beträchtliche Mengen von Cäsium in den Körper einführt, könnten die Krebszellen so viel davon aufnehmen, dass sich ihr pH-Wert ändert und der anaerobe Stoffwechsel und der Gärungsprozess, den sie zum Leben benötigen, unterbrochen werden.

Nach umfangreichen Tests stellte Brewer fest, dass Cäsium oder Rubidium den pH-Wert der Krebszellen erhöhen. Zuletzt konzentrierte er sich auf Cäsium, da es von beiden das alkalischere war. Aber es blieb die Frage, wie man genügend Cäsium in die Krebszelle schafft, um ihren pH-Wert zu ändern. Brewer fand heraus, dass es eine Reihe Vitamine und Mineralien (Vitamin B17) gab, die die Aufnahme in den Krebszellen stark steigerte. Wurden diese Substanzen zusammen mit Cäsium verabreicht, stieg der Cäsiumgehalt in den Zellen so stark, dass es die Krebszelle abtötete.

Das Cäsium ließ den pH-Wert der Zelle steigen und brachte sie so dazu, den aeroben Stoffwechsel wieder aufzunehmen und die Zellteilung zu beenden. Es brachte auch innerhalb weniger Tage den normalen Apoptoseprozess in Gang. 1981 wurden an 30 Krebspatienten Tests durchgeführt. Bei allen verschwanden die Krebsgeschwüre und innerhalb von Tagen hörten ihre Schmerzen auf. Dieses Verfahren wurde die Basis für die heutige » High-pH-Therapy«. www.mwt.net/~drbrewer/highpH.htm

Erinnern Sie sich an die Geschichte von Neal Deoul? Er finanzierte Aids- und Krebsforschungen mit Cäsium und Aloe vera. Er wurde von der Krebsindustrie in eine lange Schlacht vor Gericht verwickelt und sein Name wurde durch den Dreck gezogen. Während der gerichtlichen Auseinandersetzungen erfuhr Deoul, dass er Krebs hatte und unterzog sich einer Art High-pH-Therapy, die ihn schließlich heilte. Eine *großartige* Nachricht für die alternativen

Krebstherapien; eine *furchterregende* für die Krebsindustrie. Seit die gerichtlichen Auseinandersetzungen in den 1990er-Jahren anfingen, werden Neal und seine gesamte Familie auf schreckliche Weise von der Krebsindustrie verfolgt. Lesen Sie hier mehr über ihre Geschichte: www.cancer-coverup.com. DMSO bindet Cäsiumchlorid und bringt es so in die Krebszelle. Doch man benötigt DMSO vor allem, um das Cäsiumchlorid durch die Haut in das Blut zu bekommen. Das DMCC-Verfahren ist besonders bei Hirntumorpatienten wirksam, da es schnell die Blut-Hirn-Schranke überwindet. Doch es kann bei jeder Krebsart erfolgreich eingesetzt werden.

In einer Fallstudie drückte der Hirntumor eines Patienten auf die Sehnerven. Als er DMSO mit Cäsiumchlorid vermischt nahm, konnte er förmlich fühlen, wie innerhalb weniger Minuten das Cäsium in die Krebszellen des Tumors strömte, da der Tumor gegen die Sehnerven drückte.

Dr. Robert R. Barefoot schreibt in seinem Buch *The Calcium Factor: The Scientific Secret of Health and Youth* (dt. *Der Calciumfaktor: Das wissenschaftliche Geheimnis von Gesundheit und Jugend):*»Cäsiumchlorid ist ein natürliches Salz. Wo es vorhanden ist, gibt es keinen Krebs, da Cäsium das ätzendste Mineral ist, das existiert. Wenn es in den Körper eindringt, spürt es alle sauren Krebsbereiche auf, löscht die Feuer des Krebses und bereitet ihm innerhalb von Tagen ein Ende. Wenn Dimethylsulfoxid (DMSO) in der Nähe eines schmerzhaften Krebses aufgetragen wird, verschwindet der Schmerz. Das DMSO lässt das Cäsium viel schneller in den Krebstumor eindringen und beendet den Krebs so auch viel schneller.« Da dies in einigen Fällen aber auch umfangreiche Schwellungen verursachen kann, ist es besser, das Cäsium nicht direkt über dem Tumor aufzutragen.

Es gibt zahlreiche Theorien, wie und warum das DMCC-Verfahren Krebs beendet. Die logischste Erklärung ist, dass das DMCC-Verfahren genügend Sauerstoff zu den Zellen transportiert, um den Zustand der Hypoxie umzukehren und den aeroben Stoffwechsel in der Zelle wieder zu ermöglichen.

Laut Dr. David Gregg ist der »krebstötende Mechanismus« des Cäsiums einer der folgenden (oder eine Kombination daraus):

1. Es ändert den osmotischen Druck in der Krebszelle gegenüber der Umgebung, so dass sie anschwillt und platzt. Daher schwillt auch der Tumor an, was in einigen Fällen gefährlich werden kann.

2. Es führt zu einem entgegengesetzten Gefälle in der Konzentration von Cäsium und Kalium, was die Funktion der Natrium-Kalium-Pumpe hemmt,

was wiederum das Natrium-Glukose-Co-Transportsystem hemmt, das die Krebszelle mit Glukose versorgt, und so die Krebszelle aushungert.

3. Es führt zu einer Anhäufung von negativen Ionen innerhalb der Krebszelle, was das Potenzialgefälle an der Zellmembran aufhebt, das für den Antrieb des Natrium-Glukose-Co-Transportsystems notwendig ist, und so die Krebszelle aushungert.

4. Es führt zu einem Zusammenbruch der Tarnung der Krebszelle, die das Immunsystem täuscht. Die Krebszelle wird so für das Immunsystem wieder sichtbar und von diesem angegriffen und zerstört.

Ich nehme an, dass womöglich alle vier Mechanismen, die Dr. Gregg beschreibt, beim Abtöten der Krebszelle zusammenwirken. Unabhängig von seinem genauen Wirkungsmechanismus kann man als Tatsache festhalten, dass das DMCC-Verfahren Krebszellen abtötet (entweder direkt oder indirekt), die Ausbreitung des Krebses verhindert, Tumore innerhalb von Wochen schrumpfen lässt und innerhalb weniger Tage Schmerzen lindert, abhängig davon, was die Schmerzen verursacht. Bitte beachten Sie jedoch, dass jegliche Form von Schwellung, Entzündung und/oder Blutstau sehr gefährlich sein kann. Das DMCC-Verfahren ist daher nicht für jeden zu empfehlen.

Enzym/Stoffwechsel-Typisierung-Therapie

Die Enzym/Stoffwechsel-Typisierung-Therapie beruht auf der Erkenntnis, dass Krebszellen fast nicht von den Plazentazellen in der Schwangerschaft unterschieden werden können. Diese Theorie wird Trophoblast-Theorie genannt. Sie wurde durch den schottischen Embryologen Dr. John Beard um 1900 propagiert. Zuerst beobachtete er, dass die Plazentazellen (Trophoblasten) den Krebszellen erstaunlich ähneln. Weitere Beobachtungen führten ihn zu der Überzeugung, dass es eine nahe Verwandtschaft zwischen diesen Trophoblasten und Krebszellen gibt.

Die Trophoblasten produzieren in der frühen fötalen Entwicklung eine schützende Umgebung (Plazenta) und stellen die Ernährung (durch die Nabelschnur) auf die gleiche Weise sicher wie Krebszellen, die eine schützende Umgebung in Form des Tumors und eine neue Nahrungsquelle in Form neuer Blutgefäße produzieren. Eine andere Beobachtung war, dass die Trophoblasten in ihrer Aktivität um die achte Schwangerschaftswoche nachlassen. Beard erkannte, dass dieses Nachlassen mit der Vervollständigung des

Verdauungssystems im Fötus und der Aktivierung der fötalen Bauchspeicheldrüse zusammenfällt.

Neuere medizinische Forschungen zeigten auch, dass die Trophoblasten ein Hormon mit dem Namen »Humanes Choriongonadotropin« (HCG) absondern. Die Menge dieses Hormons steigt bis zur etwa achten Woche an und beginnt dann geringer zu werden. Genau dieses Hormon bedeckt nun Trophoblasten und Krebszellen und macht sie für unser Immunsystem unangreifbar. Es wurde nachgewiesen, dass HCG bei allen Arten von Krebs zu finden ist. Keine andere menschliche Zelle außer den Trophoblasten und den Krebszellen produziert HCG. Wenn man also einen HCG-Urintest macht und ein positives Ergebnis erhält, ist man entweder schwanger oder hat Krebs. Der Navarro-Urintest ist meinen Nachforschungen nach der genaueste Test.

Trophoblasten sind auch von einer Hülle aus Glykoproteinen umgeben, unter denen sich ein Molekül befindet, dass ihr eine negative Ladung verleiht. Dieselbe Art von negativ geladener Hülle findet man auch bei Krebszellen. Das ist einer der Gründe, warum Krebszellen als Trophoblasten klassifiziert werden. Auch die Leukozyten (weißen Blutkörperchen) des Immunsystems sind negativ geladen. Wie wir alle wissen, stoßen sich gleiche Ladungen ab und entgegengesetzte Ladungen ziehen sich an. Daher sind sowohl Trophoblasten als auch Krebszellen für den natürlichen Abwehrmechanismus des Immunsystems undurchdringlich.

Erinnern Sie sich, dass die Trophoblasten der Plazenta bis zur achten Woche der Schwangerschaft HCG produzieren und es danach weniger wird. Das ist die unmittelbare Auswirkung der beginnenden Enzymproduktion der fötalen Bauchspeicheldrüse! Wenn bestimmte Enzyme, vor allem Trypsin, Chymotrypsin B und Amylase, einer Trophoblastzelle begegnen, können sie die negativ geladene Hülle durchbrechen. Darum tritt das Schwangerschaftserbrechen typischerweise ab der achten Schwangerschaftswoche auf. Die fötale Bauchspeicheldrüse ist noch nicht voll entwickelt und produziert noch keine Amylase, die für den Abbau von Glykogen (dem »Glyko«-Teil der Glykoproteinhülle) verantwortlich ist. Die Glykoproteine werden somit noch nicht in kleinere Einheiten aufgebrochen. Die Nieren und Bauchspeicheldrüse der Mutter müssen dies ausgleichen und sind überfordert. Das Ergebnis sind Übelkeit, Schmerzen am unteren Rücken und Schlappheit. Mit der Einnahme von Amylase kann die schwangere Mutter dem Schwangerschaftserbrechen entgegenwirken.

Interessanterweise tritt Krebs im Zwölffingerdarm, der von den Darmabschnitten den höchsten Gehalt an Verdauungsenzymen aufweist, besonders selten auf. Der Grund, warum es Fälle von Bauchspeicheldrüsenkrebs gibt, liegt darin, dass Enzyme im Dünndarm noch nicht »aktiviert« wurden. Daher gibt es bei Bauchspeicheldrüsenkrebs auch eine so hohe Sterblichkeitsrate. Die Bauchspeicheldrüse verliert die Fähigkeit, Enzyme zu bilden, und es gibt daher keinen Kontrollmechanismus gegen den Krebs!

Dr. Beard veröffentlichte 1911 einen Bericht mit dem Titel *The Enzyme Therapie of Cancer* (dt. *Die Enzymtherapie gegen Krebs)*, in dem er seine Therapie und die sie begründenden Belege zusammenfassend beschreibt. Nach seinem Tod 1923 geriet die Enzymtherapie weitgehend in Vergessenheit, besonders nach dem Erscheinen der Arbeiten Marie Curies zur Bestrahlung. Ein Pionier in der Entwicklung der Enzym/Stoffwechsel-Typisierung-Therapie war der texanische Kieferorthopäde Dr. William Donald Kelley. Er war etwa 35 Jahre alt, als er um 1960 erkrankte. 1964 zeigten Röntgenaufnahmen, dass er an fortgeschrittenem Bauchspeicheldrüsenkrebs litt und Läsionen in Lunge, Leber und Hüfte hatte. Der Chirurg erklärte ihm, dass er für eine Operation zu krank sei, und seiner Ehefrau und Mutter von vier Kindern, dass ihr Ehemann noch vier bis acht Wochen zu leben hätte. Kelley wollte sich dem Schicksal schon ergeben, aber seine Mutter nicht! Sie verbot ihm Junkfood und Fleisch und wies ihn an, nur frische und rohe Früchte, Gemüse, Nüsse, Getreide und Samen zu essen. Nach einigen Monaten begann sich Kelley zu erholen und konnte sogar wieder arbeiten.

Doch nach sechs oder sieben Monaten gab es keine Verbesserungen mehr und er bekam schwerwiegende Verdauungsprobleme, vermutlich von dem fortschreitenden Krebs. Daher fing er an, Verdauungsenzyme zu sich zu nehmen, um seine Verdauung zu unterstützen. Am Ende hatte er die Dosis auf 50 Enzymkapseln pro Tag gesteigert. An diesem Punkt entdeckte er die Arbeiten von Dr. John Beard zu den Zusammenhängen zwischen Verdauungsenzymen und Krebs. Er begegnete auch den Schriften von Dr. Edward Howell, einem frühen Verfechter der Rohkostdiät. *In dieser Zeit erholte sich Kelley vollständig von seiner Krebserkrankung.* In Anbetracht dessen, dass die Schulmedizin Bauchspeicheldrüsenkrebs noch immer für unheilbar hält, ist das sehr beeindruckend!

Kelley nahm an, dass die Bildung von Krebs einem Überschuss an weiblichen Hormonen zuzuschreiben sei, die dafür verantwortlich sind, dass sich

Stammzellen in Trophoblasten verwandeln. Einfacher gesagt heißt das, dass Krebs das Wachstum normaler Zellen ist, doch am falschen Ort und zur falschen Zeit. Er glaubte, dass Krebs aufgrund des Fehlens von Verdauungsenzymen fortschreitet die die Krebszellen vernichten. Kelley behandelte in der Folge über 33 000 Patienten mit Krebs. Seine Heilungsrate betrug *93 Prozent,* das heißt, diese Patienten lebten nach der Behandlung noch mindestens 18 Monate. Da die Behandlung nicht unbedingt schnell wirkt, hatte seine Behandlungsmethode mit anderen Worten bei denen, die noch nicht »kurz vor dem Ende« standen, einen enormen Erfolg.

Natürlich beruhte seine Behandlungsmethode auf den Verdauungsenzymen. Er verordnete den Patienten auch, auf pasteurisierte Milch, Erdnüsse, weißes Mehl und weißen Zucker, gechlortes Wasser und alle Formen von verarbeiteten Lebensmitteln zu verzichten. Dr. Kelley entwickelte für die verschiedenen Arten von Krebs über 50 Ernährungsanweisungen und passte sie dem speziellen Stoffwechseltyp der Patienten an. Die klassische Kelley-Diät enthält nur wenige Proteine und besteht zu 70 bis 80 Prozent aus Rohkost, vor allem aus Vollkorn, Früchten, Gemüse, frischen Säften, Sprossen und Verdauungsenzymen. Die Entgiftung des Körpers wird mit Kaffeeeinläufen unterstützt. Sie entsorgen die Toxine, die von den Tumoren bei ihrer Zersetzung abgesondert werden.

Die Medizinmafia mochte es in ihrer aufgeblasenen Ignoranz und teuflischen Habgier natürlich nicht, dass Dr. Kelley Krebs mit günstigen Enzymen heilte! Sie sandten daher einen jungen Internisten, Dr. Nicholas Gonzalez, der Dr. Kelleys Behauptungen untersuchen und entlarven sollte. Gonzalez reiste 1981 nach Dallas, um Dr. Kelley zu befragen. Er staunte nicht schlecht, als er einen Fall nach dem anderen vorfand, wo Patienten, denen fachgerecht fortgeschrittener Krebs diagnostiziert worden war, zehn bis 15 Jahre danach gesund und aktiv lebten. Kelley stellte ihm alle seine Akten (von über 10 000 Patienten) zur Verfügung und ermutigte Gonzalez, sich mit diesen in Verbindung zu setzen. Schließlich wurden 50 Fälle für die Studie ausgesucht, die 25 verschiedene Arten von Krebs hatten. Alle 50 Patienten hatte ursprünglich die Diagnose »unheilbar« bekommen. *Die mittlere Überlebensdauer in dieser Gruppe betrug zehn Jahre!*

Da ihm dieses Ergebnis so unglaublich schien, entschied sich Dr. Gonzalez, einen Schritt weiterzugehen. Er wollte sich auf Bauchspeicheldrüsenkrebs konzentrieren, da die Fünf-Jahres-Überlebensrate bei herkömmlichen Behandlungen bei fast *null Prozent* lag. Er fand 22 Patienten mit Bauchspeicheldrüsenkrebs, mit denen Dr. Kelley zwischen 1974 und 1982 zu tun hatte.

Die 22 Patienten können in drei Kategorien unterteilt werden:
1. Zehn Patienten konsultierten Dr. Kelley nur ein Mal und wurden nie von ihm behandelt. – Sie starben alle.
2. Sieben Patienten folgten der Behandlungsmethode nur teilweise und sporadisch. Diese Informationen erhielt Dr. Gonzalez von Familienangehörigen, Ärzten und aus den Krankenakten. – Sie starben alle.
3. Fünf Patienten folgten der Behandlungsmethode vollständig. – Sie erzielten eine langfristige Verbesserung, auch wenn einer von ihnen nach 11,5 Jahren an Alzheimer starb. Die mittlere Überlebensdauer dieser fünf Patienten mit Bauchspeicheldrüsenkrebs lag bei neun Jahren!

Natürlich wurde Dr. Kelley, wie andere medizinische Außenseiter auch, von der Medizinmafia und ihren Schlägertrupps verfolgt. Es wurde ein Unterlassungsurteil bewirkt, das ihm verbot, außer Zähnen irgendetwas anderes zu behandeln. Als er gegen dieses Urteil verstieß, warf man ihn ins Gefängnis. Ein texanisches Gericht verbot ihm auch, sein selbst herausgebrachtes Büchlein mit dem Titel *One Answer To Cancer* (dt. *Eine Antwort auf Krebs)* zu vertreiben.

Obwohl er gegen dieses Urteil am Obersten Gerichtshof Berufung einlegte und argumentierte, dass seine Rechte gemäß dem ersten Zusatzartikel zur Verfassung eklatant verletzt würden, blieb das Urteil bestehen. Er musste seine Klinik schließlich nach Mexiko verlegen. Es überrascht nicht, dass die Enzym/Stoffwechsel-Typisierung-Therapie 1971 auf der Schwarzen Liste der »unbewiesenen Methoden« der *American Cancer Society* landete und bis heute dort blieb. Doch das Büchlein *One Answer To Cancer* findet man auf dieser Website: www.drkelley.com/CANLIVER55.html.

Dr. Kelley starb 2005. Doch zuvor schrieb er ein weiteres Buch mit dem Titel *Cancer: Curing the Incurable Without Surgery, Chemotherapy or Radiation* (dt. *Krebs: Das Unheilbare ohne Operation, Chemotherapie oder Bestrahlung heilen).* Dieses Werk ist sogar noch besser als sein erstes Buch und kann bei Amazon.com bestellt werden. Dr. Nicholas Gonzalez, der in New York City eine Klinik betreibt, führt sein Werk fort. Die Website von Dr. Gonzalez ist www.dr-gonzalez.com.

Essiac-Tee

Meine Großmutter Helen Cade oder »Mama Helen«, wie wir sie alle liebevoll nannten, besuchte über 40 Jahre lang die *Castle Hills First Baptist Church* in San Antonio. Sie und meine Mutter gehörten 1952 zu den 18 Gründungsmitgliedern der Kirche. Heute hat sie über 10 000 Angehörige. Als Kirchenmitglied hatte Mama Helen die Aufgabe, in die Krankenhäuser zu fahren und die Kranken, Sterbenden und Verletzten zu besuchen. Ich erinnere mich noch, wie ich mit ihr fuhr. Überall, wo sie hinkam und jedem, den sie traf, fragte sie: »Schatz, kennst du Jesus?« Dann gab sie ihm eines ihrer Steintierchen, auf denen »Jesus Loves You« stand. Anschließend erzählte sie ihm über das Sterben Jesu und seine Wiederauferstehung. Was für eine Frau! Ich kann nur vermuten, dass buchstäblich Tausende von Seelen im Himmel sind, weil Mama Helen Jesu Worte verkündete.

Mama Helen erhielt 1988 die Diagnose, dass sie an unheilbarem Krebs leide. Ich weiß nicht, wo sie es gelernt hatte, aber sie fing beinahe sofort an, sich ihren eigenen Essiac-Tee zuzubereiten. Ich erinnern mich noch, wie ich in ihr Haus in San Antonio kam und ihr half, den Tee herzustellen, ihn in bernsteinfarbene Flaschen abzufüllen und in den Kühlschrank zu stellen. Sie trank ihn fast so gewissenhaft, wie sie mit jedem, den sie traf, Gospels sang. Ich sage fast so gewissenhaft, denn ich kann mich ehrlich gesagt an nichts erinnern, was sie so gewissenhaft tat wie Gospels zu singen. Wie auch immer, Mama Helen lebte mit ihrem unheilbaren Krebs noch zehn Jahre, meiner Meinung nach vor allem, weil sie den Essiac-Tee trank. Ich bin mir nicht sicher warum, aber zwei Jahre bevor sie starb, hörte sie mit dem Trinken dieses Tees auf.

1922 bemerkte die kanadische Krankenschwester Rene Caisse an der Brust einer älteren Frau Narbengewebe. Diese erzählte, dass bei ihr die Ärzte vor Jahren Brustkrebs diagnostiziert hatten. Sie wollte aber weder eine Operation riskieren, noch hatte sie das Geld dazu. Durch Zufall traf sie einen alten indianischen Medizinmann, der behauptete, dass er den Krebs mit einem Kräutertee heilen könne. Die Frau nannte Caisse die Zutaten des Tees. Etwa ein Jahr später ging Caisse mit einem Arzt im Ruhestand spazieren, als er auf ein gewöhnliches Unkraut deutete und meinte: »Frau Caisse, wenn Menschen dieses Unkraut benutzen würden, gäbe es weniger oder keinen Krebs mehr auf der Welt.« Dieses »Unkraut« (Zwergsauerampfer) war eines der Kräuter aus dem Rezept des indianischen Medizinmanns. Der Arzt hatte beobachtet, wie sein Pferd sich selbst von Krebs heilte, indem es immer wieder in einem bestimmten Teil der Weide graste, wo Zwergsauerampfer wuchs.

1924 wollte Caisse den Tee an ihrer Tante testen, die an unheilbarem Magenkrebs litt und angeblich nur noch sechs Monate zu leben hatte. Caisse bat den Arzt Dr. R. O. Fisher um die Erlaubnis, den Tee an ihrer Tante auszuprobieren, und er stimmte zu. Die Tante trank zwei Monate lang jeden Tag diesen Kräutertee und erholte sich. Sie lebte noch unglaubliche 20 Jahre lang! Caisse testete den Tee auch an ihrer Mutter, die an unheilbarem Leberkrebs litt und angeblich nur noch zwei Monate zu leben hatte. Die Mutter lebte noch bemerkenswerte 18 Jahre lang!

Dr. Fisher und die Krankenschwester Caisse begannen sofort damit, weitere Krebspatienten mit dem magischen Tee zu behandeln, den sie schließlich »Essiac« nannten, was einfach »Caisse« rückwärts gelesen ist. Sie heilte in ihrer Klinik mit dem Essiac-Tee von Mitte der 1920er-Jahre bis Ende der 1930er-Jahre Tausende »unheilbare« Krebspatienten. *Am Höhepunkt ihrer Tätigkeit hatte Caisse bis zu 600 Patienten pro Woche.* Die meisten von denen, die sie behandelte, wurden von ihren Ärzten überwiesen, die ihnen attestiert hatten, dass ihre Krebserkrankung unheilbar sei und dass sie von der Medizin als unbehandelbar aufgegeben worden waren. Es war für Caisse typisch, dass sie ihre Patienten kostenlos mit Essiac-Tee behandelte.

Nachdem sich ihre beeindruckenden Ergebnisse in den Vereinigten Staaten herumgesprochen hatten, stellte einer der führenden Diagnostiker in Chicago Caisse Dr. John Wolfer vor, der Direktor einer Tumorklinik an der *Northwestern University Medical School* war. Wolfer lud Caisse 1937 ein, unter der Aufsicht von fünf Ärzten 30 unheilbare Krebspatienten zu behandeln. Sie fuhr mit ihren Flaschen frisch zubereiteten Kräutertranks von Kanada über die Grenze nach Chicago.

Nachdem sie die Behandlung mit Essiac-Tee 18 Monate lang überwacht hatten, kamen die Ärzte zu dem Schluss, dass die Kräutermixtur »Leben verlängerte, Tumore schrumpfen ließ und Schmerzen linderte«. Ihre kostenlose Behandlung war so erfolgreich, dass Unterstützer 193 855 000 Unterschriften für eine Petition an das Parlament von Ontario sammelten, um den Essiac-Tee offiziell für Krebsbehandlung zuzulassen. In der Abstimmung fehlten ihr schließlich drei Stimmen.

Caisse war sich des großen Einflusses der Pharmaindustrie und der Schulmedizin nicht bewusst, die mehr am Geldverdienen interessiert waren und sind als daran, Menschen zu helfen. Essiac war billig und nichttoxisch und drohte daher die hohen Profite zu schmälern, die durch die »Großen 3« gemacht wurden und werden. Caisse spielte mit der kanadischen Bundesgesundheitsbehörde Katz und Maus. Diese verlangte klinische Tests, doch Caisse weigerte sich beharrlich, ihre Rezeptur preiszugeben, solange ihr nicht offiziell versichert wurde, dass Essiac den Menschen, die es benötigten, nicht verweigert würde. Sie fühlte sich den Menschen verpflichtet, die sich auf sie verließen. Diese Zusage konnte ihr die Behörde nicht geben, daher verriet sie die Rezeptur nie.

Auch das größte Krebsforschungszentrum der Welt, das *Memorial Sloan-Kettering Cancer Center* in New York, konnte Caisse nicht dazu überreden, die Rezeptur preiszugeben. Ein steter Strom von Ärzten besuchte sie in Kanada, sah sich die Patientenakten an, sprach mit den Patienten und setzte sie unter Druck, ihnen die Rezeptur zu verkaufen. Sie boten ihr hohe Summen an, um Essiac kommerziell verwerten zu dürfen. Doch sie wies diese Angebote alle zurück und nahm nur kleine Spenden für ihre Dienste an. Es überrascht nicht, dass Caisse verfolgt und ihr ständig Haft angedroht wurde. Sie schloss die Klinik schließlich 1942 wegen des Verfolgungsdrucks und zog sich in die Abgeschiedenheit zurück.

Rene Caisse starb 1978 im Alter von 90 Jahren. Zuvor überschrieb sie die Rechte an dem Essiac-Rezept an zwei Parteien: die *Resperin Corporation* in Toronto, die es testen, herstellen und vertreiben sollte, und ihrem vertrauten alten Freund Dr. Charles Brusch aus Cambridge in Massachusetts, der Direktor der angesehenen *Brusch Clinic* war und Präsident John F. Kennedy ärztlich betreute.

Dr. Brusch hatte selbst Darmkrebs, der durch die Behandlung mit Essiac-Tee vollständig verschwand. Brusch bemerkte einmal: »Ich weiß, dass Essiac ein Potenzial als Heilmittel hat. Es kann den Zustand des Patienten verbessern, den Krebs kontrollieren und ihn heilen.«

Rene Caisse veröffentlichte ihre Rezeptur nie. Der einzige Mensch, dem sie vertraute und der ihr bei der Herstellung von Essiac half, war ihre beste Freundin Mary McPherson.

Sie kannte die Rezeptur auswendig. Jeder mit Internetzugang kann die korrekte Essiac-Rezeptur, die Caisse Mary McPherson anvertraute, überprüfen. Besuchen Sie dazu einfach »The Rene M. Caisse Memorial Room« auf www.octagonalhouse.com und klicken Sie auf »Essiac«.

Dort finden Sie das folgende Rezept:

► 6,5 Tassen Klettenwurzel (in erbsenkleine Stücke geschnitten)

Seit Jahrhunderten gilt Klettenwurzel als ein wirksames Mittel zur Blutreinigung, das Gifte im Körper neutralisiert und beseitigt. Studien zeigten, dass Klette antikanzerogene Eigenschaften hat. Japanische Wissenschaftler haben aus Kletten ein Mutationen verhinderndes Merkmal isoliert, das sie den »B-Faktor« nennen. Ein Memo der WHO enthüllt, dass Klette auch gegen HIV wirkt.

► 1 Pfund Zwergsauerampfer in Pulverform (inklusive der Wurzeln)

Für Caisse waren die Blätter des Zwergsauerampfers Hauptbestandteil des Essiacs, der Krebstumore auflöst. Zwergsauerampfer enthält Aloe emodin, eine natürliche Substanz, die signifikante Wirkung gegen Leukämie zeigt. Zwergsauerampfer enthält Antioxidantien, ist harntreibend und wurde gegen Blutsturz verwendet. Achten Sie darauf, auch die Wurzeln des Zwergsauerampfers zu verwenden, sie sind unentbehrlich.

► 1 Viertel Tasse pulverisierte Rotulmenrinde

Die Rotulme ist für ihre lindernden Eigenschaften bekannt. Sie reduziert Entzündungen wie Halsschmerzen, Durchfall und Harnwegsprobleme. Sie enthält Beta-Sitosterin, das antikanzerogene Eigenschaften zeigt.

► 30 Gramm pulverisierter Arznei-Rhabarber

Arznei-Rhabarber besitzt antikanzerogene Eigenschaften. Er hilft bei Harnwegsproblemen, Entzündungen und ist antibakteriell.

Die richtige Zubereitung des Essiac-Tees ist so wichtig wie das Rezept selbst. Essiac ist ein Absud und kein Aufguss. Einen Aufguss macht man, wenn man den Teebeutel in die Tasse hängt und heißes Wasser darüberschüttet. Dabei werden Vitamine und ätherische Öle ausgeschwemmt. Ein Absud wird gemacht, um zum Beispiel Mineralien aus Wurzeln, Rinde oder Samen zu lösen.

Dazu werden sie einige Minuten gekocht und müssen dann einige Stunden ziehen. Unternehmen verkaufen oft Essiac-Imitationen als Tinktur (Kräuter in Alkohol) oder als Gelatinekapseln. Keines von beiden ist Essiac, denn Essiac ist ein Absud!

1. Benutzen Sie einen nicht rostenden Stahltopf und Deckel. Kochen Sie eine halbe Tasse der Kräutermischung zehn Minuten lang in vier Liter reinem, ungechlortem Wasser.

2. Schalten Sie die Platte ab und lassen Sie die Kräuter zwölf Stunden lang ziehen.

3. Erhitzen Sie den Tee, bis er dampft, aber kochen Sie ihn nicht. Warten Sie einige Minuten, bis sich die Kräuter wieder abgesetzt haben.

4. Gießen Sie die heiße Flüssigkeit in sterilisierte Einmachgläser ab. Die verbleibende Masse kann für heilende Umschläge verwendet werden.

5. Kühlen Sie den Tee ab. Um ihn länger aufbewahren zu können, schließen Sie die Einmachgläser in einem heißen Wasserbad luftdicht ab und lagern Sie die Gläser an einem kühlen, dunklen und trockenen Platz.

Zur Vorbeugung nehmen Sie 30 bis 60 Gramm pro Tag mit einer halben Tasse heißen Wassers ein. Achten Sie darauf, viel Wasser zu trinken, mindestens zwei Liter pro Tag, um die Toxine aus Ihrem Körper auszuschwemmen. Wenn Sie bereits Krebs haben, sollten Sie Essiac drei Mal pro Tag nehmen. Essen und trinken Sie nichts (außer Wasser) in der Stunde vor und nach der Einnahme von Essiac. Essiac-Tee verträgt sich mit anderen alternativen Krebstherapien, außer mit Protocel™ (siehe ab Seite 217). Nehmen Sie kein Protocel™ zusammen mit Essiac-Tee ein, da sie dazu neigen, sich gegenseitig zu neutralisieren.

Die besten Informationen zu Essiac-Tee bekommen Sie im Internet, z. B. auf www.healthfreedom.info/Cancer Essiac.htm. Ich empfehle Ihnen wärmstens, sich die Seite mit den häufig gestellten Fragen anzusehen.

Das beste Buch zu diesem Thema ist vermutlich *The Essiac Book,* das man auf www.EssiacUS.com findet. Wenn Sie diese Behandlung wählen, ist es äußerst hilfreich.

Frequenzgeneratoren

Ein großer Teil dieses Abschnitts ist mit Erlaubnis von Webster Kehr der Website www.cancertutor.com entnommen. Viele der Hypothesen beziehen sich daher auf die mikrobiologische Theorie über Krebs.

Der Begriff »Elektromedizin« hat in der Welt der alternativen Krebstherapien eine sehr spezielle Bedeutung. Sie beinhaltet sehr schwache Ströme oder elektromagnetische Wellen, die durch den Körper wandern. Es gibt viele Arten elektromedizinischer Geräte. »Frequenzgeneratoren« sind elektromedizinische Geräte, die eine große Vielfalt verschiedener elektrischer Ströme im Körper generieren können und damit Krebszellen in normale Zellen zurückverwandeln. Lassen Sie mich die Theorie erklären, wie Frequenzgeneratoren Krebs heilen können.

Krebs entsteht durch ein Ungleichgewicht zwischen dem Immunsystem und einer Anzahl von Krebszellen, die sich zusammenballen. Wir haben alle Krebszellen, doch wenn das Immunsystem geschwächt ist, können die Krebszellen das Immunsystem überwältigen und dann heißt es, ein Mensch »hat Krebs«. Doch auch wenn das Ungleichgewicht zwischen Immunsystem und der Zahl der Krebszellen, die sich zusammenballen, »Krebs verursacht«, heißt das nicht, dass es der Grund ist, warum normale Zellen krebsartig werden! Eine normale Zelle wird krebsartig, wenn eine hochpleomorphische Bakterie, der die Zellwand fehlt, in der Lage ist, in eine normale Zelle einzudringen.

Sobald diese Bakterie in der Zelle ist, blockiert sie die Bildung von ATP-Molekülen in der Zelle. Die Zelle schaltet dann auf Fermentation um, um so ATP-Moleküle zu bilden. Diese Zelle wird dann »krebsartig« genannt. Beachten Sie, dass nicht die Beschädigung der DNS der Grund dafür ist, dass eine Zelle krebsartig wird. Die Beschädigung der DNS ist vielmehr das Ergebnis des Einwirkens der Bakterien-DNS auf die Zell-DNS! Das heißt, dass wenn man die Mikrobe in der Krebszelle töten kann, diese Zelle in der Lage ist, wieder zum normalen Stoffwechsel zurückzufinden und sich in eine normale Zelle zu verwandeln. Das ist der ideale Weg, um Krebs zu heilen, denn so gibt es keine toten Krebszellen und sogar überhaupt keine Krebszellen mehr, denn diese haben sich in normale Zellen verwandelt.

Der Mikrobiologe Dr. Royal Raymond Rife führte viele seiner Forschungen in den 1930er-Jahren durch. Er durchschaute diese Vorgänge. Mit diesem Wissen konstruierte er einen Frequenzgenerator (die »Rife-Machine«), um die Mikroben innerhalb der Krebszellen zum Schwingen zu bringen und so abzutöten. Frequenzgeneratoren gibt es schon seit den 1930er-Jahren, doch seither wurden neuartige Frequenzgeneratoren entwickelt, die noch besser als die ursprünglichen Maschinen Dr. Rifes sind.

Die Behandlung von Krebs ist ein Wettlauf. Es ist ein Rennen zwischen Ihren Krebszellen, die Ihre normalen Zellen zerstören, und der Beseitigung Ihrer Krebszellen, um die normalen Zellen zu schützen. Desto schneller Sie die Krebszellen los werden, desto besser stehen Ihre Chancen zu überleben. Um die Bedeutung der Elektromedizin zu verstehen, stellen Sie sich vor, Sie befänden sich auf einem Schlachtfeld mitten in einem heftigen Schusswechsel mit dem Feind. Ihre wichtigsten Waffen sind Gewehre, Maschinengewehre,

Panzer etc. Ich bin mir sicher, dass Sie äußerst dankbar wären, wenn Sie das Röhren von eigenen Kampfflugzeugen über Ihrem Kopf hören würden. Exakt diese Wirkung hat es, wenn Sie einen Frequenzgenerator als Zweittherapie anwenden, der die Gewehre und Panzer Ihrer Ersttherapie zur Krebsbehandlung verstärkt. Das Röhren der Kampfjets gleicht der Wirkungsweise der Frequenzgeneratoren.

Leider werden Sie weder einen Frequenzgeneratorhersteller oder -verkäufer finden, der damit wirbt, dass seine Produkte Krankheiten (auch Krebs) heilen, noch werden diese den Begriff »Elektromedizin« in ihren Broschüren verwenden, noch werden Sie Ihnen Fragen beantworten, ob diese Geräte zu Behandlungszwecken eingesetzt werden können! Ihnen würde ansonsten die Verfolgung durch die FDA und die Medizinmafia drohen.

Dieser Abschnitt enthält die Informationen, die Ihnen der Verkäufer NICHT geben kann, da er sonst womöglich (wahrscheinlich) drangsaliert würde. Die Tatsache, dass es Herstellern und Verkäufern nicht erlaubt ist, medizinische Aussagen über ihre Geräte zu machen, auch wenn sie zutreffend und vollständig belegt sind, beweist, dass die FDA und die FTC ihr Ziel erreicht haben, wahrheitsgemäße Informationen über die Produkte zu unterdrücken. Mit anderen Worten darf das Produkt nicht mit ehrlichen Informationen dazu auf ein- und derselben Website kombiniert werden, genausowenig in Werbebroschüren und Verkaufsstatistiken! Das ist völlig absurd, meiner Meinung nach. Doch deshalb werden Sie nie irgendeine Information wie die folgende auf der Website eines Herstellers oder eines Vertriebs finden.

Frequenzgeneratoren sind in der Krebsbehandlung äußerst wirksam, wenn man sie richtig einsetzt. Auch wenn jeder Krebspatient von Frequenzgeneratoren profitieren kann, gibt es sieben Situationen, in denen ihr Einsatz entscheidend ist:

1. Der Patient kann kein Essen verdauen (normalerweise aufgrund einer Magen- oder Dickdarmoperation).
2. Der Patient kann aus dem Essen keine Nährstoffe herausziehen (normalerweise aufgrund einer Chemotherapie).
3. Der Patient hat einen sehr schnell wachsenden Krebs.
4. Der Krebs hat sich bereits im ganzen Körper verbreitet.
5. Der Patient hat Knochen- oder Knochenmarkskrebs.

6. Der Patient hat Krebs mit umfangreichen Infektionen.

7. Der Patient hat eine signifikante Kachexie (das heißt, Probleme mit der Milchsäure).

In diesen Situationen können Ernährung und Nahrungsergänzungsmittel zur Behandlung des Krebses unter Umständen nicht ausreichen. Die Elektromedizin bietet den Patienten in diesen Situationen eine äußere Hilfe, die ihnen hilft, die Krebszellen loszuwerden, ohne dass es dabei zu Schwellungen oder Entzündungen kommt. Frequenzgeneratoren sind auch für frisch diagnostizierte Patienten nützlich und unter Umständen genügt es sogar, wenn sie nur damit behandelt werden.

Bitte beachten Sie Folgendes: Elektromedizinische Verfahren konzentrieren sich *nur* darauf, die Krebszellen schnell loszuwerden, sie bauen nicht das Immunsystem wieder auf! Krebspatienten sollten deshalb elektromedizinische Verfahren immer mit auf Ernährung basierenden Behandlungen kombinieren. Patienten, die eine lange Chemotherapie hinter sich haben, sollten nicht elektromedizinische Verfahren nutzen, sondern auch einige hochpotente flüssige Nahrungsergänzungsmittel und flüssige Nahrung zu sich nehmen, die leichter verdaut werden kann als feste Nahrung, und feste Ergänzungsmittel wie Aloe arborescens.

Wenn Sie Elektromedizin mit anderen alternativen Krebstherapien oder verschreibungspflichtigen Medikamenten kombinieren, dann gibt es ein Grundprinzip: Benutzen Sie niemals das elektromedizinische Gerät und die alternative Krebstherapie oder das verschreibungspflichtige Medikament zur selben Zeit. Um genau zu sein: 120 Minuten vor der Anwendung des elektromedizinischen Gerätes und 60 Minuten danach (die »120/60-Regel«) sollte der Patient KEINE andere Krebsbehandlung durchführen oder ein verschreibungspflichtiges Medikament nehmen.

Der Grund für diese Regel ist » Elektroporation«. Bei diesem Phänomen »öffnen« elektrische Ströme die Zellmembran, so dass fast alles, was sich im Blut befindet, in die Zelle eindringen kann. Elektroporation öffnet die Tür zur Zelle für alles, was gerade vorbeischwimmt. Elektroporation kann gut oder schlecht sein, je nachdem, welche Stoffe sich gerade im Blut befinden.

Ein Beispiel: Da Elektroporation ALLE Zellen in einem bestimmten Körperbereich »öffnet« und nicht nur die Krebszellen, sollte der Frequenzgenerator in den vier Tagen nach einer Chemotherapie nicht benutzt werden, da sonst viele normale Zellen getötet würden. Denn es dauert nach einer Chemotherapie 35 Stunden, bis sie im Körper abgebaut wurde und einen weiteren Tag, um auf Zellebene ihren Schaden anzurichten. Dann dauert es zwei Wochen, bis sich der Körper und das Immunsystem von diesen Schäden an den Zellen wieder erholt haben. Genau genommen erholt sich der Körper nie mehr vollständig von einer Chemotherapie. Es ist nicht notwendig, diese zwei Wochen zu warten, doch es ist am besten, wenn man nach einer intravenösen Chemotherapie vier Tage wartet, bevor man mit der Behandlung mit einem Frequenzgenerator beginnt. Wenn der Patient zur Chemotherapie oral Medikamente einnimmt, sollte er ein oder zwei Tage warten und dann mit dem Frequenzgenerator hart zuschlagen. Da die Chemotherapie im wahrsten Sinne des Wortes das Immunsystem zerstört, kommt es sehr häufig zu opportunistischen Infektionen. Eine sorgfältige Überwachung des Patienten ist von entscheidender Bedeutung, damit man opportunistische Infektionen frühzeitig erkennt.

Genauso wie sie schlecht sein kann, kann die Elektroporation gut sein. Ein Beispiel dafür ist, dass die Elektromedizin auch Patienten mit fortgeschrittenem Krebs helfen kann, die unter Kachexie leiden. Da die Krebszellen den Nicht-Krebs-Zellen Nährstoffe und Glukose »stehlen« (und die Milchsäure, die in den Krebszellen entsteht, die Nährstoffe davon abhält, zu den Nicht-Krebs-Zellen zu kommen), sind die Nicht-Krebs-Zellen häufig sehr, sehr schwach. Die Elektromedizin ist in der Lage, eine umkehrbare Elektroporation zu erzeugen, die alle Zellen (und nicht nur die Krebszellen) in einem Körperbereich öffnen kann.

Wenn der Körper dann mit Super-Nährstoffen (wie bei der Brandt/Kehr-Traubenkur mit Cellect und kolloidalem Silber, siehe ab Seite 162) überschwemmt wird, bekommen die gesunden Zellen eine Extraportion der Super-Nährstoffe, die ihnen normalerweise die Krebszellen »stehlen«. Gleichzeitig bekommen die Krebszellen eine Extraportion an Cellect, Resveratrol, Ellagsäure, Lycopin, Selen, Catechin, Quercetin, Gallussäure, Vitamin B17 und kolloidales Silber, die alle die Mikroben innerhalb der Krebszellen abtöten. Aus diesem Grund darf der Patient während einer elektromedizinischen Behandlung sehr reines kolloidales Silber (wie MesoSilver®) nehmen und/oder reinen Traubensaft. Er sollte kolloidales Silber und Traubensaft mischen. Der Grund dafür ist, dass kolloidales Silber und Traubensaft für Nicht-Krebs-Zellen gesund und für die Mikroben in den Krebszellen tödlich sind.

Wenn Sie für die Benutzung eines Frequenzgenerators Unterstützung benötigen, empfehle ich Ihnen, die Website der *Independent Cancer Research Foundation* (www.new-cancer-treatments.org) zu besuchen. Die ICRF-Vorstandsmitglieder haben mit Frequenzgeneratoren Erfahrung und sind eine große Hilfe, wenn Sie sich für diese Behandlungsweise entscheiden. Sie neigen aus zwei Gründen zum Frequenzgenerator GB-4000: Zum einen wurde er so konstruiert, dass er den Spezifikationen der originalen *Rife Machine* entspricht oder diese übertrifft. Zum anderen gibt es für den GB-4000 eine detaillierte Anleitung für die Krebsbehandlung. Weitere Informationen zum GB-4000 und zu seiner Anwendung erhalten sie auf http://cancertutor.com/Cancer03/Spec01_GB4000.pdf

Gerson-Therapie

Die Gerson-Therapie ist eine Stoffwechseltherapie, die eine spezielle Diät mit Ernährungsergänzungsmitteln und Kaffeeeinläufe verwendet. Die ersten beiden Ausgaben des von Gerson verfassten Buchs enthielten keine Einzelheiten zu seiner Krebsbehandlungsmethode, doch aufgrund weiterer Nachforschungen in den letzten Jahren glaube ich inzwischen, dass die Gerson-Therapie eine der besten Krebstherapien ist. Sie ist die grundlegendste, anerkannteste, umfassendste und am längsten angewandte wirksame Krebstherapie, die heute zur Verfügung steht. Sie ist auch die strikteste und sie erfordert, dass sich die Patienten sehr genau an die Behandlungsvorschriften halten.

Dr. Max Gerson war ein deutscher Arzt, der als Flüchtling nach New York kam und dort eine rein biologische Ernährung und Landwirtschaft predigte. Bevor er in die Vereinigten Staaten auswanderte, praktizierte er als Arzt in Deutschland. Gerson konnte seine Migräneschmerzen alleine durch eine Umstellung der Ernährung heilen. Die Kost, auf die Gerson empfindlich reagierte, umfasste vieles, von dem sich junge deutsche Medizinstudenten ernährten: sahnige Fischgerichte, würzige Würste, Alkohol, Salz und fette Speisen. Als er seine private Praxis eröffnete, fing er an, seine Migränediät auch seinen Patienten zu verschreiben und hatte damit großen Erfolg.

Einer der Migränepatienten berichtete, dass mit Gersons Diät auch sein Lupus vulgaris (Hauttuberkulose) verschwunden sei. Daraufhin begann Gerson auch Patienten mit Hauttuberkulose mit seiner Diät zu therapieren. Er fing sogar an, damit Tuberkulose erfolgreich zu behandeln. Der bekannte Thoraxchirurg Dr. Ferdinand Sauerbruch hörte von Gersons Erfolgen und lud ihn dazu ein, in seiner Tuberkulose-Station in München klinische Versuche mit dieser Therapie durchzuführen.

450 Tuberkulose-Patienten wurden mit Gersons Ernährungssystem behandelt. Zu dieser Zeit wurde Tuberkulose als »unheilbar« betrachtet. Nach dem Versuch wurde berichtet, dass 446 Patienten vollständig geheilt waren. Für diejenigen unter Ihnen, die Prozentzahlen lieben: Das ist eine 99,1-prozentige Heilungsrate bei angeblich unheilbaren Patienten!

Gersons Ernährungstherapie wurde in ganz Europa schnell bekannt und von vielen als Standardbehandlung bei allerlei Störungen im Immunsystem eingesetzt, darunter auch bei Tuberkulose. Die Verfechter der Therapie behaupten, dass viele der Tuberkulose-Sanatorien in den Schweizer Bergen wegen Gersons Entdeckung ihre Geschäftsgrundlage verloren und daher nun Skiurlauberorte sind wie Davos, Gstaad und andere.

1928 erhielt Gerson einen Anruf von einer Frau, der mitgeteilt worden war, dass sie ein unheilbares Gallengangkarzinom hätte. Laut Gerson bat sie ihn dringend darum, dass er sie mit seiner Migräne- und Tuberkulosetherapie behandeln sollte. Ihr war bekannt, dass er nichts über Krebs wusste und das Ergebnis der Behandlung nicht vorhersagen konnte. Gerson behauptet, sie sei durch seine Therapie wieder vollständig genesen, genauso wie zwei Freunde von ihr, die auch Krebs hatten. Natürlich kommen bei jeder erfolgreichen Krebstherapie sofort die »Schläger« der Medizinmafia vorbei, die versuchen, den Therapeuten zu kritisieren und zu verleumden. Bei Gerson gab es keine Ausnahme.

Er investierte in eine klinische Versuchsreihe mit seiner Therapie, die seine Kritiker für immer und ewig zum Schweigen bringen sollte. Er entschied sich, nur Patienten zu behandeln, die von mindestens zwei Spezialisten als »unheilbar« eingestuft worden waren, so dass es an der Diagnose keinerlei Zweifel gab. Am 1. April 1933, nur sechs Wochen bevor er die Ergebnisse seiner Studie präsentieren wollte, begann unter Adolf Hitler die Judenverfolgung. Gerson entkam der Verhaftung nur zufällig und verließ Deutschland. Die Ergebnisse seiner Studie blieben zurück.

Als deutscher Jude war Gerson 1933 gezwungen, mit seiner Familie aus Deutschland zu fliehen, zuerst nach Wien, dann nach Ville d'Avray bei Paris und schließlich nach London. Er ließ sich 1936 in New York City nieder. Sobald er in den USA war, fing Gerson an, seine Ernährungstherapie bei Krebspatienten im fortgeschrittenen Stadium anzuwenden. 1946 sagte er zusammen mit fünf seiner geheilten Patienten vor Gericht aus, dass er eine Heilung für Krebs gefunden habe. Am Abend des 3. Juli 1946 wurde im Radio öffentlich verkündet, dass Gerson eine Heilung für Krebs gefunden habe. Es überrascht nicht, dass die öffentliche Erklärung durch seine scheinheiligen Kollegen in der *New York State Medical Society* verurteilt wurde.

Nach einigen weiteren Jahren des erfolgreichen Praktizierens, doch unter zunehmend prüfenderen Blicken, starb Dr. Max Gerson am 8. März 1959 völlig überraschend und unter äußerst geheimnisvollen Umständen. Charlotte Gerson, seine jüngste Tochter und Gründerin des *Gerson Institute*, meinte: »Mein Vater war 78 Jahre alt und vollkommen gesund, als er sich von einem auf den anderen Tag schlecht fühlte. Sie testeten sein Blut und fanden einen hohen Arsengehalt darin.« Als man sie fragte, ob sie die Polizei gerufen hätte, antwortete sie: »Nein, wir hegten einen Verdacht, doch wir wussten aus Erfahrung, dass es keine Gerechtigkeit geben würde.«

Laut Dr. Gerson wird Krebs durch zwei Dinge verursacht: durch Mangel und durch Gift. Unser Körper bekommt durch die moderne Ernährung einfach nicht genügend Nährstoffe und ist zu vielen Chemikalien und Giften ausgesetzt. Als Resultat daraus entwickelt sich Krebs. Gerson glaubte, dass der Krebs verschwinden würde, wenn die Patienten ihren Körper von diesen Giften reinigen würden und das Immunsystem durch geeignete Ernährung wiederhergestellt würde. Daher basiert die Gerson-Therapie auf Entgiftung und Verjüngung des Körpers durch das Prinzip, den Körper mit Mikronährstoffen aus salzfreien, fettfreien, biologisch-vegetarischen Lebensmitteln zu überfluten, unter anderem mit täglich 13 frisch gepressten Frucht- und Gemüsesäften. Diese Behandlung beruht auf einem Ansatz, der den »gesamten Körper« einbezieht, anders als konventionelle toxische Behandlungsweisen. Dr. Gerson hielt es für keine gute Idee, alleine die konzentrierten Krebszellen lokal zu behandeln.

Besonders wichtig sind bei Gersons Therapie die Verdauungsenzyme. Bevor der Körper Krebs bilden kann, müssen alle Abwehrmechanismen des Körpers unterdrückt und im Ungleichgewicht sein. Wenn die Bauchspeicheldrüse einwandfrei arbeitet und genügend Verdauungsenzyme vorhanden sind, kann man keinen Krebs entwickeln. Die auch für die klassische Kelley-Diät (ab Seite 178) wichtigen Verdauungsenzyme, vor allem Trysin und Chymotrypsin, lösen den schützenden Proteinmantel auf, der das bösartige Gewebe bedeckt und es dem natürlichen Immunsystem des Körpers unmöglich macht, die Krebszellen als fremd zu erkennen. Ein Körper mit Krebs benötigt daher zusätzliche Verdauungsenzyme.

Aufgrund dieser Bedeutung der Verdauungsenzyme hält die Gerson-Therapie auch an dem allgemein anerkannten Grundsatz fest, dass ein Übermaß an Proteinen in der Ernährung kanzerogen wirkt. Als Bodybuilder, der an Wettbewerben teilnahm, befolgte ich früher die Ratschläge der Ärzte und Ernährungswissenschaftler und nahm jeden Tag enorme Mengen an tierischen Proteinen zu mir. Ich aß in der Regel acht kleine Mahlzeiten mit mindestens 30 Gramm Proteinen, vor allem Hühnerfleisch, Fisch und Eier. Ich glaubte fälschlicherweise, dass Fleisch, Fisch, Eier und Milchprodukte vollwertige Proteine mit den acht essentiellen Aminosäuren enthalten, die nicht vom Körper produziert werden, während alle Gemüseproteine nicht vollwertig seien.

Doch Forschungen am Karolinska-Institut in Stockholm und am Max-Planck-Institut in München zeigten, dass die meisten Gemüse, Früchte, Samen, Nüsse und Getreide ausgezeichnete Quellen für vollwertige Proteine sind. Ihre Proteine kann der Körper sogar leichter aufnehmen als die von Fleisch, und sie sind nichttoxisch. Die Forscher des Karolinska-Instituts entdeckten auch, dass, wenn man Fleisch auf 100 Grad erhitzt (egal ob durch Kochen, Schmoren, Braten oder Backen), die Proteine im Fleisch zu kanzerogenen Amiden werden und somit toxisch. Forschungen der *University of California* in Irving ergaben, dass Kinder, die lediglich drei Hotdogs in der Woche essen, zehn bis zwölf Mal häufiger Leukämie und Gehirntumore entwickeln. In einer breiten, in China durchgeführten Studie fand T. Collin Campbell heraus, das die Gruppe von Menschen, die am meisten tierische Proteine aß, am häufigsten Herzkrankheiten und Krebs bekam.

Einer der Gründe dafür, ein Übermaß an Proteinen zu vermeiden, ist, dass der Körper nur wenig Proteine einlagert. Unsere Nieren und die Leber sind dafür verantwortlich, Proteine abzubauen.

Je mehr Protein wir also essen, desto mehr werden Nieren und Leber belastet. Gerson interessierte sich auch für die Behandlung der Leber, da er der Überzeugung war, dass die Leber tatsächlich das wichtigste Organ im Körper sei, da sie das Filtersystem zur Entgiftung ist. Es ist eine Tatsache, dass es zwischen dem Verfall der Leber und dem Wachstum und Fortschritt von Krebs einen Zusammenhang gibt! Aufgrund seiner Beschäftigung mit Leberproblemen sprach er sich auch gegen das Fasten aus und plädierte stattdessen dafür, in jeder Stunde der

Wachzeit einen frisch gepressten Saft zu trinken. Wenn er die Säfte trinkt, wird der Patient durch Nährstoffe, Mineralien, Enzyme und Vitamine förmlich überschwemmt und die Nieren durchgespült.

Die Nährstoffe kommen in das Gewebe, in die Zellen und schwemmen die Gifte hinaus. Alle diese Gifte gelangen in den Blutkreislauf und die Leber filtert sie heraus. Nun muss die Leber diese Gifte loswerden und dazu gibt es nur einen Weg: Der Gallengang muss geöffnet werden. Gerson erreicht dies mit den lächerlich gemachten Kaffeeeinläufen. Selbst heute noch, über ein halbes Jahrhundert nach seinem Tod, bleibt er der bevorzugte »Prügelknabe« der Krebsindustrie.

Bis vor kurzem war mir nicht klar, dass Natrium das Krebswachstum stimuliert. Es ist auch eine Tatsache, dass bearbeitete Lebensmittel weniger Kalium und mehr Natrium besitzen. Es ist daher kein Wunder, dass in der Gerson-Therapie alle bearbeiteten Lebensmittel verboten sind, dass sie auf höhere Kaliumwerte und niedrigere Natriumwerte abzielt, so dass sie sich in dem Verhältnis befinden, wie sie in frischen Lebensmittel vorliegen. In der Gerson-Therapie sind auch die meisten Fette strikt verboten, da sie das Tumorwachstum anregen.

Doch Gerson war sich bewusst, dass Krebspatienten eine gewisse Menge an essentiellen Fettsäuren benötigen. Er erfuhr von der Arbeit von Dr. Johanna Budwig in Deutschland, die zeigte, dass Leinsamenöl, das das Immunsystem zu stimulieren hilft, von Krebspatienten gut vertragen wird. Als generelle Regel gilt, dass Sie mit Ausnahme von Kokosnussöl niemals mit Öl kochen dürfen, da sich sein chemischer Zustand verändert (verschlechtert) und es Acrylamide bildet, die Gesundheitsprobleme verursachen. Sie dürfen also Leinsamenöl nur in unbehandeltem Zustand und kalt verwenden.

1977 gründete Charlotte Gerson in San Diego das Gerson-Institut mit dem Ziel, die Gerson-Therapie in der Öffentlichkeit und bei den Krebspatienten bekannt zu machen. Überrascht es, dass die korrupte Regierung der Vereinigten Staaten die Gerson-Therapie nicht unterstützt? Es ist in den Vereinigten Staaten sogar illegal, Patienten mit der Gerson-Therapie zu behandeln und zu heilen. Charlotte Gerson eröffnete daher in Tijuana in Mexiko eine Klinik. Die Website des Gerson-Instituts finden Sie unter www.Gerson.org. Dort bekommen Sie weitere Informationen zur Gerson-Therapie. Max Gerson selbst schrieb ein ausgezeichnetes Buch zur Gerson-Therapie mit dem Titel *Eine Krebstherapie – 50 Fälle: 30 Jahre klinische*

Erfahrung in der Behandlung fortgeschrittener Krebsfälle durch Diät-Therapie. Es ist bei Amazon erhältlich.

Hanf

In einem Artikel der Zeitschrift *Popular Mechanics* von 1938 werden über 25000 Verwendungszwecke für Hanf aufgeführt – als Lebensmittel, Farbe und Treibstoff bis zu Kleidung und Baumaterial. Selbst manche Teebeutel enthalten Hanffasern. Auch in einigen Automodellen von heute wird er verwendet. Ein Hektar Hanf erbringt so viel Zellstoff wie zehn Hektar Wald. Aus Hanf könnte man ein Papier herstellen, das stärker und unglaublich lange haltbar ist und mit der Zeit nicht vergilbt. Hanföl aus den Hanfsamen galt lange als die vielseitigste und nützlichste dem Menschen bekannte Substanz.

In den Gründertagen Amerikas war Hanf ein weit verbreitet angebauter und verwendeter Rohstoff. Zu Amerikas Geschichte gehören auch die folgenden Fakten:

▶ In einigen amerikanischen Kolonien wurden die Bauern schon früh durch Gesetze gezwungen, Hanf anzubauen. Machten sie es nicht, konnten sie in das Gefängnis wandern.

▶ Viele der frühen Präsidenten, darunter George Washington und Thomas Jefferson, bauten laut ihren Tagebüchern Hanf an.

▶ Die amerikanische Unabhängigkeitserklärung und die Verfassung der Vereinigten Staaten wurden auf Hanfpapier geschrieben.

▶ Abraham Lincoln betrieb seine Lampen zuhause mit Hanfsamenöl.

▶ Henry Ford baute aus Hanffasern die Karosserie eines Versuchswagens, die zehnmal fester als mit Stahl war. Das erste Model-T wurde sogar durch Treibstoff aus Hanf angetrieben. (Popular Mechanics, 1941)

Hanf gilt aufgrund seines hohen Gehalts an essentiellen Fettsäuren und dem einzigartigen Verhältnis zwischen Omega-3- und Omega-6-Fettsäuren – vor allem der Gamma-Linolensäure (GLA) – als Super-Nahrungsmittel, wie Spirulina und Chlorella-Algen. Hanföl enthält bis zu fünf Prozent reines GLA, eine höhere Konzentration als bei jeder anderen Pflanze. Seit Jahrtausenden wird Hanf wegen seiner heilenden Eigenschaften für Heiltees und Tonika verwendet. Hanf lindert nicht nur Schmerzen und hilft bei Krebspatienten den Appetit anzuregen, sondern es hat auch heilende Eigenschaften gezeigt. Der Stoff im Hanf (auch als Cannabis bekannt), der für den medizinischen

Nutzen verantwortlich ist, heißt Tetrahydrocannabinol (THC). Noch in den 1930er-Jahren wurden in den meisten Apotheken der Vereinigten Staaten medizinische Hanftinkturen mit THC verkauft.

Etwa zur selben Zeit, in den späten 1930er-Jahren, besaß William Randolph Hearst mit seiner *Hearst Paper Manufacturing Divison* und Kimberley Clark Millionen von Hektar an Wald. Die *Hearst Company* war der größte Papierproduzent der Vereinigten Staaten und besaß auch die meisten Zeitungen. Ihr drohten durch die Hanfindustrie Milliardenverluste. 1937 ließ DuPont ein Verfahren patentieren, um aus Öl und Kohle Kunststoff herzustellen. Der Jahresbericht von DuPont spornte viele Aktienbesitzer an, in die neue petrochemische Industrie zu investieren. Kunststoffe wie Plastik, Nylon und Kunstseide konnten nun aus Öl hergestellt werden. Die auf natürlichem Hanf basierende Industrie hätte über 80 Prozent des Geschäfts von DuPont ruinieren können.

Andrew Mellon, der Finanzminister unter Präsident Hoover, war einer der wichtigsten Investoren von DuPont. Er ernannte seinen angeheirateten Neffen Harry J. Anslinger zum Leiter des *Federal Bureau of Narcotics and Dangerous Drugs* (Bundesbüro für Betäubungsmittel und gefährliche Drogen). Nach geheimnisvollen Treffen dieser Finanzbarone wurde Hanf als »gefährlich« erklärt, da es ihre Milliardengeschäfte gefährdete. Damit ihre Dynastien bestehen und profitabel bleiben konnten, musste die Hanfgefahr beseitigt werden.

Sie nahmen das obskure mexikanische Slangwort »Marijuana« und verankerten es im Bewusstsein der Amerikaner. In den 1920er- und 1930er-Jahren boomte in Amerika die Sensationspresse und Hearsts Zeitungen verbreiteten Geschichten über die Schrecken von »Marijuana«.

Die Leser sollten glauben, dass es für Autounfälle, Werteverfall, zahllose Gewalttaten, unheilbare Krankheiten und bösartige Morde verantwortlich sei. Mit Propagandafilmen wie *Reefer Madness* (dt. *Kifferwahn)* und *Marihuana: The Devil's Weed* (dt. *Marihuana: Des Teufels Kraut)* bauten diese Industriellen einen Feind auf. Damit sollte eine öffentliche Unterstützung für die Verabschiedung von Anti-Marihuana-Gesetzen geschaffen werden. http://www.tpuc.org/content/marijuana-conspiracy

In den 1930er-Jahren waren die Menschen sehr naiv, bis hin zur Ignoranz. Wie Schafe warteten sie darauf, von den wenigen Herrschenden geführt zu werden. Die forderten die Machthaber nicht heraus, fast so wie die Schafe heute. Wenn eine Nachricht gedruckt oder im Radio ausgestrahlt wurde, dann musste dies wahr sein. Obwohl die Gehirnwäschekampagne völlig auf Lügen beruhte, wurde Hanf Ende der 1930er-Jahre verboten. Der Hanf war für die Papierindustrie und die Ölindustrie eine zu große Bedrohung. Außerdem mochte die Pharmaindustrie seine nichttoxischen und günstigen medizinischen Anwendungen nicht! Hanf war im Überfluss vorhanden und ökonomisch, und was es für die Medizinmafia noch schlimmer machte: Es verursachte keine zusätzlichen medizinischen Umstände, die eine Verschreibung ihrer toxischen Medikamente notwendig machte.

Die medizinischen Beweise für die Wirksamkeit von THC bei der Behandlung von Krebs und bei der Linderung von Schmerzen sind überwältigend. Wir wissen dies seit 1974, als auf Geheiß der US-Regierung und des *National Institute of Heath* (NIH) am *Medical College of Virginia* ein erster Versuch durchgeführt wurde. Der Zweck der Studie war zu zeigen, dass Marihuana das Immunsystem schädigt und Krebs verursacht. Doch das Ergebnis war stattdessen, dass THC bei Mäusen das Wachstum von drei Krebsarten (Lungen- und Brustkrebs sowie eine durch Viren ausgelöste Leukämie) verlangsamte. Hoppla! Diese Information kann man doch nicht veröffentlichen, oder? Die *Drug Enforcement Administration* (DEA) ließ die Studie aus Virginia schnell verschwinden, und auch alle folgenden Studien zu den Anti-Krebseffekten von Hanf, obwohl sie bewiesen, dass THC Krebs heilt!

Forscher in Madrid fanden 2000 heraus, dass das THC im Hanf die Ausbreitung von Gehirntumoren hemmt. Es leitet gezielt in den Zellen des Gehirntumors den programmierten Zelltod (Apoptose) ein, ohne die umliegenden gesunden Zellen zu beeinträchtigen. Die Forscher konnten bei Ratten durch die Injektion von THC unheilbare Gehirntumore zerstören. Traurigerweise wissen die meisten Amerikaner von den Entdeckungen in Madrid nichts, da so gut wie keine der großen amerikanischen Zeitungen davon berichtete. Bei einer Studie der *Harvard Medical School* von 2007 zeigte sich, dass das THC im Hanf Lungenkrebstumore um 50 Prozent verkleinert und die Ausbreitung des Krebses signifikant reduziert. Andere Forscher haben gezeigt, dass THC ein wirksames Mittel gegen die Hodgkin-Krankheit und das Kaposi-Sarkom ist. Eine neue Studie aus Thailand zeigt, dass THC auch gegen das Gallengangskarzinom eingesetzt werden kann, das selten und tödlich ist. Tatsache ist, dass die *International Medical Verities Association* für alle Krebsbehandlungen Hanföl benutzt.

Rick Simpson behandelte seinen lebensbedrohenden Krebs erfolgreich mit Hanföl und bewirbt seither Hanföl als geeignetes Mittel zur Krebsbehandlung. Einen Tag bevor er am 25. November 2009 am *Cannabis Cup* in Amsterdam zum »Freedom Fighter of the Year 2009« ernannt wurde, erhielt Simpson die Mitteilung, dass die *Royal Canadian Mounted Police* bei ihm eine Razzia durchgeführt hatte. Simpson wird für sein Eintreten für die medizinische Anwendung von Marihuana und die Bemühungen, Krebs mit Hanföl zu behandeln, hart verfolgt.

Ich bin der festen Überzeugung, dass wir in der Matrix leben! Beinahe jede natürliche Substanz, die Gott erschaffen hat – wie Hanf, Aprikosenkerne und Sonne –, wird als »gefährlich« eingestuft, während toxische Medikamente von der Pharmaindustrie als sicher propagiert werden! Es ist legal, wenn die Ärzte die Menschen mit Giften attackieren, aber man kann ins Gefängnis kommen, wenn man versucht, sich selbst oder einen geliebten Menschen mit dem Öl einer einfachen Gartenpflanze oder dem Samen einer einfachen Frucht zu heilen.

Von den zwei Drogen Alkohol und Tabak, die in diesem Land legal sind, ist bekannt, dass sie tödlich sind. Jedes Jahr fordert Tabak in den Vereinigten Staaten 435 000 und Alkohol 85 000 Todesopfer (www.drugwarfacts. org/cms/node/30). Dieselbe Studie zeigt, dass die Nutzung von Marihuana keine Schäden verursacht. Nichtsdestotrotz fährt die Regierung mit ihrem scheinheiligen »Kampf gegen die Drogen« fort, der ein genauso großer Fehler ist wie der arglistige »Kampf gegen den Krebs« und der vorgetäuschte »Krieg gegen den Terror«. Es hat sich erwiesen, dass das Problem nur immer schlimmer wird, wenn diese korrupte Regierung einen »Krieg« gegen irgendetwas erklärt. Wer nimmt hier wen auf den Arm?

Der Sachverständige für Verwaltungsrecht der DEA, Francis Young, meint: »Im strikt medizinischen Sinne ist Marihuana weitaus sicherer als viele Lebensmittel, die wir normalerweise verzehren. Eine rohe Kartoffel zu essen, kann zum Beispiel eine toxische Reaktion hervorrufen. In seiner natürlichen Form ist Marihuana eine der sichersten therapeutisch aktiven Substanzen, die wir kennen. Nach dem Maßstab einer jeglichen rationalen Analyse kann Marihuana unter ärztlicher Überwachung unbedenklich angewendet werden.«

Die wissenschaftlichen Arbeiten zur medizinischen Verwendung von Hanf sind überwältigend. Es sollte angebaut und an jeden Krebspatienten verteilt werden, der es benötigt. Doch Realität ist, dass wir in einer korrupten, von der Medizinmafia kontrollierten Welt leben. Diese will lieber mit dem grausamen Tod von Krebspatienten Geld verdienen, als ihnen den Zugang zu nichttoxischen, wirksamen und natürlichen Mitteln wie Hanf zu gestatten. Einige Informationen dieses Abschnitts stammen mit der Erlaubnis des Autors aus dem Artikel »The Marijuana Conspiracy« (dt. »Die Marihuana-Verschwörung«) von Doug Yurchey, der 2009 in der März-April-Ausgabe der Zeitschrift The Dot Connector erschienen ist. Man findet ihn auch unter www.thedotconnector.org/mag/.

Hyperthermie

Hyperthermie ist ein künstlich herbeigeführtes Fieber. Schon Hippokrates meinte: »Eine nicht durch Wärme heilbare Krankheit ist unheilbar.« 1893 beobachtete Dr. William B. Coley, dass sich der Krebs bei zehn Patienten zurückbildete, denen er Bakterien direkt in den Tumor gespritzt hatte, wodurch es zu hohem Fieber kam. Die Mischung der gespritzten Bakterien wurde als »Coley's Toxins« bekannt, heute wird sie »Mixed Bacterial Vaccine« (MBV) genannt. Bei einer deutschen Studie, in der Patienten mit fortgeschrittenem Non-Hodgkin-Lymphom MBV gespritzt wurde, erfolgte bei 93 Prozent ein vorübergehendes Abklingen der Krankheit, verglichen mit 29 Prozent bei den Kontrollpatienten mit Chemotherapie. (Dr. Ralph W. Moss, *The Cancer Industry*, S. 160) 1927 erhielt Julius Wagner-Jauregg den Nobelpreis für Medizin für seine Arbeiten zur therapeutischen Anwendung von Hyperthermie.

Fieber wurde als Symptom lange missverstanden und falsch behandelt. Die meisten Ärzte der Schulmedizin versuchen, es zu bekämpfen und zu unterdrücken, daher werden Fieber senkende Medikamente benötigt. Doch es ist eine Tatsache, dass Fieber ein positives, gesundheitsförderndes Symptom ist, mit dem der Körper versucht, Infektionen und andere Krankheitszustände zu bekämpfen. Fieber regt den Stoffwechsel an, hemmt das Wachstum eindringender Viren oder Bakterien und beschleunigt den Heilungsprozess.

Hyperthermie ist ein therapeutisches Verfahren, um die Temperatur in einem krebsartigen Tumor eine Stunde lang auf mindestens 42°C zu erhöhen. Das Verfahren basiert auf der einfachen und leicht zu überprüfenden wissenschaftlichen Tatsache, dass eine Temperatur von 42 °C *Krebszellen abtötet*, aber keine normalen menschlichen Gewebezellen. Wenn normales Gewebe erwärmt wird, weiten sich die Blutgefäße und kühlen die Zellen ab. Anders als bei gesundem Gewebe sind die Zellen in Tumoren dicht gepackt und die Blutzirkulation eingeschränkt und langsam. Wenn der Tumor erhitzt wird, werden seine Zellen von lebenswichtigen Nährstoffen und Sauerstoff abgeschnitten. Das Ergebnis ist, dass die Durchblutung im Tumor zusammenbricht und die Krebszellen zerstört werden.

Es muss nur die Körpertemperatur erhöht werden und schon entsteht ganz gezielt eine für die abtrünnigen Krebszellen nachteilige Umgebung, in der sie dann vom Immunsystem beseitigt werden können. Die Energie von Mikrowellen ist für die Erhitzung von krebsartigen Tumoren sehr effektiv, denn Tumore haben normalerweise einen höheren Wassergehalt. Dr. Alan J. Fenn, ein Elektroingenieur am *Massachusetts Institute of Technology*, entwickelte 1990 eine Methode, um Tumore weit innen mit angepassten Mikrowellen zu erhitzen. Diese passen sich den Eigenschaften des Gewebes des Patienten an, um ihre Energie auf den Tumor zu konzentrieren.

Es gibt noch einige andere Methoden, um Hyperthermie auszulösen, zum Beispiel das Eintauchen des gesamten Körpers in heißes Wasser, Ultraschall und Saunen, um nur einige zu nennen. Ich persönlich bevorzuge Saunas, da die Haut unser größtes entwässerndes Organ ist und manchmal auch »dritte Niere« genannt wird.

Als generelle Regel gilt, dass die Haut durch Schwitzen 30 Prozent der toxischen Abfälle unseres Körpers absondern sollte. Doch aufgrund fehlender körperlicher Arbeit und einer überwiegend sitzenden Lebensweise ist die Haut als entwässerndes Organ degeneriert, da die meisten Menschen nie schwitzen.

Um wieder gesund zu werden, ist von überragender Bedeutung, das die Entwässerungsaktivität der Haut wieder hergestellt wird. Regelmäßige Saunagänge oder Dampfbäder helfen bei der Wiederherstellung und revitalisieren die Reinigungsaktivität der Haut. Hyperthermie in Kombination mit niedrig dosierter Strahlung ist für viele Arten von Krebs eine sehr wirksame Behandlung. Es gibt nur wenige Nebenwirkungen und der Körper ist in den meisten Fällen in der Lage, sich von der niedrig dosierten Strahlung zu erholen.

Dr. André-Michael Lwoff, ein berühmter französischer Virologe, hat in mehreren wissenschaftlichen Versuchen gezeigt, dass Fieber eine »großartige Medizin« ist und dass es helfen kann, viele »unheilbare« Krankheiten zu heilen. Der bekannte Onkologe Dr. Josef Issels meinte:»Künstlich erzeugtes Fieber hat für die Behandlung von vielen Krankheiten großes Potenzial, auch bei Krebs.« Bedenken Sie, dass diese Bemerkung von einem der führenden Krebsspezialisten der Welt stammt!

Hyperthermie ist für Krebs ein »Dreifach-Hammer«:
1. Sie beseitigt Anhäufungen von toxischen Chemikalien, die Krebs verursachen.
2. Sie verbessert die Blutzirkulation, so dass das Gewebe mit Sauerstoff versorgt und der säurehaltige Abfall ausgeschwemmt wird.
3. Sie schwächt die Krebszellen ab oder tötet sie sogar, da sie nicht so hitzetolerant sind wie gesunde Zellen.

Im Mai 2009 erhielt die *BSD Medical Corporation* aus Salt Lake City für ihr BSD-2000 Hyperthermiesystem die Auszeichnung als *Humanitarian Use Device* (HUD) für den Einsatz bei der Behandlung von einigen Zervixkarzinompatienten in Verbindung mit einer Bestrahlungstherapie. Doch wenn Sie versuchen, in einem amerikanischen Krankenhaus eine Hyperthermiebehandlung zu bekommen, werden Sie in der Regel frustriert werden. Wenn Sie eine vernünftige Chance haben wollen, Hyperthermie in Ihr eigenes Krebsbehandlungsprogramm aufzunehmen, werden Sie in Deutschland, China oder in einem anderen, Innovationen gegenüber aufgeschlossenen Land fündig werden.

Bitte beachten Sie, dass die Hyperthermie nur darauf abzielt, Krebszellen in Tumoren zu zerstören, und nicht darauf, das Immunsystem mit Nährstoffen wieder aufzubauen. Krebspatienten sollten Hyperthermie daher immer in Verbindung mit einer auf Ernährung basierenden Behandlungsmethode verbinden. Vor über 2000 Jahren meinte der berühmte griechische Arzt Parmenides:»Gibt mir eine Möglichkeit, Fieber zu erzeugen, und ich werde jede Krankheit heilen.« Diese traditionelle Weisheit hat sich zu allen Zeiten bewährt.

Intravenöse Vitamin-C-Therapie
Für die Bildung von Kollagen, dem »Zement«-Protein, das die Zellen zusammenhält, ist Vitamin C unentbehrlich. Stellen Sie sich die Zellen wie die Ziegel einer Wand vor. Die Stärke der Ziegelmauer entsteht nicht wirklich durch

ihre Ziegel, sondern durch den Zement zwischen den Ziegeln. Ist das Kollagen reichlich vorhanden und stark, sind die Verbindungen zwischen den Zellen fest. Wenn die Zellen fest verbunden sind, fällt es den Tumoren schwer, sich zwischen ihnen auszubreiten. Gutes Kollagen kann daher den Krebs an der Ausbreitung behindern.

Krebszellen sondern ein Enzym mit dem Namen »Hyaluronidase« ab, das ihnen hilft, das Kollagen zu zersetzen und in den Rest des Körpers auszubrechen. Das beschreibt Dr. Ewan Cameron sehr detailliert in seinem Buch *Hyaluronidase and Cancer*. Um die Hyaluronidase daran zu hindern, das Kollagen aufzulösen, empfiehlt Dr. Matthias Rath zur Nahrungsergänzung neben Vitamin C die verstärkte Einnahme der Aminosäuren L-Lysin und Prolin und von Epigallocatechingallat, einem Catechin, das man in grünem Tee findet und das zur Untergruppe der Polyphenole gehört. Laborversuche zeigten die Wirksamkeit der Kombination dieser vier Substanzen bei der Blockade der Hyaluronidase.

Unser Immunsystem benötigt das Vitamin C, um die Leukozyten zu erzeugen und zu mobilisieren, die den Krebs bekämpfen. Ein optimales Immunsystem ist lebenswichtig, wenn der Körper Krebs abwehren soll. Wie ich schon erwähnte, zerstören konventionelle Behandlungen wie Chemo- und Strahlentherapie das Immunsystem. Mehrere Ärzte präsentierten 1995 in einer Veröffentlichung Beweise, dass Ascorbinsäure vorzugsweise bei krebsartigen Zellen toxisch wirkt. Mit anderen Worten: Vitamin C tötet Krebszellen und lässt die normalen Zellen unberührt.

Es scheint so, als ob Vitamin C nicht nur das Immunsystem stärkt, sondern sogar vorzugsweise Krebszellen tötet. Das ist faszinierend. Diese gezielte Toxizität zeigte sich im Reagenzglas bei einer Vielzahl von Tumorzellenarten. Es liegen auch Daten vor, die vermuten lassen, dass die nötige Ascorbatkonzentration zum Abtöten der Tumorzellen im Menschen erreicht werden kann. (Riordan, Meng, Li, Jackson, *Intravenous ascorbate as a tumor cytotoxic chemotherapeutic agent,* in: *Medical Hypotheses,* 1995)

Wenn Ihnen das nicht genug Grund ist, um Vitamin C zu nehmen, dann lesen Sie das: Vitamin C hilft beim Sauerstofftransport und ist ein mächtiges Antioxidans. Dr. David Gregg schrieb: »Vitamin C wird durch das Blut zu den Lungen transportiert, wo es oxidiert wird. Dann wird es zu den Zellen transportiert, wo es in die Mitochondrien diffundiert und der Atmungskette sein Oxidationspotenzial liefert. Dann wiederholt sich dieser Kreislauf.«

Dr. Gregg nimmt an, dass eine große Dosis Vitamin C ihre Hauptwirkung in Form von Sauerstofftransportmolekülen im Blut entfaltet und dort das Hämoglobin ersetzt, das es nicht schafft, Sauerstoff zu den Krebszellen zu liefern. Er empfiehlt eine Kombination aus Vitamin C und Vitamin E. Das Vitamin C transportiert den Sauerstoff in das Zytoplasma und Vitamin E bringt den Sauerstoff durch die Zellwände.

Nach Dr. K. N. Prasads Theorie benötigen normale Zellen nur eine Minute und eine präzise kontrollierte Menge an Antioxidantien, um zu funktionieren. Alles was zu viel ist, wird ausgeschieden. Doch neben anderen Defekten haben bösartige Zellen auch die Fähigkeit verloren, die Aufnahme von Antioxidantien wie die Vitamine C und E zu regulieren. Diese Antioxidantien sammeln sich deswegen im Krebsgewebe in einem Grad an, der zu einem Zusammenbruch und dem Tod der bösartigen Zellen führen. (Prasad K. N., *Antioxidants in cancer care: when and how to use them as an adjunct standard and experimental therapies,* in: *Expert Rev Anticancer Therapy,* 12/2003, S. 903–915)

Die Ärzte A. Goth und I. Littmann beschrieben in dem Artikel »Ascorbic Acid Content in Human Cancer Tissue« *(Cancer Research,* Vol. 8, 1948) warum und wie Krebs meistens in Organen mit einem Ascorbinsäuregehalt unter 4,5 mg/Prozent entsteht und selten in Organen mit einem höheren Ascorbinsäuregehalt. Sehen Sie die Verbindung? Erinnern Sie sich daran, wie Wunden mit Wasserstoffperoxyd behandelt werden, um die Mikroben abzutöten? Dr. Mark Levine zeigte in einer im September 2005 veröffentlichten Forschungsarbeit, dass hoch dosiertes, in das Blut gespritztes Vitamin C zu einer Zunahme des Wasserstoffperoxydsgehalts (H_2O_2) in Krebszellen führt und die Krebszellen vernichtet.

www.pnas.org/cgi/content/abstract/102/38/13604

Die Kenntnis von der Nützlichkeit des Vitamins C in der Krebsbehandlung ist vor allem der Pionierarbeit von Dr. Linus Pauling zu verdanken. Er und der schottische Chirurg Dr. Ewan Cameron berichteten 1976, dass Patienten, die mit hohen Dosen Vitamin C behandelt wurden, drei bis vier Mal länger überlebten als vergleichbare Patienten, denen kein Vitamin C zusätzlich verabreicht wurde. Die Studie wurde in den frühen 1970er-Jahren im schottischen *Vale of Leven Hospital* in Loch Lomonside durchgeführt. Dr. Cameron behandelte 100 Patienten mit fortgeschrittenem Krebs mit 10 000 Milligramm Vitamin C pro Tag.

Die Entwicklung dieser Patienten wurde dann mit der von 1000 Patienten anderer Ärzte verglichen, die KEIN Vitamin C erhalten hatten. Die Ergebnisse wurden unter Koautorenschaft von Dr. Pauling 1976 in den *Proceedings of the National Academy of Sciences* veröffentlicht. Der Bericht betonte, dass alle Patienten zuvor konventionelle Behandlungen erhalten hatten, das heißt die »Großen 3«. Die Vitamin-C-Patienten sollen laut Bericht eine um 300 Tage längere Überlebenszeit als andere Patienten gehabt haben und dazu eine höhere Lebensqualität. Dieser Versuch zeigt überzeugend, dass bei todkranken Patienten eine Behandlung mit Vitamin C einer Chemotherapie überlegen ist.

Die Krebsindustrie war auf Pauling und Cameron wütend. Diese beiden »Quacksalber« sollten mit ihrer Vitamintherapie keinesfalls den Goldesel Chemotherapie in Gefahr bringen! Für die Krebsindustrie stand hier zu viel auf dem Spiel. Aktienbesitzer erwarten große Gewinne! Die Direktionen der Industrie benötigten siebenstellige Verkäufe und großzügige Abfindungen! Die Kinder benötigten eine Ausbildung auf Eliteschulen! So wurde entsprechend dem üblichen Verfahren eine »Schmierenkampagne« gegen Dr. Pauling geführt.

Die Wahrheit über die Erkenntnisse von Cameron und Pauling musste zertrümmert werden. Doch die Krebsindustrie hatte ein großes Problem: Cameron und Pauling hatten die Ergebnisse der Forschung bereits in ihrem Buch *Cancer and Vitamin C* veröffentlicht.

Die Krebsindustrie und ihre Kumpane machten sich daher schnell an die Arbeit. Sie führten drei Scheinstudien mit »zuvor festgelegten« Ergebnissen durch. Alle widersprachen den Befunden von Cameron und Pauling. Das kleine schmutzige Geheimnis lag darin: In allen drei Studien folgten sie weder deren Auswahlverfahren noch der Behandlungsmethode und sie bedienten sich zusätzlich noch einiger kunstvoller sprachlicher und statistischer Kniffe.

Ist es denn ein Wunder, dass die Krebsindustrie am Ende stolz verkündete, dass Cameron und Pauling Quacksalber seien und dass ihre Forschungen nicht vertrauenswürdig seien? Doch vier völlig unabhängige Studien benutzten dieselbe Behandlungsmethode und kamen zum selben Ergebnis wie Cameron und Pauling. Die drei Scheinstudien benutzten *nicht* dieselbe Behandlungsmethode und kamen *nicht* zum selben Ergebnis.

Webster Kehr meint: »Die Studien der *Mayo Clinic* wurden speziell dazu durchgeführt, die Arbeiten des zweifachen Nobelpreisträgers Linus Pauling zu diskreditieren. Linus Pauling konnte die Menschen davon überzeugen, dass es für die Wirkung von Vitamin C ›wissenschaftliche Beweise‹ gab. Er wurde gestoppt.

Es ist für unsere korrupte Regierung völlig unakzeptabel (aus der Sicht der Pharmaindustrie), wissenschaftliche Belege für alternative Behandlungsmethoden für Krebs zu erlauben. Da es diese wissenschaftlichen Belege für Vitamin C gab und da man einen zweifachen Nobelpreisträger nicht einfach zum Schweigen bringen kann, mussten Scheinstudien durchgeführt werden, um die Aufmerksamkeit der Menschen von den korrekten Studien abzulenken. Sobald die Scheinstudien beendet waren, konnten die Medien dann beginnen, die Wahrheit zu unterdrücken und die korrekten Studien sofort auf die Schwarze Liste zu setzen.« www.cancertutor.com

Dr. Abram Hoffer gilt weiterhin als der Hauptbegründer der alternativen Gesundheitsbewegung, die orthomolekulare Behandlungsmethoden (Ernährung) benutzt. In den über 40 Jahren seiner Praxis behandelte er Tausende Patienten, vor allem mit Krebs und Schizophrenie, und schrieb viele Artikel und Bücher. Zusammen mit Dr. Linus Pauling konzentrierte er sich auch darauf, Vitamin C (neben anderen Nährstoffen) für die Krebsbehandlung einzusetzen.

Wie viel Vitamin C sollten Sie einnehmen? Studien haben gezeigt, dass ein angemessener Vitamin-C-Gehalt in den Krebszellen am besten durch die intravenöse Zufuhr von Vitamin C (IVC) erreicht wird. Natürlich sollte das unter der Aufsicht eines Arztes geschehen. Sie sollten nicht versuchen, sich selbst Vitamin C intravenös zu verabreichen! Entscheidend ist eine konstante Zufuhr von Vitamin C in großen Mengen, jeden Tag mehrere Male.

Die *Riordan Clinic,* eine große Forschungsklinik in Wichita in Kansas, bietet IVC-Therapien an. Ihre Website ist http://riordanclinic.org. Ein gutes Video zu IVC finden Sie auf www.internetwks.com/cathcart/Cathcart2low.rm. Eine Beschreibung der Behandlungsmethode von Dr. Cameron ist unter www.doctoryourself.com/cameron.html verfügbar.

I.P.T. (Insulin-Potenzierung-Therapie)

Auch wenn ich ein Gegner der traditionellen »hochdosierten« Chemotherapie bin, zur I.P.T-Methode gehört eine Chemotherapie, wenn auch in extrem niedriger Dosierung. Die traditionellen Chemotherapiedosierungen beeinträchtigen das Blut, das Immunsystem und die Organfunktionen in einem Ausmaß, dass weitere Behandlungen und oft auch Organschäden vorprogrammiert sind, die zum Tod des Patienten führen. Doch immerhin entfällt bei I.P.T. die Entscheidung, welches das »kleinere von zwei Übeln« ist, wenn Krebspatienten bei einer Diagnose vor die Wahl gestellt sind.

Bei der Anwendung einer niedrig dosierten Chemotherapie (weniger als ein Zehntel der typischen Dosierung) erhöht die I.P.T. ihre Toxizität für die Krebszellen und reduziert gleichzeitig die Toxizität für den Patienten. Sie ist eine extrem sichere, wirksame und relativ günstige Krebstherapie, die seit über 60 Jahren erfolgreich eingesetzt wird.

Der Leser kennt Insulin als das Hormon, das zur Behandlung von Diabetes eingesetzt wird. Bei gesunden Menschen wird es in der Bauchspeicheldrüse produziert. Es ist ein mächtiges Hormon, das im menschlichen Körper an vielen Prozessen beteiligt ist. Es ist entscheidend für den Transport der Glukose durch die Zellmembran in die Zelle. Insulin kommuniziert mit der Zelle, in dem es sich mit spezifischen Insulinrezeptoren am der Oberfläche der Zellmembrane verbindet. Jede Zelle des menschlichen Körpers besitzt zwischen 100 und 100 000 Insulinrezeptoren. Insulin öffnet die Zellmembran zur Zelle hin und ermöglicht dadurch den Transport von Zucker und anderen Substanzen in die Zelle. Darum kommt bei Diabetikern, die nicht in der Lage sind, Insulin ausreichend zu produzieren, kein Zucker in die Zellen und ihr Blutzuckerwert steigt (Hyperglykämie).

Was hat das mit Krebs zu tun? Es ist eine bekannte wissenschaftliche Tatsache, dass Krebszellen einen unersättlichen Appetit auf Glukose haben. Erinnern Sie sich: *Krebs liebt Zucker!*

Erinnern Sie sich auch, dass Krebszellen einen *an*aeroben Stoffwechsel haben. Sie gewinnen ihre Energie durch die Vergärung von Zucker, eine extrem uneffiziente Art der Energiegewinnung und ein Grund dafür, dass Krebspatienten so viel Gewicht verlieren. Ihre Krebszellen verbrauchen so viel Zucker, dass sie ihn wortwörtlich von den normalen Zellen des Körpers stehlen und der Krebspatient so aushungert.

Bei I.P.T. agiert das Insulin als »Verstärker«, indem er die Krebszellen glauben lässt, dass sie Zucker bekommen, nach dem sie so gierig sind. Tatsächlich werden sie allerdings durch die Chemotherapie zerstört. Da Insulin als Verstärker wirkt und die Wirksamkeit der Chemotherapie erhöht, werden weit weniger Wirkstoffe benötigt als in der traditionellen Chemotherapie. Dadurch kommt es auch zu weit weniger Nebeneffekten und zu einer wesentlich wirksameren Behandlung.

Das Interessante an der Verbindung zwischen Krebszellen und Insulin ist, dass neuere, in der wissenschaftlichen medizinischen Literatur veröffentlichte Forschungen berichten, dass Krebszellen sogar ihr eigenes Insulin herstellen und absondern.

Dr. Stephen Ayre, ein Experte für I.P.T., schreibt:

»Krebszellen erhalten ihre Energie durch das Abscheiden eigenen Insulins. Sie stimulieren ihr Wachstum, indem sie ihren eigenen Wachstumsfaktor (IGF) abscheiden, der Insulin ähnelt. Das gehört zu ihrem bösartigen Mechanismus. Insulin und IGF binden sich an spezielle Zellmembranrezeptoren. Von diesen Rezeptoren gibt es auf Krebszellen 16 Mal mehr als bei normalen Zellen. Sie sind der Schlüssel für die I.P.T. Der Einsatz von Insulin in der I.P.T. ermöglicht in der Chemotherapie eine niedrige Dosierung, die gezielt in die Krebszellen hineinwirkt und sie effektiver und ohne Nebenwirkungen abtötet. I.P.T. ist genial. Sie tötet Krebszellen mit genau dem gleichen Mechanismus, mit dem Krebszellen Menschen töten.«

www.contemporarymedicine.net/ipt_main.htm

Dieses Zitat ist wichtig, um den Mechanismus der I.P.T. zu verstehen. I.P.T tötet Krebszellen … und nur die Krebszellen. Genauso wie Krebszellen ihre eigene unabhängige Insulinproduktion haben, besitzen sie auch eine eigene IGF-Produktion, die sie mit einer unbegrenzten Wachstumsstimulierung versorgt. Und Krebszellen weisen 16 Mal mehr Rezeptoren für Insulin und IGF auf ihrer Zellmembran auf als normale Zellen. Das Insulin kann sich nicht nur mit spezifischen Rezeptoren auf der Zellmembran verbinden, es ist auch in der Lage, sich an die Rezeptoren des IGF anzulagern und Wachstumsbotschaften an die Zelle zu geben. Auch wenn bei einer Krebstherapie die Förderung des Wachstums der Krebszellen höchst unerwünscht ist, ist es in Bezug auf das Insulin hier sehr nützlich.

Man sieht es immer, wenn sich jemand einer Chemotherapie unterzieht, denn er verliert normalerweise seine Haare und ist oft sehr krank und leidet an Brechreiz. Haben Sie sich jemals gefragt warum? Der Grund ist ganz einfach. Die Haarwurzelzellen der Patienten und die Zellen im Magen und in den Gedärmen haben eines gemeinsam: Sie teilen sich sehr schnell, genauso wie Krebszellen. Die Medikamente der Chemotherapie greifen bevorzugt sich schnell teilende Zellen an, unterschiedslos. Doch in einem Tumor befinden sich nicht alle Zellen gleichzeitig in der Stufe der schnellen Zellteilung, denn das ändert sich immer wieder.

Wenn sich Insulin nun bei diesen Krebszellen an die IGF-Rezeptoren anlagert, stimuliert es das Wachstum in vielen der Zellen, die sich nicht in der Wachstumsphase befinden. Es schaltet die Zellen förmlich an und aktiviert sie. Nachdem das Insulin injiziert ist, zielen die Medikamente der Chemotherapie auf die »aktiven« Zellen, die so auch für die Chemotherapie empfänglicher sind. Das wundervolle Endergebnis für den Krebspatienten ist, dass das Insulin diese Zellen dem Chemotherapieangriff ausliefert.

Wie funktioniert das? Während der I.P.T wird dem Patienten eine kleine Dosis Insulin verabreicht, das die Zellmembrane öffnet und zu einem niedrigen Blutzucker (Hypoglykämie) führt. Dem Patient wird schwindlig und er wird schwach. Wie Dr. Ayre schrieb, besitzen Krebszellen 16 Mal mehr Insulin- und IGF-Rezeptoren als normale Zellen. Durch das Herbeiführen der Hypoglykämie, werden die Krebszellen dazu gebracht, ihre Rezeptoren im Verhältnis 16 zu 1 zu öffnen, was den gezielten Angriff auf die Krebszellen ermöglicht! Normalerweise dauert es eine halbe Stunde, bis die Hypoglykämie eintritt. Dann glauben die Krebszellen, dass sie mit Zucker gefüttert werden und öffnen ihre »Zellschleusen«.

An diesem Punkt »schwingen wir die Peitsche« und verabreichen intravenös niedrige Dosen der traditionellen Chemotherapie. Die Krebszellen verschlingen die Chemotherapie, weil sie denken, es ist Zucker, und werden so durch weit niedrigere Dosen als bei einer typischen Chemotherapie abgetötet. Dr. Oliver Alabaster vom *Cancer Research Laboratory* der *George Washington University* zeigte in einem Artikel im *European Journal of Cancer and Clinical Oncology* (Vol. 17, 1981) auf, dass Insulin die Wirksamkeit eines bestimmten Chemotherapiewirkstoffs (Methotrexat) um das Zehntausendfache steigern kann und somit auch signifikant bessere Ergebnisse in der Krebsbekämpfung erzielt werden.

Doch was würde geschehen, wenn wir der I.P.T.-Gleichung noch DMSO hinzufügen? Dr. Ross Hauser meint dazu: »Die meisten Medikamente haben Probleme, die Blut-Gehirn-Schranke zu überwinden. Diese hemmt den Eintritt vieler Verbindungen in das Gehirn, darunter auch den der chemotherapeutischen Wirkstoffe. Wenn es einen Weg gäbe, den Transport der Substanzen in das zentrale Nervensystem durch diese Schranke hindurch zu verbessern, würde die Wirksamkeit der Behandlung verstärkt.« (*Treating Cancer With Insulin Potentiation Therapy*, S. 84; dt. *Krebs mit Insulin-Potenzierung-Therapie behandeln)*

Auf seiner Website www.caringmedical.com merkt Dr. Hauser auch noch an: »Der krebstötende Effekt der Chemotherapie kann mit verschiedenen Substanzen optimiert werden, so mit Insulin und auch mit Dimethylsulfoxid (DMSO).« Dr. Hauser zufolge bindet sich DMSO an einige Arten der Chemotherapiewirkstoffe und öffnet das Insulin dann der Chemotherapie die Membran der Krebszellen. DMSO/I.P.T. ist eine mächtige »Doppelhammer«-Kombination besonders bei der Behandlung von Hirntumoren. Eine Kombination von DMSO und I.P.T kann nicht zuhause erfolgen, doch man kann sich eine I.P.T.-Klinik suchen und sie überreden, DMSO mit I.P.T. zu verbinden. Dr. Hauser listet in seinem Buch die chemotherapeutischen Wirkstoffe auf, die DMSO binden. Diese Behandlung sollte extrem stark sein und zu keinen Nebenwirkungen führen, da fast alle Medikamente der Chemotherapie in die Krebszellen gehen.

I.P.T hat fast keine Nebenwirkungen. Es kommt sicher nicht zu Haarausfall, zu tagelangem Fieber oder zu schwerem Erbrechen. Gelegentlich tritt nach der ersten Behandlung für einige Stunden etwas Übelkeit auf. Doch das lässt sich leicht beheben. Funktioniert I.P.T. wirklich? Absolut! I.P.T. wirkt stark gegen den Tumor und ist für den Patienten sehr leicht verträglich. Während der Behandlung kann er sein normales Leben fortführen. Die wöchentlichen Behandlungen dauern etwas über eine Stunde, so dass die Patienten wie gewohnt in ihrem Beruf weiterarbeiten können. Doch warum kennt Ihr Arzt diese wirksame, günstige und sanfte Behandlungsmethode nicht? Die Antwort ist einfach: Die FDA hat sie nicht zugelassen, lediglich als »experimentelles Verfahren«.

Warum weiß Ihr Onkologe nichts darüber, wenn es seit über 60 Jahren bekannt ist? Er weiß nicht deshalb nichts, weil es in der Schulmedizin und der Pharmaindustrie nicht dokumentiert wäre – es gibt zahlreiche veröffentlichte Studien in den Fachmagazinen. Doch denken Sie daran, wann immer Ihnen etwas komisch vorkommt, *folgen Sie dem Weg des Geldes.* Setzen wir uns kurz den »Mathematikerhut« auf und rechnen nach, welche Behandlung lukrativer ist – traditionelle Chemotherapie oder I.P.T. Nun, da I.P.T. nur ein Zehntel der teuren Chemotherapiemedikamente benötigt, haben wir wohl die Antwort gefunden, oder?

Ein konventioneller Krebspatient mit einer traditionellen Chemotherapie bringt der Krebsindustrie Hunderttausende Dollar von Gewinn. Eine einfache und wirksame Behandlung wie I.P.T. würde diese Profite gravierend schmälern. Traurigerweise haben wir immer wieder gesehen, dass *Gewinne wichtiger als Prinzipien* sind. Das Ergebnis ist, dass I.P.T. noch immer als gegenüber der traditionellen Chemotherapie wirksamere Alternative ignoriert wird.

Viele Vertreter der I.P.T. nennen diese Behandlungsmethode inzwischen I.P.T.L.D. *(Insulin Potentiation Targeted Low Dose)*, da dies die Therapie genauer beschreibt. Die Bezeichnung ließen sich Annie Brandt und die Direktion der *Best Answer for Cancer Foundation* 2007 schützen. Auf ihren Websites finden Sie viele wichtige Informationen zu dieser Behandlung: www.iptforcancer.com und www.elkabest.org.

Ein ausgezeichneter Arzt für I.P.T. – so etwas wie ein Pionier auf diesem Gebiet – ist Dr. Steven Ayre. Seine *Contemporary Medicine Clinic* befindet sich in Burr Ridge in Illinois, seine Website heißt www.contemporarymedicine.net. Dr. Ayre hat über 30 Jahre zu I.P.T. geforscht und 1986 die Bezeichnung »Insulin Potentation Therapy« geprägt. Er veröffentlichte zahlreiche Artikel über I.P.T. in medizinischen Fachzeitschriften und hat schon Hunderte Krebspatienten mit I.P.T. behandelt. Er bietet auch die IVC-Therapie an.

Ein anderer hochkarätiger Arzt, der I.P.T. anbietet, ist Dr. Richard Linchitz, der *Linchitz Medical Wellness* in Long Island, New York, betreibt. Seine Website ist www.linchitzwellness.com. Dr. Frank Shallenberger bietet in seiner Klinik in Nevada neben I.P.T. auch bio-oxidative Therapien an. Seine I.P.T.-Technik gehört zum Besten, was es gibt. Seine Website ist www.antiaging-medicine.com. Wenn Sie I.P.T. in Betracht ziehen, sollten Sie zuerst einmal das Buch *Treating Cancer With Insulin Potentiation Therapy* von Ross A. Hauser, M.D., und Marion A. Hauser, M.S., R.D., lesen.

LifeOne

Dr. James Howenstine ist ein in den Vereinigten Staaten ausgebildeter Arzt mit über 30 Jahren Erfahrung, der eine Behandlung namens »LifeOne« anbietet. Dr. Howenstine schreibt:

»Alle Immundefektkrankheiten sind mit einer erhöhten Rate an bösartigen Krankheiten wie Lymphomen, Leukämie und Hodgkin-Lymphomen verknüpft. Patienten, deren Immunsystem durch die Medikamente der Chemotherapie und die Bestrahlung gestört ist, können Kaposi-Sarkome, Non-Hodgkin-Lym-

phome, Zervixkarzinome und Hodgkin-Lymphome entwickeln. Bei Patienten mit Auto-Immunerkrankungen tritt Krebs wegen der das Immunsystem unterdrückenden Medikamente häufiger auf. Das Immunsystem ist an der Erkennung und der Zerstörung der Krebszellen beteiligt.«

www.newswithviews.com/Howenstine/james62.htm

LifeOne ist eine ganz spezielle Kombination von natürlichen Kräuterzutaten in flüssiger Form, die in einer extra dafür entwickelten liposomalen Trägersubstanz gebunden sind. Dieser liposomale Träger erlaubt es, dass die aktiven Kräuterwirkstoffe in ihrer vollen Kraft bewahrt bleiben, ohne dass sie im Verdauungstrakt aufgelöst werden. Der liposomale Träger ermöglicht es den aktiven Ingredienzien der Kräuter, ihre volle Wirkung auf das Immunsystem, die Krebszellen und Viren zu entfalten. Zu den aktiven Bestandteilen in LifeOne gehören die folgenden natürlichen Kräuter und Ingredienzien:

▶ Daidzein – ein Flavonoid, das aus der Passionsblume gewonnen wird, Antioxidanseigenschaften hat und den Tumornekrosefaktor erhöht.

▶ Schmetterlingstramete – ein antiviral wirkender chinesischer Pilz mit Krebs bekämpfenden Effekten, der das Immunsystem stimuliert und die Ausbreitung der Krebszellen hemmt.

▶ Diindolylmethan – ein sekundärer Pflanzenstoff in zu den Kreuzblütlern gehörenden Gemüsesorten, der bei Krebszellen gegen Östrogene wirkt.

▶ Resveratrol – ein Antioxidans in Trauben, das verhindert, dass sich Blutplättchen verklumpen, und Insulinresistenz verhindert. Es hemmt abnormale Östrogenwirkungen und blockiert die Vermehrung und das Wachstum von Viren.

▶ Gelbwurzextrakt (Kurkuma) – ein Antioxidans, das stark entzündungshemmend wirkt, Insulinresistenz und Metastasen hemmt und gegen die Vermehrung von HIV hilft.

▶ Quercetin – ein Flavonoid, das in Krebszellen den programmierten Zelltod (Apoptose) auslöst.

▶ Extrakt des grünen Tees – enthält Epigallocatechin, ein wichtiger Krebs bekämpfender Wirkstoff und Antioxidans.

▶ Selenomethionin – eine organische Form des Selens, ein Antioxidans, das Krebs bekämpft, das Immunsystem stimuliert und dabei hilft, den bei Krebs- und HIV-Patienten niedrigen Selenwert zu erhöhen.

LifeOne gibt dem Körper die notwenigen Mittel, sich von Krebs, Aids und anderen Immunerkrankungen zu erholen. Im ersten Monat einer Therapie mit LifeOne nimmt man üblicherweise ab und der Blutdruck sinkt. Der Gewichtsverlust erklärt sich durch eine verbesserte Blutdrüsenfunktion, wodurch der Östrogenspiegel fällt und der Östrogenüberschuss, den die meisten Menschen haben, umkehrt wird. Ist weniger Östrogen verfügbar, wird das Ansprechen auf Insulin wiederhergestellt und der Körper fängt wieder an, Glukose normal zu verbrennen.

Zur Funktionsweise des LifeOne-Mechanismus gehört die Mobilisierung der Lymphozyten gegen die bösartigen Zellen und viele andere schädliche Viren sowie die Reparatur des geschwächten Immunsystems, unter dem alle Krebspatienten leiden. Dies wird durch die Stimulierung der Produktion von Killer-Lymphozyten und anderen Lymphozyten erreicht, die ihre Antikörperproduktion erhöhen. LifeOne ist durch zwei US-Patente als Mittel zur Heilung des Immunsystems geschützt. In Venezuela und Mexiko wurden mit LifeOne klinische Versuche an Krebs- und Aidspatienten durchgeführt.

Die empfohlene Standarddosierung von LifeOne beträgt drei Mal täglich zwei Esslöffel (30 g) über 25 bis 30 Tage. Danach wird die Dosis für elf Monate auf einen Esslöffel (15 g) reduziert. Krebspatienten, die noch keine Chemotherapie und Bestrahlung hatten, können sich innerhalb von vier bis fünf Tagen nach Beginn der LifeOne-Therapie besser und stärker fühlen.

Dr. Howenstine schreibt:

»LifeOne ist in der Lage, eine extrem große Vielfalt an Krebszellentypen zu heilen. In-vitro-Versuche haben gezeigt, dass es bei sieben von sieben getesteten Krebszelletypen wirksam war, dazu gehörten zwei Arten von Brustkrebs, Darmkrebs, Prostatakrebs, Zervixkarzinom, Eierstockkrebs und Promyelozytenleukämie.«

www.newswithviews.com/Howenstine/james62.htm

Im Gegensatz zu anderen natürlichen Krebstherapien wurde LifeOne ausgedehnten Tests unterzogen. Dazu gehörten auch In-vitro-Versuche an einigen Krebszellenlinien. Die Tests mit unterschiedlichen Konzentrationen zeigten die Wirksamkeit des Produkts bei verschiedenen Zellenlinien. Dr. Valerie Beason führte die Versuche während ihrer Arbeit im NIH und im NCI durch. Sie zeigten, dass LifeOne tatsächlich alle sieben getesteten Krebszellenlinien abtötete, obwohl es sich um ganz verschiedene Krebszellenarten handelte.

Genauso wichtig ist, dass sich zeigte, dass normale Zellen davon nicht betroffen waren.

Dr. Joe Demers prüfte LifeOne auch in Tierversuchen. Seine ersten Versuchstiere waren zwei Frettchen mit bösartigen Tumoren in den Nebennieren. Nachdem sich beide vollständig erholt hatten, wiederholte er die Tests bei Hunden und anderen Tieren. Aufgrund dieser Erfolge empfiehlt er in seinem Buch *A Holistic Approach for the Treatment of Cancer* LifeOne als primäre Behandlung der Wahl für Krebs bei Tieren. In Verbindung mit den Arbeiten von Dr. Demers bei Kleintieren testete Dr. Toots Banner LifeOne auch mit großem Erfolg an Pferden. Die Tierversuche liefen über mehrere Jahre und belegten, dass LifeOne die wirksamste und sicherste vorhandene Therapie ist, die nach den Testergebnissen dieser beiden Veterinäre für Tiere zur Verfügung steht.

Auch wenn die In-vitro-Versuche nur bewiesen, dass LifeOne bei den sieben getesteten Zellenlinien wirksam war, zeigte sich im klinischen Alltag, dass es genauso gegen Leberzellkarzinom, Nierenkrebs, Glioblastoma multiforme, invasives duktales Karzinom, Oligodendrogliom, Lungenkrebs, kleinzelliges Bronchialkarzinom sowie gegen Blasen-, Dickdarm-, Eierstock- und Bauchspeicheldrüsenkrebs, Melanome, Sarkome und Gehirntumor hilft.

Alle Versuche mit LifeOne erfolgten durch unabhängige Ärzte oder Veterinäre, die für ihre Forschungen nicht bezahlt wurden. Die beteiligten Ärzte führten diese Forschungen durch, da sie nach besseren Behandlungsmethoden suchten. Sehen Sie den Unterschied bei diesem Ansatz im Vergleich zu den Bestechungen und der Korruption bei den Medikamentenversuchen der Pharmaindustrie?

Ein sehr großer Befürworter von LifeOne ist Dr. Paul LaRochelle, ein orthopädischer und onkologischer Chirurg. Dr. LaRochelle benutzte LifeOne bei zahllosen Patienten, die an fortgeschrittenem Krebs litten, von Brustkrebs bis Lungenkrebs und vielen anderen. Es gelang ihm immer, den Krebs mit LifeOne unter Kontrolle zu bringen.

Für ihn ist das größte Problem bei der Krebsbehandlung nicht der Krebs, sondern das fehlende Wissen auf Seite der Ärzte. »Um den eigentlichen Grund für das Versagen des Immunsystems zu finden, benötigt man Übung, die man in den medizinischen Fakultäten von heute nicht bekommt. Das ist wesentlich komplexer als einfach eine Pille gegen ein Symptom zu verordnen.«

Patienten, die schon eine Chemotherapie oder Bestrahlung erhielten, bevor sie mit LifeOne anfingen, zeigten oft langsamere Reaktionszeiten. Doch diese kann durch die zusätzliche Verwendung von Aromatase beschleunigt werden. Aromatase ist auch extrem segensreich bei Krebszellenlinien, die empfindlich auf Östrogen sind. Dieses natürliche Produkt gleicht sowohl bei Männern als auch bei Frauen den Hormonhaushalt aus und verbessert die Funktion des endokrinen Systems (Hirnanhangdrüse, Hypothalamus, Nebennierendrüse und Schilddrüse).

Zu den Faktoren, die eine sofortige Wirkung von LifeOne behindern, gehören: erhöhter Blutzuckerspiegel, Infektionen durch Bakterien oder Pilze, die nicht erkannt und/oder behandelt wurden, Organschäden aus der Chemotherapie und Bestrahlung, ungenügende Befolgung einer Blutzucker senkenden Diät, eine unerkannte Niereninsuffizienz und ungewöhnliche Hormonfunktionen – am verbreitetsten ist der Hyperandrogenismus – mit unausgeglichenem Testosteron- und Progesteronhaushalt.

In der ersten Phase einer LifeOne-Therapie kommt es immer dort zu Entzündungsreaktionen, wo Krebszellen vorhanden sind, da die Killer-Lymphozyten stimuliert werden, die Krebszellen anzugreifen. Bei etwa 80 Prozent der Patienten sind keine Symptome erkennbar. Bei Personen mit Gehirntumor, bei denen das Tumorgewerbe auf die Nerven drückt, sowie bei Erkrankungen, bei denen ein Tumor das Schlucken oder die Atmung behindert, muss die Entzündung abgeschwächt werden. Dies erreicht man schnell durch physiologische Dosen Cortisol. Diese Reaktion beginnt typischerweise am dritten oder vierten Tag der LifeOne-Therapie.

Bei Personen mit einem gesünderen Immunsystem kann es 14 bis 18 Tage dauern. Personen mit einem schwer geschädigten Immunsystem kann diese Reaktion erst zwischen zehn und 14 Tage nach der vollständigen LifeOne-Therapie beginnen. Eine verzögerte Erscheinung der Entzündungsantwort kann ein Hinweis darauf sein, dass eine genauere Untersuchung der Schäden am Immunsystem benötigt wird.

Probleme mit dem Immunsystem kommen häufig von unerkannten oder falsch diagnostizierten Infektionen durch Pilze oder Bakterien. Wegen der möglichen Beeinträchtigung einer angemessenen Funktionsweise von LifeOne, meint der Entwickler von LifeOne, dass es im Normalfall ratsam ist, eine Entgiftung bis nach der vollständigen, zwölf Monate dauernden LifeOne-Therapie zu verschieben.

Ein erfahrener praktischer Arzt muss die Therapie überwachen. Dr. Howenstine lebt seit über zehn Jahren in Costa Rica. Doch man muss nicht nach Costa Rica reisen, um ihn zu besuchen, da er mit Patienten regelmäßig per E-Mail und Telefon arbeitet. Man erreicht ihn per E-Mail über die Adresse dr.jimhow@gmail.com oder per Telefon unter +506-2262-7504. Auf www.mynaturalhealthteam.com erfahren Sie mehr über Dr. Howenstine. Er schrieb auch das ausgezeichnete Buch *A Physician's Guide To Natural Health Products That Work.*

In den USA und Kanada kann man LifeOne auf www.lifeonesales.com bestellen, in Mexiko auf www.lifeone-mexico.com und in Südamerika auf www.healthpro.com.dm. Unter +1-800-416-2806 kann man es in den Vereinigten Staaten telefonisch bestellen. Für Kanada und andere Länder lautet die Telefonnummer +1-985-237-9161.

Oleander

In den frühen 1960er-Jahren stieß der türkische Arzt H. Zima Ozel auf eine Gruppe türkischer Dorfbewohner, die im Vergleich zu den Bewohnern entsprechender anderer Dörfer erstaunlich gesund und frei von Krankheiten waren. Er wurde neugierig und fand heraus, dass die gesunden Dorfbewohner alle ein traditionelles Heilmittel einnahmen, das seit über zwei Jahrtausenden im Nahen Osten verwendet wird. Dieses Heilmittel wurde aus einer weit verbreiteten Pflanze hergestellt, die in der Bibel »Wüstenrose« genannt wird und uns unter dem Namen »Oleander« vertraut ist. Diese Pflanze wirkt hochtoxisch, wenn man sie unverarbeitet zu sich nimmt. Sie ist aber auch der Ausgangstoff für ein wunderbares Heilmittel, wenn man sie angemessen verarbeitet.

Der Begriff »Oleander« bezeichnet zwei Pflanzenarten: Nerium oleander (oder einfach Oleander) und Thevetia peruviana (Schellenbaum). Beide Arten enthalten so genannte Herzglykoside, die ähnliche Effekte hervorrufen können wie der Herzwirkstoff Digoxin, der toxisch sein kann. Doch fast jede Substanz, die eine Person in den Mund nimmt, kann toxisch sein, wenn die Dosis hoch genug ist. Auch Zucker ist toxisch, wenn man zu viel davon isst, genauso bearbeitetes Salz.

Kommen wir zurück zu unserer Geschichtsstunde über Oleander. Nach seiner Entdeckung beantragte Dr. Ozel ein Patent. In seinem Patentantrag erwähnte er mehrere Fallstudien sowie eine Studie mit 494 Patienten. Hier ein Zitat aus dem Patentantrag: »Zwischen Januar 1981 und Dezember 1985 wurde bei 494 Patienten mit nicht operierbaren, fortgeschrittenen bösartigen Tumoren Injektionen mit Oleander durchgeführt. Alle Tumore waren zuvor in verschiedenen Spezialkliniken in der Türkei und im Ausland diagnostiziert worden. Die bösartigen Tumore dieser Patienten waren in einem fortgeschrittenen Stadium, in dem sie nicht mehr länger von vorhandenen Therapien profitieren konnten. Unter diesen 494 Fällen befanden sich Beispiele für fast alle Arten von bösartigen Tumoren in den verschiedensten Organen.«

Die Lebensqualität der 494 Patienten stieg und der Krebs ging zurück. Gleichzeitig wurde von keinen nennenswerten Nebeneffekten berichtet. Die besten Ergebnisse gab es bei Prostatakrebs, Lungenkrebs und Gehirntumor. Sogar Sarkome stabilisierten sich. Könnte es sein, dass richtig verarbeiteter und verabreichter Oleander vorzugsweise für Krebszellen toxisch ist? Wenn Sie sich erinnern, es ist weiterhin anerkannt, dass es zahlreiche natürliche Substanzen gibt, die für Krebszellen toxisch, aber für normale Zellen harmlos sind.

Es gibt tatsächlich viele natürliche Substanzen, die in diese Kategorie fallen. Rote Concord-Trauben besitzen zum Beispiel über ein Dutzend solcher Substanzen. Eines der Ziele der alternativen Krebsforschung ist, solche Substanzen zu finden, die toxisch genug sind, um Krebszellen abzutöten, aber nicht so toxisch, dass sie normalen Zellen schaden.

Hier kommt nun der Oleander ins Spiel. Wie ich schon erwähnte, ist Oleander toxisch. *Man sollte ihn mit Handschuhen verarbeiten.* Es gibt noch zahlreiche andere Sicherheitshinweise für den Umgang mit Oleander. Ich versichere Ihnen, *Oleander ist sehr giftig … sowohl für Krebszellen als auch für normale Zellen.* Doch wenn man ihn in angemessener Weise verdünnt, dann ist er nur noch für Krebszellen giftig, aber nicht mehr für normale Zellen! Der Grad der Verdünnung und die daraus folgenden Toxizitäten sind inzwischen gut bekannt.

Das beste E-Book über Oleander hat Tony Isaacs geschrieben: *Cancer's Natural Enemy.* Wenn Sie diese Behandlungsmethode wählen, besuchen Sie bitte www.rose-laurel.com und kaufen Sie sein E-Book. Es ist sehr günstig und sehr informativ.

Tony Isaacs schrieb an Webster Kehr in einer E-Mail: »Ich hörte nur Gutes von denen, die die Oleandersuppe oder den Oleanderextrakt benutzten, der in Takesun do Brasil erhältlich ist. Der Krebs ist verschwunden, der Krebs bildet sich zurück, die Tumore schrumpfen etc. In Südafrika hat die Regierung eine Mixtur aus Oleander, Agaricus subrufescens, pau de arco und Katzenkrallenextrakt (80 Prozent Oleander) begeistert aufgenommen. Es wird berichtet, dass es jedem Patienten gut gehen soll. Aids-Patienten sollen sich stabilisiert haben oder es soll ihnen sogar besser gegangen sein. Es gibt bisher nicht einen einzigen Bericht über ernsthafte Nebenwirkungen oder Gegenreaktionen auf den Oleanderextrakt. Es ist ein gutes Gefühl, jemand helfen zu können.«

Das E-Book *The Anti-Cancer and Disease Protocol* (dt. *Das Anti-Krebs- und Krankheitsprotokoll)* enthält ein Kapitel, in dem eine extrem wirksame Behandlung geschildert wird, mit der jeder die besten Chancen hat, die Krebserkrankung zu bekämpfen. Das Kapitel umfasst Informationen zu Reinigung und Entgiftung, Diäten, Ernährung, Aufbau eines starken Immunsystems und Krebs bekämpfende Nahrungsergänzungsmittel.

Die Erkenntnis daraus ist, dass Oleander unglaublich gut wirkt. Das Heilmittel kann alleine verwendet werden, mit anderen das Immunsystem stärkenden Nahrungsergänzungsmittel und sogar mit verschreibungspflichtigen Medikamenten und konventionellen Behandlungen wie den »Großen 3« kombiniert werden. Ich las Berichte darüber, dass Oleander bei Chemotherapie oder Bestrahlung fast alle schädlichen Nebenwirkungen entweder völlig beseitigt oder weitgehend reduziert, auch den Haarausfall!

Es gibt zwei Arten der Krebsbehandlung mit Oleander. Der bevorzugte Weg ist die Einnahme in Kapseln oder als Extrakt, da er hier bereits in einer für den Menschen verträglichen Mischung vorliegt, die für Krebszellen aber noch immer hochtoxisch ist. Oleanderkapseln und Oleanderextrakt bekommt man auf www.sutherlandiaopc.com. Charlene und ich nehmen jeden Tag einige dieser Kapseln zur »Vorbeugung« ein.

Der zweite Weg ist die Einnahme durch eine selbst zubereitete »Oleandersuppe«. ACHTUNG: Wenn Sie sich Ihre eigene Suppe zubereiten, sollten Sie mehrere Male *Cancer's Natural Enemy* lesen, bevor Sie anfangen, eine Oleanderpflanze zu verarbeiten. Oleanderpflanzen sind giftig. Schon eine kleine Menge verschluckten Oleanders *kann tödlich sein!*

Protocel™ (Entelev™/Cancell™)

Entelev™ wurde von Jim Sheridan aus Michigan entwickelt, einem Chemiker, Anwalt und frommen Christen. Er begann in den 1930er-Jahren damit, an seiner Rezeptur zu arbeiten, und verbessert sie immer weiter bis in die 1990er-Jahre. Ursprünglich gab Sheridan seinem Produkt den wissenschaftlichen Namen KC49. Doch nachdem er zu der Überzeugung kam, dass seine Rezeptur ein Geschenk Gottes war, benannte er sie in »Entelev« um, was sich von dem griechischen Wort »entelechy« ableitet, das so viel wie »der Teil des Menschen, den nur Gott kennt« bedeutet. Schließlich erhielt sie den Namen Cancell™ und wird heute als Protocel™ verkauft.

Ich werde in diesem Abschnitt die Bezeichnung Protocel™ verwenden, da sie die ganze Produktlinie mit Entelev™ und Cancell™ umfasst. Schon als junger Mann war Jim ein frommer Christ und betete beständig zu Gott, damit er seine Schritte führe und ihn in die Lage versetze, seinen Verstand zum Wohle der Menschheit zu verwenden. Schon früh hatte er auch die Absicht, für Krebs eine Heilung zu finden. Er konnte nicht ahnen, dass seine Gebete erhört und sich sein Traum erfüllen würde.

Als frommer Christ glaubte er, dass es ihm zum einen sein Chemiestudium erlaube, die Rezeptur zu finden, und zum anderen schrieb er es aber auch einem Traum zu, den er glaubte von Gott erhalten zu haben. Er wies jede finanzielle Vergütung zurück, da Entelev™ für ihn ein »Geschenk Gottes an alle seine Kinder« war. Sheridan widmete sein ganzes Leben der Erforschung und Verbesserung seiner Rezeptur und versuchte, sie den leidenden Menschen dieser Welt zu bringen. Als es im nicht gelang, für seine Rezeptur eine Zulassung zu bekommen, verschenkte er das Produkt. Solche Nächstenliebe findet man selten.

Was ist es und welche Funktionsweise hat es? Protocel™ ist der wirksamste Vertilger (Antioxidans) freier Radikale. Es zielt direkt auf anaerobe Zellen im Körper, indem es in die ATP-Produktion aller Zellen unseres Körpers eingreift. Dadurch sinkt in jeder Zelle die Spannung um zehn bis 20 Prozent. Der Grund, warum ich behaupten kann, dass Protocel™ gezielt auf anaerobe Zellen, also Krebszellen, losgeht, ist einfach. Alle Zellen unseres Körpers haben eine spezifische Spannung oder elektrische Ladung.

Gesunde Zellen haben eine sehr hohe Spannung, ungesunde, also anaerobe Zellen haben eine sehr niedrige Spannung, da sie ihre Energie durch Vergärung erzeugen. Eine leichte Reduzierung der Spannung verursacht in anaeroben Krebszellen einen Spannungsabfall bis zu einem Punkt, der unter dem Minimum liegt, den sie zum Überleben benötigen. Die Zelle zerstört sich so selbst und löst sich in harmlose Proteine auf. Die gesunden Zellen des Körpers besitzen in der Regel eine so hohe Spannung, dass eine leichte Verringerung der Spannung durch Protocel™ ihnen nicht schadet.

Gehen wir noch einmal etwas zurück. Der Prozess, durch den unsere Zellen Energie gewinnen und verteilen, nennt man zelluläre »Atmung« oder »Stoffwechsel«. Die meisten Menschen denken bei Atmung an das Einatmen. Doch jede lebende Zelle im Körper ist technisch gesehen in die Atmung involviert, denn der Begriff »Atmung« beinhaltet auch die chemische Reaktion in der Zelle, in der Sauerstoff für die Energiegewinnung in der Zelle eine Rolle spielt. Entscheidend für das Atmungssystem einer jeden Zelle in unserem Körper ist ein Prozess, der »Reduktion-Oxidation« genannt wird, oder schlicht und einfach »Redox«-System.

Jim Sheridan schrieb: »Dieses System kann man sich als Leiter vorstellen, in der auf jeder Stufe verschiedene chemische Reaktionen stattfinden. Auf der ersten Stufe der Leiter kommt es zu relativ einfachen oder ›primitiven‹ Atmungsreaktionen. Diese primitiven Reaktionen auf der ersten Stufe der Leiter finden statt, ohne dass Sauerstoff vorhanden ist. Die höheren Atmungsreaktionen benötigen Sauerstoff. Ganz allgemein gesprochen findet auf den unteren Stufen die Reduktion statt und auf den höheren Stufen die Oxidation.«

Die wissenschaftliche Basis von Protocel™ ist ein lang anhaltender Energieentzug in Krebszellen. Zu kurzzeitigen Energieabflüssen kommt es in Zellen andauernd. In den 1990er-Jahren nahm ich als Bodybuilder an Wettbewerben teil. Die Arbeit an den Gewichten führte zu kurzzeitigen Energieabflüssen in den Zellen, von denen sich die Zellen aber immer wieder gut erholten. Wenn einer Zelle jedoch längerfristig Energie entzogen wird, wird die Atmung zwar weitergehen, auch wenn die Zelle völlig überlastet ist, aber das Gleichgewicht des Atmungssystems wird schließlich verloren gehen. Das Rauchen von Zigaretten führt zum Beispiel zu einem langfristigen Energieentzug in den Lungenzellen. Diese Art von Zustand nennt man einen chronischen Zustand, in dem die Zelle fortwährend arbeitet und niemals ruht.

Ein lang anhaltender Energieabfluss zwingt die Zelle dazu, auf der Atmungsleiter immer weiter nach unten zu gehen. Solange die Energie entzogen wird, geht der Abstieg der Zelle auf der Leiter langsam immer weiter. Wenn sie schließlich einen Punkt erreicht, der von der Spitze der Leiter etwa 85 Prozent entfernt ist, fällt die Zelle die Leiter nicht mehr weiter hinunter, die Zelle bleibt »im Gleichgewicht«. Das ist der niedrigste Punkt, den die Zelle auf der Atmungsleiter erreichen und trotzdem noch große Ähnlichkeiten mit einer normalen Zelle haben kann. Das ist auch der höchste Punkt auf der Leiter, an dem die Zelle Ähnlichkeiten mit einer primitiven Zelle hat. Sheridan nannte diesen Punkt den »kritischen Punkt« der Atmungsleiter.

Der kritische Punkt ist die Trennlinie zwischen differenzierten (normalen) Zellen und primitiven Zellen, und es ist der Punkt, an dem eine Zelle zur Krebszelle wird. Sobald sie auf den kritischen Punkt fällt, will die Zelle in diesem neuen Fließgleichgewicht auf dem 15-Prozent-Punkt der Leiter verbleiben. Das Problem mit den Zellen im Fließgleichgewicht am kritischen Punkt ist, dass der Körper diese Zelle nicht wirklich erkennt und daher nicht weiß, wie er mit ihr umgehen soll. Wäre die Zelle noch gesund, wüsste sie, wie sie sich wieder auflädt. Wäre die Zelle noch weiter unten auf der Leiter, wüsste der Körper, wie er sie durch seine natürlichen Mechanismen los würde. Doch die Krebszelle bleibt auf des Messers Schneide, auf der Trennlinie zwischen einer normalen Zelle und einer primitiven Zelle.

Eine Chemikalie, die die Atmung verringert, ist Brenzcatechin. Dieser natürliche Stoff hat verschiedenste Oxidation-Reduktions-Potenziale. Protocel™ nutzt die Tatsache, dass die Krebszelle auf dieser Trennlinie balanciert. Es verhält sich wie ein Brenzcatechin, hemmt die Atmung am kritischen Punkt und zwingt die Zelle letztlich noch weiter auf der Atmungsleiter hinunter, so dass sie vollständig auf die primitive Stufe fällt. Sobald die Zelle vollständig auf der primitiven Stufe ist, erkennt der Körper sie, greift sie an und entledigt sich ihr auf natürliche Weise. An einigen Stellen, wie im Gehirn, bildet der Körper um die primitive Zelle eine krustenähnliche Membran. Der Tumor ist noch vorhanden, aber tot und eingeschlossen. An anderen Stellen, wie bei Hautkrebs, wird sie der Körper in einem Prozess mit dem Namen »Lysis« (Selbstauflösung) abstoßen.

Aber schädigt die Abnahme der Zellatmung nicht auch die normalen Zellen? Die einfache und klare Antwortet lautet »nein«. Erinnern Sie sich, die normalen Zellen arbeiten innerhalb ihres Energiegewinnungspotenzials ganz normal, da sie sich nahe an der Spitze der Atmungsleiter befinden. Da normale Zellen auf einer so hohen Stufe des Redox-Systems arbeiten, ist eine leichte Reduzierung des Atmungspotenzials kein wirkliches Problem für sie.

James Sheridan meinte:

»Es ist keine spezielle Diät notwendig. Doch Sie sollten keine großen Dosen an Vitamin C und E einnehmen, solange Sie Entelev/Cancell einnehmen. Die che-

mische Zusammensetzung dieser beiden Vitamine verschiebt den Punkt auf der Oxidation-Reduktion-Leiter, an dem Entelev/Cancell ansetzt. Da Entelev/Cancell so geformt ist, dass es am ›kritischen Punkt‹ am härtesten zuschlägt, verringert jede Verschiebung die Wirksamkeit von Entelev/Cancell.«

http://alternativecancer.us/how.htm#diet

Der Erfolg der Methode hängt davon ab, die Krebszellen auf der Atmungsleiter weiter hinabzustoßen. Daher ist es klar, dass Sie diese Behandlung nicht mit Stoffen verbinden sollten, die darauf abzielen, die Produktion der zellulären Energie zu erhöhen. Zu den Stoffen die Sie meiden müssen, gehören die Coenzyme Ubichinon-10, Selen, Liponsäure, Kreatin, IGF, Spirulina, Chlorella-Alge und Super Algae.

ERINNERUNG: Wenn Sie diese Behandlung wählen, MÜSSEN Sie den Vorgaben folgen, welche Nahrungsergänzungsmittel, Lebensmittel und andere alternative Behandlungsmethoden Sie mit Protocel™ kombinieren können. Viele Menschen berichten von bemerkenswerten Ergebnissen innerhalb von drei bis fünf Wochen.

Nach etwa zwei Monaten sehen die meisten Patienten Ergebnisse. Ich hörte, dass gesagt wird, dass Protocel™ die Krebszellen selbst nicht tatsächlich »abtötet«, sondern vielmehr den Körper in die Lage versetzt, sich durch normale Vorgänge wie die Lysis selbst von den Krebszellen zu befreien. Doch nach einer langen Unterhaltung mit Tanya Harter Pierce glaube ich, dass Protocel™ tatsächlich Krebszellen abtötet. Ganz abgesehen vom genauen Mechanismus der Heilung müssen Sie geduldig sein, da es eine Weile benötigen kann.

Webster Kehr schreibt:

»Wenn die Behandlung mit Protocel mit der Zeit an Wirkung verliert, gibt es dafür eine Reihe von Gründen. Erstens: Essen (auch Nahrungsergänzungsmittel) oder trinken Sie etwas, das Protocel behindert? Überprüfen Sie das sehr, sehr sorgfältig. Zweitens: Es könnte ein komplexeres Problem dahinterstecken. Möglicherweise ist Protocel weniger wirksam, weil es die Krebszellen nicht abtöten kann, da diese eine Resistenz gegen allerlei Medikamente entwickelt haben. Dies betrifft besonders Patienten, die eine Chemotherapie hatten. Wenn Sie denken, dass dies der Grund ist, sollten Sie sofort Papau in Ihre Behandlung aufnehmen. Papau wird nicht nur die resistenten Zellen abtöten, sondern auch die Wirksamkeit von Protocel auf anderen Wegen erhöhen.«

In den 1970er-Jahren vergab das NCI an Dr. Jerry McLaughlin von der *Purdue University* Forschungsgelder, damit er nach botanischen Substanzen mit zytotoxischem (Krebs abtötendem) Potenzial suchte. Er untersuchte über 3500 Pflanzenarten und entdeckte, dass Polyketidverbindungen aus der Familie der Annonengewächse das größte Potenzial hatten. Die Polyketidverbindungen, die er gefunden hatte, verringerten die ATP-Produktion in den Mitochondrien der Zellen erheblich. Er untersuchte die verschiedenen Arten der Familie, auch die Papau und den Guanábana. Mit einigen ausgefeilten chemischen Modellierungstechniken isolierte er aus Papau über 50 und aus Guanábana 28 Polyketidverbindungen.

Die Polyketide, im Grunde lange Kohlenstoffketten, verringerten wirksam das Wachstum der Blutgefäße, die die Krebszellen versorgten, und hemmten das Wachstum multipel-resistenter Zellen. Sowohl Papau als auch Guanábana kann man zur Wirksamkeitssteigerung von Protocel™ verwenden, da beide die ATP-Produktion blockieren und somit die Spannung in der Zelle so weit verringern, dass die Apoptose eintritt. Laut Dr. McLaughlin ist Papau weitaus wirksamer als Guanábana. Unter der Leitung von Dr. McLaughlin wurden zwei Guanábana-Produkte untersucht und diese Untersuchungen zeigten, dass das zytotoxische Potenzial der Papau zwischen 24 und 50 Mal höher ist als das von Guanábana.

Durch die Kombination von Papau oder Guanábana mit Protocel™ entsteht ein wirkungsvoller »Krebs bekämpfender« Cocktail. Um die Wirksamkeit dieses Cocktails zu maximieren, sollte er alle sechs Stunden zur vollen Stunde, 24 Stunden am Tag und sieben Tage die Woche eingenommen werden. Wie bereits erwähnt, nimmt man an, dass Papau und Guanábana (wie Protocel™) nicht so wirksam sind, wenn man sie mit bestimmten Antioxidantien kombiniert. Darüber wird im Augenblick noch diskutiert. Um auf der sicheren Seite zu sein, wird empfohlen, dass Sie kein Vitamin C und kein Vitamin E mit diesen Stoffen zu sich nehmen sollten, da diese zwei Antioxidantien die ATP-Produktion steigern und so die Wirksamkeit aufheben. 1997 berichtete die *Purdue University,* dass die Polyketidverbindungen des Guanábana »nicht nur wirksam Tumore abtöten, die sich als resistent gegen Anti-Krebs-Wirkstoffe erwiesen haben, sondern auch eine gewisse Affinität für solche resistenten Zellen zeigen.«

Es ist wichtig zu wissen, dass Protocel™ ein geschützter Markenname für diese Rezeptur ist. Protocel 23™ ist der Markenname für Entelev™ und Protocel 50™ ist der Markenname für Cancell™. Die Bezeichnung Protocel™ führte Jim Sheridan kurz vor seinem Tod ein.

Ich muss hier auf die erstaunlichen Forschungen von Tanya Harter Pierce über Protocel™ verweisen. Viele der Informationen aus diesem Abschnitt stammen direkt aus ihrer Forschungsarbeit, von Telefonaten und aus E-Mails mit ihr. Ich kann ihr Buch *Outsmart Your Cancer* nicht genug loben. Es war mir eine hervorragende Informationsquelle zur Krebsbehandlung mit Protocel™. Wenn Sie Protocel™ anwenden möchten, dann müssen Sie ihr Buch lesen, es lohnt sich! Sie bekommen es auf der Website www.outsmartyourcancer.com.

Doppeltkohlensaures Natron (Dr. Tullio Simoncini)

Diese Behandlung beruht auf der Annahme, dass Krebs ein Pilz ist. Ich stimme dieser Annahme nicht zu, trotzdem nehme ich die Behandlung hier auf, da viele Krebspatienten durch diese Methode vollständig geheilt wurden. Einige der Informationen kommen von Vicente Estoque. Ich danke ihm für seine Angaben.

Dr. Tullio Simoncini ist ein römischer Arzt, der auf einzigartige Weise Krebs behandelt: Er verwendet doppeltkohlensaures Natron, eine chemische Verbindung mit der Formel $NaHCO_3$. Ihre schulischen Chemiekenntnisse mögen weit zurückliegen und Ihnen sagt vielleicht doppeltkohlensaueres Natron nichts, aber ich wette, Sie kennen Speisenatron bzw. Backpulver!

Backnatron wird gemeinhin als Antacid benutzt, um einen kurzzeitig übersäuerten Magen zu beruhigen, um Acidose bei Nierenerkrankungen zu behandeln, um den Urin bei Blaseninfektionen auszulaugen und um die Kristallisierung von Harnsäure bei Gichtbehandlungen zu minimieren. Doch laut Dr. Simoncini ist die Wirkung von Backnatron unaufhaltsam, wenn es auf Krebsgewebe trifft.

Simoncinis Backnatronbehandlung beruht auf der auch von Dr. Kaufman (siehe Seite 225) vertretenen Theorie, »Krebs ist ein Pilz«; so lautet auch der Titel seines Buches. Ich stimme dieser Annahme nicht zu, doch er hatte schon ausgezeichnete Erfolge mit seiner Behandlungsmethode.

Vielleicht ist sein Erfolg der Tatsache geschuldet, dass Backnatron die Krebszellen mit einer Schockwelle von Alkalinität und Sauerstoff überflutet und so die Hypoxie beseitigt, die mit Krebsgewebe immer verbunden ist. Oder vielleicht funktioniert es, weil Krebsgewebe im Vergleich zu normalem

Gewebe immer wesentlich höhere Konzentrationen von toxischen Chemikalien und Pestiziden aufweist und Backnatron die Eigenschaft besitzt, Schwermetalle, Dioxine und Furane zu absorbieren. Vielleicht ist es eine Kombination dieser beiden Eigenschaften. Oder vielleicht gibt es eine Verbindung zwischen Pilzen und Krebs. Was auch immer der Krebs abtötende Mechanismus ist, es gibt keinen Zweifel daran, dass Tausende Krebspatienten davon überzeugt sind, der Behandlung durch Simoncini ihr Leben zu verdanken.

Anders als bei den traditionellen Behandlungsmethoden wie der Chemotherapie sind die häufigsten Nebenwirkungen dieser Therapie Durst und Schwächegefühl. Dr. Simoncini schreibt: »Die Chemotherapie zerstört tatsächlich alles. Es ist eine Tatsache, dass sie auf dramatische Weise die Zellen im Mark und im Blut entkräftet und es der Infektion so gestattet, sich weiter auszubreiten. Sie vergiftet unumkehrbar die Leber und hindert sie so daran, neue Abwehrkräfte aufzubauen. Sie lähmt gnadenlos die Nervenzellen, schwächt so die Fähigkeiten des Organismus zu reagieren und liefert ihn den Eindringlingen aus. Es ist überhaupt nicht klar, wie sie sich auf deren Kolonien auswirkt, doch da sie den Organismus entkräftet, erfolgt durch einen solchen Eingriff die Invasion der Myzeten schneller und heftiger.«

Dr. Simoncini glaubt, es sei die beste Art, den Tumor zu beseitigen, indem man Backnatron möglichst nahe an ihn heranbringt. Dazu nimmt man es oral für den Verdauungstrakt, macht Einläufe für das Rektum und Spülungen für Vagina und Uterus, intravenöse Injektionen für Lunge und Gehirn und Inhalationen für die oberen Luftwege. Brüste, Lymphknoten und subkutane Geschwulste kann man mit lokalen Perfusionen behandeln. Die inneren Organe werden durch Katheder in die entsprechenden Arterien (für Leber, Bauchspeicheldrüse, Prostata und Glieder) oder in die entsprechenden Höhlen (von Brust oder Bauchfell) behandelt. Simoncini nimmt an, dass das Backnatron die Pilzkolonien im Zentrum des krebsbefallenen Tumors zerstört.

Er berichtete auch von Fällen, in denen Gehirntumore (sowohl primäre als auch metastasierte) nach einer Therapie mit fünfprozentigem Backnatron zu wachsen aufhörten. Zudem berichtete er von Erfolgen bei Prostatakrebs, Darmkrebs, Magenkrebs, Blasenkrebs, Brustkrebs, Krebs an der Milz, Leberkrebs, Lungenkrebs, Rachenkrebs, Krebs am Bauchfell, Bauchspeicheldrüsenkrebs und andere Arten von Krebs.

Laut Dr. Simoncini kann man diese Behandlung bei bestimmten Krebsarten (im Mund, in der Speiseröhre, im Magen, im Rektum, in den Därmen)
auch selbst durchführen, wenn der Krebs nur im jeweiligen Organ vorhanden
ist und sich noch nicht ausgebreitet hat. Er empfiehlt trotzdem, auch in diesen
Fällen, die Betreuung durch einen Arzt. In allen anderen Fällen ist die Betreuung und die Verabreichung der Infusionen etc. durch einen Arzt ein
Muss.

Es gibt zahlreiche Entsprechungen und Ähnlichkeiten zwischen Krebs und
Pilzinfektionen. Es gibt 400 000 Arten von Pilzen, von denen 400 krankheitserregend sind. Elizabeth Moore-Landecker wies 1990 nach, dass Pilze und
ihre Mykotoxine genetische Variationen und Mutationen verursachen können. Dass Mykotoxine (Pilzgifte) Krebs verursachen können, ist nichts Neues.

Im Leitfaden für klinische Onkologie der *American Cancer Society* steht:
»Mykotoxine sind genotoxische Kanzerogene. Das Ausgesetztsein beginnt
im Uterus und durch die Muttermilch und zieht sich durch das gesamte
Leben; diese Bedingungen sind für das Auftreten von Krankheiten förderlich.«

Dr. Doug Kaufman stellte viele Ähnlichkeiten zwischen Krebs und Pilzen
fest. Er weist auf die folgenden faszinierenden Fakten hin:

▶ Krebszellen und Pilze verstoffwechseln Nährstoffe anaerobisch (ohne
Sauerstoff).

▶ Krebszellen und Pilze benötigen Zucker, um zu überleben. Ohne die Verfügbarkeit von Zucker sterben sie.

▶ Krebszellen und Pilze produzieren Milchsäure.

▶ Krebszellen und Pilze können mit antimykotischer Medizin bekämpft
werden.

In seinem Buch *The Germ that Causes Cancer* vermutet Dr. Kaufman in
voller Übereinstimmung mit Dr. Simoncini, dass Krebs eine tief verwurzelte
Pilzinfektion ist, die unser Immunsystem nicht erkennt. Er glaubt auch, dass
Antibiotika, von denen viele von Pilzen stammen, dazu beitragen können,
dass Menschen Krebs bekommen. Er nimmt an, dass unter Umständen viele
Krebsfälle in Wahrheit falsch diagnostizierte Pilzinfektionen oder Pilzwu-
cherungen sind. Pilzinfektionen können nicht nur extrem ansteckend sein,
sie gehen auch Hand in Hand mit Leukämie. Jeder Onkologe weiß das.
Dr. Meinolf Karthaus beobachtete zum Beispiel 1999 drei Kinder mit »Leukämie«, deren Krankheitserscheinungen vorübergehend nachließen, als sie

gegen ihre sekundären Pilzinfektionen einen Dreifachcocktail antimykotischer Medikamente bekamen.

Dr. Simoncini schreibt:»Meine Methoden kurieren seit über 20 Jahren Menschen. Viele meiner Patienten erholten sich vollständig von ihrem Krebs, selbst in Fällen, in denen sie von anderen Onkologen aufgegeben wurden.« Wie sieht nun seine Heilungsrate aus? Dr. Simoncini gibt folgende Statistik an:»Wenn die Pilze auf das doppeltkohlensaure Natron reagieren und die Größe des Tumors unter drei Zentimeter liegt, liegt der Prozentsatz bei 90 Prozent; bei Fällen im Endstadium bei 50 Prozent, wenn die Patienten in einem einigermaßen guten Zustand sind.«

Dr. Simoncini liebt die Menschen wirklich, er möchte jeden Mensch von Krebs heilen. Seine Absichten sind sehr edel – er ist ein ehrenhafter und rechtschaffener Mann. Ich glaube, folgendes Zitat von Dr. Simoncini ist ein passender Schluss für diesen Abschnitt:»Es ist mein innigster Wunsch, diese Therapie der ganzen Menschheit zugänglich zu machen. Ich bin der festen Überzeugung, dass die fundamentale Rolle der Pilze in der Entwicklung der neoplastischen Krankheiten erkannt wird, so dass es möglich sein wird, mit Hilfe aller vorhandenen Kräfte des Gesundheitswesens antimykotische Wirkstoffe und Therapieformen zu finden, die ohne Schäden und Leiden zu hinterlassen, diese Krankheit schnell besiegen, die so viel Leid über die Menschheit bringt.«

Dr. Simoncini kann man per E-Mail unter t.simoncini@alice.it erreichen, seine Website ist www.cancerfungus.com.

Ultraviolett-Blutbestrahlungs-Therapie (»UVBI«)

In den 1870er-Jahren begann man sich vermehrt mit der Verwendung von ultraviolettem Licht zur Behandlung von Krankheiten zu befassen. Einer der ersten Forscher, der mit UV-Licht experimentierte, war Niels Ryberg Finsen, der 1903 den Nobelpreis für Medizin erhielt, da er in Dänemark 300 Menschen mit Lupus mit Hilfe von UV-Behandlungen geheilt hatte.

Ein anderer Außenseiter, der mit Lichttherapie experimentierte, war Kurt Naswitis, der im Jahre 1922 durch einen Shunt Blut direkt mit UV-Licht bestrahlte. In den 1920er und 1930er-Jahren hindurch suchte der Forscher Dr. Emmett Knott aus Seattle nach einem Weg, die antibakteriellen Eigenschaften der UV-Strahlen nutzbar zu machen, um infektiöse Blutkrankheiten behandeln zu können. Die englische Bezeichnung»Ultraviolet Blood Irradiation

Therapy (UVBI)« ist der wissenschaftlich korrekte Name für das, was man früher unter anderem Photo-Biologie-Therapie, Photophorese oder Fotolumineszenz nannte.

UVBI wird seit vielen Jahren zur Deaktivierung von Bakterien, Viren, Pilzen, Toxinen und anderen eindringenden Organismen verwendet. Bei dieser Therapie werden jeweils für zwischen zehn und 30 Minuten etwa 100 bis 125 ml Blut des Patienten mit UV-Licht bestrahlt. Dann wird das Blut dem Körper wieder zugeführt. Das bestrahlte Blut emittiert photonische Energie an das restliche Blut, wodurch eine Reihe vorteilhafter Reaktionen stimuliert wird und eine sauerstoffreiche Umgebung entsteht. Dies wiederum führt zu einer Deaktivierung von Toxinen, erhöht die Sauerstoffverfügbarkeit, stimuliert das Immunsystem, verbessern die Fließfähigkeit des Blutes, hemmt die Bildung von Blutgerinnseln im Hauptblutkreislauf und verbessert die Blutzirkulation durch die Erweiterung der Gefäße. UVBI vermindert auch die Blutplättchenaggregation und stimuliert die Bildung von Singulett-Sauerstoff, was zu einer oxidativen Umgebung führt, die die Selbstzerstörung der abnormalen Zellen (Krebs) durch Apoptose fördert.

Als Alexander Gurvich 1992 entdeckte, dass alle lebenden Zellen regelmäßig Biophotonen emittieren, war dies für das Verständnis der Wirkung von UVBI zentral. Ein Photon ist ein einzelnes Lichtteilchen. Biophotonen sind die kleinsten physikalischen Einheiten von Licht, die sich in biologischen Organismen (auch in Ihnen) befinden und von diesen benutzt werden. Die lebensspendende Sonnenenergie findet durch die Nahrung in Form dieser Biophotonen den Weg in Ihre Zellen. Aus Gründen, die ich weiter unten bespreche, sind die roten Blutkörperchen (Erythrozyten) besondern empfindlich für Licht und antworten darauf, in dem sie Biophotonen emittieren, die wiederum andere rote Zellen dazu stimulieren. Bakterien und Viren sind gegenüber Biophotonenemissionen verwundbarer als normale Zellen.

Die frühen Erforscher der UVBI stellten fest, dass diese einen »zweifachen Effekt« auf das Immunsystem haben: Normale Dosen stimulieren die Leukozyten, während übermäßige Dosen verschiedene Leukozyten zerstören. Der erste Effekt liefert die Erklärung für die positiven Effekte der UVBI auf die Immunantwort. Der zweite Effekt weist darauf hin, warum UVBI gegen Autoimmunkrankheiten zu wirken scheint. Bei Autoimmunkrankheiten scheinen die metabolisch aktiven T-Zellen und andere Immunzellen weitaus größere Mengen an Biophotonen zu absorbieren als einfache Körperzellen und dadurch zerstört zu werden, wodurch die Krankheit verlangsamt oder geheilt wird. Die UVBI kann daher sowohl »immunstimulierend« als auch »immunhemmend« wirken, je nachdem, auf welche Zellen sie wirkt. Ebenso kann eine erste Dosis UVBI eine Zelle stimulieren, doch wiederholte Dosen sie unter Umständen hemmen oder zerstören.

UVBI reichert auch das Blut mit Sauerstoff an und verbessert seine Eigenschaften. Dies erfolgt nach einer Transfusion von behandeltem Blut schnell, so dass innerhalb von Minuten aus verklumpten roten Blutkörperchen ungehindert fließendes Blut wird.

Die Anreicherung des Blutes mit Sauerstoff steht vielleicht damit in Zusammenhang, dass durch UVBI eine kleine Menge von Ozon im Blut gebildet wird. Einige bestimmte Eigenschaften der roten Blutkörperchen und ihre schiere Zahl von 25 Billionen (bei Erwachsenen) machen diese zu besonders effektiven Trägern der UVBI, die vor allem als Immuntherapie für rote Blutkörperchen gilt.

Die Stimulierung der roten Blutkörperchen lässt diese zum »dritten Zweig« des Immunsystems werden. Es könnte auch sein, dass Fragmente der Bakterien, Viren und Zellen, die durch die UVBI zerstört werden, im Plasma als eine Art Impfstoff wirken und so die Immunantwort anregen. UVBI hebt auch die Hemmung der entgiftenden Funktion der Leber auf.

Dr. Emmett Knott war einer der Pioniere dieser Therapieform. Er versuchte zu erklären, wie die UVBI-Behandlung ihre therapeutische Wirkung entfaltet. Forscher haben zwei mögliche Wirkweisen identifiziert:

1. Die Behandlung des Blutes mit ultraviolettem Licht zerstört oder verändert die Viren und Bakterien im abgenommenen Blut auf eine Weise, die eine Reaktion des Immunsystems provoziert, wenn es wieder in den Körper gelangt. Dadurch werden die meisten oder alle anderen Bakterien oder Viren im Körper zerstört.

2. Die Behandlung eines kleinen Teils des Blutes (fünf Prozent) strahlt nach der Rückkehr in den Körper auf das gesamte Blut im Körper aus und die angeregte sekundäre Emission zerstört Viren, Bakterien und aktivierte weiße Blutkörperchen (Leukozyten).

Die Zeitschrift *Science Daily* enthielt in ihrer Ausgabe vom 2. November 2007 einen interessanten Artikel über die zwei Wissenschaftler Colin Self und Stephen Thompson von der *Newcastle University,* die eine Methode zur

Krebsbekämpfung entwickelten, bei der sie mit UV-Licht Antikörper aktivierten, die speziell Tumore angriffen.

Professor Colin Self meinte:

»Wir haben einen Weg gefunden, um einen Bereich zu bestrahlen und dort das Immunsystem zu aktivieren, damit es den Krebs in diesem Bereich abtötet. Ich würde diese Entwicklung als ein äquivalent zu den ultraselektiven ›magischen Kugeln‹ beschreiben.

Das könnte bedeuten, dass eine Patientin, die zur Behandlung eines Blasenkrebses kommt, eine Injektion mit diesen verhüllten Antikörpern erhielte. Sie würde danach eine Stunde im Wartezimmer sitzen und dann wieder für die Lichtbehandlung kommen. Nur wenige Minuten Lichttherapie im Bereich des Tumors würde die T-Zellen aktivieren und das körpereigene Immunsystem veranlassen, den Tumor anzugreifen.«

www.sciencedaily.com/releases/2007/10/071030080626.htm

Dr. Richard L. Edelson vom *Yale Cancer Center* hat eine hochwirksame Methode entwickelt, um mit einer Abwandlung der UVBI das kutane T-Zell-Lymphom zu bekämpfen. Er nennt seine Methode »transimmunization therapy«. Bei ihr wird das gesamte Blut behandelt und nicht nur ein kleiner Teil des Blutes. Die Behandlungsmethode von Dr. Edelson ist zwar sehr erfolgreich, aber auch sehr teuer und er behandelt nur Fälle mit kutanem T-Zell-Lymphom. Doch die gute Nachricht ist, dass es gut Gründe gibt anzunehmen, dass auch die UV-Licht-Behandlung lediglich eines Teils des Blutes so wirksam sein kann wie die Behandlung des gesamten Blutes.

Zusammenfassend lässt sich sagen, dass die Wirkweise von UVBI zwar höchst komplex ist, dass sie jedoch überraschend spezifisch wirkt und daher so gut wie keine Nebenwirkungen hat. Der immunstimulierende Effekt und die sekundär angeregten Biophotonen wirken bei Infektionskrankheiten Hand in Hand. Bei Autoimmunkrankheiten scheint die UVBI ihre Wirkung vor allem durch die konzentrierten sekundären Biophotonen zu entfalten, was nahe legt, dass sie auch bei Infektionskrankheiten eine weitaus bedeutendere Rolle spielen als die immunstimulierenden Effekte. Zusätzlich ist die UVBI viel sicherer als die »Großen 3«.

Ich danke speziell Eugene Barnett von *Advanced Light Devices* für die Informationen in diesem Abschnitt. Eugene Barnett ist der Erfinder des Wasserreinigungsgeräts »The UVenator«, das man möglicherweise dazu benutzen kann, dieselben Effekte wie mit einem herkömmlichen UVBI-Gerät zu erreichen, ohne in das Körpergewebe eindringen zu müssen. Seine E-Mail-Adresse lautet photonman1@gmail.com und seine Website ist www.UVenator.com.

Vitamin B17

Als mein Vater 1996 starb, fing ich mit meinen Nachforschungen zu Krebs an. Die erste alternative Krebsbehandlungsmethode, die ich entdeckte, war mit Vitamin B17, das auch unter dem Namen Lätril bekannt ist. Ich sah ein Video mit dem Meisterringer Jason Vale, der von Krebs geheilt wurde, indem er die Kerne von Äpfeln und Aprikosen aß, die Vitamin B17 enthalten.

Auf seiner Website fand ich viele wertvolle Informationen. Die Logik und Lehre darüber, wie und warum Vitamin B17 Krebszellen abtötet, faszinierte mich. Die Lätril-Therapie beruht einerseits auf der Theorie, dass Krebs das Ergebnis einer mangelhaften Ernährung ist, andererseits auf der Trophoblast-Theorie über Krebs.

In den 1940er-Jahren untersuchten Dr. Ernst T. Krebs Sr. und sein Sohn Dr. Ernst T. Krebs Jr. mit anderen Ärzten die Trophoblast-These, die Beard in Bezug auf Krebs formuliert hatte. Sie bestätigten, dass er richtig lag. 1949 schrieb der ältere Krebs eine Abhandlung über Toxämie bei Schwangeren und die Rolle der Bauchspeicheldrüse und des Trophoblasten bei dieser Krankheit. Im folgenden Jahr veröffentlichten Dr. Krebs und sein Sohn in der Zeitschrift *Medical Record* die Abhandlung »The Unitarian or Trophoblastic Thesis of Cancer« (dt. »Die unitarische oder trophoplastische These über Krebs«).

Im darauf folgenden Jahr untersuchten Vater und Sohn Coenzyme und die Möglichkeit, dass Krebs die Folge einer Vitaminmangelkrankheit sei. In den frühen 1950er-Jahren nahmen sie an, dass Krebs durch das Fehlen eines wichtigen Nährstoffs in der Ernährung des modernen Menschen hervorgerufen wird. Dieser Nährstoff gehört zur Nitrosogruppe, die in über 1200 essbaren Pflanzen vorkommt. Sie hörten vom Königreich der Hunza im Himalaja in Nordpakistan, in dem es keinen Krebs gibt. Die beiden wussten, dass die Bevölkerung dort große Mengen an Aprikosen aß, doch sie glaubten nicht, dass die Frucht irgendeine gegen Krebs wirksame Substanz enthielt. Schließlich erfuhren sie, dass die Hunzakut den Aprikosenkern aßen, der eine der reichhaltigsten Quellen für Nitrosoverbindungen darstellt!

Nitrosoverbindungen kommen besonders häufig in den Kernen von Aprikosen, Pfirsichen und Äpfeln, in Hirsesamen, Bohnensprossen, Buchweizen und anderen Früchten und Nüssen vor, auch der Bittermandel. Dr. Krebs konnte bestimmte Glykoside aus Pflanzen mit Nitrosoverbindungen extrahieren und beantragte schließlich ein Patent für den Produktionsprozess eines Abbauzwischenprodukts dieser Glykoside, das er klinisch nutzen wollte. Er gab ihm die Bezeichnung »Lätril«, was sich aus der englischen Bezeichnung für diese chemikalische Verbindung herleitet: LAE-vo-mandeloni-TRILE-beta-glucuronoside.

Es dauerte einige Jahre und klinische Versuchsreihen auf der ganzen Welt, bevor ein Modell zur Nützlichkeit von Lätril in der Prävention und der Behandlung von Krebs erarbeitet war. Zu diesem Zeitpunkt erhielt es den Namen »Vitamin B17«.

Es ist wichtig zu wissen, dass ein Vitamin ein Coenzym ist, was bedeutet, dass es in Verbindung mit einem Enzym diesem hilft, optimal zu funktionieren. Wir wissen, dass die Enzyme der Bauchspeicheldrüse und andere Enzyme auf einige unentbehrliche Kofaktoren und Coenzyme angewiesen sind. Behalten wir diese Information zu den Coenzymen im Kopf, wenn wir nun etwas über die Hunzakut erfahren.

Die Hunzakut nehmen durch ihre Ernährung zwischen 100 und 200 Mal mehr Vitamin B17 zu sich als der durchschnittliche Amerikaner, hauptsächlich durch Aprikosenkerne und reichlich Hirse. Interessant ist, dass es im Hunzatal kein Geld gibt. Der Reichtum eines Mannes misst sich an der Zahl der Aprikosenbäume, die er besitzt, und die Nüsschen der Aprikosenkerne sind die begehrteste Nahrung. Sie enthalten auch die weltweit höchste Konzentration an Vitamin B17. Ärzte, die die Hunzakut besuchten, stellten fest, dass es bei ihnen keinen Krebs gibt. Eines der ersten Ärzteteams, das die Hunzakut untersuchte, leitete der weltbekannte britische Chirurg Dr. Robert McCarrison. Er berichtete im *AMA Journal* vom 7. Januar 1922: »Bei den Hunzakut ist das Auftreten von Krebs unbekannt. Sie ernten Aprikosen in Massen. Diese trocknen sie in der Sonne und essen sie reichlich.«

Doch warum haben Sie noch nie von Vitamin B17 gehört? Es ist eine inzwischen altbekannte Tatsache, dass die Krebsindustrie diese Informationen unterdrückt und sogar ein Verkaufsverbot für Vitamin B17 erreicht hat. Die Schulmedizin inszenierte höchst erfolgreiche »Angstkampagnen«, laut denen Vitamin B17 »tödliche« Mengen von Cyaniden enthält. Das ist offenkundig falsch. Studien zeigten, dass Vitamin B17 für gesundes Gewebe harmlos ist.

Und zwar deshalb: Jedes Molekül Vitamin B17 enthält eine Einheit Cyanwasserstoff, eine Einheit Benzaldehyd und zwei Einheiten Glukose (Zucker), die fest miteinander verbunden sind. Wenn der Cyanwasserstoff gefährlich werden soll, muss das Molekül erst aufgebrochen werden, damit er frei kommen kann. Dies schafft nur ein Enzym mit dem Namen Beta-Glykosidase, das überall im menschlichen Körper in kleinsten Mengen vorkommt, aber nur an einem Ort in großen Mengen: in Krebszellen.

Das heißt, der Cyanwasserstoff wird nur in Krebszellen freigesetzt und das mit drastischen Resultaten, die sich für die Krebszelle äußerst zerstörerisch auswirken, da gleichzeitig das Benzaldehyd freigesetzt wird. Die Krebszelle bekommt einen Doppelhammer aus Cyanid und Benzaldehyd! Benzaldehyd ist schon selbst ein tödliches Gift, doch die Kombination mit Cyanid ist 100 Mal giftiger als jedes für sich. *Die Krebszelle wird buchstäblich ausradiert!*

Doch was ist mit der Gefahr für die restlichen Zellen des Körpers? In gesundem Gewebe ist immer ein anderes Enzym, die Rhodanase, in weit größeren Mengen als die Beta-Glykosidase vorhanden. Es hat die Fähigkeit, sowohl das Cyanid als auch das Benzaldehyd in harmloses Thiocyanat und in Salicylsäure abzubauen, einen Schmerzstiller ähnlich dem Aspirin. Interessanterweise gibt es in bösartigen Krebszellen überhaupt keine Rhodanase, so dass sie den zwei tödlichen Giften bedingungslos ausgeliefert sind. Dies nennt man eine selektive Toxizität, da nur Krebszellen angegriffen und zerstört werden. Erstaunlich, nicht?

Erinnern Sie sich daran, dass ich Vitamin B17 vorhin als Coenzym bezeichnete und sagte, dass diese Therapie teilweise auf der Trophoblast-Theorie zu Krebs beruht? Die Trophoblast-Theorie zielt auf die Bedeutung der Bauchspeicheldrüsenenzyme (Trypsin, Chymotrypsin und Amylase) bei der Auflösung des Schutzmantels der Krebszellen. Das ist die Verbindung zwischen dieser Theorie und Vitamin B17: In Gegenwart von bestimmten Hemmstoffen in unserem Blut wird Trypsin inaktiv und muss durch Cyanwasserstoff erst wieder aktiviert werden. Vitamin B17 agiert so als Coenzym für Trypsin, da es das harmlose Molekül Cyanwasserstoff liefert, welches das Trypsin reaktiviert, das notwendig ist, um den Schutzmantel der Krebszellen aufzulösen. Ist das nicht faszinierend?

Hunderte klinische Studien von vielen kompetenten Ärzten aus der ganzen Welt, darunter auch diejenigen von Dr. Ernesto Contreras vom *Oasis of Hope Hospital* in Mexiko, beweisen uns, dass die Vitamin-B17-Therapie keine Gefahr für normale Zellen darstellt. Das ist eine *schlechte* Nachricht für die Krebsindustrie. Aprikosenkerne sind billig, richtig billig, sie kosten nicht annähernd so viel wie ihr neuester Chemotherapie-Medikamenten-Cocktail.

Der längste und bekannteste Lätril-Test, der jemals durchgeführt wurde, lief über beinahe fünf Jahre am renommiertesten Krebsforschungszentrum der Vereinigten Staaten, am *Memorial Sloan-Kettering Cancer Center* in New York. Der überragende Krebsforscher Amerikas, Dr. Kanematsu Suguira, leitete das Forschungsteam. Zum Ende der Versuchsreihe veröffentlichte das Team am 15. Juni 1977 eine Pressemitteilung:»Lätril besitzt weder vorbeugende noch tumorrückbildende, noch anti-metastasische, noch heilende krebsbekämpfende Eigenschaften.«

Das war es dann, richtig? *Falsch.* Ein Journalist fragte Dr. Sugiura:»Halten Sie daran fest, dass Lätril die Ausbreitung von Krebs aufhält?« Er antwortete:»Daran halte ich fest!« Er wurde dann gefragt, warum *Sloan-Kettering* dagegen war, Lätril im Kampf gegen den Krebs einzusetzen. Sugiura antwortete:»Ich weiß es nicht. Vielleicht mag es die Ärzteschaft nicht, weil sie zu viel Geld verdienen.«

Auch der Biochemiker Dr. Lloyd Schloen führte am *Sloan-Kettering* Tests mit Lätril durch. Er injizierte es zusammen mit proteolytischen Enzymen Albinomäusen und erreichte eine 100-prozentige Heilungsrate. Diese Daten mussten verschwinden. *Sloan-Kettering* wurde sofort aktiv.

Es wurden erneut Tests durchgeführt, die so angelegt waren, dass sie den Befunden von Dr. Schloen widersprachen. Sie änderten die Testmethoden und die Lätril-Mengen, um sicher zu gehen, dass sie scheiterten. Es ist keine Überraschung, dass die Tests scheiterten, und genau darüber berichteten sie. Sie konnten es nicht zulassen, dass sich Lätril als natürliches, wirksames Heilmittel gegen Krebs erwies. Das hätte für die Krebsindustrie ein wirtschaftliches Desaster bedeutet.

Am wirksamsten ist die Behandlung mit Vitamin B17, wenn einmal am Tag sechs Gramm intravenös verabreicht werden. Die Behandlung dauert in der Regel drei Wochen. Sie sollten sie mit Zink ergänzen, da es für das Vitamin B17 den Transportmechanismus in den Körper liefert. Biochemiker und Forscher kamen zu dem Ergebnis, dass man Patienten riesige Dosen von Vitamin B17 verabreichen konnte, es jedoch nicht im Gewebe des Körpers ankam, wenn die Patienten unter Zinkmangel litten. Für die Vitamin-B17-Therapie sind auch die Bauchspeicheldrüsenenzyme wichtig. Sie bilden die erste Abwehrreihe des Körpers gegen Krebs. Wenn Sie nur wenige dieser Verdauungsenzyme besitzen, hat es das Vitamin B17 bei seiner Arbeit schwer. Eine weitere übliche Ergänzung zur Vitamin-B17-Therapie ist emulgiertes Vitamin A. Die Lätril-Therapie verbinden Sie am besten mit einer sehr strikten Ernährungsweise, häufig mit einer Rohkostdiät. Falls Sie Vitamin B17 zur Vorbeugung nehmen wollen: Dr. Krebs riet gesunden, normalen Erwachsenen zu einer minimalen Dosis von 50 Milligramm pro Tag.

Wir kaufen unser Vitamin B17 bei *Medicina Alternativa* (www.tjsupply.com) oder *CytoPharma* (www.cytopharma.com), beide erwiesen sich als zuverlässige Quellen. Informieren Sie sich im Internet über weitere Bezugsquellen.

Zum Schluss noch eine Kleinigkeit: Der Bittermandelbaum, eine wunderbare Quelle für Nitrosoverbindungen, wurde 1995 in den Vereinigten Staaten verboten.

Fünf Schritte & sieben Toxizitäten

»Kein Unternehmen ist schwerer und misslicher als der Versuch, eine neue Ordnung zu schaffen. Der Reformer hat alle zum Feind, die von der alten profitierten, und nur lauwarme Verteidiger unter denen, die Gewinn aus ihr ziehen könnten. Denn die Leute glauben nur an das Neue, wenn sie es auch erfahren haben.«

Niccolò Machiavelli

Dieses Kapitel gibt eine Übersicht über die Krebsbehandlungsmethode von Dr. Rashid Buttar. Der größte Teil der Informationen stammt direkt von Dr. Buttar selbst. Er durchschaut, was die Medizinmafia treibt, und kennt auch die fundamentalen Ursachen, durch die Krankheiten entstehen, zum Beispiel Schwermetalle und andere Gifte.

Was aber noch wichtiger ist: Er weiß, was getan werden muss, damit ein Mensch wieder gesund wird.

Fünf Schritte der Krebsbehandlung

Schritt 1 – Reinigung

Entgifte das biologische System (langfristig)!

Dies ist der grundlegende und wichtige Schritt der Reinigung des biologischen Systems. In unserem Körper sammeln sich Schwermetalle und langlebige organische Schadstoffe an. Als Resultat des chronischen Mangels an guter Kost und einer Unmenge der gerade genannten Gifte beginnt sich das physiologische System zu verändern. Man kann es mit einem Vulkan aus verschiedenen Giften vergleichen, der ausbricht und das Immunsystem massiv belastet.

Dieser Prozess führt schließlich zu einer Zunahme von Zellmutationen, was häufig zu Krebs führt, da die schützenden Antioxidantien nicht mehr mit der Zunahme der Zellmutationen Schritt halten können. Die Apoptose (»Selbstmordprogramm« einzelner biologischer Zellen), die für die von der Zelle aktiv angestoßene Selbstzerstörung der abnormen, ungesunden Zellen verantwortlich ist, wird zunehmend unterdrückt, was den Krebszellen erlaubt, unkontrolliert zu wachsen. Genau das ist es, was das Krankheitsbild Krebs verursacht.

Schritt 2 – Optimierung

Gestalte die physiologische Umgebung neu (Wiederherstellung)!
Dieser Schritt dauert von den fünf Schritten am längsten und ist der schwierigste. Zu diesem Schritt gehören alle Therapien, die darauf abzielen, das innere biologische System der Patienten für den Krebs »unfreundlich« zu machen. Dazu gehören zum Beispiel eine geeignete Ernährung, Nahrungsergänzungsmittel (Vitamine, Mineralien, Kräuter und Antioxidantien), Autohämotherapie, Wasserstoffperoxyd, Hyperthermie und hyperbare Oxygenierung oder andere Behandlungen, die den Sauerstoffgehalt erhöhen. Dazu gehören auch die Unterstützung des Nebennierensystems, des gastrointestinalen Systems und der mentalen Aspekte (geistig, emotional und psychologisch), die für die Krebsbehandlung wichtig sind. Entscheidend für diesen Schritt ist auch die Wiederherstellung der Hoffnung.

Schritt 3 – Reparatur

Baue das Immunsystem wieder auf und stimuliere es (Immunregulierung)!
Dieser Schritt konzentriert sich auf den Wiederaufbau und die Reparatur des beeinträchtigten Immunsystems der Patienten. Dr. Buttar vertritt eine sehr präzise Diät, die mit hochspezifischen, das Immunsystem regulierenden Polypeptidnachbildungen dieses Ziel erreichen soll. Es ist wichtig, daran zu denken, dass das Immunsystem immer beschädigt ist, wenn Krebs im Körper vorhanden ist. Es ist daher grundlegend, das Immunsystem zu reparieren und es wieder an einen Punkt zu bringen, an dem es auf natürliche Weise das Krebsgewebe von selbst bekämpft.

Schritt 4 – Identifizierung

Ziele auf die Erkennung des Krebses (AARSOTA)!
Dieser Schritt stellt ein spezifisches Verfahren dar, in dem der Krebs durch das nun reparierte und wieder arbeitende Immunsystem, das zuvor beschädigt war und nicht richtig funktionierte, erkannt und angegriffen wird. Dr. Buttar bezeichnet diese Technik mit dem Akronym »AARSOTA«, das ist die Abkürzung für »autogenous antigen receptor specific oncogenic target acquisition« (autogene, antigene, rezeptorspezische, onkogene Zielerfassung). Im Grunde ist es ein Verfahren, das es dem Körper ermöglicht, den Krebs als Fremdkörper zu erkennen, und dem Immunsystem erlaubt, gegen den Krebs vorzugehen.

Ein Beispiel: Das humane Choriongonadotropin (HCG) und das Alpha-1-Fetoprotein (AFP) sind nichtspezifische Marker für Krebs, es sind auch Marker für die Schwangerschaft. Der Fötus wächst im Körper der Frau heran, ist aber etwas Fremdes. Warum bekämpft das Immunsystem den Fötus nicht? Weil diese Marker (HCG und AFP) dem Körper mitteilen, dass dieser wachsende Organismus nicht angegriffen werden soll.

Doch die Krebszellen können einen Fötus nachahmen, indem sie dieselben Marker freisetzen. Dr. Buttar entwickelte AARSOTA als Mittel, diesen »Tarnmantel« zu überwinden, den der Krebs benutzt, um das Immunsystem zu täuschen und ihn unbehelligt zu lassen. AARSOTA ermöglicht dem Immunsystem, die »Signatur« des Krebses zu erkennen und ihn wirksam zu bekämpfen.

Schritt 5 – Bewahrung

Festige die erreichten Änderungen der ersten vier Schritte!

Häufig fallen Krebspatienten wieder in ihre alten Gewohnheiten zurück und schaffen es nicht, die wichtigen Teile ihrer Krebsbehandlung durchzuhalten, wodurch der Krebs zurückkommt. Die Änderungen durch die ersten vier Schritte müssen gefestigt werden, ansonsten wird der Krebs wiederkommen. Dr. Buttars fünfter Schritt zielt darauf ab, die Fortschritte zu bewahren, die in den ersten vier Schritten erreicht wurden, und den Krebs in Schach zu halten – für immer.

Die sieben Toxizitäten

Dr. Buttar schreibt: »Meine Erfahrungen aus der Arbeit mit einigen Tausend Patienten in aller Welt haben mich gelehrt, dass der weitaus größte Teil der Toxine aus sieben großen Quellen stammt. Ich spreche aus unmittelbarer Erfahrung, wenn ich sage, dass wenn diese sieben Toxine wirksam angegangen und beseitig würden – und ›wirksam‹ ist hier das Schlüsselwort –, dann wäre der größte Teil des oxidativen Stresses beseitigt.

Wenn dies geschieht, dann kann es naturgemäß überhaupt keine chronischen Krankheiten geben. Es wird für chronische Krankheiten unmöglich, sich in einem Körper einzunisten, in dem die Sauerstoffbelastung minimal ist oder gar nicht existiert, weil der Grund (die Toxizitäten) für die erhöhte Belastung durch oxidativen Stress nicht mehr vorhanden ist, der zu chronischen Krankheiten führt.«

Lassen Sie uns diese sieben Toxizitäten kurz besprechen und erkunden.

1. Toxizität – Schwermetalle

Zu den Schwermetallen gehören Quecksilber, Blei, Antimon, Nickel, Cadmium, Zinn, Arsen, Uran und eine ganze Menge andere. Schwermetalle verursachen nicht nur erheblichen oxidativen Schaden. Sie sind »doppelt gefährlich«, weil sie in der Lage sind, viele der essentiellen Mineralien zu verdrängen, die Ihr Körper benötigt, um einwandfrei zu funktionieren. Zu diesen Mineralien gehören unter anderem Magnesium, Kupfer, Mangan, Zink und Selen. Um noch mehr Pfeffer in die Wunde zu streuen: Schwermetalle und hier insbesondere Quecksilber schädigen zusätzlich noch das endokrine System, das den Hormonspiegel reguliert. Und um es noch schlimmer zu machen, sind einige Menschen noch zusätzlich belastet, da sie gegen diese Metalle allergisch sind.

Dr. Buttar ist der Vorsitzende des *American Board of Clinical Metal Toxicology* (Amerikanischer Rat für klinische Metalltoxikologie). Er ist also dafür verantwortlich (zusammen mit dem restlichen Vorstand), für die Ärzte Ausbildungsleitlinien über die Gefährlichkeit von Schwermetallen zu erstellen, wie ihr Vorhandensein erkannt werden kann und wie sie sicher und wirksam aus den Patienten entfernt werden können. Er muss auch die neuesten Forschungen bezüglich Schwermetallen und chronischen Krankheiten kennen. Viele seiner Forschungsarbeiten sind auf Toxline verzeichnet, einer Suchmaschine, die mit der *National Library of Medicine's* (Nationalbibliothek für Medizin) verbunden ist. Toxline steht unter der Schirmherrschaft der *Agency for Toxic Substanes and Disease Registry* (ATSDR; Agentur für toxische Substanzen und Registrierung von Krankheiten), welche wiederum eine Unterabteilung des *Center for Disease Control* (CDC; Zentrum für Krankheitskontrolle) ist.

Eine kurze Suche zu »Quecksilber« auf Toxline zeigt 358 Studien zu Quecksilber und Herzkrankheiten, 643 zu Quecksilber und Krebs und 1445 zu Quecksilber und neurodegenerativen Krankheiten wie Autismus und Alzheimer. Denken Sie immer daran, dass Quecksilber nur eines von vielen Schwermetallen ist, von denen man weiß, dass sie schwerwiegende Auswirkungen auf die Gesundheit haben. Ich suchte nur nach »Quecksilber«, ich gab nicht alle Metalle als Suchbegriff ein, die zu diesen Krankheiten beitragen. Diejenigen, die argumentieren, dass Schwermetalle keine chronische Toxizität haben und es für die klinische Medizin kein begründetes Interesse daran gibt, kompromittieren ihre eigene Glaubwürdigkeit und ihre Motive sind äußerst verdächtig. Die Tatsachen schreien die Wahrheit hinaus, die jeder selbst sieht, wenn er nur einfach die Augen öffnet und seine Voreingenommenheit beiseite lässt!

Ich wählte für dieses Beispiel Quecksilber, da es einige der schwersten Schäden im menschlichen Körper verursacht und laut der *Environmental Protection Agency* (EPA; Umweltschutzbehörde) als das zweitgiftigste der bekannten Elemente gilt. Nur Uran gilt als noch toxischer. Wann immer uns von einem Auslaufen von Quecksilber in einer Highschool berichtet wird, heißt es, dass die Schüler evakuiert werden, ein ABC-Team kommt und das umliegende Gebiet als »Gefahrengebiet« ausgewiesen wird. Niemand wird hineingelassen, bevor die *Occupational Safety and Health Administration* (OSHA; Behörde für Arbeitsschutz und Arbeitsmedizin) das Gebäude nicht gereinigt hat. Das geschieht übrigens, wenn nichtorganisches Quecksilber verschüttet wird, das die am wenigsten toxische Form dieses Metalls ist.

2. Toxizität – langlebige organische Schadstoffe

Die zweite Gruppe von Toxinen nennt man langlebige organische Schadstoffe, da sie dazu neigen, dauerhaft im Körper zu verbleiben und es sehr schwierig ist, sie zu beseitigen. Einige dieser Schadstoffe überdauern für Generationen, sie werden von der Mutter an die Tochter weitergegeben und wirken sich auf beide Geschlechter aus, solange sie sich in der Gebärmutter eingenistet haben. Darunter befinden sich Insektizide, die in den 1950er und 1960er-Jahren verwendet wurden. Auch wenn sie inzwischen nicht mehr erlaubt sind und nicht mehr benutzt werden, verursachen sie noch zwei Generationen später Missgeburten.

Im Jahr 2000 diskutierte die Weltgesundheitsorganisation die Auswirkungen der zwölf tödlichsten organischen Verbindungen und Schadstoffe, die unter der Bezeichnung »das dreckige Dutzend« bekannt sind. Es gab konzertierte Bemühungen der Industrieländer, um eine Einigung über die Entfernung dieser gefährlichen Elemente aus der Umwelt zu erreichen, denn es war nachgewiesen worden, dass das dreckige Dutzend die Ursache vieler Krankheiten ist. Zu diesen tödlichen organischen Verbindungen und Schadstoffen gehören DDT, PCBs, Dioxine, Chlordan, Furane und einige weitere Insektizide.

Auch wenn alle Industrieländer sofort mit der Nutzung dieser Substanzen aufhörten, haben diese langlebigen organischen Schadstoffe einen gehörigen Vorsprung. Die »jüngste« toxische Chemikalie des dreckigen Dutzends wurde zum Beispiel 1957, also vor über 50 Jahren, eingeführt, die älteste wird bereits seit 1913 benutzt, also seit fast 100 Jahren. Diese Schadstoffe befinden sich in Pestiziden, Insektiziden, Lacken, Lösungsmitteln und in fast jedem Produkt, das in Sprühflaschen vertrieben wird oder sich in einer Flasche unterhalb Ihrer Spüle oder in Ihrer Garage befindet. Seien Sie vorsichtig, wenn Sie ein chemisches Produkt benutzen, egal wie sicher es nach der Behauptung des Herstellers ist!

2005 veröffentlichten Jane Houlihan und Timothy Kropp von der *Environmental Working Group* (Arbeitsgruppe Umwelt) einen Bericht mit dem Titel »Body Burden: The Pollution in Newborns« (dt. »Körperbelastungen: Schadstoffe in Neugeborenen«). Sie überprüften das Nabelschnurblut von Neugeborenen auf 413 verschiedene Industriechemikalien und fanden 287 dieser Substanzen, darunter PCB, Quecksilber, DDT, Dioxine, Fluorkohlenwasserstoffe, Phosphorsäureester und viele andere Gruppen der langlebigen organischen Schadstoffe. Dieses Blut erhielten die Föten vom ersten Tag auf diesem Planeten an! Wie wirken sich all diese und ähnliche Giftstoffe aus, die von der Mutter an das Kind weitergegeben werden?

3. Toxizität – opportunistische Erreger

Die dritte Toxizität betrifft die opportunistischen Infektionen, die durch Bakterien, Viren, Parasiten, Hefen und eine Reihe anderer Kreaturen ausgelöst werden. Ich nenne sie »opportunistisch«, da diese Organismen eine Gelegenheit benötigen, um sich im Körper einnisten zu können. Damit sie überleben und gedeihen können, brauchen sie eine entsprechende Umgebung. Die dritte Klasse der Toxizität hängt eng mit der ersten und zweiten Klasse der Toxizitäten zusammen, da Schwermetalle und langlebige organische Schadstoffe das Immunsystem unterdrücken und den Körper gegenüber den opportunistischen Pathogenen verletzlich machen. Die opportunistischen Erreger stellen unter den sieben Toxizitäten die einzige Klasse, bei der die moderne Medizin ihre Aufgabe einigermaßen verantwortlich wahrgenommen hat und sie mit Antibiotika, antiviralen Wirkstoffen, Antimykotika und so weiter bekämpft. Doch die Mediziner haben jämmerlich dabei versagt zu ergründen, warum es heute so viel mehr infektiöse Pathogene gibt als in den vergangenen Jahren. Niemand hat in Betracht gezogen, dass die ersten und zweiten Toxizitäten die Ursache dafür sind, dass die opportunistischen Erreger so überhand nehmen und von Medikamentenresistenzen aufgrund des übermäßigen Gebrauchs von Antibiotika und anderer Medikamente begleitet werden.

Auch wurde nie das Problem untersucht, warum einige Menschen eine bestimmte Infektion bekommen und andere nicht. Die Antwort liegt in der Verschiedenartigkeit des Immunsystems der Menschen aufgrund der unterschiedlichen Art und Menge der toxischen Belastung, der jeder ausgesetzt ist und die die Verschlechterung des Immunsystems bewirkt. Das Problem ist, dass die Infektionen wieder auftreten werden, auch wenn die Medikamente anschlagen, solange nicht die zugrunde liegende Ursache der Immunsystemunterdrückung angegangen wird. Die erste und zweite Toxizität, die für den Verfall des Immunsystems verantwortlich sind, werden von der traditionellen Medizin ignoriert. Man kann diese Infektionen mit Medikamenten für eine Weile abwehren, doch sobald die Medikamente abgesetzt werden, kommt das Problem wieder zurück. Solange die immunsuppressiven Ursachen nicht beseitigt werden, treten diese Probleme wie ein schlechter Traum immer wieder auf. Deshalb kommen Pilzinfektionen bei Frauen und Mykosen der Leistenbeuge und Fußpilze bei Männern so dauerhaft vor und sind ein Hinweis darauf, nach tieferen Ursachen zu suchen.

4. Toxizität – energetische Toxizität

Die ersten drei Toxizitäten sind objektiv messbar. Die verbleibenden vier Toxizitäten sind etwas esoterischer. Die energetische Toxizität umfasst alle starken Energiewellen, die sich jeden Tag ihren Weg über den Körper hinweg und durch ihn hindurch bahnen. In unserer modernen Gesellschaft werden die Körper mit energetischer Toxizität bombardiert, die von Dingen kommen, die wir nicht sehen. Dazu gehört elektromagnetische Strahlung (von Stromleitungen und Mikrowellen) und Umgebungstrahlung (von Handys, militärischen Radarstationen, Fernsehern und Computermonitoren). Diese vierte Toxizität nimmt in einer erstaunlich rasanten Geschwindigkeit zu.

Das Ausmaß der Strahlung von Handys, der wir ausgesetzt sind, ist nur ein Beispiel für energetische Toxizität. Welche toxischen Auswirkungen können Handys haben? Dr. George Carlo, ein Anwalt und Forscher des *Science and Public Policy Institute* (Institut für Wissenschaft und Rechtsordnung), führte in den 1980er-Jahren eine Studie über die Strahlung von Handys und Krebs durch, lange bevor die Benutzung von Handys explosionsartig zunahm. Die Studie wurde von der Bundesregierung und den Handyherstellern gemeinsam finanziert. Ziel war es zu beweisen, dass Handystrahlung keinen Krebs verursacht. Doch unglücklicherweise bewiesen die Daten das genaue Gegenteil.

Dr. Carlo erläuterte Dr. Buttar persönlich, dass von 1984 bis 2004 die erste Milliarde Handys auf den Markt kam. Innerhalb von 18 Monaten (nicht 20 Jahren) wurde die zweite Milliarde Handys verkauft. Weniger als ein Jahr später durchflutete die dritte Milliarde Handys unseren Äther. Die Strahlung durch Handys erhöhte sich daher in den letzten Jahrzehnten in einer durchschnittlichen Stadt um 500 000 Prozent. In seinem Buch *Cell Phones: Invisible Hazards in the Wireless Age* (dt. *Handys – unsichtbare Gefahren im drahtlosen Zeitalter)* berichtet Dr. Carlo, dass die Todesrate bei Gehirntumor unter den Handybenutzern höher war. Da die Handyhersteller die Forschung finanzierten, erhoben sie auf die Daten Anspruch und verhinderten die Veröffentlichung. Doch Dr. Carlo schrieb mehrere Bücher über das Thema, die die Auswirkungen dieser speziellen Toxizität auf unsere Gesundheit und unsere Umwelt enthüllen.

Einige Leser sind vielleicht mit den sich häufenden Berichten über die drastische Abnahme der Honigbienenvölker in den letzten paar Jahren vertraut. Die Bienenvölker verschwinden auf vier von fünf Kontinenten tatsächlich immer schneller. Als Grund dafür werden Parasiten, Seuchen und Insektizide genannt. Doch in Wahrheit hat es mit einem natürlich vorkommenden Mineral zu tun, das Magnetit genannt wird, und wie sich die Abstrahlung der Handys auf dieses Mineral auswirkt. Im Verdauungstrakt der Bienen kommt Magnetit vor. Bei Menschen kommt es im Gehirn vor. Vögel haben es in ihren Schnäbeln. Magnetit hilft, uns am irdischen Magnetfeld zu orientieren. Es befähigt Säugetiere und Vögel, über Entfernungen von Tausenden von Kilometern nach Hause zurück zu ihren Nistplätzen zu finden und dabei bestimmten Wanderwegen zu folgen.

Wenn sich das Magnetit im Verdauungstrakt der Bienen am irdischen Magnetfeld ausrichtet, können die Bienen ihren Weg zu ihren Bienenstöcken finden. Doch die unglaubliche Zunahme der Handystrahlung verhindert, dass sich das Magnetit richtig am irdischen Magnetfeld ausrichtet, so dass die Bienen desorientiert sind und den Weg zu ihren Stöcken zurück nicht mehr finden. Das Ergebnis ist, dass die Bienenvölker schnell abnehmen.

Ein weiteres Beispiel sind die Brieftauben, die Magnetit in ihren Schnäbeln haben, so wie die meisten Vögel. Brieftaubenpreisflüge sind ein alter und sehr anspruchsvoller Sport, bei dem die Vögel bis zu 1000 Kilometer weit fliegen müssen. Erst vor ein paar Jahren fanden noch 85 Prozent der Tauben ihren Weg und kehrten in ihren Heimatschlag zurück, doch heute kommen im Durchschnitt nur noch 15 Prozent lebend an.

Stellen Sie sich die katastrophalen Auswirkungen vor, wenn die Honigbienen verschwinden. Nur durch die Bestäubung der Bienen entsteht ein ungeheuer großer Teil unserer Nahrung. Ohne Bienen würden die meisten unserer Nahrungsmittel nicht wachsen. Die USDA schätzt, dass etwa ein Drittel der gesamten menschlichen Nahrung von durch Insekten bestäubten Pflanzen stammt und dass die Honigbiene für 80 Prozent aller Bestäubungen verantwortlich ist. Eine Studie der *Cornell University* aus dem Jahr 2000 schlussfolgerte, dass der Wert der Bestäubung durch die Honigbienen für die US-amerikanische Landwirtschaft bei über 14,6 Milliarden Dollar liegt. Das war vor zehn Jahren!

Bevor ich zur nächsten Toxizität komme, möchte ich noch eine letzte Sache zur Diskussion über die vierte Toxizität stellen, und zwar die Benutzung von Mikrowellenherden. Lassen Sie mich nur sagen, dass dies kein natürlicher Weg ist, Nahrung zu erhitzen. Bei allen Krebspatienten, die Dr. Buttar auf ihre Belastung durch energetische Toxizität untersuchte, waren von den verschiedenen Arten der energetischen Verschmutzung die Belastungen durch Mikrowellenstrahlung am höchsten. Ich persönlich benutze seit 2005 keine Mikrowelle mehr, es steht nicht einmal eine zuhause oder in meinem Büro. Ich hoffe, das wird Sie dazu bewegen, Ihren Mikrowellenherd hinauszuschmeißen. Toaster und Heißluftherde sind dagegen kein Problem.

5. Toxizität – emotionale/physiologische Toxizität

Ob Sie es glauben oder nicht, Ihre Zellen haben eine eigene Form der Intelligenz. Sie besitzen sogar ein Gedächtnis, das von Ihrem bewussten Verstand völlig unabhängig ist. Sportler und Tänzer wissen, was ein »Muskelgedächtnis« ist. Wenn Sie andauernd trainieren und es zum Wettkampf kommt, dann erinnert sich Ihr Körper automatisch an alle benötigten Abläufe, ohne dass Sie darüber nachdenken müssen. Genauso verwenden Therapeuten, die

Traumata und posttraumatischen Stress behandeln, häufig körperliche Übungen statt einer »Gesprächstherapie«, denn diese Erinnerungen sind genau dort abgespeichert – im Körper, wie beim Muskelgedächtnis.

Die Verbindung zwischen physikalischer Gesundheit und mentaler Gesundheit steht inzwischen außer Frage. Alle Krebspatienten, die ich sah, fingen nicht an, sich zu erholen, bevor sie sich ihren emotionalen Problemen stellten. Nur diejenigen, die in der Lage waren, dies erfolgreich zu tun, die ihren Ärger herausließen, vergaben und die bedingungslose Liebe wählten, hatten eine Chance, diesen Kampf zu gewinnen.

Der Sohn des deutschen Onkologen Dr. Ryke Geerd Hamer starb 1978 auf tragische Weise bei einem Jagdunfall. Doch Dr. Hamer gelangen einige bemerkenswerte Arbeiten auf diesem Gebiet. Er und seine Frau waren wegen des Verlusts ihres Sohnes voller Kummer. Schließlich bekam Dr. Hamer Hodenkrebs und seine Frau Brustkrebs, an dem sie starb. Er entdeckte schließlich, dass es bei allen Krebsformen eine psychologisch-emotionale Gemeinsamkeit gab und heilte sich selbst. Zehntausende Menschen haben inzwischen seine Bücher gelesen und schreiben das Zurückgehen ihrer Krankheit seiner Arbeit zu.

Ein negatives Gemüt gehört zu den toxischsten und gefährlichsten Formen von oxidativem Stress, denn es ist schleichend und wird oft unterdrückt. Diese Gefühle eitern wie ein Abszess, korrumpieren das Gute und lassen die Liebe verfaulen. Wir meinen, wir haben sie aufgearbeitet, doch sie verstecken sich nur und lauern in unserem Unterbewussten, wo sie noch mehr Verdruss und Schmerzen schaffen. Seien Sie mutig und stellen Sie sich Ihren Ängsten! Es könnte der fehlende Baustein in Ihrer Behandlung sein.

6. Toxizität – toxische Nahrung

Bei der sechsten Toxizität geht es nicht um die Chemikalien oder Zusätze in unseren Lebensmitteln. Diese zählen zu den ersten beiden Toxizitäten. Bei der sechsten Toxizität geht es um die genetischen Veränderungen in unseren Lebensmitteln, um die Verarbeitung und Bestrahlung dessen, was wir zu uns nehmen, und um die immunologischen Probleme, die mit der modernen Nahrungsmittelproduktion verbunden sind. Die Sorge ist, dass diese Art der Verarbeitung noch neu und unerforscht ist und wir einfach nicht wissen, wie sie sich auf die menschliche Physiologie auswirkt. Die Folgen könnten verheerend sein.

Wer möchte schon das Risiko auf sich nehmen, diese Dinge zu essen und dann darauf zu warten, welche Auswirkungen dies in 20 Jahren haben wird? Die genetische Veränderung der Nahrung manipuliert den Kern dieser Nahrungsmittel, indem es die DNS ändert. Wenn wir sie verdauen und in unserem Körper einbauen, wird diese veränderte DNS Teil von uns. Die veränderte DNS könnte uns schaden oder, noch schlimmer, in unseren eigenen genetischen Code eingebaut werden.

Die DNS von Mais, Sojabohnen und anderen Produkten wurde bereits genetisch verändert. Doch die Frage ist, wie wird sich das auf Ihre DNS auswirken, wenn Sie diese Produkte essen?

Zudem könnte Ihr Körper die genetisch veränderten Lebensmittel weder als solche erkennen noch dass ihr ursprünglicher genetischer Zustand verändert wurde. Alles, was dem Körper fremd ist, ist ein Antigen, gegen das der Körper Antikörper entwickelt, was womöglich zu einer ganzen Reihe von neuen Autoimmunerkrankungen führt. Es gibt hier einfach viel zu viele unbeantwortete Fragen. Die einfachste Faustregel ist, genetisch veränderte Organismen und bestrahlte Produkte zu meiden. Denken Sie daran, sobald etwas auf irgendeine Art in seiner natürlichen, von Gott gegebenen Form verändert wurde, gehört es nicht in Ihren Körper. Dies beruht auf folgendem Ratschlag: von Gott gemacht = gut, von Menschen gemacht = wahnsinnig.

7. Toxizität – spirituelle Toxizität

Dr. Buttars siebte Toxizität ist die »spirituelle Toxizität«. Er glaubt, dass ein Mensch immer dann spirituell vergiftet ist, wenn er das Gefühl hat, dass jemand nicht das Recht hat, etwas zu glauben, was seiner eigenen persönlichen Ansicht widerspricht. Dieser starre persönliche Glaube verursacht diese Toxizität, laut Dr. Buttar.

Ich stimme Dr. Buttar dabei zu, dass alle Menschen das Recht haben, was immer sie wollen zu glauben. Doch das heißt NICHT, dass alle Überzeugungen gleich zutreffend sind. Dr. Buttars Behauptung lautet, dass alle »religiösen Wege« letztendlich an denselben Ort (Himmel) führen, solange die Gläubigen aufrichtig sind. Bei diesem Punkt bin ich bei allem Respekt gegenüber meinem Freund anderer Meinung. Ich möchte Dr. Buttar für seine Hilfe bei diesem Kapitel danken. Wenn Sie mehr über Dr. Buttar und seine innovativen Ansätze zur Krebsbehandlung, zum Autismus und zu anderen Krankheiten erfahren möchten, besuchen Sie seine Website www.DrButtar.com.

Drei häufige Krebsformen & »Kachexie«

»Mammogramme erhöhen das Risiko der Entwicklung von Brustkrebs und steigern das Risiko, dass sich ein bestehender Brustkrebs ausbreitet oder metastasiert.«

Dr. Charles B. Simone

Es gibt eine Vielzahl von unterschiedlichen Krebsformen. Ziel dieses Buches ist es nicht, spezifische Krebsformen zu behandeln, sondern vielmehr den Leser darüber zu informieren, welche der speziellen nichttoxischen, alternativen Krebsbehandlungsmethoden bei der Mehrzahl der fortgeschrittenen Krebserkrankungen funktionieren. Unter dieser Voraussetzung bespreche ich in diesem Abschnitt des Buches drei häufige Krebsformen: Brustkrebs, Hautkrebs und Prostatakrebs. Dieses Kapitel endet mit einem Abschnitt über den »Kachexiekreislauf«.

Brustkrebs

Jedes Jahr erhalten über 225 000 Frauen die Diagnose Brustkrebs und beinahe 25 Prozent der Betroffenen sterben an dieser Krankheit. Die Vereinigten Staaten haben eine der höchsten Brustkrebsraten der Welt. Vor 50 Jahren bekam nur eine von 20 Frauen Brustkrebs, heute ist es eine von sieben. Da diese Krebsform unter Frauen so häufig ist, widme ich ihr einen ganzen Abschnitt in diesem Buch.

Jeden Oktober kommt es unter der Überschrift »National Breast Cancer Awareness Month« (Nationaler Brustkrebs-Aufklärungsmonat) zum Medienblitzkrieg. Rosa Schleifchen werden angesteckt und überall hört man die Aufforderung: »Gehen Sie zur Mammographie!« Angesehene Firmen wie Avon und Revlon machen mit, genauso wie die *Susan G. Komen Foundation* mit ihrem »Wettlauf zur Heilung«. Eines der vielen Motti des *Breast Cancer Awareness Month* lautet: »Früherkennung ist der beste Schutz!«

Ich denke mal, wir sind alle dazu bereit, unsere rosa Schleifchen zu schwenken, die Joggingschuhe anzuziehen und auf die Straße zu gehen, oder? Einen kurzen Augenblick! Bevor uns dieser Gefühlssturm alle mitreißt, müssen wir uns einige wenige Fakten zu Brustkrebs ansehen. Zuerst einmal, wer profitiert von Brustkrebs? Ich weiß, das klingt zynisch, doch in diesem Buch geht es darum, die Propaganda zu zerpflücken und zur Wahrheit vorzudringen. Und die Wahrheit wird häufig durch die Gefühle gegenüber dieser Krankheit verdeckt. Lassen Sie mich daher eine Frage stellen. »Wissen Sie, dass der größte Sponsor des *Breast Cancer Awareness Month* das Pharma-unternehmen *AstraZeneca* ist? Es dachte sich die erste Veranstaltung dieser Art 1985 aus.

AstraZeneca ist das Unternehmen, das das umstrittene und häufig ver-schriebene Brustkrebsmedikament Tamoxifen herstellt. In seinem Buch *Indicted: Cancer Research* schreibt Dr. Tibor J. Hegedus: »Tamoxifen wird Frauen mit Brustkrebs verschrieben, damit es das Eindringen von Estradiol in die Tumorzellen blockiert, da es gegen dieses Hormon zur Wachstumssti-mulierung wirkt. Wenn diese Hormone ihre primären Ziele nicht mehr er-reichen können, müssen sie zu anderen Organen wandern.« Dies wiederum stimuliert das Wuchern der Zellen in der Gebärmutterschleimhaut und führt in einigen Fällen zu einem Uteruskarzinom!

Bereits auf Seite 142 wurde im Abschnitt über die Ursachen von Krebs Dr. Stephen Ayres zu den insulinähnlichen Wachstumsfaktoren *(Insulin-like Growth Factors,* IGF) zitiert. L. R. Wiseman, ein Pathologe des *Royal Victoria Infirmary,* schrieb dazu: »Tamoxifen stimuliert die Zellwucherung, indem es die Zellen für die Wachstumswirkung von IGF sensibilisiert.« In ihrem Ar-tikel »Tamoxifen, Tears, and Terror« (dt. »Tamoxifen, Tränen und Schre-cken«) schreibt Betty Martini: »IGF ist ein Hormon, das Dinge wachsen lässt, ob Kälber oder Babys. Es stimuliert und beschleunigt Krebs in sensibilisierten Frauen, die Tamoxifen nehmen.

Einer der Gründe für den Aufruhr bei *Monsanto,* dem Vertreiber des Rin-derwachstumshormons rBST oder rBGH (siehe auch ab Seite 388), ist die ungeheuerliche Zunahme von IGF. Dies wird zu einem Feuersturm von Krebs durch die Milch führen. Ein Chemieunternehmen verkauft uns einen Brenn-stoff namens Tamoxifen, um damit ein Feuer zu löschen.« www.holisticmed.com/toxic/tamoxifen.shtml.

In seinem Buch *Milk: The Deadly Poison* stellt Robert Cohen fest: »In Bezug auf die Sicherheit für den Menschen ist der bei weitem verstörendste Aspekt von rBST die Auswirkung der insulinähnlichen Wachstumsfaktoren (IGF) auf Brustkrebs.« Dr. Samuel Epstein schreibt: »IGF wird durch die Pas-teurisierung nicht zerstört. Es übersteht den Verdauungsprozess, gelangt in das Blut und führt zu starken wachstumsanregenden Effekten.« Für Epstein ist es sehr wahrscheinlich, dass IGF zur Umwandlung von normalem Brustgewebe in Krebszellen beiträgt und es den bösartigen Brustkrebszellen des Menschen ermöglicht, sich in entfernten Organen auszubreiten. Sehen Sie den Zusammenhang? Finden Sie es unvorstellbar, dass irgendjemand rBST-Milch und Tamoxifen gemeinsam zu sich nimmt? Betty Martini schrieb 1994 in einem Artikel: » Tamoxifen wurde über 15 Jahre lang immer wieder getestet. Die Prüfer gestanden ein, betrogen zu haben. Viele Kontraindikationen wurden einfach ignoriert. Der zeitliche Umfang der Testergebnisse wurde begrenzt und Nachwirkungen wurden ausgeblendet, obwohl Frauen erkrankten und daran starben. Die Tests bewiesen nicht, dass das Zeug funktioniert, deshalb wiederholten sie sie mit Ihrem Geld immer wieder. Sie werden mit den Tests fortfahren, bis sie einen Weg gefunden haben, die Ergebnisse so zu manipulieren, dass gesunde Frauen das Gift für eine Krankheit kaufen, die sie nicht haben, doch durch das Medikament bekommen werden!«

Im April 1996 erklärte die Weltgesundheitsorganisation Tamoxifen für krebserregend. Doch *AstraZeneca* fährt mit der Vermarktung des Medikaments fort. Die *New York Times* berichtete am 16. Mai 2000, dass das *National Institute of Environmental Health Sciences* (Nationales Institut für Umwelt und Gesundheit) eine Liste von bekannten kanzerogenen Substanzen erstellt hat. Auch Tamoxifen befand sich auf dieser Liste! Ein Kanzerogen einzunehmen, um die Ausbreitung von Krebs zu verhindern, ist wie russisches Roulette mit einer vollständig geladenen Maschinenpistole zu spielen! Die Zeitschrift *Science* veröffentlichte 1999 eine Studie des *Duke University Medical Center,* die zeigte, dass Tamoxifen nach zwei bis fünf Jahren das Wachstum von Brustkrebs sogar auslöst!

Nur wenig bekannt ist, dass *AstraZeneca* auch Herbizide und Fungizide herstellt. Eines dieser Produkte ist das Organochlorpestizide Acetochlor, das als auslösender Faktor für Brustkrebs gilt. Jedes Jahr werden Millionen von Tonnen toxischer Substanzen in die Umwelt freigesetzt. Trotzdem wurden nur drei Prozent der 80 000 benutzten Chemikalien auf ihre Sicherheit hin überprüft. (Sharon Batt: *Cancer, Inc.* In: *Sierra Magazine,* September/Oktober 1999, S. 36) Die toxischen Zeitbomben befinden sich in unserem Wasser, in unserer Luft und in unserem Boden.

Warum herrscht eine so verdächtige Stille, wenn es um Umweltgifte geht, um Kanzerogene in Herbiziden, Pestiziden, Plastik und um andere toxische Chemikalien, von denen man weiß, dass sie Krebs verursachen – besonders

Brustkrebs? Wussten Sie, dass die Familie Rockefeller 1913 die Gründung der *American Cancer Society* (ACS) unterstützte? Mitglieder der chemischen und pharmazeutischen Industrie haben lange Zeit bedeutende Positionen im Vorstand der ACS besetzt. Kann es hier womöglich irgendeine Beziehung zu dieser seltsamen Stille geben, wenn es um umweltbedingte Gründe für Krebs geht? Das ist ja nur ein Gedanke …

Es ist traurig, aber Brustkrebs wurde zu einem Liebling der amerikanischen Unternehmen. Die Firmen benutzen die rosa Schleife, um ihre Produkte zu verkaufen und ihr Image damit aufzupolieren. Mittlerweile steigt die Brustkrebsrate Jahr für Jahr. Viele Faktoren können zu Brustkrebs beitragen und dieses Kapitel behandelt sie bei weitem nicht alle. Ich betrachte hier drei der Hauptursachen für Brustkrebs: 1. Mammografie, 2. Deodorants und Rasierschaum, 3. BHs. Vielleicht finden Sie diese Liste verwunderlich, doch Sie werden sie verstehen, wenn ich ihre Bedeutung für die Entwicklung von Brustkrebs in groben Zügen darstelle.

Ursache Nr. 1: Mammografie

Bei amerikanischen Frauen zwischen 44 und 55 Jahren ist Brustkrebs die häufigste Todesursache. Mit gewaltigen Werbefeldzügen werden Frauen ermutigt, jedes Jahr zur Mammografie zu gehen, um Brustkrebs durch »Früherkennung« zu »verhindern«. Doch was ist, wenn Mammografie, statt Brustkrebs zu verhindern, Brustkrebs auslöst? Dr. Charles Simone, ein ehemaliges Mitglied des NCI, behauptet: »Mammografien erhöhen das Risiko der Entwicklung von Brustkrebs und steigern das Risiko, dass sich ein bestehender Brustkrebs ausbreitet oder metastasiert.« www.mercola.com/2000/oct/29/breast_cancer_awareness.htm

Eine Mammografie ist nichts anderes als ein Röntgenbild Ihrer Brust, das einen Tumor zeigen kann, der durch ein Abtasten nicht erkannt wird. Wie bei allen Röntgenaufnahmen wird bei einer Mammografie durch eine Dosis ionisierter Strahlen ein Bild erzeugt. So wird Brustgewebe jedes Jahr mehr Strahlung ausgesetzt, die Krebs verursacht. Die Radiologen analysieren dann das Bild auf abnormales Wachstum.

Ist die Mammografie ein wirksames Mittel, um Tumore zu entdecken? Viele Ärzte sagen: »Nein!« Bei einer schwedischen Studie mit 60 000 Frauen erwiesen sich 70 Prozent der auf Mammografien entdeckten Tumore als falsche Befunde. Die »falschen Befunde« bedeuten nicht nur emotionale und finanzielle Belastungen der Opfer, sie führen auch zu vielen überflüssigen Biopsien. (Lidbrink, E., et al. In: British Medical Journal, 3. Februar 1996, S. 273–276)

Laut Dr. Russell L. Blaylock wird geschätzt, dass die jährliche radiologische Untersuchung der Brust das Brustkrebsrisiko um zwei Prozent pro Jahr steigert. In zehn Jahren steigt das Risiko somit um 20 Prozent.

In seinem Buch *The Politics of Cancer* stellt Dr. Samuel Epstein fest: »Die regelmäßige Mammografie bei jungen Frauen erhöht das Krebsrisiko. Die Auswertung von kontrollierten Versuchen der letzten zehn Jahre zeigte, dass die Mortalität bei Brustkrebs innerhalb weniger Jahre nach der ersten Vorsorgeuntersuchung stetig anstieg. Dies bestätigt die Hinweise auf die Empfindlichkeit der Brust vor den Wechseljahren und die sich verstärkenden kanzerogenen Effekte der Bestrahlung.« *(The Politics Of Cancer,* S. 539)

Die britische Medizinzeitschrift *The Lancet* berichtete 1995, dass seit der Einführung der Vorsorgeuntersuchung per Mammografie im Jahr 1983 die Häufigkeit des duktalen Karzinoms in situ, das zwölf Prozent aller Brustkrebsfälle umfasst, um 328 Prozent gestiegen ist und 200 Prozent dieser Zunahme der Mammografie zuzuschreiben sind. Warum empfiehlt die konventionelle Medizin dann noch immer die Mammografie? Rechnen Sie kurz: Eine Mammografie kostet 150 Dollar, bei 70 Millionen amerikanischen Frauen über 40 macht das jedes Jahr zehn Milliarden Dollar. Dr. James Howenstine schreibt: »Diese Industrie ernährt Radiologen, Röntgentechniker, Chirurgen, Krankenschwestern, die Hersteller der Röntgengeräte, Krankenhäuser etc. und darf daher nicht durch die Heilung und Verhinderung von Brustkrebs verschwinden.«

In einem Artikel des *Journal of Clinical Oncology* in der Ausgabe vom Juli 2006 zeigten Forscher auf, dass die Strahlung der Mammografie tatsächlich Brustkrebs verursacht. Bei der Untersuchung von 1600 Frauen in Europa stellten die Forscher fest, dass Frauen, die mindestens einmal bei der Mammografie waren, ein um 54 Prozent höheres Brustkrebsrisiko hatten als Frauen, die nie bei der Mammografie waren.

Mit den Worten von Mike Adams: »Wenn Sie ein teuflisches Genie wären, das eine krebsverursachende Maschine entwerfen und herstellen wollte, dann hätten Sie es schwer, die heutigen Mammografiegeräte zu überbieten. Sie setzen menschliches Gewebe hochenergetischer Strahlung aus, die praktisch garantiert, dass sich Krebs entwickelt, wenn sie oft genug wiederholt wird. In

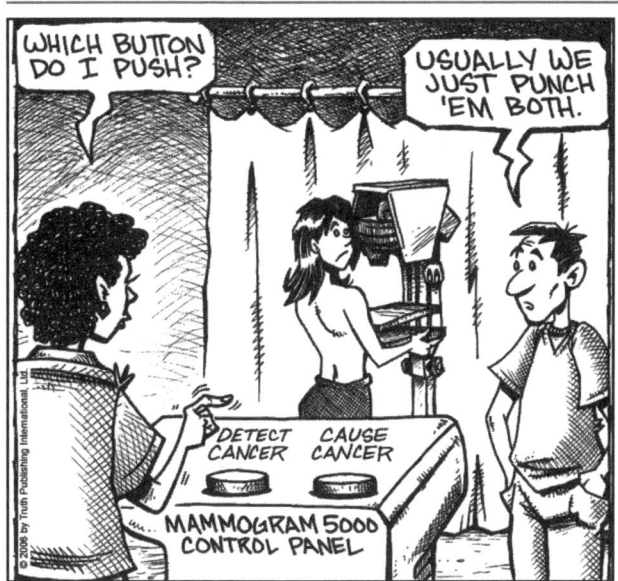

*Welchen Knopf soll ich drücken?
Eigentlich drücken wir immer beide.
Knopf links: Krebs entdecken
Knopf rechts: Krebs verursachen*

Dank an Mike Adams und www.Natural-News.com für die Karikatur.

gewissem Sinne ist es eine Art von ›langsamer Selbstmordmaschine‹, die Jahre (oder Jahrzehnte) benötigt, um ihre Arbeit an Ihrem Körper zu vollenden. Doch bevor Sie sterben, werden Sie Ihr Leben mit lebensrettenden ›Behandlungen‹ verbringen, die Sie in den Bankrott treiben, bevor Sie sterben. Das ist eben die Krebsindustrie: die Gewinne aus dem Krebs maximieren. Die Mammografie ist der Schlüsselbaustein eines Puzzles, mit dem genau das erreicht wird. Doch gleichzeitig ist sie eine ›perfekte Waffe‹, um immer wieder ein lukratives Geschäft zu generieren.

Wenn Sie ein Onkologe sind, ist es der beste Weg, um sicherzustellen, dass Sie eine 55-jährige Krebspatientin bekommen, wenn Sie sie ab ihrem 40. Lebensjahr (oder früher) bestrahlen. Das ist so, als wenn eine Diabetesklinik Kindern kostenlos Zucker anbietet: Sobald sie genügend raffinierten Zucker gegessen haben, werden sie als regelmäßige Kunden, die an Diabetes leiden, zurückkommen.

Die Mammografie ist nach jeder ehrlichen Beurteilung die reine Quacksalberei. Sie ist bei der Entdeckung von Tumoren, die einer Behandlung bedürfen, nicht besser, als wenn Sie über jemanden mit der Hand wedeln und raten, ob er einen Tumor hat, der behandelt werden muss. Im Gegenteil, mit der Hand zu wedeln, ist weitaus harmloser und daher besser.«

www.naturalnews.com/027537_mammograms_cancer_industry.html

Meiner Meinung nach sind Mammografien nichts weiter als eine clevere Methode, um mittels Einschüchterung und Angst neue Patienten für die profitable Welt der »Krebsbehandlung« zu bekommen. Achtung: Wer droht, der Krebsindustrie »Dauerkunden« wegzunehmen (besonders beim lukrativen Alltagsgeschäft mit der Mammografie), muss sich auf heiße Kämpfe einstellen.

Es gibt eine bessere Alternative: moderne Thermografie. Dieses Verfahren verwendet keinen mechanischen Druck und keine ionisierte Strahlung und entdeckt Hinweise auf Brustkrebs um Jahre früher als die Mammografie oder die Untersuchung durch Abtasten. Die Thermografie kann einen möglichen Brustkrebs viel früher erkennen, da sie frühe Formen der Angiogenese abbilden kann. Bei der Angiogenese wachsen kleine Blutgefäße zu den Krebszellen. Das ist die Vorstufe, bevor sie in den Tumor hineinwachsen.

Thermografische Brustuntersuchungen sind genial einfach. Die Thermografie misst die Infrarotstrahlung des Körpers und wandelt diese Informationen in anatomische Bilder um. Der normale Blutkreislauf wird durch das vegetative Nervensystem kontrolliert, das die unbewussten Körperfunktionen steuert. Bei einer Brustkrebsvorsorgeuntersuchung bläst der Thermograf kühle Luft über die Brust der Frau. Das vegetative Nervensystem reduziert daraufhin die Blutzufuhr zur Brust, um die Temperatur zu regulieren. Doch das vegetative Nervensystem kontrolliert nicht die kleinen Blutgefäße, die von Krebszellen gebildet werden. Sie reagieren somit nicht auf die kühle Luft und sind daher auf dem Thermografiebild klar als wärmere Regionen zu erkennen.

Ursache Nr. 2: Rasierschaum & Deodorants

Forschungen weisen darauf hin, dass einer der wichtigsten Gründe für Brustkrebs die Benutzung von Deodorants sein könnte. Der menschliche Körper entsorgt über einige Bereiche seiner Oberfläche Gifte aus dem Inneren. Diese befinden sich in den Kniekehlen, hinter den Ohren, in der Leistengegend und in den Achselhöhlen. Die Gifte werden durch den Schweiß aus dem Körper transportiert. Das Problem mit den Deodorants ist nun, dass sie Sie am Schwitzen hindern und der Körper somit unter den Achseln kein Gift mehr entsorgen kann.

Wohin mit den Giften? Nun, genau das ist das Problem. Diese Toxine verschwinden nicht einfach durch Zauberei. Der Körper lagert sie stattdessen in den Lymphknoten unter den Achseln ein, da er sie nicht ausschwitzen kann. Dies verursacht eine hohe Konzentration an Toxinen und führt zu Krebs. Zahlreiche klinische Studien der letzten Jahrzehnte haben gezeigt, dass Brustkrebs fast immer im oberen äußeren Teil der Brust entsteht. Diese grundlegende Beobachtung steht inzwischen sogar in den Lehrbüchern. Und stellen Sie sich vor, genau dort befinden sich die Lymphknoten!

Dr. Kris McGrath, ein Allergologe aus Chicago, führte 2004 eine Studie durch. In seinem Studienbericht, der im *European Journal of Cancer Prevention* erschien, behauptet er, der Erste zu sein, der eine Verbindung zwischen Deodorants, Rasierschaum (für die Rasur der Achselhaare) und Krebs entdeckt hat. Er untersuchte 400 Frauen aus der Region von Chicago, die Brustkrebs gehabt hatten. Dabei fand er heraus, dass bei denjenigen Frauen 22 Jahre früher Brustkrebs diagnostiziert wurde, »bei denen die Gewohnheit, sich die Achselhöhlen nass zu rasieren oder Deodorant zu benutzen, ausgeprägter war«, als bei den Frauen, die dies nicht taten.

Er schlussfolgerte daraus, dass bestimmte Substanzen in den Deodorants, wie zum Beispiel Aluminiumchlorhydrat, durch kleine Verletzungen in der Haut, die beim Rasieren entstanden, in das Lymphsystem eindringen.

www.nbc5.com/health/2747353/detail.html

Inzwischen sind einige ausgezeichnete aluminiumfreie Deodorantmarken erhältlich. Sie sollten jedoch darauf achten, dass das Deodorant keine Parabene enthält. Parabene werden zur Konservierung benutzt und sind auf der Verpackung oft als Nipagin, Nipagin A, Nipasol oder E216 ausgewiesen. In allen Gewebeproben, die Forscher aus 20 verschiedenen Brustkrebsformen, entnommen haben, wurden auch Spuren von Parabenen gefunden. Die Untersuchungen legen nahe, dass die Parabene aus den Deodorants und anderen Kosmetika nach ihrem Auftragen auf die Haut in das Gewebe eindringen können. Diese Befunde beunruhigten die Forscher, da sich zeigte, dass Parabene wie das weibliche Hormon Östrogen wirken können, das das Wachstum von Brustkrebs beim Menschen antreibt.

Bei Männern ist die Gefahr der Entstehung von Brustkrebs durch die Benutzung von Deodorants wesentlich kleiner, da die Wahrscheinlichkeit höher ist, dass es an den Achselhaaren hängen bleibt, als dass es direkt auf die Haut kommt. Frauen, die sich ihre Achselhaare rasieren, steigern ihr Krebsrisiko durch die kaum sichtbaren Schnitte in der Haut, durch die Chemikalien leicht in den Körper eindringen können.

Ursache Nr. 3: Büstenhalter

Der Zusammenhang zwischen BHs und Brustkrebs wurde durch eine auf den Fidschi-Inseln durchgeführte Studie bestätigt. Der Ethnomediziner Sidney Singer verglich die Häufigkeit von Brustkrebs bei zwei Gruppen von Frauen auf den Fidschi-Inseln. Die Hälfte der Frauen trug BHs und die andere Hälfte nicht. Ernährung, Umwelt und Lebensstil beider Gruppe waren gleich. Er entdeckte, dass die Frauen, die BHs trugen, dieselbe Brustkrebsrate aufwiesen wie amerikanische Frauen. Diejenigen, die keinen BH trugen, kannten Brustkrebs praktisch nicht.

In ihrem Buch *Dressed to Kill: The Link Between Breast Cancer and Bras* (dt. *Dressed to kill: Die Verbindung zwischen Brustkrebs und BHs)* führen Sydney Singer und Soma Grismaijer einige verblüffende Statistiken an:

▶   Bei Frauen, die 24 Stunden am Tag einen BH tragen, beträgt die Wahrscheinlichkeit von Brustkrebs 75 Prozent.

▶   Bei Frauen, die über zwölf Stunden am Tag einen BH tragen, aber nicht beim Schlafen, beträgt die Wahrscheinlichkeit von Brustkrebs 14 Prozent.

▶   Bei Frauen, die ihren BH weniger als zwölf Stunden am Tag tragen, beträgt die Wahrscheinlichkeit von Brustkrebs 0,7 Prozent.

▶   Bei Frauen, die selten oder nie einen BH tragen, beträgt die Wahrscheinlichkeit von Brustkrebs 0,6 Prozent.

Warum? Dr. David Williams meint: »Wird ein BH mindestens 14 Stunden am Tag getragen, führt das zur Zunahme des Hormons Prolaktin, das die Blutzirkulation im Brustgewebe vermindert. Die Verminderung der Blutzirkulation kann die natürliche Entsorgung kanzerogener Flüssigkeiten durch den Körper verhindern, die so in den sackartigen Drüsen der Brust (Lymphknoten) gefangen sind. Diese Drüsen machen den größten Teil der Lymphknoten im oberen Teil des Lymphsystems unseres Körpers aus.« www.shirleys-wellness-cafe.com/breastcancer.htm

Die Beengung durch die BHs hindert offensichtlich das Lymphsystem (ein Netzwerk aus Gefäßen und Knoten, das Müll aus unserem Körper entsorgt), seinen Job zu erledigen. Die Milchdrüsen sind voller Lymphgefäße, die von der Brust durch die Lymphknoten in der Achselhöhle über das Schlüsselbein zum Brustmilchgang führen. So entsorgt die Brust Toxine und hält ihre Gewebe sauber.

Wenn nun etwas dieses Reinigungsverfahren behindert, kommt es zu einem Ungleichgewicht und die Nebenprodukte des Östrogens werden zu schädlichen Molekülen. Diese so genannten freien Radikale fangen an, die Zellen zu schädigen, was wiederum zu Brustkrebs führt.

Die Korrelation zwischen BHs und Brustkrebs ist vier Mal größer als zwischen Rauchen und Lungenkrebs! Pushup-BHs gelten als am meisten beengend. Wenn Sie einen BH tragen müssen, sollte er so klein wie möglich sein und eine gewisse Bewegung der Brust erlauben, ohne unterhalb und entlang der äußeren Ränder der Brust einzuschneiden, dort wo die Milchdrüsen liegen. Setzen wir die soeben besprochenen Punkte zu einem Bild zusammen. Wir haben ein eingeschnürtes Lymphsystem, was zu einem toxischen Stau in der Milchdrüse führt. Dies wird (in einigen Fällen) jedes Jahr in einer Klinik gequetscht und mit Röntgenstrahlen beschossen. Das klingt doch wie das perfekte Drehbuch für die Entstehung von Krebs, oder?

Bei Dr. Lorraine Day wurde ein invasiver Brustkrebs festgestellt. Der kleine Tumor wurde bei einer brusterhaltenden Operation entfernt. Doch der Tumor tauchte schnell wieder auf, wurde sehr aggressiv und wuchs schnell. Als Ärztin wusste Dr. Day, dass Ärzte als Patienten mehr Angst vor Krebs haben als andere Patienten, da sie wissen, dass Chemotherapie, Bestrahlung und operative Entfernung keine geeignete Antwort auf Krebs sind. Sie behandelte ihren Krebs mit alternativen Methoden. Wenn Sie Interesse an weiteren Information darüber haben, wie Dr. Day ihren Krebs erfolgreich behandelte, besuchen Sie ihre informative Website: www.drday.com.

Hautkrebs

Bei Hautkrebs denkt man nur an wenige Risikofaktoren. Dazu gehört die UV-Strahlung, wenn man lange Zeit der Sonne ausgesetzt ist, vor allem in der Jugend, und wenn man rote oder blonde Haare und/oder helle Haut hat. Alleine in den Vereinigten Staaten gibt es jedes Jahr 1,5 Million Fälle von Hautkrebs. Laut Aussagen der *Skin Cancer Foundation* von 2006 werden einer von fünf Amerikanern und einer von drei Weißen irgendwann in ihrem Leben Hautkrebs bekommen. Hautkrebs ist die am weitesten verbreitete Krebsform. Jede dritte Krebserkrankung ist Hautkrebs.

Es gibt zwei Haupttypen von Hautkrebs:
1. Hautkrebs in Leberflecken (malignes Melanom)
2. Hautkrebs im Hautepithel (Basalzellkarzinom und spinozelluläres Karzinom)

Das maligne Melanom ist die gefährlichste Form von Hautkrebs. Es ist ein bösartiger Tumor, der in den Melanozyten entsteht. Das sind die Zellen, die den Farbstoff Melanin produzieren, der der Haut, den Haaren und den Augen ihre Farbe gibt. In den meisten Leberflecken liegt er in hoher Konzentration vor. Wenn Sie ein malignes Melanom haben, das bereits in andere Teile des Körpers metastasiert hat, dann müssen Sie dringend eine starke und umfangreiche Krebsbehandlung in Betracht ziehen.

Sobald es bei einem Melanom zu Metastasen gekommen ist, ist die Krankheit sehr bedrohlich und verläuft in der Regel tödlich, vor allem wenn sie mit den »Großen 3« behandelt wird. Die in diesem Kapitel erwähnten Behandlungsmethoden können nicht bei malignen Melanomen angewandt werden, die bereits metastasiert sind. Lassen Sie es mich wiederholen: Sollten Sie bereits an einem metastsierten malignben Melanom erkrankt sein, sind für Sie die in diesem Kapitel erwähnten Behandlungsmethoden nicht geeignet!

Bei Hautkrebs im Hautepithel gibt es zwei Formen: Basalzellkarzinom und spinozelluläres Karzinom. Das Basalzellkarzinom entwickelt sich in der unteren Basalzellenschicht der Epidermis (Oberhaut). Es ist die häufigste Form von Hautkrebs und sechs bis acht Mal häufiger als das maligne Melanom. Das Basalzellkarzinom ist ein langsam wachsender Krebs, der sich in andere Bereiche des Körpers ausbreitet. Das spinozelluläre Karzinom entwickelt sich in den Plattenepithelien der Epidermis und ist nicht so häufig wie das Basalzellkarzinom. Es wächst jedoch sehr viel schneller als das Basalzellkarzinom, besonders wenn es in der Nähe der Augen, der Ohren, des Mundes oder im Schambereich entsteht. Die Ursache für fast alle Basalzellkarzinome und spinozelluläre Karzinome ist ein fortwährendes Zuviel an Sonnenlicht. Meist entstehen sie auch an den unverhüllten Stellen des Körpers, im Gesicht, an den Ohren, im Nacken, auf der Kopfhaut, an den Schultern oder am Rücken.

Die äußerliche Behandlung von Hautkrebs mit »reaktionsfreudigen« Pasten und Salben zerstört gezielt die Krebszellen. Reaktionsfreudige Pasten und Salben sind ätzende Verbindungen, die äußerlich auf den Hautkrebs aufgetragen werden. Sie zerfressen das Gewebe und zerstören schließlich den darunter liegenden Tumor.

Zwei der angesehensten und bekanntesten Autoritäten für die Benutzung der reaktionsfreudigen Salben waren die amerikanischen Ärzte J. Weldon Fell und Frederic E. Mohs. Dr. Fell arbeitete an der *New York University* und war später einer der Gründer der *New Academy of Medicine*. In den frühen

1850er-Jahren ging er nach London und baute dort eine sehr erfolgreiche Praxis zur Krebsbehandlung mit reaktionsfreudigen Therapien auf. Er benutzte Blutwurz *(Sanguinaria canadensis)* und Zinkchlorid. Blutwurz ist eines der schönsten Kräuter der östlichen Wälder in Nordamerika. Bei den Indianern war es zur Behandlung von Krebs weit verbreitet.

Dr. Frederic Mohs nannte seinen Ansatz »Chemooperation«. Er benutzte eine klebrige Paste. Sein Ansatz war jedoch umfassender. Er kombinierte die reaktionsfreudige Paste mit einer operativen Entfernung des Tumors. Sein Beitrag war enorm, da er dem Verfahren durch umfangreiche Forschungen eine solide, wissenschaftlich fundierte Grundlage gab. Er schrieb einen medizinischen Aufsatz mit dem Titel »Chemosurgery: Microscopically controlled Surgery for Skin Cancer« (dt. »Chemooperation: mikroskopisch kontrollierte Operation von Hautkrebs«), der 1978 erneut veröffentlicht wurde. Die medizinische »Richtigkeit« seines Ansatzes wurde von einem 1990 veröffentlichten Bericht unterstrichen. Dieser belegte, dass der Ansatz bei der Behandlung von Hautkrebs eine dokumentierte Erfolgsrate von 99 Prozent hatte.

Das krebstötende Gemisch aus Zinkchlorid, Blutwurz und anderen Substanzen wurde im 20. Jahrhundert unter dem Namen »Cansema Black Topical Salve« neu erfunden. Cansema ist eine lokal aufzutragende Salbe, die die Krebszellen abtötet und einen »Schorf« bildet. Der Körper stößt diesen Schorf ab und zurück bleibt eine Narbe auf der Haut. In den nächsten Wochen heilt die Narbe aus und zurück bleibt in der Regel eine leicht andersfarbige Stelle, wo zuvor das Wundgewebe war. Normalerweise sieht man nach einigen Monaten nicht mehr, an welcher Stelle sich der Krebs befand.

Im Sommer 2008 hatte ich zwei Stellen in meinem Gesicht (eine auf meiner Nase und die andere zwischen Auge und Ohr), die ich für Basalzellkarzinome hielt. Was ich auch tat, sie gingen nicht weg. Ich strich etwa eine Woche lang Cansema darauf und beide verschwanden. Cansema ist ein wirklich erstaunlicher Stoff! Wir kaufen unser Cansema von *Alpha Omega Labs*. Die Website ist www.AltCancer.com. *Warnung:* Verwenden Sie Cansema *nicht* innerlich!

Eine andere Salbe für Hautkrebs heißt »PDQ! Herbal Skin Cream«. Sie ist völlig natürlich und besteht aus einer geschützten Mischung aus Kräutern und anderen organischen Stoffen (Baumrinde, Blätter, Wurzeln). Ich sprach persönlich mit einer Reihe von Leuten, die damit ihren Hautkrebs vollständig heilen konnten.

Ein Bestandteil der Auberginen hat sich als Heilmittel gegen Hautkrebs erwiesen. Der Stoff heißt » Solasodinglykosid« (oder BEC_5). Er verbindet sich mit Krebszellen und bringt sie dazu, sich abzulösen. Dr. Bill Cham entdeckte BEC_5 zuerst in einem australischen Kraut (dem Sodomsapfel). Dann fand er ihn auch in Auberginen. Er belegte, dass über 70 000 Australier ihren Hautkrebs mit BEC_5 geheilt hatten.

In einer doppelblinden, placebokontrollierten Studie am *Royal London Hospital* fanden die Ärzte heraus, das bei etwa 78 Prozent der Patienten der Hautkrebs durch das lokal aufgetragene BEC_5 geheilt wurde. Nachfolgende Forschungen zeigten, dass der Krebs nicht mehr zurückkam, sobald er einmal verschwunden war! Dieser erstaunliche Erfolg wurde noch dadurch gesteigert, dass BEC_5 im Gegensatz zu einer Chemotherapie die gesunden Zellen nicht tötet. Es greift nur die Krebszellen an und beseitigt sie. Das heißt: Anstatt Ihr Immunsystem zu zerstören, hilft BEC_5 sogar dabei, es zu stärken.

Auch Vitamin C hilft gegen Hautkrebs. Wenn Vitamin C mit dem Hautkrebs in Kontakt kommt, härtet der Tumor aus und bildet eine Kruste, die innerhalb einiger Wochen abfällt. Die Dauer ist abhängig von der Größe des Tumors und wie aggressiv Sie Vitamin C anwenden. Stellen Sie dazu eine Lösung aus einem Achtel Teelöffel reinen Vitamin-C-Kristallen auf einen Teelöffel Wasser (ein Verhältnis von 1:8) her. Wenn Sie mehr Vitamin C hinzugeben, löst es sich nicht auf. Diese Menge wird Ihnen den ganzen Tag reichen. Wenn Sie mehr zubereiten, als Sie benötigen, sollten Sie die Lösung in einem verschlossenen Behälter im Kühlschrank aufbewahren.

Tragen Sie die Lösung mit einem Baumwolltupfer oder einem Wattestäbchen auf den Tumor auf. Das sollten Sie ein oder zwei Mal am Tag wiederholen. Sie sollten den Tumor wenn möglich nach jeder Behandlung mit einem Verband oder Pflaster abdecken. Da Vitamin C (Ascorbinsäure) auch desinfizierend wirkt und sowohl lokal als auch intravenös angewandt werden kann, heilen Sie gleichzeitig den Krebs und bekämpfen Infektionen. Die zu empfehlende Art von Vitamin-C-Kristallen finden Sie auf der Website der *Life Extension Foundation:* www.lef.org/newshop/items/item00084.html.

Eine weitere alternative Heilmethode ist Silberkolloid. Das bekommen Sie bei vielen Händlern. Ich benutzte immer einen eigenen Silberkolloidgenerator und stellte mein eigenes Silberkolloid her. Daher bin ich mit diesem Stoff sehr vertraut. Im Abschnitt über Silberkolloid finden Sie empfehlenswerte Händler.

Auf zwei Dinge sollten Sie bei Silberkolloid achten: 1. Die Reinheit des Silbers und 2. Die Größe der Silberpartikel. Umso höher die Reinheit und umso kleiner die Partikel, umso besser ist das Silberkolloid, weil bei kleineren Partikeln die Gesamtoberfläche des Silbers größer ist und daher umso mehr Silber mit den Krebszellen in Berührung kommt. Umso mehr Oberfläche, umso besser.

Prostatakrebs

In den Vereinigten Staaten erhalten ungefähr 190 000 Männer pro Jahr die Diagnose Prostatakrebs. Prostatakrebs ist ein unter Männer weit verbreiteter Krebs und mit dem Alter steigt die Wahrscheinlichkeit, ihn zu bekommen. Er erhält viel Presse, doch wir sollten uns die Zahlen ansehen: Die Wahrscheinlichkeit, Prostatakrebs zu bekommen, beträgt 16 Prozent, doch die Wahrscheinlichkeit, daran zu sterben, beträgt nur drei Prozent. Denn in der Regel wächst der Prostatakrebs nur langsam. Mit anderen Worten ist bei Männern, die alt werden, die Wahrscheinlichkeit höher, dass sie mit ihrem Prostatakrebs sterben als durch ihn.

Laut der konventionellen »Krebsweisheit« wird Prostatakrebs durch einen hohen Spiegel des prostataspezifischen Antigens und/oder durch chirurgische Biopsien »entdeckt« und durch operative Entfernung der Prostata und/oder Bestrahlung »behandelt«. Wie Sie sehen, folgt die konventionelle Medizin dem Muster, mit »Diagnosetests« die ahnungslose Öffentlichkeit einer esoterischen »Behandlung« zuzuführen, die Krebs häufiger verursacht, statt ihn zu heilen. In Verbindung mit der Tatsache, dass der durchschnittliche konventionelle Arzt von der Propaganda der Pharmaindustrie »betrunken und berauscht« ist und den »Testverfahren« pflichtgemäß und blind folgt, haben die meisten Krebspatienten nicht den Hauch einer Chance.

Prostatakrebs wird mit dem »Test« auf das prostataspezifische Antigen (PSA) diagnostiziert. Die jährliche Rechnung für PSA-Vorsorgeuntersuchungen beläuft sich auf drei Milliarden Dollar! Wenn Ihr PSA-Spiegel hoch ist, wird Ihr Arzt eine Biopsie oder eine Operation anordnen. Das Problem dabei ist, dass eine Biopsie oder ein operative »Entfernung« dazu führen kann, dass sich ein schlafender Krebs in den restlichen Körper ausbreitet. Der PSA-Test gilt als »Goldstandard« bei der Entdeckung von Prostatakrebs. Doch ist er das wirklich? Ist ein hoher PSA-Spiegel gleich Prostatakrebs? Das ist eine wichtige Frage, denn ein hoher PSA-Spiegel bringt die meisten Männer direkt zu einer Biopsie, dann unters Messer und dann direkt zu Inkontinenz und Impotenz. Natürlich dürfen wir nicht vergessen, dass diese Prozeduren Ihrem Arzt und der Medizinmafia Milliarden von Dollar garantieren.

Laut neueren Artikeln in der *New York Times* und *Washington Post* ist der PSA-Test im Grunde wertlos. Der PSA-Test zeigt einfach nur, wie viel prostataspezifisches Antigen ein Mann im Blut hat, das auf Entzündungen hinweist. Doch der PSA-Spiegel kann auch durch Infektionen, gutartige Schwellungen der Prostata und frei erhältliche Medikamente wie Ibuprofen erhöht werden. NICHTS davon ist jedoch ein Zeichen für Krebs.

Dr. Thomas Stamey von der *Stanford University* war einer der ersten Verfechter des PSA-Tests. Auf einer Konferenz im Jahr 2004 meinte er:»PSA kann nicht mehr mit Prostatakrebs in Verbindung gebracht werden. Der PSA-Test ist nicht mehr relevant. Man kann bei einem Mann auch eine Biopsie durchführen, weil er blaue Augen hat.« Der PSA-Test war tatsächlich ein so grässlicher Fehler, dass sich sogar sein Erfinder Richard J. Ablin über ein Jahrzehnt lang dagegen ausgesprochen hat! Im März 2010 schrieb Albin in der *New York Times:*»Der (PSA-)Test ist nur wenig erfolgreicher, als eine Münze zu werfen. Wie ich nun schon seit vielen Jahren klar machen will, kann man mit dem PSA-Test keinen Prostatakrebs nachweisen. (…) Die Beliebtheit dieses Tests hat zu einer äußerst teuren Katastrophe im Gesundheitswesen geführt.«

Konventionelle Onkologen nehmen gerne schnell für sich in Anspruch, dass die wachsende Überlebensrate bei Männern mit Prostatakrebs ein Ergebnis ihrer PSA-Tests und der »Früherkennung« ist. Aber sie geben sich nicht die Mühe zu erwähnen, dass fast jeder dieser Männer so oder so überlebt hätte – nur ohne Inkontinenz und Impotenz, die durch diese Behandlung verursacht werden. Dr. David Williams schrieb im Juni 2009 im *Newsletter Alternatives:*»Beinahe jeder Mann, der das 50. Lebensjahr erreicht, wird *mit* Prostatakrebs sterben, aber nur sehr wenige werden *durch* ihn sterben.«

2009 veröffentlichte das *New England Journal of Medicine* Ergebnisse der zwei größten Studien zur PSA-Vorsorgeuntersuchung, eine in Europa und eine in den Vereinigten Staaten. Die Ergebnisse der amerikanischen Studie zeigen, dass die Vorsorgeuntersuchungen in einem Zeitraum zwischen sieben und zehn Jahren bei Männern über 55 die Todesrate nicht senkten. Die europäische Studie zeigte eine leicht fallende Todesrate, aber auch, dass bei 48 Behandlungen, nur eine einzige notwendig war. Das heißt, dass nun 47 Männer mit sexuellen Problemen zu kämpfen haben und Schwierigkeiten haben, länger als eine halbe Stunde nicht auf die Toilette zu gehen. http://content.nejm.org/cgi/content/full/NEJMoa0810696

Was können Sie tun, um einer Prostatakrebserkrankung vorzubeugen? Erstens sollten Sie versuchen, körperlich aktiv zu bleiben und so oft wie möglich spazierenzugehen oder Ball zu spielen. Die Bewegung der Muskeln und Organe im Beckenbereich erhöht die Zirkulation in der Prostata. Eine weitere gute Übung ist auf dem Rücken liegend »Fahrrad zu fahren«. Im Hinblick auf die Ernährung sollten Sie Fleisch, Milchprodukte und Alkohol meiden und viele Früchte und Gemüse essen. Sägepalme und Gelbwurz sind für die Prostata ausgezeichnete Kräuter und Lycopin (aus gekochten Tomaten oder Wassermelonen) ist unentbehrlich. Essen Sie auch jeden Tag eine Handvoll Walnüsse und Kürbiskerne und viel scharfen Pfeffer, der Capsaicin enthält. Und zuletzt, achten Sie darauf, viel Wasser zu trinken.

Ein ausgezeichnetes Nahrungsergänzungsmittel für die Prostata ist »Super Beta Prostate™«, man bekommt es auf www.newvitality.com. Es enthält viele lebenswichtige Mineralien (darunter Zink, Kupfer, Jod, Chrom und Selen), die die Funktion der Prostata verbessern. Zudem enthält es Beta-Sitosterin, das einen gesunden Harnfluss, eine gesunde Harnblasenfunktion und eine gesunde Prostatafunktion unterstützt.

Ein weiteres ausgezeichnetes Nahrungsergänzungsmittel ist »Pros-Food™«. Sie bekommen es auf www.healthresources.net. Es enthält zehn optimale Nährstoffe für die Gesundheit der Prostata, darunter Zink, Kupfer, Selen, Sägepalme, Brennnessel, Kürbiskerne, Pygeum, Beta-Sitosterin, Rot-Klee und Lycopin.

Einige dieser Informationen zur Prostata wurden von Dr. David Williams in der Ausgabe vom Juni 2009 des *Newsletters Alternatives* veröffentlicht. Meiner Meinung nach ist der PSA-Test bei den Männern das Äquivalent zur Mammografie bei den Frauen. Er liefert viele falsche Ergebnisse und verursacht eher Krebs, als dass er ihn verhindert. Für Dr. Williams ist die konventionelle Prostatakrebsbehandlung ein »Milliarden-Dollar-Beschiss«.

Der »Kachexiekreislauf«

Der verheerendste Effekt, den ein Krebs auf den Körper hat, ist die Kachexie, die sich in Gewichtsverlust und Entkräftung niederschlägt. Laut dem *National Cancer Institute* »wird geschätzt, dass die Hälfte aller Krebspatienten an

Kachexie leidet. Dieser schnelle, große Gewichtsverlust geht einher mit Erschöpfung, Schwächegefühl und Appetitverlust. Kachexie ist ein ernstes Problem unter den Patienten mit fortgeschrittenem Krebs.«

Der frühere Leiter der Pathologie am *Beth Israel Hospital* in Boston, Dr. Harold Dvorak, meint: »In gewissem Sinne stirbt niemand an Krebs. Sie sterben an etwas anderem: an Lungenentzündung oder am Versagen eines Organs. Die Kachexie beschleunigt den Infektionsprozess und den Aufbau von Stoffwechselgiften. Das verursacht den Tod viel schneller, als es der Tumor tun würde, wenn es die Kachexie nicht gäbe.«

Die Kachexie wird durch eine unzureichende Glukoseverbrennung in der anaeroben Atmung verursacht. Die Krebszelle vergärt die Glukose und produziert dabei Milchsäure. Die Milchsäure wird in der Leber in Glukose zurückverwandelt (die so genannte Glukoneogenese). Auch dieser Prozess verbraucht eine enorme Menge an Energie. Die Krebszelle wandelt also Glukose in Milchsäure um und die Milchsäure wandert zur Leber. Die Leber wandelt die Milchsäure wieder in Glukose um, die wieder zur Krebszelle zurücktransportiert wird und so weiter … Dieser Kachexiekreislauf kostet enorme Mengen an Energie und kann so weit gehen, dass der Körper anfängt, die eigenen Muskeln und Knochen »aufzufressen«, um die Krebszellen zu ernähren.

Dr. Joseph Gold war ein Wissenschaftler, der für die NASA forschte, ein Luftwaffenoffizier und ein Mediziner. Als er seine bemerkenswerte Militärkarriere beendet hatte, begab er sich auf eine Mission, die nur ein Ziel hatte: die folgende Frage zu beantworten: »Gibt es einen chemischen Weg, um die Glukoneogenese zu hemmen und die Kachexie zu beenden?« 1969 stolperte Dr. Gold über einen Aufsatz des Biochemikers Paul Ray. Ray schrieb darin, dass Hydraziniumsulfat das Enzym hemmen könnte, das für die Umwandlung von Milchsäure in Glukose benötigt wird. Viele würden sagen, dass dies »pures Glück« oder »Zufall« gewesen sei, doch ich würde sagen, dass dies »göttliche Vorsehung« war! Dr. Gold teste Hydraziniumsulfat sofort an Mäusen und stellte fest, dass es, wie erwartet, die Glukoneogenese hemmte und so den Kachexiekreislauf unterbrach. Voilà! Dr. Gold hatte den perfekten Weg gefunden, um den Krebs auszuhungern.

In den frühen 1970er-Jahren wandte sich Dr. Gold an das *National Cancer Institute*, um klinische Tests mit Hydraziniumsulfat durchzuführen. Während des Treffens übergab er seine Forschungsunterlagen, diskutierte die zu empfehlende Dosierung und zählte eine Reihe von Dingen auf, die man während der Therapie nicht zu sich nehmen sollte, so zum Beispiel Alkohol, Schlaftabletten und Beruhigungsmittel. Dr. Gold warnte die NCI ausdrücklich, dass Patienten sterben könnten, wenn sie Beruhigungsmittel einnahmen. Und was geschah? Die NCI führte die Tests durch, folgte nicht dem beschriebenen Heilverfahren, sabotierte die Studie vorsätzlich, tötete die Patienten und gab einen Bericht heraus, in dem festgestellt wurde, dass das Verfahren »wertlos« sei.

Was ist das Ende der Geschichte? Anstatt der Beschreibung des Heilverfahrens zu folgen und eine Dosis von jeweils 60 Milligramm Hydraziniumsulfat zu geben, verabreichte das durchführende Krankenhaus den Patienten zu hohe oder zu niedrige Dosen. In einigen Fällen bekamen die Patienten pro Tag lediglich zwischen einem und fünf Milligramm. Andere, die mit den richtigen Dosierungen anfingen und eine Besserung zeigten, wurden abrupt auf eine Dosierung zwischen 90 und 100 Milligramm umgestellt, so dass ihre positiven Reaktionen auf die Behandlung verschwanden. Es stellt sich auch heraus, dass keiner der Patienten des NCI darauf hingewiesen wurde, dass die Einnahme von Beruhigungsmitteln verboten war. Unter dem Druck von Untersuchungsbeamten des *Governmental Accounting Office* (GAO; Bundesrechnungshof) gaben Ärzte, die an den Tests des NCI beteiligt waren, in einem Brief an die Zeitschrift *Journal of Clinical Oncology* zu, dass fast alle (94 Prozent) der Versuchsteilnehmer Beruhigungsmittel eingenommen hatten, während sie Hydraziniumsulfat erhielten. Trotz dieser Geständnisse gelang es dem GAO, in seinem Bericht zu erklären, dass die NCI-Versuche »nicht fehlerhaft waren«. Das ist absurd. Das ist, als würde man erklären, dass ein Auto mit einem Motorschaden, vier platten Reifen und ohne Bremsen trotz allem fahrtüchtig sei.

Dr. Gold meinte: »Das Vorgehen der NCI in Bezug auf Hydraziniumsulfat ist gekennzeichnet durch Einschüchterung, Nötigung, unentwegte Opposition und möglicherweise Manipulationen der klinischen Versuche. Einer großen Zahl an Menschen wurde dadurch ihre Gesundheit, ihr Glück und ihr Leben genommen.« Alle ordentlich durchgeführten kontrollierten klinischen Studien, die in Einklang mit den international akzeptierten Standards für wissenschaftliche Untersuchungen stehen, haben ohne Ausnahme die Wirksamkeit und Sicherheit von Hydraziniumsulfat gezeigt. Die größte Studie mit Hydraziniumsulfat umfasste 740 Krebspatienten und wurde in der Sowjetunion durchgeführt. In ihr wurde festgestellt, dass Hydraziniumsulfat bei

50,8 Prozent der Patienten zur Stabilisierung führte oder gar zu einem Rückgang des Tumors. http://alternativecancer.us/hydrazinesulfate.htm

Da Hydraziniumsulfat die Glukoneogenese hemmt, hört der Tumor auf zu wachsen und sich zu verbreiten, schrumpft häufig oder verschwindet sogar ganz. Webster Kehr weist zutreffend darauf hin, dass Hydraziniumsulfat den Kachexiekreislauf in der Leber stoppt, wohingegen Cäsiumchlorid den Kachexiekreislauf auf der zellulären Ebene stoppt.

So sieht Dr. Golds Heilverfahren mit Hydraziniumsulfat aus:

▶   Eine einzelne 60-Milligramm-Kapsel täglich, in den ersten drei Tagen (zum oder vor dem Frühstück).

▶   Eine einzelne 60-Milligramm-Kapsel zwei Mal täglich in den drei darauf folgenden Tagen (zum oder vor dem Frühstück und vor dem Abendessen).

▶   Eine einzelne 60-Milligramm-Kapsel drei Mal täglich, an jedem folgenden Tag (ungefähr alle acht Stunden ab dem Frühstück).

Diese Anweisungen gelten für Patienten mit einem Gewicht von 60 Kilogramm oder höher. Bei Patienten, die weniger wiegen, hat sich schon die halbe Dosis als wirksam erwiesen. Im Allgemeinen wird berichtet, dass das Hydraziniumsulfat am wirksamsten ist, wenn es vor den Mahlzeiten alleine genommen wird, das heißt, in den 30 Minuten davor und danach keine anderen Medikamente eingenommen werden. Wenn zwei Kapseln täglich zu einer ansprechenden Reaktion führen, kann der Patient, laut Berichten, bei dieser Dosierung bleiben und muss sie nicht erhöhen.

Es wird berichtet, dass Hydraziniumsulfat seine größte Wirksamkeit entfaltet, wenn die tägliche Behandlung an 45 aufeinander folgenden Tagen erfolgt, dann für ein oder zwei Wochen unterbrochen wird und dann noch einmal durchgeführt wird. Außerdem wurde berichtet, dass es bei Hydraziniumsulfat eine Unverträglichkeit mit Ethanol, Schlaf- und Beruhigungsmitteln (Barbiturate) gibt. Patienten die Hydraziniumsulfat erhalten, sollten daher alkoholische Getränke und Barbiturate meiden.

Zusätzlich müssen die Patienten eine Diät mit wenigen Kohlehydraten befolgen und dürfen zum Beispiel keinen Zucker essen. Denken Sie daran, Sie versuchen den Krebs auszuhungern und wollen ihn nicht zu einem Festessen einladen! Krebs liebt Zucker! Wenn der Arzt dem unter Kachexie leidenden Krebspatienten also erzählt, er solle essen, was immer er wolle, um Gewicht zuzulegen, sei es auch Eis oder Zucker, dann kann dieser Arzt seinem Patienten stattdessen auch einen Revolver mit einer Kugel darin geben. Das Schlechteste, was ein »unheilbarer« Krebspatient machen kann, ist zu essen, was immer er will.

Warnung! Hydraziniumsulfat ist ein MAO-Hemmer (»Monoaminooxidase-Hemmer«), der ein Enzym hemmt, das Monoamine (z. B. Serotonin, Noradrenalin und Dopamin) aufspaltet, die unseren Gemütszustand kontrollieren. MAO-Hemmer wirken sich jedoch auch auf die Aminosäure Tyramin aus. Wenn Sie einen MAO-Hemmer einnehmen, wird Tyramin nicht verarbeitet, wenn Sie dann Lebensmittel mit Tyramin essen, kann das zu einem Steigen des Blutdrucks, Herzklopfen und schrecklichen Kopfschmerzen führen. Wenn Sie also Hydraziniumsulfat einnehmen, essen Sie keine abgelagerten, vergärten oder gepökelten Produkte, zum Beispiel die meisten Käse, Wurstwaren, Hotdogs, Joghurts, Weine und Bier.

Verboten sind auch Limabohnen, Saubohnen, Linsen, Zuckerschoten, Sojabohnen, Hefeextrakte/Brauhefe, Sauerkraut, Bananen, Avocados, konservierte Feigen, Rosinen, Himbeeren, Ananas, Schokolade, Koffein, Erdnüsse, Mandeln und Kürbiskerne. Diese Liste ist nur ein Auszug. Allgemein gilt, dass Nahrungsmittel mit vielen Proteinen, die verarbeitet oder gelagert wurden, gemieden werden müssen. Auch alle frei verkäuflichen Erkältungs- oder Allergiemittel sind tabu. Die Einnahme von Vitamin C sollte auf höchstens 250 Milligramm pro Tag beschränkt und Vitamin B6 sollte überhaupt nicht eingenommen werden.

Wichtig: Hydraziniumsulfat wird häufig zusammen mit anderen alternativen Krebsbehandlungsmethoden verwendet, die wir in diesem Buch später noch besprechen werden. Auch diese können Einschränkungen bezüglich Ernährung, Nahrungsergänzungsmitteln und Medikamente haben. Denken Sie daran, dass es auch bei Hydraziniumsulfat eine lange Liste an verbotenen Nahrungsmitteln gibt. Wenn Sie schwere Kopfschmerzen bekommen, haben Sie womöglich etwas mit Tyramin gegessen. Sie sollten sich mit Ihrem Arzt oder Ernährungsberater besprechen, wenn Sie Fragen haben.

Hydraziniumsulfat können Sie auf www.essense-of-life.com kaufen. Ich weiß, dass es dort für Haustiere beworben wird, doch dieses hat die höchste Qualität. Und bitte denken Sie daran, dass die Dosierung des Hydraziniumsulfats genau eingehalten werden muss, denn es ist ein Medikament! Eine Überdosierung kann mehr schaden als helfen.

Frequenzen spielen eine Rolle

»Die lebende Zelle ist im Grunde genommen ein elektrisches Gerät.«

Dr. Albert Szent-Gyorgyi (Nobelpreisträger)

Elektromagnetische Felder (»EMF«) ist ein breiter Begriff, er umfasst elektrische Felder, die durch geladene Teilchen entstehen, magnetische Felder, die durch geladene Teilchen in Bewegung entstehen, und Strahlungsfelder, die zum Beispiel von Fernsehern, Radios, Mikrowellen und anderen Haushaltsgeräten stammen. Zahlreiche Experten sind überzeugt, dass es eine direkte Verbindung zwischen dem Ausgesetztsein von EMF und Krebs gibt.

Auf der anderen Seite sind pulsierende elektromagnetische Felder (»PEMF«) für eine optimale Zellgesundheit wichtig und es gibt starke Hinweise darauf, dass PEMF auch eine nützliche Therapieoption für eine Vielzahl von menschlichen Erkrankungen sind. Der Arzt sollte nicht länger sagen: »Nehmen Sie zwei Aspirin und rufen Sie mich morgen an.« Wenn er auf dem Stand der Dinge und sorgfältig ist, sollte er sagen: »Setzen Sie sich weniger EMF aus und stattdessen mehr dem besser geeigneten PEMF, und dann rufen Sie mich morgen wieder an.«

Die Gefahren der »schmutzigen Elektrizität«

Es gibt etwas relativ Unbekanntes, von dem schnell erkannt wurde, dass es unsere allgemeine Gesundheit auf unergründliche und heimtückische Weise beeinflusst. Es hat viele verschieden Formen und verschiedene Namen. Es wird als »schmutzige Elektrizität« bezeichnet oder auch als »EMF«. Sie setzen Ihre Lebensenergie bewusst oder unbewusst Wechselfrequenzen aus, die letzten Endes das Umfeld für Krankheiten bilden. Die EMF wurden als das entscheidende fehlende Bindeglied erkannt, durch das wir die Eskalationsstufen so vieler heutiger Krankheiten verstehen können.

Jeder in unserer modernen Gesellschaft ist den EMF ausgesetzt, die alle elektrischen Geräte umgeben. Jede einzelne unserer Billionen Zellen hat für ihre Gesundheit eine eigene optimale Frequenz. Die EMF können dieses empfindliche Gleichgewicht stören. Die aktuellen Informationen zu den EMF sind eindeutig und können nicht mehr länger ignoriert werden. Führende Experten auf dem Feld der EMF beschreiben sie als eine »verborgene Umweltgefahr«. Ich bezeichne sie als »den unsichtbaren Elefanten im Raum«.

Doch das öffentliche Bewusstsein wächst, da in den Medien immer mehr über die EMF berichtet wird. Dr. David Carpenter, Vorstand der *School of Public Health* an der *State University of New York,* glaubt, dass bis zu 30 Prozent aller Krebserkrankungen bei Kindern durch die EMF verursacht werden. Martin Halper, der Direktor für Analyse und Support bei der EPA, stellt fest: »Ich habe noch nie eine epidemiologische Studie gesehen, die nur annähernd so gewichtige Beweise liefert, wie wir sie bei den EMF sehen. Sie spielen ganz eindeutig eine Rolle.«

Dr. George Carlo leitete in den frühen 1990er-Jahren das Forschungsteam der Funkindustrie, das eindeutig nachwies, dass die EMF der Mobiltelefone submolekulare, elektronische Störungen verursachen, die ein Umfeld für Krankheiten bilden, auch für Krebs. Die Industrie investierte in die Forschung 28 Millionen Dollar und als Dr. Carlo seine lebensbedrohlichen Forschungsergebnisse »ausplauderte«, distanzierte sich die Funkindustrie von ihm und machte ihn schlecht. Dr. Carlo fasste seine Forschungsergebnisse in dem Buch *Cell phones-Invisible Hazards of the Wireless Age* zusammen.

Er schätzt, dass wir heute eine Billion Mal mehr EMF ausgesetzt sind als es unsere Großeltern waren. Die unnatürlichen Energiefelder stehen in Verdacht, Schlaflosigkeit, chronische Schmerzen, chronisches Erschöpfungssyndrom, Depressionen, Ängste, Gedächtnisverlust, Tinnitus, Atemprobleme und eine Reihe weitere Gesundheitsprobleme auszulösen. Dies trifft besonders auf Wechselstrom mit 60 Hertz zu, vor dem schon Tesla gewarnt hat.

Es gibt wissenschaftliche Hinweise darauf, dass EMF Melatonin unterdrücken, dass es eine Verbindung zu Brustkrebs, Prostatakrebs, Hirntumor, Alzheimer, Fehlgeburten, amyotropher Lateralsklerose, Multipler Sklerose, Bluthochdruck, Diabetes, Schilddrüsenproblemen und Asthma gibt und dass EMF die Blut-Hirn-Schranke beschädigen. Epidemiologische Studien in Schweden, die von Maria Feychting durchgeführt wurden, zeigen tatsächlich, dass bei Personen, die zuhause und in der Arbeit intensiven EMF ausgesetzt sind, das Risiko, an Leukämie zu erkranken, 3,7 Mal höher ist als bei Personen, die diesen nicht ausgesetzt sind.

http://en.scientificcommons.org/maria_feychting

Auf der nächsten Seite finden Sie Tabellen mit Messwerten von Magnetfeldern (in mG) um übliche Haushaltsgeräte. So misst man normalerweise, wie stark man EMF ausgesetzt ist. Denken Sie daran: Empfohlen wird, sich höchstens 1mG auszusetzen.

Magnetfelder in mG in Abhängigkeit von der Entfernung			
Wohnzimmer	**15 cm**	**30 cm**	**60cm**	**120 cm**
Farbfernseher		20	8	4
Klimaanlage im Fenster		20	6	4
Deckenventilator		50	6	1
Bad	**15 cm**	**30 cm**	**60cm**	**120 cm**
Fön	700	70	10	1
Elektrorasierer	700	100	10	1
Schlafzimmer	**15 cm**	**30 cm**	**60cm**	**120 cm**
Digitaluhr		8	2	1
Analoge Uhr		30	5	3
Babyfon	15	2	-	-
Wäsche/Geräte	**15 cm**	**30 cm**	**60cm**	**120 cm**
Wäschetrockner	10	3	-	-
Waschmaschine	100	30	-	-
Bügeleisen	20	3	-	-
Tragbares Heizgerät	150	40	8	1
Staubsauger	700	200	50	10
Nähmaschine	12	5	-	-
Heimbüro	**15 cm**	**30 cm**	**60cm**	**120 cm**
PC-Monitor	20	6	3	-
Faxgerät	9	2	-	-
Bleistiftspitzer	300	90	30	30
Küche	**15 cm**	**30 cm**	**60cm**	**120 cm**
Rührgerät	100	20	3	-
Dosenöffner	1500	300	30	4
Kaffeemaschine	10	1	-	-
Geschirrspüler	100	30	7	1
Universal-Küchenmaschine	130	20	3	-
Müllhäcksler	100	20	3	-
Mikrowellenherd	300	200	30	20
Mixer	600	100	10	1
Elektroofen	20	5	1	-
Küchenherd	200	30	9	6
Kühlschrank	40	20	10	10
Toaster	20	7	-	-

Welche praktischen Maßnahmen sollten wir ergreifen, um für eine gesündere Umgebung zu sorgen? Die verborgene Umweltgefahr ist nicht länger unsichtbar. Wir werden nicht wieder in einfachen Hütten leben wollen oder ohne moderne Annehmlichkeiten. Doch wir sollten uns sicherlich die sehr reale Bedrohung unserer Gesundheit verdeutlichen, die die EMF jeden Tag für uns alle darstellen. Das Ziel ist einfach, das Problem zu erkennen, die Ursache des Problems zu identifizieren, eine Lösung des Problems zu suchen und dann es besser zu machen und zu vermeiden, in gefährlicher Umgebung zu leben.

»PEMF«

Während EMF gefährlich sein können, sind pulsierende elektromagnetische Felder (»PEMF«) eine bekannte und wissenschaftlich nachgewiesene Notwendigkeit für ein gesundes Leben. Die positiven Effekte von PEMF-Anwendungen sind seit Jahrzehnten bekannt und Gegenstand von zahlreichen wissenschaftlichen Arbeiten. PEMF funktionieren wie »Batterieladegeräte für Zellen«. In den Worten eines Laien ausgedrückt: Niederfrequente Stromschläge erzeugen um jede Zelle eine kurze, starke Spannung. Die Mitochondrien in der Zelle schnappen sich etwas von dieser Energie. Dadurch werden alle Zellen im Körper bei der ATP-Produktion und der Lieferung von Sauerstoff leistungsfähiger. Mit anderen Worten: PEMF funktionieren bei der Energieproduktion der Zelle wie eine Zündkerze.

PEMF sind für unsere Gesundheit und unser Wohlbefinden von entscheidender Bedeutung. Fragen Sie nur die russische Raumfahrtagentur. Im April 1961 schrieb der sowjetische Kosmonaut Juri Gagarin Geschichte, als er in einer Stunde und 48 Minuten die Erde umkreiste. Gagarin bekam als Erster die Raumkrankheit zu spüren, da er außerhalb des irdischen Magnetfeldes keinem Magnetfeld mehr ausgesetzt war. Er konnte sich etwas bewegen, hatte Luft, Wasser, Lebensmittel, Licht und das Beste an russischer Technologie, was es zu dieser Zeit gab. Es war ein Unternehmen auf höchstem Niveau und es wurde alles berücksichtigt, um den größtes Erfolg zu erreichen. Dieses Experiment war die erste Demonstration der grundlegenden Bedeutung einer unbekannten Grundlage des Lebens: PEMF. Seit diesem Flug besitzt jeder Raumanzug und jede Raumstation ein PEMF-Gerät.

Warum benötigt der Körper das Magnetfeld der Erde? Es ist für alle Lebewesen auf diesem Planeten eine lebenswichtige Energiequelle. Valerie Hunt forschte an der UCLA zu Energiefeldern. Sie bildete die magnetfeldlose Umgebung nach, die Juri Gagarin bei seinem historischen Flug erlebte. Sie baute einen Käfig aus Mu-Metall, in dem sie Objekte zur Beobachtung platzieren konnte. Mu-Metall hat die einzigartige Fähigkeit, darin enthaltene Dinge von Magnetfeldern von der Größe des irdischen Magnetfeldes und der uns umgebenden elektromagnetischen Verschmutzung abzuschirmen. In dem Käfig wurden zwei Personen mit EEG-, EMG- und EKG-Geräten verbunden, die die Auswirkungen maßen, die das Fehlen des Magnetfeldes auf den Körper hatte. Zu ihrem Erstaunen fingen die beiden innerhalb weniger Minuten zu schluchzen an und erklärten, dass sie sich fühlten, als würden sie seelisch zusammenbrechen. Nach einigen weiteren Minuten fingen sie an, die Kontrolle über ihre Muskelkoordination zu verlieren. Sie musste die beiden Versuchspersonen wieder aus dem Käfig nehmen, damit die Herzmuskeln nicht gefährdet wurden. All dies geschah innerhalb von wenigen Minuten!

Forschungsarbeiten weisen darauf hin, dass eine geringe Zellmembranleistung die Ursache für die meisten chronischen Erkrankungen und Autoimmunerkrankungen ist oder zumindest ein entscheidender Kofaktor. Laut dem Nobelpreisträger Otto Warburg besitzen gesunde Zellen ein Transmembranpotenzial (TMP) zwischen 70 und 90 Millivolt. Da unser modernes Leben einen konstanten Stress und eine toxische Umwelt mit sich bringt, neigt die Zellspannung dazu abzusinken, wenn wir alt oder krank werden. Wenn die Spannung fällt, kann die Zelle keine gesunde Umgebung mehr aufrechterhalten. Wenn die elektrische Spannung einer Zelle auf 50 Millivolt fällt, kann es zu einer chronischen Erschöpfung kommen. Fällt sie auf zwischen 15 und 30 Millivolt, wird die Zelle häufig krebsartig.

Die PEMF ermöglichen es, das kritisch tiefe TMP der Krebszellen zu erhöhen und somit einen der entscheidenden Faktoren für das Wachstum der Tumore zu reduzieren. Wenn das TMP erhöht wird, kommt es zu einer erhöhten zellulären Energieproduktion (ATP), einer erhöhten Aufnahme von Sauerstoff, einer Veränderung bei der Kalziumaufnahme, zu einem Austritt von Natrium aus der Zelle und Eintritt von Kalium in die Zelle, einer Veränderung der Enzymaktivitäten und der biochemischen Prozesse und zu einer Veränderung des zellulären pH-Wertes.

Marcel Wolfe, der Forschungen zu einer holistischen Lebensweise durchführt, meint: »Forschungen zu PEMF wiesen regelmäßig neurologische, physiologische und psychologische Verbesserungen nach. Wenn die Frequenz genau stimmt, ist absolut NICHTS damit vergleichbar, weder langwellige Infrarotstrahlung noch Laser, noch Ultraschall. Die PEMF-Forschung hat wiederholt nachgewiesen, dass sie in weit kürzerer Zeit zu einem BESSEREN physiologischen Zustand führt als mit jeder anderen Art von Behandlung und dabei absolut keine nachteiligen Wirkungen zeigt. Es ist wichtig, daran zu denken, dass diese Energie unterhalb der Schwelle liegt, bei der der Benutzer irgendetwas von der Anwendung spürt. Wenn die Frequenz und die Dauer der Anwendung angemessen sind, können die Ergebnisse erstaunlich sein.«

Es gibt über 1000 klinische Studien und über 7000 Forschungsberichte zur therapeutischen Nützlichkeit von PEMF. In dem Artikel »Electric Fields Have Potential As A Cancer Treatment« (dt. »Elektrische Felder haben das Potenzial zur Behandlung von Krebs«) in der Zeitung *Science Daily* vom 6. August 2007 wird berichtet, dass niedrige Spannungsfelder die Teilung von Krebszellen unterbrechen und das Wachstum von Gehirntumoren verlangsamen können. Hier ist also die 64 000-Dollar-Frage: Haben elektrische Schwingungen eine Wirkung? Marcel Wolfe schreibt: »Elektrische Schwingungen wirken sich aus. Sie sind nicht nur ein Baustein für unsere Gesundheit, sie sind der Kleber, der alles zusammenhält und das notwendige Kommunikationsmittel, damit dies alles geschieht.« Um Albert Einstein frei zu zitieren: »Wellen sind alles.«

Der »MRS 2000+«

Durch unseren heutigen Lebensstil mangelt es unseren Körpern fortwährend an Energie, die nur durch die nützlichen PEMF ausgeglichen werden können. Der Bedarf an gesunden Energiequellen wird mit der Zeit noch zunehmen. Ein wichtiges Ausstattungsstück ist daher nach meiner Meinung ein PEMF-Gerät. Der »MRS 2000+« (MRS steht für *Magnetic Resonance Stimulation)* ist eines der wirksamsten Geräte, die ich für PEMF gefunden habe. Es ist das PEMF-System, das sich weltweit am besten verkauft, und wird von Tausenden von Weltklassesportlern, Amateursportlern, fast einer halben Million Benutzern zu Hause und von Millionen von Benutzern im klinischen Bereich benutzt. Die Verwendung des MRS 2000+ wurde seit Mitte der 1990er-Jahre in Hunderten von klinischen Studien dokumentiert.

Am wichtigsten ist jedoch, dass er den natürlichen PEMF am nächsten kommt. Das Magnetfeld der Erde hat 40 uT (Microtesla) und der MRS arbeitet mit Stärken, die dem sehr nahe kommen. Ohne zu sehr ins Detail zu gehen: Das natürliche pulsierende Feld der Erde ist die »Schumann-Resonanz« und ihre beiden wichtigsten Frequenzen sind 7,83 und 14,2 Hertz. Der MRS 2000+ verwendet diese und Millionen von weiteren Frequenzen in diesem Bereich. Zudem besitzt er eine »Biorhythmusuhr«, so dass immer das für die Tageszeit geeignete Programm läuft. So erhalten Sie am Morgen anregende Frequenzen und am Abend entspannende Frequenzen. Sein Ganzkörperpolster ist auch wesentlich dicker, weicher und bequemer als andere Matten. Auch wenn das nicht die Qualität des Feldes betrifft, so verhilft es Ihnen doch zu einem genussvolleren Erlebnis.

Ich möchte hier Marcel Wolfe für seinen Beitrag zu den Informationen in diesem Kapitel danken. Herr Wolfe ist Lehrer für Naturwissenschaften und beschäftigt sich seit über 20 Jahren mit unserer Lebensweise und dem Thema »holistische Gesundheit«. Seit Mitte der 1980er-Jahre hat er die Frequenztechniken in ihrer vollen Bandbreite erforscht, er hat sich mit Farb- und Lichttherapien, mit statischen Magneten, mit dem Taychon, Negativ-Ionen-Generatoren, Multiwave-Ozillatoren und mit den Rife-Generatoren auseinandergesetzt. Herr Wolfe ist auf dem Gebiet der PEMF ein Spezialist. Er hält dazu Vorträge in Unternehmen, Organisationen und auf Gesundheitsausstellungen in der ganzen Welt. (Wenn Sie sich entscheiden, einen MRS 2000+ zu erwerben, oder mehr zu PEMF erfahren möchten, kontaktieren Sie ihn in Kanada unter +1-416-256-7981.)

Teil 3

Reinigung & Entgiftung, Ernährung, Nahrungs- ergänzungsmittel & GMO

*Auf eine gute und gesunde Ernährung kommt es an!
Falsches Essen torpediert jeden Sinn für Regeln und
Disziplin, es ist die Ursache von Leid und stürzt Ihren
Körper letztlich ins Verderben. Auf zehn Zentimeter
Vergnügen im Mund und am Gaumen folgen oft
genug zehn Meter Elend im Darm. Leider interessieren
sich die meisten Menschen nur für die ersten zehn
Zentimeter . . . .*

Durch und durch verrottet

»Es gibt einen wesentlichen Grund für Krankheiten – Azidose (niedriger pH-Wert). Wissen Sie, dass die Ursache dafür hauptsächlich darin besteht, dass die Fäulnis der Fäkalien von Ihrem Körpersystem reabsorbiert wird? Dies verursacht Blutvergiftung, was so viel bedeutet wie schmutziges Blut ... Wenn Ihr Blut toxisch wird, so hängt das allein damit zusammen, dass Ihr Körper das fäkale Gift aus Ihrem Dickdarm wieder absorbiert.«

Dr. Darrell Wolfe

Dieses Kapitel mit dem Titel »Durch und durch verrottet« befasst sich ausschließlich mit dem Vorgang der Reinigung/Entgiftung, was in der Realität der wichtigste, doch am häufigsten übersehene Teil eines Krebsbehandlungsplans ist. Lassen Sie mich es wiederholen: Reinigung ist der wichtigste, doch am häufigsten übersehene Teil eines effektiven Krebsbehandlungs-/Präventionsplans. Dr. Darrell Wolfe: »Wenn ich mich an diesem Morgen durch die geschäftigen Scharen in der Innenstadt bewege, erstaunt mich das ›intestinale Wohlbefinden‹ dieser Durchschnittsmenschen. Als Heilpraktiker mit 25-jähriger praktischer Erfahrung schüttle ich meinen Kopf über das Offensichtliche. Warum können wir, eine so fortgeschrittene Gesellschaft, die nach entscheidenden Durchbrüchen im Gesundheitswesen sucht, das Offensichtliche nicht sehen, fühlen oder riechen? Wir sind eine Nation von durch und durch Verrotteten.«

Was genau meint Dr. Wolfe mit dieser Feststellung? Statistiken zeigen, dass der Durchschnittsmensch übergewichtig ist. 25 Prozent von uns tragen zusätzliche 25 Pfund nicht nur an Gewicht, sondern an toxischen Abfallprodukten mit sich herum.

Es ist wahrhaft erstaunlich, wie viele Männer aussehen, als wären sie schwanger! Haben Sie sich jemals gefragt, wie eines Mannes Bauch so riesig werden konnte? Besonders wenn sein übriger Körper verhältnismäßig dünn ist? Nun, womit wir es hier real zu tun haben, ist der Dickdarm, ein Muskel, dem es an Spannkraft fehlt, der abgesackt ist und, angefüllt mit trägen Abfallstoffen, den Unterleib vorwölbt. Wussten Sie, dass der Durchschnittsmensch an die 10 Pfund faulender (d. h. verrottender) Fäkalien im Leib hat? Wie Dr. Wolfe treffend festgestellt hat, sind viele von uns »durch und durch verrottet.«

Was bedeutet Reinigung & Entgiftung?

Entgiftung ist der Prozess, durch den Giftstoffe aus dem Körper entfernt oder neutralisiert oder umgewandelt werden, der übermäßige Schleimbildung und Verstopfungen beseitigt. Mangelhafte Ernährung, schlechte Verdauung, ein träger Dickdarm, eine herabgesetzte Leberfunktion und klägliche Nierenausscheidung – all dies führt zu einer erhöhten Toxizität und zu Sauerstoffmangel auf Zellebene.

Wie ich in diesem Buch schon unzählige Male erwähnt habe, schafft Sauerstoffmangel auf Zellebene ein perfektes Umfeld für die schnelle Vermehrung sauerstoffunabhängiger Mikroben wie Bakterien, Parasiten, Viren und Pilze. Diese Mikroben können viele, viele Male kleiner als unsere Körperzellen sein, so dass unsere Zellen buchstäblich von diesen Mikroben infiziert werden, bis sie schließlich dafür sorgen, dass die Zellen absterben oder sich in Krebszellen »verwandeln".

Hat der Körper (besonders die Leber, Gallenblase, Nieren und Eingeweide) erst einmal seine Fähigkeit verloren, all die Gift- und Schadstoffe, mit denen wir tagtäglich bombardiert werden, zu verarbeiten, dann verringert sich die Sauerstoffversorgung des Körpers, beginnt das Immunsystem zusammenzubrechen, zeigt der pH-Wert des Körpers eine Übersäuerung (Azidose) an, und wir haben einen perfekten Nährboden für tödliche Mikroben und Parasiten. Diese Mikroben sind das Ergebnis, sobald unser Immunsystem die Fähigkeit verloren hat, die Körperzellen vor Krebserregern zu schützen.

Diese Viren, Bakterien, Parasiten und Pilze agieren als die eigentlichen Katalysatoren für Krebs und fast alle anderen Krankheiten. Indem sie eine gesunde sauerstoffabhängige Zelle »kapern«, beginnen diese bakteriellen und vikralen Invasoren damit, die Sauerstoff- und Energieversorgung der Zelle auszuschöpfen, bis die Zelle entweder stirbt oder in eine anaerobe Zelle mutiert.

Eine solche sauerstoffunabhängige (d. h. Krebs-) Zelle bedarf nunmehr der Fermentierung von Zucker, um Energie zu produzieren. Der Kampf gegen den Krebs wird wahrlich auf Zellebene ausgefochten, indem man versucht, den Körper von mikroskopisch kleinen Invasoren zu reinigen, während man das Körperinnere in radikaler Weise in ein gesundes Terrain zurückverwandelt. Deshalb ist die Reinigung für uns alle von größter Bedeutung.

Der Tod beginnt im Dickdarm

Nach Dr. Darrell Wolfe: »Dein Körper ist ein Tempel für deinen Geist und deine Gefühle, worin sie zu einem natürlichen Gleichgewicht finden können, aber er muss in einem gesunden Zustand sein, um dieses Gleichgewicht zu erlangen. Dieser gesunde Zustand wird dir auf einem erstaunlichen Fließband geliefert, das als Verdauungstrakt bekannt ist. Er beginnt mit dem Mund und führt über die Speiseröhre in den Magen und dann in den Dünndarm, der drei bis sechs Meter lang ist. Insgesamt blicken wir auf zehn bis elf Meter Eingeweide. Das ist ein langer Weg, den dein Essen zurücklegen muss. Der Essens- und der Verdauungsprozess sind ein Kunstwerk, einfach und effektiv.«

Er fährt fort: »Falsches Essen torpediert jeden Sinn für Regeln und Disziplin, es ist die Ursache von Leid und stürzt deinen Körper letztendlich ins Verderben. Die meisten Menschen sind sich nur der ersten zehn Zentimeter des Vorgangs bewusst; was wir da haben, sind zehn Zentimeter Vergnügen, auf das zehn Meter Elend folgen.«

In der Zeit, da ich diese fünfte Ausgabe des Buches schreibe, sind meine Kinder neun, acht, drei Jahre und drei Monate alt. Meine drei »Großen« rennen den ganzen Tag herum und werden fast nie müde. Warum glauben Sie, haben sie so viel Energie? Klar, sie sind jung, aber am wesentlichsten ist, dass sie frei von Giften sind. Sie haben keine 40 und mehr Jahre auf dem Buckel, in denen sie giftige Abfälle absorbierten, die aus trägen fäkalischen Rückständen in ihrem Dickdarm weiterwanderten und ihr Blut, ihre Lymphe, Organe und Zellgewebe verseuchten.

Haben Sie einen wirklich schlimmen Atem? Wenn ja, dann rührt das nicht nur daher, was Sie zum Frühstück gegessen haben! Es könnte auch darauf zurückzuführen sein, was Sie letzten Monat oder letztes Jahr gegessen haben! Denken Sie daran: Warme Luft steigt nach oben, und sie steigt aus Ihrem Unterleib empor und entweicht durch Ihren Mund. Hat irgendwer ein Pfefferminz? Lassen Sie sich nicht zum Narren halten! Pfefferminz, Zahnpasta und Mundwasser sind nur vorübergehende Maßnahmen, die die Symptome verschleiern. So werden Sie der wirklichen Ursachen – Ihres »inneren toxischen Misthaufens« – nicht gewahr.

Warum verwenden die Leute Achseldeodorant und Parfüme? Um die Wahrheit zu verbergen. Die Wahrheit ist, dass sie stinken. Warum verstärkt sich der Körpergeruch mit dem Älterwerden? Die Antwort lautet: Wir sind durch und durch verrottet. Wir verrotten von innen heraus. Sie sollten wissen, dass fast alle Deodorants und Parfüme giftig sind und Ihrem Körper schaden, selbst manche von den sogenannten natürlichen Produkten. Wie ich später im Buch erörtern werde, sind viele Achseldeodorants vielleicht mitverantwortlich für Lymphdrüsenprobleme und Brustkrebs.

Warum vermeiden es viele Leute, eine öffentliche Toilette aufzusuchen? Wegen des Fäulnisgeruchs, den sie hinterlassen. Stellen Sie sich vor, Sie würden Ihr Haus betreten und mit einem widerlichen Gestank konfrontiert werden, wüssten aber nicht, wo er herkommt. Sie würden nicht ruhen, bis Sie die Quelle gefunden hätten. Ich bin mir sicher, dass Sie nicht im ganzen Haus Raumsprays benutzen würden, um den Geruch zu überdecken. Doch selbst wenn Sie Ihre Ernährung umstellen würden und damit begännen, richtig zu essen, werden Sie nie mehr vor Gesundheit strotzen, wenn Sie nicht Ihre persönlichen »Abwasserrohre« reinigen. Vielleicht ist die wichtigste Aussage des ganzen Kapitels diese: Sie werden nicht innerlich verrotten, wenn Sie die Kunst der Reinigung verstehen.

Die meisten Menschen möchten jedoch nicht über ihre faulenden Fäkalien reden. Sie stecken den Kopf in den Sand in der Hoffnung, dass es von alleine weggeht. Ein vergifteter Dickdarm ist der Nährboden für Katastrophen.

Wie sagt es Dr. Darrell Wolfe: »Es gibt einen wesentlichen Grund für Krankheiten – Azidose (niedriger pH-Wert). Wissen Sie, dass die Ursache dafür hauptsächlich darin besteht, dass die Fäulnis der Fäkalien von Ihrem Körpersystem reabsorbiert wird? Dies verursacht Blutvergiftung, was so viel bedeutet wie schmutziges Blut. Lassen Sie mich eine Frage an Sie richten. Glauben Sie, dass Sie systemischen Pilzbefall, chronische Müdigkeit, Kopfschmerzen, Halsentzündung, Hautkrankheiten, Herzleiden, Gicht, Arthritis, Nebenhöhlenprobleme, sogar Krebs haben könnten – ohne dass Ihr Blut verschmutzt und vergiftet wäre? Die Liste der Krankheiten ist endlos. Wenn Ihr Blut toxisch wird, so hängt das allein damit zusammen, dass Ihr Körper das fäkale Gift aus Ihrem Dickdarm wieder absorbiert.«

Ist es dann noch ein Wunder, dass wir häufig den Satz hören: »Der Tod beginnt im Dickdarm«?

Der »Dominoeffekt«

Lassen Sie mich über den »Dominoeffekt« reden. Was ist der wesentliche Grund für Blutvergiftung (schmutziges Blut)? Die Absorption toxischer Fä-

kalien aus dem Dickdarm. Wenn Sie also Ihren Dickdarm dazu bringen können, richtig zu arbeiten, werden Sie das Gift aus dem fäkalen Abfall nicht absorbieren. Bei 99 Prozent der Bevölkerung ist das nicht der Fall. Wenn das
Blut mit diesen tödlichen Toxinen und Giften überlastet wird, muss die Leber
die Überlastung auffangen. Ihre Leber erfüllt bereits mehr als 500 Funktionen
für den Körper und muss jetzt den Überschuss auffangen und den giftigen
Abfall aus dem Dickdarm verarbeiten. Die Leber macht Überstunden, bis sie
an chronischer Ermüdung leidet; dann kriegt es der Körper mit einer ganzen
Reihe von negativen Begleiterscheinungen zu tun. Also wird ein Besuch beim
Arzt fällig, der Ihnen sagen wird, dass Sie okay sind und dass das »für Ihr
Alter normal.« ist.

In Wirklichkeit ist es nicht normal. Die Leber musste sehr viel mehr erledigen, als es sonst ihre Aufgabe ist, wofür die im Dickdarm festgebackenen
fäkalen Rückstände verantwortlich waren, die das Blut vergifteten. Jetzt muss
die Leber diese toxische Überlastung, die durch einen trägen Dickdarm hervorgerufen wurde, an die Nieren weitergeben. Aber die Nieren sind gar nicht
glücklich über diese zusätzliche Bürde. Sie haben den erhöhten Druck bereits
in den letzten paar Jahren gespürt, weil der Dickdarm schon funktionsgestört
war, bevor die Leber in diese missliche Lage kam. Dennoch tun die Nieren
ihr Bestes, aber mit der Zeit kommt es zu chronischen Schmerzen im unteren
Rückenbereich, auch dies aufgrund der unerwünschten toxischen Schadstoffe. Es zeigen sich andere Symptome, die auf die überarbeiteten Nieren
zurückzuführen sind, wie schwitzige Hände, Tränensäcke, häufiger Harnab-
gang und Blaseninfektionen. Die Nieren tragen nun die Hauptlast der toxischen Rückstände. Wohin jetzt damit? In den Haltetank namens Blase.

Genau das nennt Dr. Wolfe den »Dominoeffekt«. Zuerst der toxische
Dickdarm, danach werden Blut, Leber, Nieren, Blase und jetzt auch noch das
Lymphsystem verpestet. Die Millionendollarfrage heißt demnach: Wie kriegen wir unser inneres Kanalisationssystem wieder so hin, dass es normal
funktioniert? Die Antwort lautet: REINIGUNG UND ENTGIFTUNG!

Es gibt eine Reihenfolge

Wenn Sie das Blut mit einer verstopften Leber entgiften wollen, wo gehen
die Giftstoffe hin? Also müssen Sie erst Ihre Leber entgiften, bevor Sie das
Blut entgiften. Nächster Punkt: Wenn Sie die Leber entgiften, aber Ihren vergifteten Dickdarm vergessen, haben Sie bald wieder eine verstopfte Leber.

Wir haben es unserer amerikanischen Fast-Food-Ernährung zu verdanken, wenn der Dickdarm zumeist voller Giftstoffe ist, die unser Immunsystem belasten. Deshalb sollten wir zuerst den Dickdarm reinigen, dann unseren Körper von Parasiten befreien, danach die Nieren säubern, sodann die Leber und die Gallenblase, dann den restlichen Körper und das Blut. Das ist die vernünftigste Reihenfolge. Sie wird von vielen Heilpraktikern und Ärzten gleichermaßen auf das Nachdrücklichste empfohlen.

1) Dickdarmreinigung
2) Parasitenreinigung
3) Nierenreinigung
4) Leber-/Gallenblasenreinigung
5) Blutreinigung.

Erster Schritt: die Dickdarmreinigung

Mit den Worten von Henry Wheeler Shaw:»Gute, verlässliche Eingeweide sind mehr wert als jede beliebige Menge Hirn.« Ich stimme Mr. Shaw von ganzem Herzen zu. *The Royal Society of Medicine* ließ eine gründliche Untersuchung durchführen und fand heraus, dass ein dysfunktionaler Dickdarm zu 85 Prozent aller Leiden und Krankheiten wesentlich beiträgt. Ein dysfunktionales Kolon liefert dem Feuer der Krankheiten – Krebs eingeschlossen – das entscheidende Brennmaterial. Und solange dieses Organ nicht Ihre volle Aufmerksamkeit und Kooperation erlangt, werden Sie Erkrankungen weder verhindern noch rückgängig machen, Sie werden krank bleiben und es gründlich satt haben, krank und müde zu sein.

Dr. John Harvey Kellogg, berühmter Chirurg und Vater der Kellogg Corn Flakes, glaubte, dass im Dickdarm der Ursprung der meisten Gesundheitsprobleme zu finden sei, daher seine Schöpfung von Getreideflocken mit Kleie, um die Dickdarmfunktion zu unterstützen. Er beharrte darauf, dass 90 Prozent der Krankheiten auf das unangemessene Funktionieren des Dickdarms zurückgeführt werden könnten.

Wussten Sie, dass der Dickdarm oft als die »Mutter aller Organe« tituliert wird? Er ist das erste Organ, das sich im Fötus entwickelt. Warum? Weil es das wichtigste ist. Ohne richtige Abfallbeseitigung (Kanalisationssystem) würde das Leben aufhören zu existieren, noch bevor es in die Gänge kommt. Stellen Sie sich einfach das Desaster vor, dem wir uns gegenüber sähen, wenn der Dreck aus der Kanalisation unserer Städte in unsere Straßen und Wohnungen zurückschwappte. Aber ist das nicht genau das, was mit dem »inneren Kanalisationssystem« vieler Menschen von heute geschehen ist, Menschen, die wie wir zu atmenden Jauchegruben voller toxischer Bakterien, Gase, Pilze und Würmer geworden sind, die von trägen, verwesenden Abfallprodukten leben? Wir sind durch und durch verrottet.

Unter allen Völkern in der Welt tritt Dick- und Mastdarmkrebs bei Amerikanern am häufigsten auf. Er tötet inzwischen mehr Amerikaner als je zuvor in der Geschichte. Viele Menschen sind der Meinung, dies sei ein schmutziges Thema, das ihnen peinlich ist. Aber Krebs und Tod sind schlimmer, also lasst uns darüber reden, wie wir ihn verhindern können. Dem staatlichen amerikanischen Gesundheitsdienst zufolge laufen mehr als 90 Prozent der Amerikaner mit verstopftem Dickdarm herum. Das Sprichwort »Du bist, was du isst« ist grundsätzlich richtig und umso mehr Grund dafür, den Körper zu reinigen und zu entgiften. Wenn die Eingeweide mitgenommen sind, treten Probleme wie Verstopfung, Hämorrhoiden, Divertikelentzündung, Colitis ulcerosa, Dickdarmkrebs und eine Fülle von anderen Leiden auf.

Dr. Richard Schulze meint dazu:»Im Gesundheitsprogramm eines jeden Menschen sollte der erste Schritt darin bestehen, alle Ausscheidungsorgane zu stimulieren, zu reinigen und zu kräftigen, und man fängt am besten mit den Därmen an.« Dr. Schulze stellt fest, dass eine (Dick-)Darmreinigung in drei Schritten abläuft. Erstens: Bemühen Sie sich um einen regelmäßigen Stuhlgang (eine Entleerung pro Mahlzeit). Beseitigen Sie als Nächstes die toxischen Fäulnisrückstände in den Taschen, Krümmungen und Falten des Dickdarms. Und zum Schluss: Halten Sie den Dickdarm durch tägliche Wartung sauber.

www.risingstarlc.com/schulze.htm.

Dr. Schulze gibt bereitwillig zu, dass 20 Jahre an klinischer Erfahrung ihn zu der Erkenntnis gebracht haben: 80 Prozent aller Übel, ob Arthritis, Akne, Chemikalienunverträglichkeit oder Krebs, könnten innerhalb von zwei Wochen regelmäßiger Darmreinigung aus der Welt geschafft werden. Eines der besten Darmreinigungsmittel, das zurzeit auf dem Markt ist, wurde von Dr. Schulze kreiert und heißt »Intestinal Corrective Formula (Nr. 1 und 2)«. Es ist zu finden unter www.herbdoc.com. Eine weitere ausgezeichnete Dickdarmreinigungsrezeptur (die ich selbst anwende), hat den Namen »Aloe Ease« und ist unter www.newvitality.com zu finden.

Viele Menschen glauben fälschlicherweise, dass eine zwei- bis vierwöchige Reinigung ausreicht, um ihre Gesundheit zu resaturieren. Sie liegen falsch. Eine tägliche Pflege des Verdauungstrakts ist unerlässlich und notwendig, um unser Wohlbefinden wiederherzustellen und zu erhalten. Das Ziel sollte die Regeneration und Pflege des Dickdarms sein. Wenn Sie schon einmal eine Dickdarmreinigung durchgeführt haben, fühlten Sie sich wahrscheinlich einen Monat lang großartig und sind dann wieder zur Normalität zurückgekehrt. Was geschah? Ihr inneres Kanalisationssystem wurde erneut verstopft, nicht wahr? Entscheidend ist, den Dickdarm sauber zu halten und dafür zu sorgen, dass er nicht wieder verstopft wird.

Wir müssen nicht nur reinigen, wir müssen im Verdauungstrakt auch ein starkes Immunsystem mit den entsprechenden freundlichen Bakterien (Flora) wieder herstellen. Ohne diese freundliche Flora würde es das Leben, wie wir es kennen, nicht geben. Bei den meisten Menschen sind die freundlichen Bakterien im Verdauungstrakt von brutalen Chemikalien, Leitungswasser, schlechter Ernährung, Antibiotika und anderen Giftstoffen zerstört worden. Bodeneigene Mikroorganismen eignen sich unter allen freundlichen Bakterien am besten für die Wiederherstellung eines gesunden Verdauungstrakts.

Denken Sie daran, die Goldene Regel für eine wirksame Verdauung (d. h. einen sauberen Dickdarm) lautet, niemals Protein und Stärke zu vermengen. Fleisch braucht Proteinenzyme zur Verdauung und Kartoffeln erfordern Stärkeenzyme. Wenn diese Enzyme zusammengebracht werden, neutralisieren sie sich gegenseitig und die Nahrung verfault.

Zweiter Schritt: die Reinigung von Parasiten

Die meisten Menschen glauben, dass Parasiten nur in Ländern der Dritten Welt ein Problem darstellen, aber nichts kann weiter von der Wahrheit entfernt sein.

Wissenschaftler haben über 300 florierende Arten von Parasiten in den heutigen USA identifiziert, darunter die folgenden: Madenwürmer, Bandwürmer, Hakenwürmer, Peitschenwürmer, Spulwürmer und Herzwürmer. Das US-Landwirtschaftsministerium berichtet, dass zwei Kubikzentimeter Rindfleisch im Durchschnitt bis zu 1200 Larven enthalten. Man schätzt, dass über neunzig Prozent der Amerikaner unter Parasiten leiden und es gar nicht wissen. Wenn Symptome auftreten, dann sind die Würmer/Parasiten wahrscheinlich schon seit mehr als einem Jahrzehnt in ihrem System!

Dr. Hazel Parcells: »Täuschen Sie sich nicht! Würmer sind die giftigsten Agentien im menschlichen Körper. Sie sind eine der primären Ursachen von Krankheiten und der entscheidende Grund für ein geschwächtes Immunsystem.« www.frequencyrising.com.

Parasiten sind Abfall fressende Organismen in uns, die zur Entwicklung vieler ernster gesundheitlicher Störungen einschließlich Krebs beitragen. Parasiten florieren im Verdauungstrakt, in der Leber, der Bauchspeicheldrüse und im Gehirn, wo sie »fett« werden, wenn sie mit ihrer Lieblingsnahrung gefüttert wurden: Zucker, industriell verarbeitete Lebensmittel, Junkfood, Giftstoffe und große Mengen Kohlenhydrate. Diese uneingeladenen Besucher sind deshalb so gefährlich, weil sie äußerst giftig, ja sogar tödlich werden, während Abfälle in den Gastkörper gelangen, weil sie im ganzen Körper ihre Eier ablegen und Larven im Gewebe heranwachsen.

Parasiten haben drei wesentliche Ziele/Auswirkungen im menschlichen Gastkörper:

▸ Sich an seiner Nahrung zu mästen.

▸ Sein Blut zu trinken.

▸ In mit ihren Ausscheidungen zu überlasten, die dann vom Blutkreislauf reabsorbiert werden und so das gesamte Immunsystem schwächen.

Dr. Hulda Clark starb 2009, aber zeit ihres Lebens zählte sie zu den besten Kennern der Welt der Parasiten. Clark war Doktor der Biophysik und Zellphysiologie und schrieb drei Bestseller: *The Cure of All Cancers, The Cure of All Diseases* und *The Cure for HIV and AIDS.*

Dr. Clark entdeckte, dass es anscheinend bei jedem Fall von Krebs, mit dem sie zu tun hatte, zwei prädisponierende Faktoren gab:

1. die Existenz eines Parasiten, des Darmegels, der auch unter dem Namen »Fasciolopsis buski« bekannt ist, und

2. die Existenz verschiedener Lösungsmittel und Giftstoffe im Körper (darunter Isopropylalkohol), die im Verein mit den Parasiten die notwendigen Voraussetzungen für einen Krebs ergeben.

Dr. Clark war bestens bekannt für ein Verfahren, das sie »den Auslöscher« nannte, weil es Pathogene im Körper abtötet.

Eine interessante Ähnlichkeit zwischen Dr. Clarks Theorien und anderen Krebstheorien betrifft Mykotoxine (Pilzgifte). Seite 233 habe ich Dr. Doug Kaufman und Dr. Tullio Simoncini erwähnt. Sie vertreten beide die Hypothese, dass Krebs eine tiefverwurzelte Infektion durch Pilze ist, die unser Immunsystem nicht erkennt. In Teilen Afrikas gilt Aflatoxin (die Nr. 1 unter den Mykotoxinen) als primäre Ursache für Leberkrebs, was auf den Verzehr schimmeliger Nahrung zurückzuführen sei. Die Leber scheint am meisten anfällig für eine Schädigung durch Aflatoxin zu sein, wenn Isopropylakohol in gängigen Lebensmitteln konsumiert wird, woraufhin der Darmegel das Feld betritt und den Weg frei macht für Krebs.

Dr. Clark empfiehlt, alle Nahrungsmittel mit ozonisiertem Wasser zu waschen, da Ozon jedes Gift weniger giftig machen kann, alle Formen von Schimmel abtötet und Parasiteneier beseitigt, die auf Gartengemüse zu finden sind. Man füllt einfach das Spülbecken in der Küche mit Leitungswasser, wirft einen Ausströmer (das ist ein Luftgeber aus Keramik am Ende einer Plastikröhre, die an einem Ozonisator angebracht ist) hinein und lässt zehn Minuten lang Ozon im Wasser sprudeln, in dem man Gemüse, Körner oder Bohnen wässert. Das von ihr getestete und verifizierte Verfahren bereinigt die Situation und macht die Nahrung für den Verzehr tauglich und sicher.

Wie wird man Parasiten los? Clark behauptet, dass drei pflanzliche Mittel gegen mehr als hundert Arten von Parasiten helfen, ohne dass man auch nur mit Kopfweh oder Schwindelgefühlen rechnen müsse. Diese »Wunder«-Mittel sind:

- ▸ Schwarznussschalen
- ▸ Wermutkraut (Artemisia)
- ▸ gewöhnliche Gewürznelken (vom Nelkenbaum)

Diese drei Heilpflanzen müssen zusammen wirken. Schwarznussschalen und Wermutkraut töten die ausgewachsenen Exemplare und Entwicklungsstadien von mindestens 100 Parasiten ab. Gewürznelke tötet die Eier. Nur wenn man sie zusammen anwendet, werden Sie die Parasiten los. Wenn Sie nur die ausgewachsenen Parasiten töten, werden aus den Anfangsstadien und Eiern schon bald wieder neue. Wenn Sie nur die Eier töten, werden aus den millionenfachen Entwicklungsstadien, die sich bereits in Ihrem Körper befinden, schon bald wieder ausgewachsene Parasiten geworden sein, die noch mehr Eier legen. Man muss alle drei Mittel zusammen in einer Behandlung anwenden.

Dr. Clark zufolge führt die Abtötung aller Parasiten samt ihren Larvenstadien und die Beseitigung von Isopropylalkohol und Karzinogenen in der Lebensführung des Krebspatienten zu einer bemerkenswerten Wiederherstellung, die im allgemeinen binnen einer Woche sichtbare Resultate zeigt.

Eine genaue Analyse von Dr. Clarks Vorgehensweise ergibt, dass ein Teil ihres Erfolgs vielleicht auf den Wermut zurückzuführen ist. Artemisinin ist ein Extrakt der Artemisia- oder Wermutstaude. Man hat nachgewiesen, dass er Gefäßwachstum (Angiogenese) verhindert. Mitte der 1990er-Jahre begannen zwei Forscher an der Universität des Bundesstaats Washington in Seattle (die Professoren Henry Lai und Narendra Singh) die Anwendung von Artemisinin an menschlichen Patienten zu untersuchen. Sie fanden heraus, dass Artemisinin Krebszellen selektiv ins Visier nimmt, hingegen normale Brustzellen und Weiße Blutkörperchen nicht behelligt.

Krebszellen sammeln und speichern Eisen, da sie zusätzliches Eisen benötigen, um ihre DNA zu replizieren, wenn sie sich teilen. Daher weisen die Krebszellen eine höhere Eisenkonzentration als normale Zellen auf. Professor Lai zufolge ist das Artemisinin deshalb so wirksam, weil es in Kontakt mit Eisen ein radikaleschädigendes Feuerwerk abbrennt. Als Lai und Singh das Artemisinin mit einem den Eisenanteil vergrößernden Molekül kombinierten, waren die Testergebnisse erstaunlich. Innerhalb von 16 Stunden ging die Zahl der Brustkrebszellen um 98 Prozent zurück! *(Selective toxicity of dihydroartemisinin and holotransferrin toward human breast cancer cells,* Life Sciences 70, 2001)

Leukämiezellen werden mit dieser Verbindung nachweislich in nur acht Stunden zu 100 Prozent zerstört, wahrscheinlich weil sie sich schneller teilen, eine höhere Eisenkonzentration und höhere Prozentsätze an Transferrinrezeptoren (die Eisen transportieren) aufweisen. Je aggressiver der Krebs ist, desto besser reagiert er offensichtlich auf diese Behandlung!

Als Ergänzung zu Dr. Clarks Parasitenreinigungsmittel (das unter www.drclark.net erworben werden kann) gibt es auf www.herbdoc.com noch ein anderes ausgezeichnetes Antiparasitenmittel. Man kann das Parasitenreinigungsmittel zusammen mit dem Darmreiniger nehmen, solange man mit der Prozedur fertig ist, bevor man mit der Leberreinigung anfängt. Achten Sie auf jeden Fall darauf, dass Sie die Parasitenreinigung nicht auslassen. Wie wir von Dr. Ross Anderson hören: »Andere prominente Ärzte stimmen mit mir überein, dass in der menschlichen Geschichte die Bedrohung durch Parasiten von allen endemischen Problemen wahrscheinlich das am wenigsten anerkannte ist. Weil sie nicht gesehen werden können und sich nur selten unmittelbare Symptome zeigen, bleiben sie als Ursache oder Zusatzfaktor einer womöglich ernsten Befindlichkeitsstörung unsichtbar.«

Dritter Schritt: die Nierenreinigung

Warum ist die Nierenreinigung von Bedeutung? Tag für Tag bereiten die Nieren Ihr Blut auf und helfen dabei, Abfallprodukte (wie Quecksilber, Blei, Arsen, Kupfer und andere Giftstoffe) und zusätzliches Wasser auszufiltern. Aus den Rückständen und dem zusätzlichen Wasser wird Urin. Der Urin fließt dann durch den Harnleiter in die Blase. Ihre Blase speichert den Urin, bis Sie zur Toilette gehen. Wenn Ihre Nieren mit Giftstoffen überfrachtet werden, kann es zu Nieren- und Blasenerkrankungen kommen, Wodurch wiederum die Nieren sich nicht in der Lage sehen, Rückstände und Urin aus dem Körper auszuscheiden. Im Urin bilden sich Kristalle aus den verschiedenen Salzen, die sich an den Innenseiten der Nieren ablagern. Schließlich werden diese Kristalle groß genug, um Nierensteine zu bilden. Eine Nierenreinigung ist ein Verfahren, das dazu dient, Ablagerungen in den Nieren, die zu Nierensteinen führen können, aufzulösen.

Wir wissen inzwischen, dass harte Mineralien (vor allem aus dem Leitungswasser) von unserem Körper nicht assimiliert werden können; also beginnen sie damit, sich in unseren Nieren und anderen Organen anzureichern, wodurch sie zu vielen Krankheiten (Krebs eingeschlossen) beitragen. Dr. Charles Mayo (von der *Mayo-Klinik*) résumiert: »›Hartes Wasser‹ ist der eigentliche Grund für viele, wenn nicht alle Krankheiten, die aus Giftstoffen im Darmtrakt entstehen. Diese (harten Mineralien) gelangen von den Darmwänden ins Lymphsystem, das all seine Produkte an das Blut weitergibt, das wiederum alle Körperteile versorgt. Das ist der Grund für viele menschliche Krankheiten.«

Es gibt hunderte von Kräuterrezepten und viele verschiedene homöopathische Heilmittel, um Nierensteine zu beseitigen. Eine populäre Methode der Nierenreinigung ist die Wassermelonenreinigung. Kaufen Sie sich einfach ein paar riesige Wassermelonen und essen Sie sie an einem Tag auf. Eine andere beliebte Art der Nierenreinigung wird mithilfe von Selleriesamentee durchgeführt. Gießen Sie einfach kochendes Quellwasser über einen Esslöffel frisch gemahlener Selleriesamen und lassen Sie sie ziehen. Selleriesamentee ist bei Nierensteinen und chronischen Nierenerkrankungen sehr wirksam. Sie haben eine direkte Wirkung auf die Nieren, erhöhen den Wasserentzug und beschleunigen die Reinigung der Gelenke von angesammelten Giftstoffen. Oft kombiniert man Selleriesamentee mit Löwenzahnwurzeln, um die Wirksamkeit der Ausscheidung sowohl der Nieren als auch der Leber zu steigern. Allerdings sollten Sie, wenn Sie schwanger sind, keine Selleriesamentee trinken, da er Wehen auslösen kann!

Das wahrscheinlich beliebteste Nierenreinigungsmittel findet man unter: http://curezone.com/clark/kidney.asp. Und unter www.herbdoc.com ist auch Dr. Schulzes Nierenreiniger erhältlich.

Vierter Schritt: die Leber- und Gallenblasenreinigung

Ich habe jemanden sagen hören:»Sag deinem Mädchen nicht, dass du es von ganzem Herzen liebst. Sag ihr, dass du sie von ganzer Leber liebst.« Das klingt seltsam, nicht wahr? Aber wenn man bedenkt, dass die Leber täglich über tausend Aufgaben bewältigt und jeden Tropfen Blut, der durch sie hindurchfließt, filtert, wird Ihnen, glaube ich, klar, dass das durchaus einen Sinn ergibt.

Die Leber produziert Chemikalien, um Viren und Bakterien zu bekämpfen. Sie unterstützt die Phagozytose (die Aufnahme von Nahrungspartikeln bis hin zu kleinen Zellen durch spezialisierte Zellen) und erzeugt Antihistamine, um Substanzen zu neutralisieren, die dem Wachstum von Krebs förderlich sind. Sie ist ein derartiges Kraftpaket, dass Wissenschaftler annehmen, bis zu 80 Prozent der Leber könnten Schaden nehmen, ohne irgendwelche Symptome hervorzurufen! Hinzu kommt, dass die Leber sich alle sechs Wochen regeneriert! In einem Aufsatz von 1994 mit dem Titel »The Liver, Laboratory of Living« (dt. »Die Leber: Labor des Lebens«) stellte Dr. Leo Roy fest:»Keine Krankheit, insbesondere keine Degenerationskrankheit wie Krebs und Aids, könnte angesichts einer gesunden Leber länger als ein paar Wochen Bestand haben.« *(Immune Perspectives,* Sommer 1994).

In seinem Buch *The Liver and Cancer* spricht Dr. Kasper Blond aus Wien von der Leber als dem »Tor zur Krankheit«. Weiter heißt es: »Kein anderer Stimulus ist (für das Wachstum von Krebs) notwendig als ein Stoffwechselgift, das aufgrund eines Leberversagens nicht gefiltert oder neutralisiert worden ist.« Später stellt er fest: »Lungenkrebs wird nicht durch Nikotin verursacht, sondern durch die Verdauungsgifte, die vom Filter der Leber nicht erfasst worden sind.« Dazu passt das Schicksal des Baseballstars Mickey Mantle. Bei ihm wurde Lungenkrebs diagnostiziert, während er auf eine Lebertransplantation wartete. Sehen Sie den Zusammenhang?

Es gibt viele Möglichkeiten, die Leber zu reinigen und gesund zu halten, aber die beste Spülung, die ich kenne, ist die fünftägige Leber- und Gallenblasenspülung von Jon Barron. Sie können sie unter www.jonbarron.org finden. Eine andere gute Spülung ist von Dr. Schulze (www.herbdoc.com). Man trinke täglich einen Viertelliter unverarbeiteten Bio-Apfelsaft und dies drei Tage lang. Man muss in der Zeit nicht fasten, aber es empfiehlt sich, es zu tun. Am Abend des dritten Tages trinke man etwa 150 Milliliter kaltgepresstes natives Olivenöl Extra, das man zuvor mit dem Saft einer Zitrone verrührt hat, und man trinke es schnell. Am besten greift man sich dann einen kleinen Eimer und legt sich in Embryonalstellung zusammengerollt auf die rechte Seite. In dieser Haltung verharrt man etwa eine halbe Stunde. Den Eimer sollte man ans Gesicht halten, falls man sich übergeben muss. Am nächsten Morgen dürfte man ein paar kleine grüne oder schwarze Dinger im Stuhl finden. Das sind Gallensteine.

Die Leber- und Gallenblasenreinigung hat eine wissenschaftliche Grundlage. Apfelsaft weist einen hohen Prozentsatz an Apfelsäure auf, die als Lösungsmittel fungiert, was die Adhäsion zwischen festen Proteinkügelchen mindert. Das biologisch kontrollierte Olivenöl stimuliert Gallenblase und Gallengang dazu, sich zusammenzuziehen und ihren Inhalt auszustoßen. Dr. Schulze behauptet, unsere Nahrung sei einfach zu süß, dass wir ein paar bittere Kräuter und Grünzeug zu uns nehmen müssten, um den Gallenfluss anzuregen. Rote-Rüben-Saft, Alfalfa-Saft und Weizengrassäfte sind für die Leber eine wahre Freude. Wie ich bereits erwähnt habe, stimulieren auch Kaffee-Einläufe den Fluss des Gallensekrets.

Fünfter Schritt: die Blutreinigung

Der Blutstrom ist unser »Lebensfluss«. Wir machen uns nur sehr selten tiefere Gedanken über das Blut, das durch unsere Körper fließt, solange wir keine Verletzung erleiden und diese kostbare Flüssigkeit vor unseren Augen ausströmt.

Eines der ersten Dinge, die wir tun können, um den Kreislauf zu verbessern, besteht darin, dass wir die Kanäle säubern, durch die das Blut fließt. Aufgrund mangelhafter Verdauung und der Verwendung von hartem Wasser überziehen sich die Wände der Arterien, Venen und Kapillargefäße mit anorganischen Rückständen. Diese Abfallprodukte bilden einen Belag, der verhindert, dass die Zellstrukturen von Venen und Arterien richtig ernährt werden, so dass diese ursprünglich weichen, biegsamen Gewebe verhärten und ihre Elastizität verlieren. Dann können sie sich wie ein »alter« Gummischlauch nicht mehr so leicht ausdehnen oder zusammenziehen und blähen sich in ihrer Schwäche auf oder werden spröde und fangen an zu reißen wie im Falle von Krampfadern. Der übermäßige Verbrauch von Brot, Gebäck und raffiniertem Zucker laugt das Kalzium aus den Venen und Arterien, Kalziummangel aber schwächt uns, was wiederum Fehlfunktionen ermöglicht.

Wenn der Dickdarm, die Nieren und die Leber in ihrer Fähigkeit, das Blut frei von Rückständen zu halten, nachlassen, kann das Blut seinen vielen Funktionen nicht mehr adäquat nachkommen. Die Verteilung des Sauerstoffs an die Zellen wird behindert, das Immunsystem ist damit beschäftigt, mit den vermehrten Schadstoffen im Blut fertig zu werden, und das Ganze endet mit einer Degenerationskrankheit. Wieder sind wir dort, wo wir angefangen haben … Krebs steht immer igendwie mit Sauerstoffmangel auf Zellebene in Zusammenhang.

Es gibt an und für sich mehrere Möglichkeiten, sein Blut zu reinigen. Eine der effektivsten Methoden ist es, zwischen den Mahlzeiten oder vor dem Schlafengehen Verdauungsenzyme zu sich zu nehmen. Binnen einiger Minuten gelangen die Enzyme in den Blutstrom und beginnen damit, die Rückstände im Blut zu beseitigen und die immunen Zellen zu stimulieren. Ich empfehle aber auch, dass Sie einen pflanzlichen Blutreiniger anwenden, um toxische Ablagerungen aus dem Blut zu entfernen, damit es sich Krebs und Tumoren gegenüber seine Feindseligkeit erhält. Die wichtigen Blutreinigungspflanzen sind: Rotklee, Klettenwurzel, Kreosotbusch, Kermesbeerwurzel und Kleiner Sauerampfer, jene Pflanzen, die Sie in den berühmten Blutreinigungsrezepturen wie Hoxsey-Tee, Essiac-Tee und Dr. Schulzes Formel finden. Sie treiben Tumore buchstäblich aus dem Körper.

Jon Barron hat auf seiner Website www.jonbarron.org einen ausgezeichneten Blutreiniger im Angebot. Ihm zufolge besteht die beste Anwendungsmethode bei dieser Art von Rezeptur in einer Kräutertinktur, mit einer bis zu dreißigfachen Kräuterkonzentration. Nehmen Sie davon (je nach Bedarf) täglich zwischen vier und zwölf volle Pipetten in Saft aufgelöst zu sich. Nehmen Sie Ruhetage, wie Sie es brauchen, leeren Sie aber die Flasche völlig. Wiederholen Sie das Ganze so oft wie nötig.

ANMERKUNG: Ein Großteil dieses Kapitels besteht aus (genehmigten) Auszügen aus Dr. Darrell Wolfes Artikel »Spoiled Rotten« (dt. »Durch und durch verrottet«).

Ernährung ist wesentlich

»In Geschichtsbüchern finden Sie nicht, was die meisten Amerikaner getötet hat. Schauen Sie dazu besser auf Ihren Esstisch … Wir essen zu viel von den falschen und zu wenig von den richtigen Nahrungsmitteln.«

Dr. Andrew Saul

„Bekämpfen« oder »anheizen«

Ich habe mehrere Kapitel der Ernährungsweise und dem Nahrungsspektrum gewidmet, da die Art, wie sich jemand ernährt, das wichtigste Stück des Krebsbehandlungspuzzles ist. Lassen Sie es mich noch einmal sagen: Die Ernährung ist das wichtigste Puzzleteil. Wenn man mit einem alternativen Krebsbehandlungsplan beginnt, ist das wie Holz ins Kaminfeuer (d. h. den Körper) zu geben. Sobald dieses Holz Feuer fängt und zu brennen beginnt, wird das Feuer die Krebszellen abtöten, die in Ihrem Kamin Kolonien gebildet haben. Schlechte Nahrung zu sich zu nehmen, ist jedoch, als würden Sie Wasser in dieses Feuer gießen. Schlechte Ernährung macht viele alternative Krebsbehandlungen zunichte. In der Tat haben viele wissenschaftliche Untersuchungen ergeben, dass allein die Ernährung schon Krebs auslösen kann. Wenn Sie also wollen, dass Ihr Krebs sich zurückbildet, müssen Sie Ihre Ernährungsweise grundlegend revidieren. Eigentlich ist es die Art Ihrer Ernährung, die den Krebs »heilt«, da sie das Immunsystem aufbaut und Ihr »inneres Terrain« im Gleichgewicht hält.

Um die Wahrheit zu sagen: Viele Menschen haben ihren Krebs tatsächlich rückgängig gemacht und dabei nicht mehr getan, als ihren Speiseplan zu ändern. Die Krebsdiät ist genau so wichtig wie die Krebstherapie. Da ich viele wirksame alternative Krebstherapien mit solchen verglichen habe, die weniger wirksam waren, ist es offensichtlich, dass selbst ein kleiner »Defekt« in der Krebsdiät die Wirksamkeit einer speziellen Behandlung beeinträchtigen kann. Wenn die Nahrung die Krebszellen mit Brennstoff versorgt, sind sie gegen die meisten Behandlungen sehr resistent. Vergessen Sie eins nicht: Wenn die Diät den Krebs nicht bekämpft, dann versorgt sie ihn. Es gibt keinen Mittelweg.

Es ist die Ernährung (nicht die Therapie), die langfristig gesehen Heilung vom Krebs gewährleistet, da durch die Ernährung das Immunsystem aufgebaut und das innere Terrain ins Gleichgewicht gebracht wird. Diese beiden

Dinge sind von essenzieller Bedeutung, um auf lange Sicht im Kampf gegen den Krebs erfolgreich zu sein. Viel zu oft glauben die Leute, dass sie vom Krebs geheilt sind, sobald der Tumor verschwunden ist oder die Krebszellen abgestorben sind. Sie kehren dann wieder zu ihrer alten Lebensweise, ihrer schlechten Ernährung, ihren Lastern zurück und holen damit auch den Krebs zurück. Wir sollten bedenken, dass es eine spezielle innere Verfassung war, die das Krebswachstum überhaupt erst ermöglichte, und dass auch der Krebs wiederkommt, wenn dieser innere Zustand dank eines Rückfalls in alte (schlechte) Gewohnheiten wiederhergestellt wird.

Der menschliche Körper besteht aus den auf der Erde am häufigsten vorkommenden Elementen. In der Genesis lesen wir die Geschichte von der Erschaffung der Welt und vom Garten Eden. Wir lesen in Genesis 2,7, dass Gott »den Menschen aus Lehm gebildet und ihm den Odem des Lebens eingehaucht hat«. Was hat Gott verwendet, um Adam zu erschaffen? Er formte ihn aus der reichhaltigsten Erdkrume auf Erden. Ich bin zu 100 Prozent davon überzeugt, dass jedes Element in dem Erdreich vorhanden war, das Gott dazu verwandte, um Adam zu erschaffen, und in dieser gleichen Erde wuchsen auch seine Früchte und Nüsse, sein Getreide und Gemüse. Aber seit Adams Sündenfall ging es auch mit der Umwelt bergab.

Angesichts der Tatsache, dass die Bodenkrume in Amerika bis zu 90 Prozent ihres Mineralgehalts verloren hat, und angesichts der überflüssigen Chemikalien und Hormone, die unseren Böden und Lebensmitteln hinzugefügt werden, sowie der Verarbeitungsprozesse, die die Vitamine und Verdauungsenzyme zerstören und dabei ihren Säuregehalt erhöhen, braucht man sich nicht zu wundern, dass die Degenerationskrankheiten epidemische Ausmaße angenommen haben. Bei der Recherche zu seinem Buch *Nutrition Under Siege* (dt. *Ernährung unter Belagerung)* analysierte Alex Jack Daten, die vom *USDA ARS Nutrient Data Laboratory* veröffentlicht worden waren, und kam zu dem Schluss, dass ein Datenvergleich »in vielen Lebensmitteln einen scharfen Rückgang an Mineralstoffen, Vitaminen und anderen Nährstoffen seit der letzten umfassenden Untersuchung, die vor über 20 Jahren veröffentlicht wurde, erkennen lässt«, ein Ergebnis, das er »einer stetigen Verschlechterung der Boden-, Luft- und Wasserqualität« zuschreibt. Diese Elemente, die inzwischen in der Ernährung der Durchschnittsamerikaner fehlen, sind für die Erhaltung eines guten Gesundheitszustandes und damit des Lebens selbst ausschlaggebend.

Vor hundert Jahren war Krebs praktisch nicht bekannt, aber heute hat es den Anschein, als hätte jeder einen Verwandten, der an dieser gefürchteten Krankheit gestorben ist. Was ist anders geworden? Haben sich unsere Körper verändert? Sind unsere Erbanlagen mutiert? Oder haben wir unsere Böden ihrer wesentlichen Nährstoffe beraubt? Haben wir an dem, was wir unseren Körpern zuführen, etwas geändert? Und haben diese Nahrungsmittel, die wir zu uns nehmen, ihrerseits unser inneres Terrain so angegriffen, dass wir krankheitsanfälliger geworden sind?

In seinem Buch mit dem Titel *Beating Cancer With Nutrition* (dt. *Den Krebs mit Ernährung besiegen)* liefert uns Dr. Patrick Quillin eine wunderbare Analogie:»Pilze wachsen auf der Rinde eines Baums, dank der günstigen Bedingungen, was Hitze, Feuchtigkeit und Dunkelheit angeht. Man kann einen Pilz abschneiden, verbrennen und vergiften, er wird immer wieder auftreten, solange die Bedingungen günstig sind. In ähnlicher Weise entwickelt sich der Krebs in einem Menschen, wenn die Bedingungen stimmen. Zu den Faktoren, von denen belegt ist, dass sie Tumorbildung begünstigen, gehören toxische Belastung, die Zerstörung des Immunsystems, Fehlernährung, mentale Depression und ein erhöhter Blutzuckerspiegel ... Wenn wir diese Krebserreger nicht korrigieren, sind zytotoxische Therapien zum Scheitern verurteilt.« Was Dr. Quillin sagt, ist, dass wir unser Augenmerk mehr auf die Krebsursachen richten müssen und weniger auf die Symptome.

Die fehlenden Mineralstoffe und Vitamine im Erdreich, die Chemikalien in unserer Nahrung und unseren Getränken, die Zubereitung von Speisen in der Mikrowelle, der Verzehr von Junkfood, industriell verarbeiteten oder künstlichen Lebensmitteln und solchen, die mit Pestiziden belastet sind – es sind nur einige wenige von den vielen diätetischen Faktoren, die unser inneres Terrain vergiftet und in erster Linie unseren pH-Haushalt aus dem Gleichgewicht gebracht haben und die einen Nährboden abgeben, auf dem der Krebs wachsen kann. Unsere säurehaltige, gehaltlose Junk- und Fastfood-Ernährung ist, was das Krebswachstum angeht, einer der Hauptschurken.

Wie ich schon gesagt habe: Einen Mittelweg gibt es nicht. Entweder bekämpft die Nahrung, die wir essen, den Krebs oder dieser ernährt sich davon. So gesehen kann die Nahrung, die wir essen, einer von zwei Kategorien zugeordnet werden:

1. Nahrung, die dem Krebs förderlich ist: indem sie entweder Krebszellen direkt ernährt oder das Immunsystem daran hindert, Krebszellen zu töten.

Zu solcher Nahrung gehören: Mykotoxine (giftige Pilze), säurehaltige Speisen, Sodagetränke, Zucker, Transfette, Kaffee, Glutamat, Natriumnitrit, Aspartam, industriell verarbeitete und mit Pestiziden belastete Lebensmittel, pasteurisierte Milch und pasteurisierter Käse, verfeinertes Mehl, Fluorid, Chlor etc.

2. **Nahrung, die den Krebs bekämpft:** entweder indem sie Krebszellen tötet, unseren pH-Haushalt ausbalanciert oder den Krebs daran hindert, sich mittels Nährstoffen, Enzymen, Vitaminen und Mineralstoffen zu verbreiten. Zu solcher Nahrung gehören: Quellwasser, Äpfel und ihre Kerne, Aprikosen und ihre Kerne, blaurote Trauben und ihre Kerne, Himbeeren, Blaubeeren, Erdbeeren, Warzenmelonen, Karotten, Brokkoli, Paprika, Tomaten, Avocados, Knoblauch, Zitronen, Limonen, Kokosnussöl, Flachssamen, Flachsöl, Walnüsse, Chlorella, Spirulina, Kräuter etc.

Der Schlüssel für eine erfolgreiche »Krebsdiät« ist der Verzehr von Antikrebsnahrung und die Vermeidung von Lebensmitteln, die dem Krebs förderlich sind. Einfach, oder? Nicht im Amerika des 21. Jahrhunderts! Vor einem Jahrhundert gab es nicht allzu viel Industrienahrung. In den Familien wurde frisches Obst und Gemüse gegessen, frisches Brot, Nüsse, Frischfleisch von grasfressenden Rindern, frische Eier und das Ganze mit mineralreichem Brunnenwasser oder Rohmilch hinuntergespült. Aber heute hat die Mama einfach zu viel zu tun, um auch noch zu kochen. Also gibt's zum Frühstück für jeden ein paar Donuts oder Muffins. Mama und Papa spülen sie mit Kaffee hinunter, während die Kinder ein großes Glas pasteurisierter Schokoladenmilch trinken. Mittags macht man einen Abstecher ins Fastfood-Restaurant, wo man einen Cheeseburger und Pommes isst, ein Mineralwasser trinkt und Eis zum Nachtisch hat. Und später dann besteht das Abendessen aus Pizza, Chips und Bier oder Mineralwasser und einem Riegel Schokolade vor dem Schlafengehen.

Sehen Sie das Problem? Unseligerweise besteht das typische amerikanische Essen zu etwa 95 Prozent aus Nahrung, die dem Krebs förderlich ist. Diese Speisen enthalten sehr viel Säure, wodurch unser pH-Haushalt aus dem Gleichgewicht gebracht wird. Schauen wir uns einmal die Pommes frites an: Wir schälen Kartoffeln, schneiden sie in dünne Stücke, dann frittieren wir sie in transfetthaltigem Öl und streuen massenhaft Salz darüber. Am Schluss bleiben da keine Ballast-, keine Nähr- und keine Mineralstoffe. Da ist nichts übrig außer einem Haufen unverdaulicher, in hohem Grade säurehaltiger

Abfälle. Ist es da ein Wunder, dass manche von uns es kaum von einem Tag auf den anderen schaffen? Unser inneres Terrain ist in einem schrecklichen Zustand! Diese Nahrungsmittel sind nicht nur säurehaltig, es fehlt ihnen auch an Enzymen. Da Enzyme bewirken, dass die Nahrung schnell verdirbt, ist die beste Methode, Lebensmittel davor zu schützen und ihnen eine größere Haltbarkeitsdauer zu verschaffen, wenn man die Enzyme beseitigt oder zerstört. Aber Sie fragen vielleicht, ob »Enzyme nicht wichtig sind«. Sie sind es ganz bestimmt. Eine wichtige Rolle, die Enzyme im menschlichen Körper spielen, besteht in der Verdauung. Aber unseren heutigen, industriell verarbeiteten Lebensmitteln fehlen diese Enzyme.

Einfach auspressen!

Ein ausgezeichneter Weg, um an Enzyme zu kommen, ist der, frischgepressten Obst- und Gemüsesaft zu trinken. Da Obst und Gemüse roh entsaftet werden, bleiben die Enzyme erhalten. Die Eingeweide der meisten Menschen sind gefährdet, weil sie seit Jahren schon Junkfood essen; deshalb fällt es ihnen schwer, Nährstoffe zu absorbieren. Wenn wir unsere pflanzliche Nahrung entsaften, kommt das einer Vorverdauung gleich. Deshalb sind wir in der Lage, mehr Nährstoffe zu absorbieren.

Frischgepresster Saft könnte für all jene von Ihnen, die kein rohes Gemüse essen mögen, die Antwort sein. Ich weiß, dass für jemanden, der an Hamburger und Fritten gewöhnt ist, der Gedanke, frischen Salat aus Brokkoli, Karotten, Gurken, Rote Bete und Sellerie zu essen, vielleicht nicht gerade einladend ist. Deshalb ist frischer Saft eine ausgezeichnete Alternative zum Verzehr der empfohlenen drei bis vier Pfund frischen Rohgemüses pro Tag. Entsaften ist schlichtweg die praktischste Methode, den täglichen Bedarf an Frischgemüse und Frischobst zu decken.

Wir versuchen häufig Saft zu pressen. Gewöhnlich sind es Karotten, Rote Bete, Äpfel, Sellerie und Gurken, die wir entsaften – natürlich alles in Bioqualität. Die Kinder mögen den Saft. Ich trinke gewöhnlich die halbe Menge und gebe dann das Fruchtfleisch zur anderen Hälfte hinzu. Das hat den Vorteil, dass dem Saft, der auf die gesunden Bakterien im Dickdarm wie Dünger wirkt, Ballaststoffe hinzugefügt werden. Trinken Sie den Saft sofort nach dem Entsaften, da die Nährstoffe und Enzyme abgebaut werden, sobald sie Sauerstoff und Licht ausgesetzt sind.

Ein gewaltiger Kämpfer gegen Krebs ist Weizengrassaft. Webster Kehr meint dazu: »Wenn wir den Sauerstoff als tödliche Kugel auffassen, die auf die Krebszellen abgefeuert wird, dann sollten wir im Weizengras ein Mittel gegen Krebs sehen, das einer vollen Schrotladung entspricht. Die Fülle seiner Wirkmöglichkeiten auf Krebs ist unglaublich. Allem voran enthält es Chlorophyll, das fast die gleiche Molekularstruktur wie Hämoglobin hat. Chlorophyll erhöht die Hämoglobinproduktion, was bedeutet, dass mehr Sauerstoff an den Krebs gelangt. Selen und Amygdalin sind in Weizengras ebenfalls enthalten, beide mit Antikrebswirkung. Chlorophyll und Selen helfen zudem beim Aufbau des Immunsystems. Des Weiteren ist Weizengras eines der alkalihaltigsten Nahrungsmittel, das der Mensch kennt.« Weizengrassaft reinigt erwiesenermaßen das Lymphsystem, stellt das pH-Gleichgewicht wieder her, bildet Blut und entfernt Giftmetalle aus den Zellen. Es enthält wie gesagt Chlorophyll, das in seiner chemischen Struktur dem Hämoglobin ähnelt, das wiederum den Sauerstofftransport im Blut unterstützt.

Pflanzliche Nahrung & Phytonährstoffe

Wenn es darum geht, welche Nahrungsmittel die beste »Medizin« gegen Krebs anbieten, ist pflanzliche Nahrung aufgrund der Tatsache, dass sie eine Menge Enzyme und Tausende von sekundären Pflanzenstoffen (Phytochemikalien) enthält, unschlagbar. Phyto- bedeutet »Pflanze«; also sind phytochemische Stoffe pflanzliche Chemikalien, Vitamine und Mineralstoffe eingeschlossen. Doch gibt es darüber hinaus tausende von anderen phytochemischen Stoffen, die in Pflanzen enthalten sind.

Eine wohlbekannte Phytochemikalie ist Beta-Carotin, das Karotten und Süßkartoffeln ihr leuchtendes Orange verleiht. Beta-Carotin gehört in der Tat zu einer Familie von Phytochemikalien, die Carotinoide genannt werden und Obst und Gemüse eine leuchtende Farbe geben. Forschungsergebnisse deuten darauf hin, dass Phytochemikalien das Krebsrisiko herabsetzen. Es ist wichtig, vor Augen zu haben, dass nur Pflanzen (Obst, Gemüse, Nüsse, Samenkörner, Getreidekörner und Hülsenfrüchte) sekundäre Pflanzenstoffe enthalten.

Pflanzliche Nahrung, besonders die grünen blattreichen Gemüsearten, enthalten Enzyme, die es dem Körper gestatten, sich effizienter zu entgiften (reinigen) und krebsverursachende Substanzen zu beseitigen. Grüne Pflanzennahrung enthält Chlolrophyll, mit einer chemischen Struktur, die dem

Hämoglobin ähnelt, das den Sauerstofftransport im Blut unterstützt. Pflanzliche Nahrung ist aber auch mit Antioxidantien vollgepackt, die dem Körper helfen, sich gegen Oxidation zu schützen. Wie bereits dargestellt, benutzen unsere Zellen Sauerstoff und Glukose zur Produktion von ATP (Adenosintriphosphat), das uns mit Energie versorgt. Jedoch sind freie Radikale ein Nebenprodukt dieser chemischen Reaktion. Freie Radikale, auch Oxidantien genannt, verursachen Oxidation, wodurch die Zellwände angegriffen werden. Oxidation ist wie Rost an Ihrem Auto.

Keimlinge sind reich an Vitaminen, Mineralstoffen, Proteinen und Enzymen und bieten sie in einer Form an, die problemlos assimiliert und verdaut werden kann. Da Keimlinge eine lebende Nahrung sind, wachsen sie interessanterweise langsam weiter, so dass ihr Vitamingehalt tatsächlich noch anwächst, nachdem man sie geerntet hat. Man vergleiche dies mit Gemüse und Obst aus dem Laden, die ihren Vitamingehalt zu verlieren anfangen, sobald sie gepflückt wurden, und oft Tausende Kilometer weit verschifft werden müssen.

Das Auskeimen bietet Ihnen eine sehr effektive Möglichkeit, Rohkost auf Ihren Speiseplan zu setzen. Wenn Sie ein Gefäß oder ein Sieb auftreiben und die Keimlinge zweimal am Tag wässern, können Sie in weniger als einer Woche köstliche organische Keime ziehen. Seine eigenen Keimlinge zu ziehen, bedeutet, täglich seinen eigenen Vorrat an frischem Bio-Gemüse zu haben. Samen können ihr ursprüngliches Gewicht um das 15-fache steigern. Eine prima Auswahl an Keimlingen enthält Alfalfa, Mandeln, Brokkoli, Kohl, Bockshornklee, Kichererbsen, Linsen, Mungobohnen, Erbsen, Rettich, Rotklee und Sonnenblumensamen. Stellen Sie sicher, dass Ihre ausgeschlagenen Keimlinge in den Kühlschrank kommen. Idealerweise sollten Sie sie gleich nach dem Ernten essen. Diese Keimlinge wachsen noch auf Ihrem Teller! Das nenne ich frisch!

Offen gesagt ist der gesundheitliche Nutzen einer regelmäßigen frischen pflanzlichen Kost fast ein Wunder. Es kann nach den Erkenntnissen der jüngsten Gesundheitsforschung kein Zweifel darüber bestehen, dass pflanzliche Nahrung das Krebsrisiko reduziert. Auch wenn Sie schon Krebs haben, hilft Ihnen pflanzliche Nahrung dabei, sich zu erholen und gesund zu werden. Es gibt buchstäblich Tausende von Untersuchungen, die uns sagen, dass pflanzliche Nahrung das Risiko, Krebs zu bekommen, herabsetzt und überdies sein Wiederauftreten verhindert.

Wir lieben Himbeeren, Erdbeeren, Brombeeren und Blaubeeren über alles. Alle diese Beeren enthalten eine Vielzahl an Phytochemikalien und Antioxidantien. Beeren sind zudem reich an vielen Vitaminen und Mineralstoffen, einschließlich Zink, Kalzium und Magnesium – Mineralien, die den meisten Amerikanern fehlen. Alle diese Beeren enthalten auch Ellagsäure, eine Verbindung, die Zellmutationen verhindert und ein Antikarzinogen ist. Klinische Tests zeigen überdies, dass Ellagsäure Krebszellen davon abhält, das p53-Gen Apoptose zu blockieren, das den programmierten Zelltod auszulöst. Blaubeeren enthalten Epicatechin, was der Grund dafür ist, dass sie die Leberfunktion so wirkungsvoll verbessern. Und sie enthalten Pterostilben, das gegen Dickdarmkrebs schützt.

Kinder essen liebend gerne Kirschen. Interessanterweise enthalten Kirschen Perillylalkohol, der Tumorzellen absterben lässt. Wissenschaftler von der *Michigan State University* entdeckten 1999, dass das dunkle Farbmaterial von Kirschen eine herausragende Quelle von Antioxidantien ist, die unter dem Namen Anthocyane bekannt sind. In der Tat ist die antioxidative Aktivität von säuerlichen schwarzen Kirschen größer als die von Vitamin E, das unter den Antioxidantien den Maßstab setzt. Kirschen enthalten auch schmerzlindernde Verbindungen (COX-Inhibitoren). Diese sind so wirksam, dass die FDA, die Arzneimittelzulassungsbehörde der USA, keine Mühen scheute, um zu versuchen, Kirschgärtnern einen Maulkorb zu verpassen. Er sollte verhindern, dass sie sich auf ihrer Website mit wissenschaftlichen Untersuchungen über Kirschen verlinkten! Schließlich enthalten Kirschen ein überraschend hohes Maß an Melatonin, einem Hormon, von dem man früher glaubte, es würde nur von der Zirbeldrüse im Gehirn produziert. Melatonin ist Teil des natürlichen Vorgangs der Schlafregulierung vonseiten des Körpers und besitzt darüber hinaus Antikrebseigenschaften.

Meine Kinder lieben alle Äpfel, und sie haben gelernt, die Kerne mitzuessen. Die Apfelkerne enthalten Nitrile (Vitamin B17), von denen man weiß, dass sie Krebszellen töten. Frische Keimlinge gehören ebenfalls zu unseren Lieblingen – sie sind eine vollwertige Kost. Wir essen sie auf Sandwiches und in Salaten. Wenn man Getreidekörner und Gemüse zum Sprießen bringt, so erhöht das ihre Alkalinität. Wir essen auch gerne frische Kräuter wie Basilikum, Koriander, Petersilie etc.

Zwei wichtige Punkte, die es bei pflanzlicher Nahrung zu bedenken gilt: 1. Sie sollten sie roh essen, da Enzyme bei 45 °C zerstört werden, und

2. Essen Sie Bio-Gemüse und Bio-Früchte (wenn möglich), da Pflanzennahrung aus konventionellem Anbau mit giftigen Pestiziden belastet ist. Wenn Sie jedoch keine Bio-Produkte finden können, benutzen Sie das nicht als Entschuldigung dafür, um zu Pizza, Pommes, Burger und Bier zurückzukehren. Nur zu, kaufen Sie sich die gängigen Produkte und waschen Sie sie sorgfältig in warmem Seifenwasser!

Unerlässliche Enzyme

In den vorangegangenen Kapiteln haben wir davon gehört, wie wichtig es ist, den pH-Wert des Körpers im basischen Bereich zu halten. Werfen wir nun einen kurzen Blick auf die Grundlagen der Ernährungswissenschaft. Die Chemie der Verdauung ist wirklich einfach. Da haben wir die drei wesentlichen Arten von Nahrung, nämlich Proteine, Kohlehydrate und Fette. Diese drei Formen von Nahrung verwandeln wir bei der Verdauung: und zwar Proteine in Aminosäuren, Kohlehydrate in Glukose und Fette in Fettsäuren.

Die meisten Menschen glauben, dass beim Essen die Nahrung in einem Tümpel aus Magensäure versinkt, wo sie in ihre Bestandteile aufgelöst wird, dass die Nährstoffe im Dünndarm absorbiert werden und was zurückbleibt den Körper danach durch den Dickdarm wieder verlässt. Das ist nicht ganz richtig. Gott hatte für uns vorgesehen, dass wir Speisen essen, die reich an Enzymen sind, und dass wir unsere Nahrung richtig kauen. Würden wir das alle tun, gelangte die Nahrung mit Verdauungsenzymen gewürzt in den Magen. Diese Enzyme würden unsere Nahrung dann bis zu einer Stunde lang »vorverdauen« und bis zu 75 Prozent des gerade Gegessenen zerlegen. Bedauerlicherweise ernähren sich die meisten von uns nicht richtig. Ganz bestimmt kauen wir unsere Speisen nicht richtig. Denken Sie daran: Wichtig ist nicht, wie viel wir essen, sondern eher, wie viel wir verdauen.

Was ist ein Enzym? Ich wusste, dass Sie das fragen würden! Ein Enzym ist ein Katalysator. Aber was ist ein Katalysator? Ich erinnere mich an meine Chemielehrerin an der Highschool, Mrs. Reed, die uns die Definition von Katalysator lehrte. Nur für den Fall, dass Sie gerade eine Gedächtnislücke haben: Ein Katalysator ist eine Substanz, die eine chemische Reaktion auslöst, ohne selbst Teil dieser chemischen Reaktion zu werden. Es gibt zahlreiche Enzyme im Körper, die für Hunderte von chemischen Reaktionen verantwortlich sind, die stattfinden müssen, damit der Körper weiterhin normal funktioniert.

Aber für sich genommen sind Enzyme nur Einzelteile des Verdauungspuzzles. Damit Enzyme wirklich Tausende von Aufgaben übernehmen können, benötigen sie Hilfe von Vitaminen und Mineralstoffen (Kofaktoren). Das Enzym und seine Kofaktoren organisieren sich in einem komplizierten biochemischen Werk, das man einen »Komplex« nennt. Es ist der Enzymkomplex, der die wesentliche Aktivität der Enzyme bewirkt.

Dr. Tim Shea drückt es so aus: »Vitamine, Mineralstoffe und Enzyme brauchen einander wie die drei Beine eines Stuhls. Heute hat es den Anschein, als würden wir auf allen Seiten von Menschen überfallen, die Vitamine! schreien, während andere Mineralien! brüllen und wieder andere lauthals Enzyme! rufen, als ob jedes einzelne das Wundermittel wäre, das alles heilen kann. Die wahren Ideen sind Kooperation, Synergie und das Einbeziehen von Kofaktoren. Nichts im Körper existiert in Isolation. Ein Enzym ohne Kofaktoren weist keine Enzymaktivität auf. Enzyme sind bekannt dafür, dass sie sehr spezifische Aufgaben zu erledigen haben. Ihre Aktivität lässt sich mit Schlüsseln vergleichen, die in bestimmte Schlösser passen. Enzyme sind langkettige Proteine, die in sehr spezifischen Formen durch Wasserstoffverbindungen zusammengehalten werden.«

Er fährt fort: »Denken Sie an ein Fadenknäuel, das durch winzige Klettstreifen in einer überaus seltsamen Form gehalten wird. Wenn mit diesen Haltebändern etwas geschieht, dann löst sich das Knäuel auf und verliert dabei seine Gestalt. Ohne die Form aber passt der Schlüssel zwangsläufig nicht mehr ins Schloss. Dann ist es kein Enzym mehr, sondern lediglich ein anderes fremdes Protein. Und was verursachen fremde Proteine in unserem Körper? Richtig – Entzündungen. Immunreaktion. Und das ist genau die Bedeutung von autoimmun. Der Körper greift nun sich selbst an, weil er spürt, dass ein Fremdkörper an Bord ist. Das Körpereigene ist zum Körperfremden geworden.«

www.thedoctorwithin.com.

Wenn die Verbindungen zerschlagen werden, bricht das Enzym zusammen und kann seine spezifische Aufgabe nicht mehr erfüllen. Ein solches kollabiertes Enzym nennt man denaturiert. Freie Radikale, die auf über 45 °C erhitzt werden, industrielle Verarbeitung, Eindosung, Gentechnologie und Fluorid sind nur ein paar Dinge, die ein Enzym denaturieren können. Interessanterweise verdauen Rohkostenzyme ohne Unterstützung von körpereigenen Enzymen bereits bis zu 75 Prozent der Nahrung.

Es gibt drei hauptsächliche Kategorien von Enzymen: Stoffwechselenzyme (Enzyme, die im Blut, im Gewebe und in den Organen tätig sind), Nahrungsenzyme aus roher Kost und Verdauungsenzyme: Proteasen (um Protein zu verdauen), Amylasen (um Kohlenhydrate zu verdauen) und Lipasen (um Fett zu verdauen). Ohne Enzyme gibt es kein Leben. Bio-Rohkost und -Gemüse sind fantastisch. Sie enthalten Enzyme, manche enthalten Nitriloside und sie sind rappelvoll mit Vitaminen und Mineralstoffen. Beim Kochen des Gemüses jedoch zerstört man seine Enzyme, wie ich schon erwähnt habe. Ein gute Faustregel lautet: Esst die Sachen roh: Früchte, Gemüse, Milch, alles roh. Das Kochen zerstört Enzyme und das Gleiche gilt für die Pasteurisierung.

Bekanntlich hat die Pasteurisierung ihren Ursprung in der falschen Keimtheorie von Louis Pasteur. Gott schenkte uns reine Milch im Rohzustand, die übervoll an natürlichen Substanzen ist, die unser Immunsystem stärken und uns gleichzeitig viele lebenswichtige Enzyme, Vitamine und Mineralien geben, die wiederum Verdauungssystem und Körper auf einem optimalen Gesundheitsniveau arbeiten lassen. Aber die von Menschenhand veränderte pasteurisierte Milch, die wir im Laden kaufen, ist devitalisierte,»nährstoff-« lose Nahrung. Im Gegensatz zu der Propaganda, die wir im Fernsehen hören, ist pasteurisierte Milch nicht in der Lage, Knochen und Zähne zu erneuern oder zu erhalten, da sie keine gute Kalziumquelle darstellt (da das Enzym Phosphatase, das erforderlich ist, um Kalzium zu absorbieren, beim Pasteurisierungsvorgang zerstört wird).

Untersuchungen haben überdies ergeben, dass Lipase (ein Enzym in der Milch, das bei der Fettverdauung hilft) durch die Pasteurisierung völlig zerstört wird, die überdies den Vitamingehalt verringert, die Vitamine B12 und B6 zerstört, nützliche Bakterien vernichtet und mit Allergien, verstärkter Karies, Koliken bei Kindern, Wachstumsproblemen bei Kindern, Osteoporose, Arthritis, Herzkrankheiten und Krebs in Verbindung gebracht wird. Laut Dr. Timothy Shea ist pasteurisierte Milch wie »flüssiges Resopal«.

Amerika ist eine fettleibige Nation. Die Seuchenschutzbehörde (*Center for Disease Control*, CDC) erklärt, dass einer von drei Amerikanern als beleibt gilt (d. h. sein Normalgewicht um mehr als 30 Prozent übertrifft). Haben Sie sich schon mal gewundert, warum das so ist? Nun ja, zu einem Teil liegt das daran, dass wir ein Volk von Fresssäcken und Faulenzern sind. Selbstkontrolle gilt als passé. Doch liegt der Grund für Amerikas Fettleibigkeit zum

Teil auch in der Tatsache, dass unser Essen zu 90 Prozent aus gekochter Nahrung besteht. Schweinezüchter haben vor langer Zeit gelernt, dass Schweine zweimal so schnell fett werden, wenn man ihnen gekochte Nahrung zu fressen gibt. Das Kochen zerstört was? Sie sagen es: Enzyme.

Fehlende Mineralstoffe

Es gibt sechs Gruppen von Nährstoffen: Wasser, Vitamine, Mineralstoffe, Fette, Proteine und Kohlenhydrate. Und alle sechs Gruppen sind für eine optimale Gesundheit notwendig. Um die Wahrheit zu sagen, könnten Mineralstoffe, wenn wir uns den Speiseplan der meisten Menschen anschauen, das »fehlende Glied« sein. Viele Menschen meinen, Mineralien und Vitamine seien das Gleiche, aber sie sind es nicht. Der Hauptunterschied besteht darin, dass Vitamine organische Substanzen sind (was bedeutet, dass sie das Element Kohlenstoff enthalten), Mineralien hingegen anorganische.

Vier Elemente machen 96 Prozent des Körpervolumens aus: Kohlenstoff, Wasserstoff, Sauerstoff und Stickstoff. Die restlichen 4 Prozent der Körpermasse bestehen aus Mineralstoffen. Die Meinungen hinsichtlich der Frage, wie viele Mineralstoffe unbedingt notwendig seien, gehen auseinander. Einige sagen 14, andere sagen 16 – die Debatte hält an. Alle jedoch stimmen darin überein, dass wir alle kleine Mengen von etwa 25 bis 30 Mineralien benötigen (von den 14 bis 16 als lebenswichtig gelten), damit wir uns normale Körperfunktionen und eine gute Gesundheit bewahren; aber aufgrund ungesunder Essgewohnheiten, aber auch schlechter Bodenverhältnisse leiden die meisten von uns unter einem Mineralstoffmangel.

Es gibt zwei Gruppen von Mineralstoffen: Makromineralstoffe und Mikromineralstoffe. Makromineralstoffe (auch als »wichtige Mineralien« bekannt) müssen in Mengen von 100 Milligramm oder mehr in der täglichen Nahrung enthalten sein. Dazu gehören Kalium, Chlor, Phosphor. Kalzium, Magnesium, Schwefel und Natrium. Makromineralstoffe sind in nahezu allen Zellen vorhanden. Sie bewahren die allgemeine Homöostase und sind für ein normales Funktionieren erforderlich.

Mikromineralstoffe (auch »Spurenelemente«) sind Mikronährstoffe, die chemische Elemente sind. Dazu gehören Eisen, Molybdän, Chrom, Kupfer, Mangan, Fluorid, Jod, Zink und Selen. Es sind Spurenelemente, die der Körper in sehr kleinen Mengen braucht, anders als im Falle der Makromineralstoffe, die in größeren Mengen erforderlich sind.

Denken Sie daran, dass eine Überdosis von Mineralstoffen schädlich sein kann. Der übertriebene Konsum eines einzelnen Spurenelements kann aufgrund des Konkurrenzverhaltens der Mineralstoffe im Körper direkt oder indirekt zur Erkrankung führen, also vergewissern Sie sich, dass Sie die empfohlenen Tagesdosen einhalten.

In diesem Abschnitt werde ich kurz auf Magnesium, Kalzium, Chrom und Zink eingehen. Ich weiß, dass Jod ebenso ein Mineralstoff ist wie Selen, aber ich habe diesen beiden Spurenelementen ihre eigenen Abschnitte (siehe ab Seite 348 bzw. ab Seite 373) zugewiesen.

Magnesium

Magnesium hat nicht nur einen unglaublichen Heilungseffekt auf ein breites Spektrum von Krankheiten, es besitzt auch die Fähigkeit, den alternden Körper zu verjüngen. Magnesium ist für mehr als 300 Enzymreaktionen (besonders was die Zellenergieproduktion angeht), für die Gesundheit des Nervensystems und des Gehirns und auch für gesunde Knochen und Zähne absolut notwendig. Magnesiumchlorid (eine Magnesium-Chlor-Verbindung) stärkt bei transdermaler Anwendung erwiesenermaßen das Immunsystem. Beispielsweise zerstören weiße Blutzellen nach der Aufnahme von Magnesiumchlorid bis zu dreimal so viele Mikroben als vorher. Entsprechendes ist, was seine Wirkung auf Bronchitis, Asthma, Emphyseme und Lungenentzündung betrifft, nachgewiesen worden.

Gegenden mit magnesiumreichen Böden weisen weniger Krebsfälle auf als solche mit niedrigem Magnesiumgehalt, wie epidemiologische Untersuchungen ergeben haben. Indische Wissenschaftler haben gezeigt, wie das Vorkommen von Brusttumoren bei Ratten durch eine einzige Anwendung von Magnesiumchlorid, Vitamin C, Vitamin A und Selen um 88 Prozent gesenkt werden kann.

Magnesium ist auch auf dem Gebiet der Entgiftung, vor allem bei Schwermetallen, lebenswichtig. So erfordert zum Beispiel Glutathion Magnesium für seine Synthese. Nach Dr. Russell Blaylock wird ein niedriger Magnesiumspiegel mit dem dramatischen Ansteigen freier Radikale und dem Abbau von Glutathion in Zusammenhang gebracht. Das ist lebenserhaltend, weil Glutathion eines der wenigen antioxidativen Moleküle ist, die nachweislich Quecksilber neutralisieren. Ohne die reinigende und chelatbildende Tätigkeit von Glutathion (Magnesium) beginnen Zellen zu zerfallen, wenn sich Zell-

ablagerungen und Schwermetalle anhäufen: ein ausgezeichnetes Umfeld, um tödliche Infektionen und Krebs anzuziehen.
http://www.naturalnews.com/023279.html.

Kalzium

Am 13. Oktober 1998 war das große Thema der *New York Times* ein Artikel mit dem Titel »Kalzium nimmt seinen Platz als Superstar unter den Nährstoffen ein«, der von einer Studie im *Journal of the American Medical Association* berichtet, wonach »erhöhte Kalziumzufuhr eine normale Entwicklung von Epithelzellen herbeiführt und in Organen wie der Brust, der Prostata und der Bauchspeicheldrüse auch Krebs verhindern könnte«.

Sobald das Kalzium abgebaut ist, hängt seine Absorption in den Körper gänzlich vom Vorhandensein von Vitamin D im Darm ab. Sehen Sie also zu, dass Sie jede Menge natürliches Sonnenlicht abbekommen. Kein anderer Mineralstoff ist in der Lage, so viele biologische Funktionen zu erfüllen wie Kalzium. Dieser bemerkenswerte Mineralstoff versorgt das Herz mit der elektrischen Energie, die es schlagen lässt, und gewährleistet die Muskelbewegung. Es ist gleichfalls das Kalziumion, das für die Ernährung jeder Zelle verantwortlich ist, eine wundersame Leistung, die durch das Einfangen von sieben Nährstoffmolekülen und einem Wassermolekül erreicht wird, die es durch den Havers'schen Kanal ins Zellinnere zieht und dort ablädt, bevor es das Prozedere wiederholt. Eine Hilfe, um über 100 Jahre alt zu werden ist, dass Sie massive Tagesdosen (über 5 Gramm) von Kalzium erhalten. Das Kalzium erledigt aber noch einen anderen wichtigen biologischen Job, nämlich die DNA-Replikation, das ist die Grundlage für alle körperlichen Reparaturen und ausschlaggebend für den Erhalt der Gesundheit sowie den Schutz vor Degenerationskrankheiten. So bedeutsam wie all diese und Hunderte anderer biologischer Funktionen von Kalzium für die Gesundheit des Menschen sind, so ist doch keine von größerer Bedeutung als die pH-Kontrolle. Wie heißt es so schön: »Das Verhältnis von Kalzium und Säure ist wie das von Wasser und Feuer.« Kalzium zerstört schnellstens Sauerstoff raubende Säure in den Körperflüssigkeiten.

Chrom

Forschung im Landwirtschaftsministerium der Vereinigten Staaten (USDA) hat offen gelegt, dass Chrom eine sehr wichtige Rolle bei der Verstärkung der

Insulinausschüttung im Falle von Diabetes spielt. In einer Publikation von 1977, in der erstmals auf die Verbindung von Chrom und Diabetes hingewiesen wurde, konnte gezeigt werden, dass die schweren Diabetessymptome, die bei einer Frau auftraten, während sie sich einer Langzeitinfusionstherapie unterzog, durch den Zusatz von Chrom abgeschwächt wurden. Laut Dr. Walter Metz, dem USDA-Wissenschaftler, der Chrom als die grundlegende Komponente des Glukose-Toleranzfaktors (GTF) identifizierte,»verbessert sich der Zustand oft bei fünfzig oder mehr Prozent der in verschiedenen Studien untersuchten Versuchspersonen, nachdem Chrom zugeführt worden ist«. Der Körper braucht GTF, um Zucker umwandeln zu können. Wissenschaftler haben herausgefunden, dass der Verzehr von Speisen mit hohem Einfachzuckergehalt einen Verlust von Chrom über den Urin stimuliert. Hinzu kommt, dass bestimmte Kohlehydrate kein Chrom oder andere zwingend notwendige Spurenelemente aufweisen.

Während die Hauptaufgabe des Insulins im Glukosetransport besteht, ist es die wichtigste Funktion des Chroms, die Effizienz des Insulins bei der Blutzuckerspiegelregulierung zu erhöhen. Chrom, darauf deuten Forschungsergebnisse, hilft die Tür zur Zellmembran zu öffnen, so dass Glukose in die Zelle gelangt. Dies geschieht, wenn Chrom in GTF umgewandelt wird, das die Funktionen des Insulins im Körper unterstützt.

Dr. Scott Whitaker, Autor des Bestsellers *MediSin,* zufolge »wird durch die Anwendung von nahrungseigenem, chromgestützten GTF zusammen mit Dorschlebertran und einer Diät, die ohne weiterverarbeitetes Getreide und raffiniertem Zucker auskommt, Diabetes zweifellos innerhalb von 6 Wochen verschwinden.« Jeder Diabeteskranke, der Insulin benutzt, sollte einen Mediziner über Chromergänzungsmittel befragen, da seine Insulindosierung womöglich angepasst werden muss.

Zink

Die Rolle von Zink in einem breiten Spektrum von Zellprozessen (einschließlich Zellteilung und -vermehrung, Immunfunktion und Abwehr freier Radikale) ist wohlfundiert. Zink ist das Spurenelement, das in den Zellen am häufigsten vorkommt, und es mehren sich die Anzeichen, dass Zink hinsichtlich der genetischen Stabilität und Funktion eine wichtige Rolle spielt.

Zink findet sich in über 300 Enzymen, darunter ist die Kupfer/Zink-Superoxiddismutase. Dieses bedeutende antioxidative Enzym ist Bestandteil mehrerer Proteine, die an der Wiederherstellung der DNA beteiligt sind. Zink hilft aber auch, Zellbauteile vor Oxidation und Beschädigung zu schützen. Mangel an Zink kann zur Fehlfunktion des Immunsystems und zu Beeinträchtigungen beim Wachstum sowie bei bestimmten Hormonfunktionen führen. Vitamin B17 (Lätril) bewirkt zusammen mit Zink, Magnesium, Selen und den Vitaminen A und B den Aufbau körpereigener Abwehrmechanismen gegen Krebs und verhindert somit Krebswachstum. Zusätzlich ist Zink das Transportsystem für die Verteilung von Lätril im Körper, wodurch das Immunsystem gegen Krebs gerüstet wird.

Es besteht eine reziproke Beziehung zwischen Zink und Kupfer. Wenn der Zinkspiegel im Blut zu hoch ist, ist der Kupferspiegel zu niedrig. So neigen zum Beispiel Menschen, die in Gegenden mit »weichem Wasser« leben, zu Zinkmangel, da ihr Kupferspiegel dank des aus kupfernen Leitungsrohren fließenden Wassers bezeichnend hoch ist.

Lebenswichtige Vitamine

Für viele der natürlichen Vorgänge im menschlichen Körper bedarf es aller Vitamine: Sie sind tatsächlich lebenswichtig. Weil der Körper Vitamine nicht aus sich heraus synthetisieren kann, müssen sie ihm durch Speisen oder die Einnahme von Ergänzungsmitteln zugeführt werden. Vitamine sind entweder »wasserlöslich« (Wasser ist für die Absorption erforderlich, und die Ausscheidung erfolgt im Urin) oder »fettlöslich« (zur Absorption ist Fett erforderlich, und die Vitamine werden in Fettgewebe gelagert).

Es gibt neun »wasserlösliche« Vitamine: Vitamin C und acht B-Vitamine: Thiamin (B1), Riboflavin (B2). Niacin (Nikotinsäure) (B3), Pantothensäure (B5), Pyroxidin (B6). Biotin (B7), Folsäure (B9), Cyanocobalamin (B12).

Und es gibt vier verschiedene »fettlösliche« Vitamine: Vitamin A (Beta-Carotin), D, E und K. Jedes dieser Vitamine hat eine einzigartige Rolle und Funktion in unserem Körper. Vitamin A beispielsweise fördert das Sehvermögen und hilft uns, im Dunkeln zu sehen, während Vitamin K die Blutgerinnung fördert. Vitamine sind gegen Hitze, Licht und chemische Agenzien empfindlich, weshalb das Kochen, die Zubereitung, Weiterverarbeitung und Lagerung von Nahrungsmitteln sachgemäß sein muss, um die Vitamine in den Speisen zu erhalten.

Idealerweise sollten wir in der Lage sein, über unsere Nahrung bei den wesentlichen Vitaminen ein angemessenes Niveau zu erreichen. Allerdings ist unsere Nahrung, wenn sie auf unsere Teller gelangt, aufgrund moderner landwirtschaftlicher Verfahren, Lebensmittelverarbeitungsmethoden und der Folgen des Kochens häufig vitaminfrei. Ergänzungsmittel können für dieses Problem eine vernünftige Lösung sein.

Es ist jedoch wichtig anzumerken, dass die meisten Vitamine der Anwesenheit anderer Nährstoffe bedürfen, um im Körper richtig zur Wirkung zu kommen. Aus diesem Grund ist es vielleicht am besten, sich seine Vitamine aus einem kompletten Nahrungsergänzungangebot oder einer Mehrfachrezeptur für Vitamine und Mineralstoffe zu holen, statt Ergänzungsmittel aus einzelnen Nährstoffen zu nehmen.

Ernährung & Krankheit

Eines der hauptsächlichen Probleme, die ich mit den meisten Ärzten habe, ist, dass sie so gut wie gar nichts über die Ernährung wissen. Einige medizinische Hochschulen haben Ernährung für ein paar Wochen auf dem Lehrplan, aber die meisten Ärzte haben nie eine Lehrveranstaltung über Ernährung besucht. Dr. Phillip E. Binzel meint dazu:»Mein größtes Problem war (zunächst) zu begreifen, was Ernährung ist. In vier Jahren Medizinstudium, einem Jahr Praktikum und einem Jahr Assistenzzeit hatte ich keine einzige Vorlesung zum Thema Ernährung.«

Sie brauchen sich nur die meisten Ärzte anzusehen und Sie werden feststellen, dass es sich im Allgemeinen um Personen handelt, die nicht sehr gesund sind. Dr. Neal Pinckney erklärt:»Ich fand heraus, dass Ärzte bezeichnenderweise nicht sonderlich viel über Ernährung lernen und dass einige sogenannte Ernährungsexperten in diesem Gebiet nicht besonders qualifiziert sind. Man hat eine große Auswahl von Ärzten gefragt, wie viel sie bei ihrem Medizinstudium über Ernährung gelernt hätten. Im Durchschnitt waren es weniger als drei Stunden, und viele hatten nur eine Stunde oder noch weniger. Und das bei nahezu 3500 Stunden medizinischer Ausbildung. Die Wahrheit ist, dass Ärzte ihre Informationen über Ernährung aus den gleichen Zeitschriften und TV-Programmen erhalten dürften wie wir alle, und wenn sie keine zusätzliche Schulung in Sachen Ernährung gemacht haben, dürften sie nicht viel mehr über Ernährung wissen als der Rest von uns.«

Dr. Patrick Quillin ist Experte auf dem Gebiet der Beziehung zwischen Nahrung und Krankheit. Er trifft den Nagel genau auf den Kopf, wenn er

predigt, dass wir unsere Aufmerksamkeit auf die eigentliche Ursache von Krankheiten konzentrieren müssen, statt die Symptome zu behandeln: »Vielleicht leidet Mrs. Jones unter einem Metastasen bildenden Brustkrebs, weil sie die schmerzende Kränkung noch nicht überwunden hat, die von einer hasserfüllten Scheidung vor zwei Jahren herrührt, was ihre Katecholamine in einen Stresszustand versetzt und ihr Immunsystem belastet; sie geht jede Nacht mit einer Schachtel Schokoladenkekse, die einen hohen Zuckeranteil aufweisen, ins Bett; es mangelt ihr an Fischtran, Zink und Vitamin E; und es besteht ein Ungleichgewicht zwischen Östrogen und Progesteron in ihrem Körper. Ihr Onkologe wird ihr womöglich die Brüste amputieren, ihr Tamoxifen geben, um das Östrogen zu binden, Chemotherapie und eine Bestrahlung verschreiben; aber keine dieser Therapien befasst sich mit den Ursachen, die der Krankheit zugrunde liegen. Und sie wird zurückkommen, wenn diese Antriebskräfte der Krankheit nicht rückgängig gemacht werden.«
www.patrickquillin.com

Unsere Körper sind wie Autos. Wenn wir hochwertigen Treibstoff in unseren Wagen füllen, wird der Motor sanft und ruhig laufen, er wird mehr Leistung bringen und länger halten. Wenn wir jedoch damit anfangen, den Tank mit Diesel, Düsentreibstoff, Kerosin, Reinigungsalkohol oder Lampensprit zu füllen, werden wir unweigerlich einige ernste Probleme mit dem Motor des Wagens bekommen. Schließlich wird unser Auto beginnen, komische Geräusche zu machen, heißzulaufen und womöglich gar nicht mehr anspringen, wenn wir den Schlüssel umdrehen. Ein guter Automechaniker würde das Problem schnell diagnostizieren: Minderwertiger Treibstoff macht dem Motor Probleme. Ein schlechter Automechaniker würde Ihnen erzählen, dass es zwischen den Treibstoffen, die Sie Ihrem Wagen zugeführt haben, und der Motorenleistung, die Sie aus ihm herausholen, keinerlei Beziehung besteht.

Unglücklicherweise sind viele Ärzte (nicht alle), sobald es darum geht, »Motorenprobleme« im Körper zu diagnostizieren, wie schlechte Automechaniker. Sie sehen einfach nicht, dass zwischen geeignetem Treibstoff (Ernährung) und optimaler Leistung (guter Gesundheitszustand) eine Beziehung besteht. Aber erwarten Sie nicht, dass sie ihre Unwissenheit zu diesem lebenswichtigen Thema zugeben. An den medizinischen Hochschulen nehmen sie nicht nur eine gute Dosis Gehirnwäsche mit, viele Ärzte holen sich dort auch eine mächtige Portion »Ego« ab. Selbstverständlich ist das bloß

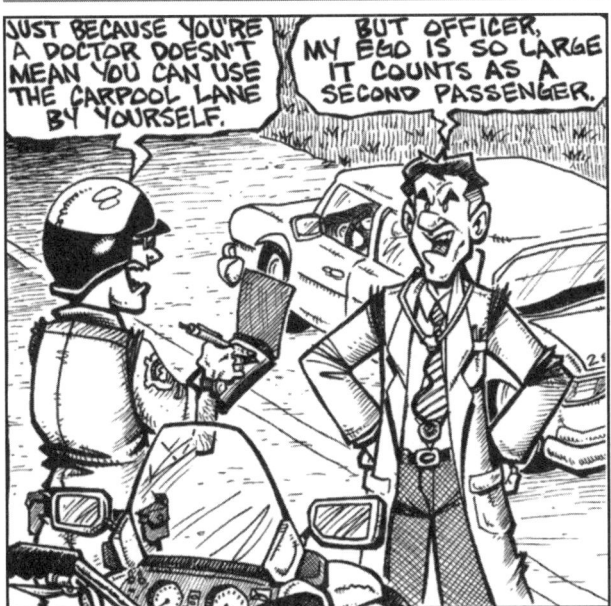

Polizist: Auch als Arzt dürfen Sie die Fahrgemeinschafts-spur nicht als Einzel-ner benutzen.
Arzt: Aber Officer, mein Ego ist so groß, dass es als zweite Per-son durchgeht.

Dank an Mike Adams und www. NaturalNews.com für die Karikatur.

eine Verallgemeinerung, also glauben Sie nicht, ich würde auf alle Ärzte »ein-prügeln«. Viele gute Freunde von mir sind Ärzte, und ich bin der Ansicht, dass die meisten Ärzte ein gutes Herz und die besten Absichten haben. Ich stelle nur das Offensichtliche fest – dass die meisten Ärzte, die nur über mi-nimale Kenntnisse in Sachen Ernährung verfügen, dies wahrscheinlich nicht zugeben werden. Weil dem so ist, ist es wichtig, möglichst viel über dieses Thema zu lernen. Von Ihrem Arzt werden Sie wahrscheinlich kaum solide Informationen dazu erhalten.

Fantastische Nahrungs- und Ergänzungsmittel

»Lass das Essen die Medizin sein und die Medizin das Essen.«

Hippokrates

Haben Sie jemals jemanden sagen hören, es sei nutzlos, Nahrungsergänzungsmittel zu nehmen, davon würde lediglich der »Urin teuer«? Wenn ich doch bei jeder derartigen Bemerkung einen Cent bekommen hätte! Es macht mich ganz fertig, wenn ich jemanden so etwas Einfältiges sagen höre. Eine derartige Feststellung verrät zutiefste Unkenntnis, was die medizinische Fachliteratur über den Nutzen von Ergänzungsmitteln betrifft.

Wahr ist, dass von den meisten Ergänzungsmitteln ein gewisser Prozentsatz mit dem Urin ausgeschieden wird, aber das heißt nicht, dass sie nutzlos sind. Der wesentliche Faktor ist nicht, ob Sie diverse Nährstoffe ausscheiden, sondern vielmehr, was diese Nährstoffe auf dem Weg durch Ihren Körper anstellen. Schauen wir uns das Wasser an. Natürlich scheiden Sie von dem Wasser, das Sie konsumieren, viel wieder aus. Wenn nicht, sähen Sie bald wie das Michelin-Männchen aus! Sie scheiden etwas mit dem Urin aus, etwas mit dem Schweiß und etwas beim Atmen als Wasserdampf. Die Tatsache, dass Sie es ausscheiden, bedeutet nicht, dass Sie das Wasser nicht zu trinken brauchen! Haben Sie jemals einen Menschen sagen hören, dass man kein Wasser zu trinken brauche, weil es sowieso gleich wieder ausgeschieden wird? So etwas zu sagen, wäre doch einfach lächerlich, nicht wahr?

Tatsache ist, dass der teuerste Urin auf der Welt durch die mehrfache Einnahme von überteuerten verschreibungspflichtigen Medikamenten und nicht aufgrund von Vitaminen und Ergänzungsmitteln entsteht. Heute, da mehr als 40 Prozent der amerikanischen Bevölkerung verschreibungspflichtige Medikamente nehmen, ist der Arzneimittelgehalt im menschlichen Urin so hoch, dass Spuren von Antidepressiva und Mitteln gegen zu hohe Cholesterinwerte (wie Prozac und Liptor) in der öffentlichen Wasserversorgung gefunden werden. Verglichen mit verschreibungspflichtigen Medikamenten sind Ergänzungsmittel eine billige Prophylaxe, und die Wahrheit ist, dass sie für eine ausgeglichene, optimal nährstoffreiche Anti-Krebs-Kost wesentlich sind.

Thomas Edison wird mit folgender Aussage zitiert:»Der Arzt der Zukunft wird nicht mehr den menschlichen Körper mit Medikamenten behandeln, sondern Krankheit mittels Ernährung heilen und verhindern.« Wenn er das Wort »wird« durch »sollte« ersetzt hätte, dann hätte er recht gehabt. Ärzte sollten Krankheit mittels Ernährung heilen und verhindern.

Bedauerlicherweise glauben die meisten Ärzte nach wie vor, dass Pharmaka die Antwort sind und negieren eine richtige Ernährung mit Ergänzungsmitteln.

Algen (Chlorella & Spirulina)

Chlorella ist eine »wundersame Vollwertkost«, die ihren Namen von der Menge an Chlorophyll hat, die sie besitzt. Es sind einzellige Algen, die mehr Chlorophyll pro Gramm enthalten als jede andere bekannte Pflanze. Chlorophyll ist eine der großartigsten Nahrungssubstanzen, wenn es darum geht, die Eingeweide und andere Ausscheidungssysteme wie die Leber und das Blut zu reinigen, und es hilft, dem Körper und dem Gehirn mehr Sauerstoff zuzuführen. Mehr noch, der geheimnisvolle Chlorella-Wachstumsfaktor (CGF) beschleunigt den Heilungsvorgang von verletztem Gewebe, Krebsgewebe eingeschlossen.

Es wird nicht nur die Reaktion des Immunsystems auf Krebszellen verstärkt, Chlorella wirkt auch als Präventivmaßnahme gegen Krebs, weil es den Blutspiegel des Proteins Albumin erhöht. In Earl Mindells *Bibel der Ergänzungsmittel* heißt es: »Zahlreiche Untersuchungen haben dokumentiert, dass ein niedriger Albumin-Spiegel ein Kennzeichen für ernste Krankheiten wie Krebs und Herzleiden ist. Sie verweisen auf Reagenzglasproben, die bestätigen, dass eine Erhöhung des Albumin-Spiegels sowohl krebsartige Veränderungen verhindern als auch die Lebensspanne menschlicher Zellen verlängern kann.«

In einer japanischen Studie setzten Wissenschaftler Labormäuse zehn Tage lang auf eine Chlorelladiät und injizierten den Mäusen dann drei Formen von Krebszellen. Erstaunlicherweise entwickelten mehr als 70 Prozent der mit Chlorella gefütterten Mäuse keinen Krebs, wohingegen 100 Prozent der unbehandelten Mäuse Krebs bekamen und binnen 20 Tagen starben. In seinem Buch *Treating Cancer with Herbs* schreibt Dr. Michael Tierra: »Ich empfehle allen Krebspatienten Chlorella unbenommen irgendwelcher anderer Pflanzensäfte, die sie womöglich trinken … Es ist gewissermaßen ein komplettes Nahrungsmittel für sich. Es ist sowohl ein kraftvoller Nährstoff als auch ein entgiftendes Lebensmittel.«

Chlorella hilft auch, den pH-Spiegel des Körpers im Gleichgewicht zu halten und toxische Schwermetalle zu entfernen, und es enthält ein breites Spektrum an Vitaminen, Mineralstoffen und Enzymen. Es stimuliert auch die Produktion von roten Blutkörperchen und beseitigt sogar schlechten Atem. Und es ist für Kinder ungefährlich. In einer Studie, die mit eineiige Zwillingen durchgeführt wurde, wuchs der Zwilling, dem man Chlorella gegeben hatte, viel schneller und hatte weniger Krankheiten als der Zwilling, der keines erhalten hatte.

Spirulina ist eine blaugrüne Alge, die in alkalihaltigen Warmwasserseen vorkommt. Sie enthält Konzentrationen an Nährstoffen, die mit keiner anderen Pflanzensorte, ob Getreide oder Küchenkraut, vergleichbar sind. Spirulina besteht zu etwa 70 Prozent aus Protein, wobei alle wesentlichen Aminosäuren sich in einem perfekten Gleichgewicht befinden, und hat auch hohe Konzentrationen an vielen anderen Nährstoffen, chelatischen Mineralstoffen, Spurenelementen und Enzymen aufzuweisen. Spirulina enthält die grundlegenden Fettsäuren (Linol- und Alpha-Linolsäure), Gamma-Linolsäure und Arachidonsäure. Spirulina ist praktisch die einzige vegetarische Quelle von Vitamin B12, das für Zellteilung und Blutbildung erforderlich ist. Es enthält auch beträchtliche Mengen an Chlorophyll, wenn auch nicht in solcher Konzentration wie Chlorella, und es unterstützt nachweislich das Immunsystem. Vielleicht am wichtigsten ist, dass Laboruntersuchungen gezeigt haben, dass Spirulina-Polysaccharide beschädigtes genetisches Material wiederherstellen kann; somit besitzt Spirulina bedeutende antineoplastische (krebsbekämpfende) Merkmale.

Manche Wissenschaftler vermuten, dass das »Manna« der herumziehenden Israeliten, mit dem Gott sie jeden Morgen versorgte und dessen Geschmack als der von »Honigwaffeln« beschrieben wurde, eine Form von getrocknetem inaktivem Spirulina war. Natürlich ist das reine Spekulation, aber es ist eine interessante Theorie.

Die Fähigkeit von Spirulina, in heißer und alkalihaltiger Umgebung zu wachsen, gewährleistet ihren sanitären Status, da keine anderen Organismen in Gewässern überleben können, in denen Spirulina gedeiht, was deren Verschmutzung vorbeugt. Anders als die stereotype Assoziation von Mikroorganismen mit »Dreck« und »Bazillen« nahelegt, ist Spirulina tatsächlich eines der saubersten, sterilsten Nahrungsmittel, die es in der Natur gibt. Die Anpassung an Hitze stellt überdies sicher, dass Spirulina ihren Nährwert behält, wenn sie während des Verarbeitungsprozesses und bei der Regallagerung hohen Temperaturen ausgesetzt ist. Dies steht im Gegensatz zu vielen pflanzlichen Nahrungsmitteln, die bei höheren Temperaturen schnell verderben und somit ungenießbar sind.

Wenn Sie mehr Information über Chlorella und Spirulina haben wollen, empfehle ich eindringlich das Online-Buch von Mike Adams, dem »Gesundheitshüter«, mit dem Titel *Superfoods for Optimal Health: Chlorella und Spirulina* (dt. *Supernahrung für optimale Gesundheit: Chlorella und Spirulina*). Es ist frei zugänglich unter: www.chlorellafactor.com.

Aloe vera & Glykonährstoffe

Wir alle wissen, was die Aloe-vera-Pflanze ist, oder? Das ist diese lustig aussehende Pflanze, die einem Kaktus ohne Stacheln gleicht. Als ich heranwuchs, gab es in der Nähe unseres Hauses immer eine riesige Aloe-vera-Pflanze. Sobald sich jeder von uns einen Sonnenbrand holte, schnitt Mama eines der dicken Blätter ab und legte es auf die betroffene Hautpartie. Schon am nächsten Tag war der Sonnenbrand stark abgeklungen, da Aloe die Haut entspannt, sie hydratisiert, mit Nährstoffen versorgt und die Regeneration von neuem Hautgewebe beschleunigt.

Aber Aloe vera ist nicht nur wohltuend bei Sonnenbrand, sondern wird auch bei der Behandlung von Erfrierungen und verschiedener Formen von Verbrennungen eingesetzt, einschließlich solcher, die durch Chemikalien oder Strahlenbelastung verursacht wurden. Sie wird seit Jahrtausenden bei der Behandlung und Säuberung von Wunden verwendet und hat zudem eine analgetische (schmerzlindernde) Wirkung, die es ihrem Gehalt an Magnesium und Salizylsäure verdankt. Aloe vera ist auch reich an Vitamin C und Selen und gilt als Antioxidans.

Bevor ich mit der Heilleistung von Aloe vera fortfahre, lassen Sie mich einige der grundlegenden Begriffe anführen, die Ihnen helfen werden, die nachfolgende Information besser zu verstehen:

▶ Ein Saccharid ist ein Zucker.

▶ Ein Glycan ist eine Kette von Oligo- oder Polysacchariden.

▶ Ein Monosaccharid (Einfachzucker) ist ein einzelnes Zuckermolekül (wie Glukose).

▶ Ein Disaccharid (Zweifachzucker) ist eine Kette von zwei Zuckermolekülen (wie Laktose, die sich aus Glukose und Galaktose zusammensetzt).

▸ Ein Oligosaccharid ist eine Kette von Zuckern, die von drei bis zu 20 Molekülen lang ist.

▸ Ein Polysaccharid ist eine Kette von Zuckern, die von zehn bis zu einigen tausend Zuckermolekülen lang und breit sein kann.

▸ Polysaccharide, Oligosaccharide und Disaccharide müssen entwässert (hydrolisiert) worden sein, um nicht absorbiert zu werden, bevor sie ihre Bauteile, die Monosaccharide, ausgebildet haben.

▸ Glykonährstoffe sind Nährstoffe, die sich aus Zucker zusammensetzen (das griechische Wort »glykos« bedeutet »süß«).

Forscher haben eine kleine Gruppe von acht unentbehrlichen Glykonährstoffen identifiziert, die von entscheidender Bedeutung sind für die richtige Struktur und Funktion der 600 Billionen Zellen unseres Körpers. Diese Glykonährstoffe verbinden sich mit Proteinen und Fetten, um Glykoproteine zu erzeugen, die nahezu alle Körperzellen äußerlich mit einem Mantel umgeben und auf diese Weise ein komplexes Nachrichtensystem für die Kommunikation von »Zelle zu Zelle« schaffen. Wenn die Zellen nicht genügend von den acht wesentlichen Glykonährstoffen enthalten, können sie die richtigen Glykoproteine nicht erzeugen und die Botschaften zwischen den Zellen werden unterbrochen. Folge ist, dass das Immunsystem keine wirksame Offensive gegen bakterielle und virale Krankheitserreger oder sich schnell teilende Krebszellen führen kann. Mit dem Ergebnis, dass eine Krankheit ausbricht.

Leider versorgt uns die moderne Nahrung lediglich mit zwei der acht entscheidenden Glykonährstoffe, nämlich mit Glukose und Galaktose. Es ist daher wichtig, die Nahrung mit einem Produkt zu ergänzen, das alle acht enthält. (Glukose, Galaktose, Mannose, Fucose, Xylose, N-Acetylglucosamin, N-Acetylgalactosamin und N-Acetylneuraminsäure). Sie haben es erraten! Aloe vera enthält alle acht Glykonährstoffe. Ohne die entscheidenden Glykonährstoffe arbeitet das Immunsystem blind und ist sehr ineffizient. Das ist gewissermaßen wie Blindekuh, wenn Sie das Spiel kennen. Wenn sie ihrer Fähigkeit beraubt sind, krankheitserregende Bakterien, Viren und Schimmelpilze zu erkennen, werden Ihre Zellen diesen fremden Eindringlingen freie Bahn lassen.

Es wird allgemein geglaubt, dass Aloe vera von einem griechischen Arzt um 50 v. Chr. als Laxativ eingesetzt wurde. Auch in biblischen Zeiten wurde Aloe vera verwendet. Nach der Kreuzigung Jesu nahmen Joseph von Arimathäa und Nikodemus seinen Leichnam und bereiteten ihn für die Bestattung vor, wobei sie etwa 100 Pfund Myrrhe und Aloe verbrauchten (Johannesevangelium 19,39).

Die klinische Anwendung von Aloe begann in den 1930er-Jahren mit Berichten über eine erfolgreiche Behandlung bei Verbrennungen durch Röntgen- und Radiumstrahlung. 1976 isolierten Forscher Aloe-Emodin, eine Verbindung, die erhebliche antileukämische Aktivitäten zeigte. Eine Studie, die in der Ausgabe der *International Immunopharmacology* von 1995 veröffentlicht wurde, zeigte, dass Aloe-vera-Polysaccharide (sogenannte Polymannane) wirkungsvolle, Makrophagen aktivierende Geschäftigkeit an den Tag legten. Erinnern Sie sich: Makrophagen sind Leukozyten (weiße Blutkörperchen), die fremde Eindringlinge verschlingen und eine wesentliche Komponente unseres Immunsystems ausmachen. Mannane sind wie der »Mörtel«, der die Bausteine des Immunsystems zusammenhält, wobei er Makrophagen und anderen Elementen des Immunsystems dabei hilft, die fremden Eindringlinge zu »erkennen«.

Aloe-Immun ist ein ausgezeichnetes Aloe-Produkt mit allen acht wesentlichen Glykonährstoffen in einem dehydrierten Pulver anstelle von gefrier- oder sprühgetrocknetem Pulver oder verdünntem Saft. Aloe-Immun ist auch billiger als viele andere Produkte, die es derzeit auf dem Markt gibt. Ich habe einige Male mit Dr. Scott Siegel korrespondiert, dessen Vater (Dr. Robert Spiegel) Aloe-Immun entwickelte. Interessanterweise heilte sich Dr. Siegel selbst von drei verschiedenen Krebsarten (Prostata-, Dickdarm- und Nierenkrebs), indem er dieses Produkt benutzte. Sie können Aloe-Immun auf www.AloeImmune.com kaufen.

Zusammenfassend lässt sich sagen, dass Aloe vera antibakteriell, antiviral und antimykotisch ist. Diese Tatsache ist bei Naturheilkundlern auf der ganzen Welt wohlbekannt. Aloe vera zerstört überdies Krebstumore, stärkt das Immunsystem und heilt Geschwüre, RDS (Reizdarmsyndrom), Morbus Crohn und Zöliakie. Das ist meiner Meinung nach die beste Einzelpflanze, die man im Umkreis seines Heims haben kann.

Apfelessig

Sicher kennen Sie das alte Sprichwort: »Ein Apfel am Tag hält den Doktor fern.« Daran könnte sehr wohl eine Menge dran sein. Äpfel zählen zu den gesündesten Früchten, die uns zur Verfügung stehen, und sie sind der zentrale Bestandteil von Apfelessig. Hippokrates soll Apfelessig als Gesundheitselixier benutzt haben, und von amerikanischen Soldaten heißt es, sie hätten es gegen Magenverstimmung, Lungenentzündung und Skorbut angewandt. Apfelessig ist eine Form des Essigs, der bei der Fermentierung von Apfelmost entsteht. Während dieses Prozesses wird der Zucker im Apfelmost von Bakterien und Hefe in Alkohol und dann in Essig umgewandelt. Apfelessig ist ein starker, entgiftender und reinigender Wirkstoff. Die Aminosäure im Apfelessig ist ein wirksames Antiseptikum und Antibiotikum, wohingegen die Essigsäure bei der Behandlung von verschiedenen Pilz- und Bakterieninfektionen hilfreich sein kann.

Apfelessig baut Fettablagerungen und Schleimausscheidungen im Körper ab. Damit verbessert Apfelessig die Gesundheit und Funktion der lebenswichtigen Organe des Körpers (wie Nieren, Blase und Leber), indem er einen übermäßigen Alkaligehalt im Urin verhindert. Des Weiteren oxidiert und verdünnt er das Blut, was wichtig ist, um hohen Blutdruck zu vermeiden.

Vor ein paar Jahren hatte Charlene ein »taubes« Bein und ein Kribbeln im Fuß, was in scheußlichen Schmerzen endete und Schwierigkeiten beim Gehen verursachte. Um dem abzuhelfen, kombinierten wir Apfelessig mit Endmelasse aus Zuckerrohr, die viele Vitamine und Mineralstoffe enthält. Sie trank dieses »Getränk« dreimal am Tag, und am nächsten Tag war der Schmerz gewichen und die Taubheit fast verschwunden. Binnen zweier Tage konnte sie wieder gehen und mit den anderen Kindern herumlaufen, schmerzfrei und glücklich. Sie »glaubt« definitiv an tägliche Dosen von Apfelessig mit Zuckerrohrmelasse. Wir sind froh, sagen zu können, dass es ganz sicher funktioniert!

Topärzte haben herausgefunden, dass die Kombination von Knoblauch, Apfelessig und Honig ein »Wundertrank« ist. In einer Studie über Arthritiskranke kam Dr. Angus Peters vom *Arthritis Research Institute* der Universität Edinburgh zu dem Ergebnis, dass eine tägliche Dosis von Apfelessig und Honig die Schmerzen um 90 Prozent herabsetzte. Zudem hat sich eine tägliche Dosis von Apfelessig und Knoblauch als überaus wirkungsvoll bei der Fettreduktion und Gewichtsabnahme erwiesen, wie Dr. Raymond Fish vom berühmten Londoner *Obesity Research Centre* erklärt. Dr. Hen Lee Tsho schreibt in dem angesehenen chinesischen Fachblatt *Journal of Natural Medicines:* »Patienten, denen dieses Wundergetränk vor dem Frühstück verabreicht wurde, zeigten in weniger als einer Woche einen bemerkenswerten Rückgang hinsichtlich Bluthochdruck und Cholesterin.

Aber Vorsicht: Nicht alle Apfelessige sind auf die gleiche Art und Weise entstanden! Viele im Handel befindliche Sorten sind pasteurisiert, gefiltert, verfeinert oder destilliert worden, um das Produkt gut aussehen zu lassen. Leider zerstört diese zusätzliche Verarbeitung viel von der gesunden Qualität des Apfelmosts und macht so einen Großteil der Vorteile zunichte, die ihn zunächst auszeichnen. Man sollte am besten eine Sorte Apfelessig verwenden, die aus kaltgepressten, organisch gereiften ganzen Äpfeln hergestellt wird, ohne chemische Zusätze oder Konservierungsmittel. Wir kaufen unbehandelten Bio-Apfelessig.

Tragant

Sie haben wahrscheinlich von natürlichen Erkältungsmitteln wie Echinacea, Knoblauch und Gelbwurzel gehört. Aber hier ist ein Heilmittel, das sogar noch besser sein dürfte!

Was hat es nun mit dieser Wundermedizin auf sich? Es ist ein altes chinesisches Kraut namens »huang qi«, was so viel wie »gelbe Leiter« bedeutet, aber Sie kennen es wahrscheinlich unter seinem gebräuchlicheren Namen »Tragant«. Tragant ist eine Pflanze, die in Asien heimisch ist, und der Teil der Pflanze, der medizinisch genutzt wird, ist die Wurzel, die einer Koblauchknolle ähnlich sieht.

Unzählige Untersuchungen zeigen, dass der Tragant ein enormer Immunitätsverstärker ist. Es ist jedoch ein allgemeines Missverständnis, dass eine bloße Stimulierung des Immunsystems bereits ausreicht, um den »Krebs auszuschalten«. Vielleicht geschieht das in ein paar isolierten Fällen auch. Doch ist das größte Problem mit Krebs nicht nur, dass das Immunsystem geschädigt worden ist (was zutrifft), sondern AUCH, dass die Immunreaktion auf sich warten lässt. Mit anderen Worten: Der Krebs ist für das Immunsystem »unsichtbar« und erscheint noch nicht einmal auf dem »Radar«. Es ist daher bei einer Krebstherapie wichtig, eine Behandlung durchzuführen, die sowohl »immunmodulatorisch« ist (d.h. das Immunsystem stärkt), als auch eine »adaptogene« Wirkung zeigt (d.h. die Immunreaktion verbessert und »den Krebsradar einschaltet«).

Der Tragant scheint beide Aufgaben erledigen zu können. Zunächst einmal besitzt er phänomenale immunmodulierende Wirkungen. Bei Tests der *Hiroshima School of Medicine* in Japan zeigte sich, dass er das B- und T-Zellenniveau anhebt und die Interleukin- und Antikörperproduktion steigert.

Aber Tragant vermehrt nicht nur die Zahl der Leukozyten, insbesondere der »Jagd machenden« T-Zellen; er hilft auch bei der Identifikation von Viren, Bakterien und anderen Schurkenzellen. Die Universität Texas hat nachgewiesen, dass Tragant ein adaptogenes Gewächs ist, das dem Radar des Immunsystems die Möglichkeit verschafft, Viren, Bakterien und sogar Krebszellen »aufzulesen«. Eine Untersuchung ergab, dass Tragant bei 90 Prozent der untersuchten Patienten die Immunantwort wiederherzustellen vermochte.

Bei einer italienischen Untersuchung aus dem Jahr 1994 (Morazzoni & Bombardelli) erhielten Brustkrebspatientinnen eine Verbindung aus Liguster und Tragant. Frauen, denen man diese Mischung verabreichte, zeigten einen Sterblichkeitsrückgang von 50 auf 10 Prozent. Und zwei anderen Studien zufolge hatten Krebspatienten, die mit Tragant behandelt wurden, eine zweimal größere Überlebenschance als jene, die auf die »großen 3« setzten. Es existieren starke wissenschaftliche Beweise, dass Tragant den Leberfunktionen zugute kommt (die bei Krebspatienten häufig gestört sind). In China wird Tragant in großem Maße bei der Behandlung von Hepatitis eingesetzt. Er scheint die Giftwerte beträchtlich herabzusetzen und den Interferonspiegel zu heben, mit wenig oder überhaupt keiner Wirkung auf eine normale DNA (Zhang 1995, Fan 1996).

Zusammenfassend lässt sich sagen, dass dieses bemerkenswerte Heilmittel Ihr Immunsystem gegen Erkältungskrankheiten und Grippe, Bakterien und Viren, Pilze, Hepatitis und sogar Krebs stärkt. Im Gegensatz zu anderen immunsystemstärkenden Pflanzen (wie Echinacea und Gelbwurzel) kann man Tragant täglich nehmen, ohne nachteilige Nebenwirkungen.

Bienenprodukte

Bienenblütenstaub

Von Bienen gesammelter Blütenstaub enthält Spuren von Mineralstoffen und Vitaminen, hat einen sehr hohen Protein- und Kohlenhydratanteil und weist alle Ingredienzien auf, die für eine ausgeglichene Ernährung notwendig sind. Zweiundzwanzig Nährstoffe, die der menschliche Körper braucht, finden sich in diesem »perfekten« Lebensmittel, darunter alle B-Komplex-Vitamine, Vitamin C, D, E, K und Beta-Karotin (Vitamin A). Hinzu kommen zahlreiche Mineralstoffe, Enzyme und Koenzyme, pflanzliche Fettsäuren, Kohlenhydrate, Proteine und 22 Aminosäuren (einschließlich aller acht »entscheiden-den« Aminosäuren, die der Körper nicht selbst produzieren kann). Unnötig zu erwähnen, dass der Bienenblütenstaub eines der komplettesten Nahrungs-mittel ist, über die wir verfügen.

Wissenschaftler am Institut für Bienenhaltung im russischen Taranov haben festgestellt: »Der von Bienen gesammelte Blütenstaub ist die reichhal-tigste Vitaminquelle, die in der Natur in einem einzelnen Nahrungsmittel ge-funden wird. Selbst wenn der Bienenblütenstaub keines seiner anderen lebenswichtigen Ingredienzien besäße, würde allein sein Gehalt an Rutin es rechtfertigen, täglich mindestens einen Teelöffel einzunehmen, und sei es aus keinem anderen Grund, als die Kapillargefäße zu stärken. Blütenstaub ist äu-ßerst reich an Rutin und hat vielleicht den höchsten Gehalt davon in der Natur. Darüber hinaus liefert er einen hohen Gehalt an den Nukleinsäuren RNA und DNA.« www.shirleys-wellness-cafe.com/bee.htm.

Ärzte in Europa verschreiben ihn oft als Nahrungsergänzungsmittel, zur Steigerung von Energie und Lebensfreude. Interessanterweise kann Blüten-staub nicht im Labor synthetisiert werden. Wenn Forscher einer Biene den Blütenstaub abnehmen und ihr »von Menschenhand erzeugten« Blütenstaub zu fressen geben, stirbt die Biene, auch wenn alle bekannten Nährstoffe in der im Labore produzierten Nahrung vorhanden sind.

Man hat tausende chemischer Analysen des von Bienen gesammelten Blü-tenstaubs mit dem allerneuesten diagnostischen Rüstzeug durchgeführt, aber noch immer gibt es einige Elemente im Blütenstaub, die der Mensch mit sei-ner begrenzten Weisheit nicht identifizieren kann. Offensichtlich fügen die Bienen von sich aus irgendeinen geheimnisvollen »Zusatz« hinzu. Diese nicht identifizierbaren Bestandteile mögen sehr wohl der Grund dafür sein, dass mit dem von Bienen gesammelten Blütenstaub gegen so viele verschiedene Erkrankungen wundersame Erfolge erzielt werden.

ANMERKUNG: Geben Sie Blütenstaub nicht an Säuglinge unter 18 Mona-ten.

Unbehandelter Honig

Diese wunderbare köstliche Flüssigkeit schmeckt nicht nur großartig – sie enthält auch alle wesentlichen lebenserhaltenden Mineralstoffe. Ökohonig ist praktisch frei von Bakterien, weshalb er nur selten verdirbt, und er ist an-tiviral und antifungal. Ökohonig bietet Energie in zwei Stadien. Die Glukose im Honig wird vom Körper rasch absorbiert und gewährt einen unmittelbaren Energieschub, die Fruktose danach wird langsamer absorbiert und bietet Energie, die länger vorhält. Unbehandelter Honig enthält alle lebenserhaltenden Substanzen (darunter Enzyme, Vitamine, Mineralstoffe und Wasser) und ist das einzige Lebensmittel, das »Pinocembrin« enthält (ein Antioxidans, das mit einer Verbesserung der Hirnfunktion in Verbindung gebracht wird).

Am besten Sie kaufen lokal erzeugten Ökohonig, so oft Sie können, da er von Bienen aus der Umgebung hervorgebracht wird, in der Sie leben. Es ist immer am besten, Nahrungsmittel aus der Gegend zu konsumieren, wo Sie leben, da sie das Immunsystem stimulierende Eigenschaften besitzen, die Ihr Körper braucht, um sich seiner Umwelt anzupassen.

ANMERKUNG: Da unbehandelter Honig einen natürlichen Gehalt an Botulinum-Endosporen enthält, sollten Sie ihn keinen Säuglingen unter einem Jahr geben, da ihr Verdauungstrakt noch nicht genug entwickelt ist, um das Wachstum von Clostridium botulinum zu verhindern.

Bienenharz

Während Bienenharz gerade jetzt seine Wiederentdeckung feiert, kann seine Verwendung bis in die Zeit von Hippokrates zurückverfolgt werden, der es benutzte, um Wundstellen und Geschwüre zu behandeln. Als eines der stärksten Antibiotika, die in der Natur zu finden sind, erweist sich Bienenharz als eine überaus eine komplexe Mischung aus Wachsen, Baumharzen, Balsam, Ölen und einem kleinen Anteil von Blütenstaub. Bienen benutzen diese Substanz, um ihre Bienenstöcke zu verschließen und sie so gegen Schadstoffe von außen zu schützen.

Gott erschuf die Bienen als eines der reinsten Geschöpfe auf Erden, mit dem Bienenstock als sterilsten Ort in der Natur. Bienenharz ist die Substanz, die für die Neutralisierung aller möglichen Bakterien, Pilze oder Viren verantwortlich ist. Interessanterweise wurde es im Zweiten Weltkrieg in der Sowjetunion zur Wundbehandlung verwendet, da es so ein wirkungsvolles Antibiotikum ist (ohne Nebenwirkungen) und das Immunsystem stärkt. Bienenharz wird manchmal das »natürliche Penizillin« genannt und ist auch nachweislich beim Einsatz gegen Bakterienstämme effektiv, die gegenüber synthetischen Antibiotika resistent geworden sind. Bis auf Vitamin K weist Bienenharz alle bekannten Vitamine auf. Es enthält auch alle vom Körper benötigten Mineralstoffe mit Ausnahme von Schwefel. Heute wird Bienenharz bei der Herstellung von Kaugummi, Kosmetika, Salben, Pastillen und Wundsalben verwendet.

Gelée Royale

Gelée Royale ist eine dicke, äußerst nährstoffreiche, milchig weiße, sahnige Flüssigkeit, die von den Hypopharingealdrüsen der Arbeitsbienen abgesondert werden. Es verwandelt eine gewöhnliche Biene in eine »Bienenkönigin«, verlängert ihre Lebensspanne von drei Monaten auf über fünf Jahre und versetzt sie in die Lage, täglich zweimal das eigene Körpergewicht an Eiern zu produzieren (über 3000 Eier).

Obwohl manche der in Gelée Royale zu findenden Elemente sich im Mikrogrammbereich bewegen, können sie dennoch im Verein mit Koenzymen als Katalysatoren fungieren oder synergistisch agieren. Übersetzung: Die kombinierte Aktion der Elemente ist größer als die Summe ihrer Einzelaktionen.

Gelée Royale ist reich an Proteinen, B-Komplex-Vitaminen, Vitamin C, Vitamin E und Inosit. Es ist ein großartiger Stresskiller. Tatsächlich enthält es 17 Mal so viel Stress reduzierende Pantothensäure (Vitamin B5) als trockener Blütenstaub. Gelée Royale enthält Gammaglobulin, das nachweislich das Immunsystem anregt und Infektionen bekämpft. Zudem liefert es Mineralstoffe, Kalzium, Kupfer, Eisen, Phosphor, Kalium, Silizium und Schwefel.

Forscher in Valhalla, New York, haben herausgefunden, dass Gelée Royale eine komplexe Verbindung enthält, die stimulierend auf Drüsen wirkt, das Reproduktionssystem von Männern wie Frauen normalisiert und als natürliches Hormon agiert. Gelée Royale ist zudem reich an Nukleinsäuren, RNA und DNA. Gelatine, ein anderer wichtiger Bestandteil, ist eine der Vorläufersubstanzen von Kollagen, das sich gleichfalls in Gelée Royale findet. Kollagen ist eine Substanz, die gegen Alterserscheinungen hilfreich ist und der Haut ein glattes und jugendliches Aussehen verleiht.

Wie sagte doch Albert Einstein: »Wenn die Biene von der Oberfläche der Erde verschwindet, hätte der Mensch höchstens noch vier Jahre zu leben.« Im Lichte dieses Zitats von Albert Einstein ist die Tatsache, dass die Bienenpopulation auf dieser Erde rasch zurückgeht, ziemlich beunruhigend, oder etwa nicht?

Carnivora®

Carnivora® ist der reine Extrakt der Venusfliegenfalle und wurde von Dr. Helmut Keller, einem deutschen Onkologen, entwickelt. Als junger Arzt war Keller vom mangelnden Erfolg der gängigen Behandlungsmethoden (die »Großen 3«: Operation, Bestrahlung, Chemotherapie), enttäuscht und überlegte sich, ob er nicht aus der Onkologie aussteigen sollte. Durch eine seltsame Schicksalsfügung entdeckte er die Venusfliegenfalle, als er für seine Frau einen Blumenstrauß kaufte. Aus der Beobachtung der Venusfliegenfalle (einer fleischfressenden Pflanze) schloss Keller, dass sie ein fortgeschrittenes Immunsystem besitzen musste, das in der Lage war, zwischen schädlichen Eindringlingen und Eigenzellen zu unterscheiden. Er war von ihrer Fähigkeit fasziniert, tierisches Protein von Insekten und Spinnen zu erkennen und zu verdauen. Dr. Keller hatte so eine Ahnung, dass diese insektenfressende Pflanze zu einem medizinischen Durchbruch führen könnte. Nun stellt sich heraus, dass er Recht hatte!

1988 wurde die aktive Komponente von Carnivora®, Plumbagin, isoliert. Es hat sich in vivo und in vitro (in Lebewesen und im Labor) als starkes Immunstimulans erwiesen. Überdies verhindert es Proteinkinasen, regt Zytokine an und unterbindet damit ein abnormales Zellwachstum sowie die Vermehrung von Krebszellen. Carnivora® wird wie verlautet in der Therapie eingesetzt, um Krebstumore zu schrumpfen, und wirkt tatsächlich bei jeder Form von Krebs mit Ausnahme der Blutanomalien (wie Leukämie). Bei mehreren Prominenten – darunter der frühere Präsident Ronald Reagan, der nach Deutschland ging, um sich behandeln zu lassen – wurde Carnivora® erfolgreich in der Krebstherapie angewandt. Dr. Morton Walker: »Er (Keller) hat inzwischen mehr als drei Jahrzehnte Laboranalysen, klinische Forschung und etwa 15 000 therapierte Krebspatienten hinter sich, die ihm den Rücken stärken. Diese Pflanze ist vollgepackt mit 17 verschiedenen Substanzen, die das Immunsystem stärken.«

www.naturalcancerremedies.net

Carnivora® hat eine dramatische Wirkung bei HIV-infizierten Patienten, da es die Anzahl und Aktivitäten der T-Zellen und anderer Komponenten des Immunsystems vermehrt. In einem Artikel mit dem Titel »Carnivora Cure for Cancer, AIDS and Other Pathologies« stellte Dr. Morton Walker fest, dass Carnivora® »überaus wirksam ist, was die vollständige Beseitigung des HIV-Virus in vivo aus dem menschlichen Blut betrifft, und als Heilmittel für das Autoimmun-Mangelsyndrom Aids in Betracht gezogen werden kann«. *(Immune Perspectives,* Sommer 1994).

Neben der Krebs- und HIV-Therapie ist Carnivora® auch erfolgreich gegen Arthritis, Borreliose, Hepatitis C, Morbus Crohn, Hauttuberkulose, Chronisches Erschöpfungssysndrom, Colitis ulcerosa und Multiple Sklerose eingesetzt worden. Dr. Dan Kenner:»Wenn ich mir eine einzelne Heilpflanze aussuchen könnte, wäre die Antwort einfach: Venusfliegenfalle. Warum Venusfliegenfalle? Mit einem Wort: Der Extrakt ist die vielseitigste Substanz auf pflanzlicher Basis für die Behandlung von chronischen Infektionen und Degenerationskrankheiten, die ich bisher kenne.«

www.dankennerresearch.com

WARNUNG: Nehmen Sie kein Carnivora®, wenn Sie schwanger sind! Mehr Information zu Carnivora® finden Sie unter www.carnivora.com.

Katzenkralle *(uña de gato)*

Die Katzenkralle ist eine Pflanze des Amazonas-Regenwaldes mit zwei Hauptarten *(Uncarias tomentosa* und *Uncaria guianensis).* In den USA sieht man zumeist»Uncaria tomentosa« und in Europa vor allem»Uncaria guianensis«. Im Spanischen gemeinhin»uña de gato« und im Englischen »cat's claw« genannt, was beides Katzenkralle bedeutet, hat die Pflanze ihren Namen von den Dornen auf den Blättern, die wie Katzenkrallen aussehen. Dieses Wunderkraut (nach indianischer Überlieferung) wird bei der Behandlung von Verdauungsproblemen, Arthritis, Entzündungen, Geschwüren und sogar zur Heilung von Krebs angewandt. Der medizinisch genutzte Bestandteil ist die Wurzelrinde.

Die wohltuenden Wirkungen in den USA bis vor kurzem so gut wie unbekannten Katzenkralle sind seit den 1970er-Jahren in Forschungseinrichtungen in Peru, Österreich, Deutschland, England, Ungarn und Italien untersucht worden. Diese Studien haben ergeben, dass es sich um ein immunregulierendes Gewächs handelt, das die Werte an weißen Blutkörperchen erhöht und die Produktion von T-Zellen und Makrophagen anregt. Vor allem sind es vier Alkaloide, die die Phagozytose (wörtlich den »Zellfraß«) unterstützen, in deren Rahmen die weißen Blutkörperchen die Schurkenzellen attackieren, im Körper verpacken und wegschaffen.

Die Katzenkralle besitzt erstaunliche Heilfähigkeiten und kommt dem Immunsystem mit einer Fülle von therapeutischen Anwendungen zugute.

Dr. Julian Whitaker berichtet von der Anwendung von Katzenkralle, die er aufgrund ihrer immunstimulierenden Wirkungen bei Krebs, zur Prävention von Schlaganfällen, um Blutgerinnsel zu verkleinern, bei Divertikelentzündung und Reizdarmsyndrom (RDS) einsetzte. Dank ihrer entzündungshemmenden Eigenschaften wurde die Katzenkralle bei rheumatoider Arthritis und Osteoarthritis angewandt. Chemische Verbindungen in der Rinde und den Wurzeln der Katzenkralle (die man als Quinoasäure-Glykoside bezeichnet) blockieren die körpereigene Produktion von Prostaglandinen und des Tumornekrosefaktors (TNF), die Entzündungen hervorrufen.

Katzenkralle scheint auch die Fähigkeit zu haben, ernste Darmerkrankungen zu heilen, bei denen keine anderen verfügbaren Produkte etwas ausrichten. Dr. Brent Davis spricht von der Katzenkralle als einer »Wegbereiterin«, da sie die Fähigkeit besitzt, den gesamten Verdauungstrakt zu reinigen, und dank ihrer Effektivität bei der Behandlung von Magen- und Darmerkrankungen wie Morbus Crohn, pathologisch durchlässiger Darmwand, Geschwüren, Gastritis, Divertikelentzündung und anderen inflammablen Leiden in Darm, Magen und Eingeweiden. Wie Dr. Mary Eades in ihrem Buch *The Doctor's Complete Guide to Vitamins and Minerals* feststellt: »Viele der chemischen Einzelsubstanzen, die sich in diesem kraftvollen Gewächs finden lassen, sind für ihre Anwendung bei der Behandlung von Aids, Krebs, Arthritis und anderen Krankheiten patentiert worden. Doch kann die Anwendung der ganzen Pflanze wirkungsvoller sein als die irgendeines isolierten Inhaltsstoffes.«

Cayennepfeffer

Die scharfe Frucht der Cayenne-Pflanze *(Capsicum annuum)* wird seit Jahrhunderten als exzellentes Küchengewürz verwendet. Wussten Sie jedoch, dass Cayennepfeffer, abgesehen davon, dass er Ihre Zunge kitzelt, vielleicht die wertvollste Heilpflanze im Pflanzenreich ist, und zwar nicht nur hinsichtlich des gesamten Verdauungsapparats, sondern auch für das Herz- und Kreislaufsystem? Cayennepfeffer fungiert als Katalysator und steigert die Wirkkraft anderer Heilpflanzen; das »scharfe« Ingrediens im Cayennepfeffer heißt »Capsaicin«.

2004 behandelten Dr. Sanjay K. Srivastava und Kollegen von der medizinischen Fakultät der Universität Pittsburgh Bauchspeicheldrüsenzellen mit Capsaicin und entdeckten, dass es die Mitochondrialfunktion in den Krebszellen unterbrach und Apoptose (Zelltod) herbeiführte, ohne die normalen Zellen zu beeinträchtigen. Die Ergebnisse der Untersuchung wurden in der Ausgabe des *Innovations Report* vom 5. April 2005 veröffentlicht, wo Dr. Srivastava feststellte:»Unsere Ergebnisse demonstrieren, dass Capsaicin ein wirksames Antikrebsagens ist, Apoptose in Krebszellen hervorruft und keinen bedeutenden Schaden an normalen Bauchspeicheldrüsenzellen anrichtet, was darauf hindeutet, dass es als neues Chemotherapeutikum bei Bauchspeicheldrüsenkrebs Anwendung finden kann.«

www.innovations-report.com/html/reports/studies/report-43316.html

In einem Artikel, der am 16. März 2006 in der Zeitschrift *Reuters* unter dem Titel»Hot Pepper Kills Prostrate Cancer Cells in Study« (dt.»Scharfer Paprika tötet Prostatakrebszellen in Studie«) veröffentlicht wurde, bestätigten Dr. Soren Lehmann vom *Cedars-Sinai Medical Center* und die medizinische Fakultät der UCLA:»Capsaicin zeigte einen gründlichen Anti-Vermehrungseffekt, was die die menschlichen Prostatakrebszellen in der Kultur betrifft. Es bewirkte, dass 80 Prozent der Prostatakrebszellen, die in Mäusen gewachsen waren, Selbstmord begingen, in einem Prozess, der als Apoptose bekannt ist.« Japanische Wissenschaftler haben auch gezeigt, dass Cayennepfeffer die Entwicklung von Prostatatumoren dramatisch verhindern kann.

Und als ob die krebsbekämpfenden Fähigkeiten des Cayennepfeffers noch nicht ausreichten, sind seine Wirkungen auf das Venensystem und das Herz nahezu mirakulös. Cayennepfeffer ist unglaublich nahrhaft für das Herz und hat nachweislich Herzattacken binnen 30 Sekunden beendet. Wenn Sie etwas gegen Herzinfarkt in Ihrem Erste-Hilfe-Kasten haben möchten, fügen Sie eine Cayennetinktur hinzu. Selbst ein Fläschchen Tabasco® könnte seinen Zweck erfüllen. Wie sagte Dr. John R. Christopher:»In 35 Jahren ärztlicher Praxisarbeit mit den Menschen und Unterrichtens habe ich bei Hausbesuchen keinen einzigen Patienten mit Herzanfall verloren, und der Grund dafür ist, dass ich jedes Mal, wenn ich ein Haus betrete (und die Person noch lebt), ihr eine Tasse»Cayennetee« (einen Teelöffel Cayennepulver in einer Tasse heißen Wassers) zu trinken gebe, und binnen Minuten ist sie wieder munter und auf den Beinen.« www.herballegacy.com/Cayenne.html.

Cayennepfeffer wurde traditionellerweise benutzt, um Müdigkeit zu bekämpfen und neue Kraft zu schöpfen. Er ist ein natürliches Stimulans ohne die bedrohlichen Nebeneffekte (Herzklopfen, Hyperaktivität oder erhöhter Blutdruck) der meisten anderen anregenden Mittel. Reibt man Cayennepfeffer auf die Haut, ist er, dank des ausgelösten »Gegenreizes«, ein wirkungsvolles Heilmittel bei Rheumaschmerzen und Arthritis, Ein Gegenreizmittel ist etwas, das dort, wo es angewendet wird, eine Reizung des Gewebes hervorruft und dadurch von der ursprünglichen Reizung (wie Gelenkschmerzen im Fall von Arthritis) ablenkt.

Cayennepfeffer wirkt auch positiv auf das Gewebe und die Peristaltik in den Eingeweiden. Er hilft bei der Ausscheidung und bei der Nahrungsaufnahme und unterstützt den Körper bei der Produktion von Salzsäure, die so notwendig ist für eine gute Verdauung und Assimilation besonders von Proteinen. Es gibt auch Hinweise, dass Cayennepfeffer bei der Behandlung von Fettleibigkeit nützlich sein kann. Ergebnisse eines Versuchs haben gezeigt, dass der Konsum von 10 Gramm Cayennepfeffer bei den Mahlzeiten half, den Appetit zu zügeln, während die Ergebnisse eines anderen Tests ergaben, dass Cayennepfeffer den Metabolismus von Lebensmittelfetten steigert. Schließlich gaben Naturheilkundige vergangener Jahrhunderte Cayennepfeffer direkt auf frische Wunden, um sie zu sterilisieren und den Blutfluss zu stillen.

Ehrlich gesagt sind die erstaunlichen Heilkräfte von Cayennepfeffer beinahe unglaublich. Man sollte darin ohne Frage ein richtiges »Wunderkraut« sehen, dessen Wert wissenschaftlich überprüft wurde! Nach Dr. Richard Schulze: »Wenn Sie sich nur mit einer Pflanze in Ihrem Leben ausgiebig befassen wollen, wählen Sie Cayennepfeffer. Er ist leistungsfähiger als alle anderen.«

CocoChia™-Riegel und CocoPure™-Schokoladentee

Ich meine, dass zu diesem Kapitel zwei köstliche Schokoladen-„Snacks" recht gut passen. Schokolade ist, um ehrlich zu sein, eines der verkanntesten Lebensmittel. Zu oft gilt sie als ungesundes Genussmittel – und dies mit Recht, wenn Sie von Milchschokolade, Schokoladebonbons, Schokoladeneis oder Schokoladesirup reden. Genau das Gegenteil trifft jedoch zu, wenn Sie reinen Kakaoextrakt essen oder trinken. Ob Sie es glauben oder nicht, reiner Kakao schäumt geradezu über vor krebsverhindernden Verbindungen.

Wissen Sie, dass viele der beliebtesten »gesunden« Energieriegel, die auf dem Markt sind, in aller Wahrscheinlichkeit für Ihre Gesundheit genau so schädlich sind wie die üblichen Schokoladenriegel? Viele Energieriegel enthalten pasteurisierte Milch und Sojaprotein, zwei Nahrungsmittel, die jedes

Mal, wenn Sie sie essen, in Ihrem Gewebe erheblichen Schaden anrichten können. Es gibt jedoch einen Imbissriegel, der Ihnen ebenso gut tut wie er schmackhaft ist: der CocoChia™-Riegel.

Diese Riegel weisen vier starke »Supernahrungsmittel« (Rohkakao, Kokosnuss, Chia-Samen und Mandeln) in einer großartig schmeckenden, zweckmäßigen Form auf. Und die Ingredienzien sind zu 100 Prozent aus organischem Anbau.

Die unbearbeiteten ganzen Chia-Samen sorgen für eine stete, langsam verbrennende Energiequelle, während die Bio-Kokosnuss dem Körper wesentliche Fette zuführt, die er benötigt. Rohmandelbutter (natürlich in Bioqualität), Probiotika in Mikrokapseln, Protein von genetisch nicht verändertem Naturreis, Therasweet™ und Bio-Kakao runden die Liste der gesunden Ingredienzien ab. Sie gewährleisten vorzügliche, großartig schmeckende Nahrung, ohne Zucker- und Alkoholzusätze.

CocoChia™-Riegel sind ballaststoffreich und glutenfrei, was sie für viele Menschen mit Verdauungsproblemen zu einer guten Wahl macht. Sie sind zudem kalorienarm und haben einen niedrigen Glykämiewert, was sie für all jene interessant macht, die ihr Idealgewicht zu erreichen und zu halten suchen, und für jene, die Schwierigkeiten damit haben, ihren Blutzucker- und Insulinspiegel zu regulieren. Meine Familie liebt diese Snacks mit CocoChia™-Rohkostriegeln. Sie sind bei www.livingfuel.com erhältlich.

Vor ein paar Jahren entdeckte ich einen gesunden heißen Schokoladentrunk, den meine gesamte Familie geradezu innig liebt: -Schokoladentee. Jede Tasse CocoPure™ enthält 4000 Milligramm Kakaokonzentrat, aber das ist nicht alles.

Die gesundheitlichen Vorteile von Kakao sind durch die Hinzufügung von Resveratrol, grünem Tee und löslichem Ballast weiter verstärkt worden. Diese einzigartige Kombination von Nährstoffen trägt zu gesunden Herzkranzgefäßen und Arterien, zu gesteigertem Blutfluss, gesunder Verdauung und einem gesunden Immunsystem bei. Dies ist ein großartiger »Gute-Nacht« - Trunk, den wir fast täglich genießen.

Untersuchungen über die Nährstoffe, die CocoPure™ enthält, sind im Journal of the *American Medical Association,* im *American Journal of Physiology* und in der Zeitschrift *Heart and Circulatory Physiology,* um nur ein paar Beispiele zu nennen, erschienen. CocoPure™ ist erhältlich unter www.newvitality.com.

Koenzym Q10

»Ubichinon«, allgemein als Koenzym Q10 (CoQ10) bekannt, ist eine vitaminähnliche Substanz, die in jeder Körperzelle gefunden wird, die in ein starkes Antioxidans (»Ubichinol«) umgewandelt wird und lebenswichtig für die Energieproduktion ist. Fraglos sollten Sie, wenn Sie älter als dreißig sind, Ihre tägliche Ration eines guten »Ubichinol«-CoQ10-Ergänzungsmittels einnehmen, da die körpereigene Produktion von CoQ10 sich mit dem Älterwerden verringert, wie auch die Fähigkeit, es in Ubichinol umzuwandeln.

Wenn Sie damit anfangen, das geeignete CoQ10-Ergänzungsmittel (in der richtigen CoQ10-Dosis) in »Ubichinol«-Form einzunehmen, werden Sie den Unterschied, was Energie und Ausdauer angeht, sofort spüren. Ein gutes CoQ10-Ergänzungsmittel heizt die Energieproduktion in jeder einzelnen Körperzelle an, indem es die Produktion von Adenosin-Triphosphat (ATP) in den Mitochondrien erleichtert. Dieser durch eine CoQ10-Therapie verbesserte Energieausstoß hat sich dort als recht wertvoll erwiesen, wo es um die Behandlung neurologischer Störungen wie Parkinson-Krankheit, Multiple Sklerose, Amyotrophe Lateralsklerose (Lou-Gehrig-Krankheit), Alzheimer-Krankheit, Chorea Huntington und Schlaganfälle geht.

Wenn Sie Statin (Cholesterinsenker) nehmen, ist ein gutes CoQ10-Ergänzungsmittel sogar noch wichtiger, weil Statin den körpereigenen Vorrat an CoQ10 aufbraucht. Und ohne adäquaten Vorrat an CoQ10 kann Ihr Herz nicht richtig funktionieren.

Dr. Karl Folkers, Professor und Biochemiker an der Universität von Texas, ermutigte einen Kardiologen, Dr. Peter H. Langsjoen, eine Hydropische Herzdekompensation mit CoQ10 zu behandeln – mit großem Erfolg. Dr. Langsjoen: »Die klinische Erfahrung mit CoQ10 ist gelinde gesagt dramatisch. Es ist realistisch zu glauben, dass das gesamte Feld der Medizin im Licht dieser wachsenden Kenntnisse neu bewertet werden dürfte. Wir haben bislang lediglich die Oberfläche der biomedizinischen und klinischen Anwendungsmöglichkeiten von CoQ10 und seiner Verbindungen mit Bioenergetik und der Chemie der freien Radikale angekratzt.«

http://faculty.washington.edu/ely/coenzq10.html

In den 1970er-Jahren folgte Dr. Folkers den Lebenswegen von sechs Krebspatienten, die CoQ10 gegen Hydropische Herzdekompensation nahmen. Vier von ihnen hatten Lungenkrebs und zwei hatten Brustkrebs. Bei allen sechs klang der Krebs dank der CoQ10-Therapie ab. Folkers überredete einen seiner Geldgeber, bei dem sich ein »letales« kleinzelliges Lungenkarzinom mit weit gestreuten Metastasen gebildet hatte, es mit CoQ10 zu versuchen. Sein Onkologe hatte ihm kein Jahr mehr gegeben. Nach einjähriger CoQ10-Therapie hatte er keine Anzeichen von Metastasen mehr und 15 Jahre später war er immer noch am Leben! CoQ10 war die einzige Behandlung, die er erhielt. Dr. Folkers, der 1998 starb, empfahl die tägliche Einnahme von 500 Milligramm CoQ bei Patienten mit Malignomen.

In einer Studie der Universität Scranton in Pennsylvania fanden Wissenschaftler heraus, dass die tägliche örtlich begrenzte Anwendung einer CoQ10-Lösung sowohl für die Haut jüngerer Patienten als auch für solche mittleren Alters Antioxidans-Schutz gewährte. Interessant ist, dass Aids im Endstadium mit einem ausgeprägten Mangel an CoQ10 in Verbindung gebracht wird.

Dr. Mercola bietet auf seiner Website (www.mercola.com) ein ausgezeichnetes CoQ10-Ergänzungsmittel an, Entsprechendes gibt es bei LifeExtension (www.lef.org). Eine ausgezeichnete Methode, die Absorption von CoQ10 zu verbessern, ist es, die Kapseln in eine Tasse mit heißem Tee zu geben. Und weil Fett die Absorption unterstützt, geben Sie einen Teelöffel Kokosnussöl in den Tee.

Dank an Dr. Jim Howenstine (www.mynaturalhealthteam.com) für einen Großteil dieser Informationen zu CoQ10.

Kolloidsilber

Kolloidales Silber ist eine Lösung aus äußerst feinen (submikrokospischen) Teilchen reinen Silbers, die aufgrund der positiven elektrischen Ladung eines jedes einzelnen Teilchens im Wasser schweben. Die Teilchen verharren in ihrem Schwebezustand, weil sie sich dank ihrer positiven Ladungen mit einer Kraft, die größer ist als die Schwerkraft, gegenseitig abstoßen. Silber, ein kraftvoller Keimtöter, ist insofern ein außerordentliches Metall, als es dem menschlichen Körper gegenüber nicht toxisch, für mehr als 650 krankheitsverursachende Bakterien, Viren, Pilze, Parasiten und Schimmelpilze jedoch tödlich ist. Die tägliche Einnahme von kolloidalem Silber wirkt, als hätte man »ein zweites Immunsystem«.

Ich erinnere mich, wie Großpapa mir erzählte, dass sie einst Silberdollar in die Milch gaben, um sie länger frisch zu halten, als es noch keine Kühlschränke gab. Es ist wohlbekannt, dass die alten Griechen den medizinischen

Wert des Silbers kannten. Sie stellten fest, dass Familien, dicke silberne Gegenstände benutzten, selten krank waren und sich selten ansteckten. Dieses Wissen ging auf Könige, Kaiser, Sultane und ihre Familien samt den Mitgliedern des Hofstaates über. Sie aßen von silbernen Tellern, tranken aus silbernen Bechern, benutzten silberne Bestecke und lagerten ihre Nahrung in silbernen Behältern.

Als Folge dieses Gebrauchs rieb sich das Silber ab und vermischte sich mit ihren Speisen und Getränken. In der Regel waren sie viel gesünder als die Bauern, die aus irdenen Gefäßen aßen mit Bestecken aus Eisen. Deshalb wurden die Mitglieder des Königshauses als »blaublütig« bekannt, weil ihre Haut von der Ansammlung winziger Spuren reinen Silbers eine blaugraue Tönung annahm. Hier liegt auch der Ursprung der Redensart »mit einem silbernen Löffel im Mund geboren sein«.

Als er Ende der 1970er-Jahre Untersuchungen zur Regeneration von Gliedmaßen, Organen und Rückenmark anstellte, entdeckte Dr. Robert Becker, Verfasser des Buchs *The Body Electric,* dass Silberionen dem Knochenwachstum förderlich sind und Bakterien in der Umgebung abtöten. Die Märzausgabe des *Science Digest* von 1978 berichtete in dem Artikel »Our Mightiest Germ Fighter« (dt. »Unser stärkster Erregerbekämpfer«). »Es ist einigen aufschlussreichen Forschungen zu verdanken, wenn Silber als ein Wunder der modernen Medizin erscheint. Ein Antibiotikum tötet vielleicht ein halbes Dutzend verschiedener Krankeitsorganismen, Silber tötet an die 650. Resistente Erregerstämme werden in ihrer Entwicklung aufgehalten. Darüber hinaus ist Silber praktisch ungiftig.« Der Artikel endete mit einem Zitat von Dr. Harry Margraf, einem Biochemiker und bahnbrechenden Erforscher des Silbers: »Silber ist das beste keimbekämpfende Allroundmittel, das wir haben.«

Wie funktioniert es? Existiert kolloidales Silber neben einem Virus, Pilz, Bakterium oder sonst einem einzelligen Erreger, so schaltet er dessen Sauerstoffumsatzenzym aus. Mit anderen Worten, es deaktiviert die »chemische Lunge« des Erregers, so dass er nicht mehr atmen kann. Innerhalb weniger Minuten erstickt das Pathogen und stirbt und wird durch das Immun-, Lymph- und Ausscheidungssystem aus dem Körper entfernt. Im Gegensatz zu pharmazeutischen Antibiotika (die nützliche Bakterien und Enzyme zerstören) sucht sich kolloidales Silber seine pathogenen Zielobjekte aus und greift gesundes Gewebe nicht an.

Oral verabreicht, wird Kolloidsilber aus dem Mund in den Blutstrom absorbiert und dann schnell in die Körperzellen transportiert. In drei bis vier Tagen hat sich genügend Silber im Gewebe angesammelt, um seine Vorzüge zu zeigen. Kolloidsilber wird von den Nieren, über das Lymph- und Darmsystem ausgeschieden. Vor 1938 wurde kolloidales Silber von den Ärzten als reguläres Antibiotikum benutzt und galt als »innovative« Behandlungsweise für eine Vielzahl von Leiden. Es kommt nicht überraschend, dass Big Pharma einstieg und die Forschungen über kolloidales Silber zurückstellte, während finanziell lukrative Arzneien bevorzugt wurden.

Das beste (und erschwinglichste) Kolloidsilber kann bei *Kurt Wilson und Survival Enterprises* erworben werden. Seine Website ist www.se1.us. Ein anderes exzellentes Silberprodukt (aber sehr viel teurer), das »Nanoteilchen« enthält, ist MesoSilver®. (www.purestcolloids.com/mesosilver.htm)

Kurkumin (Gelbwurzelfarbstoff)

Curry und sein Bestandteil Kurkuma ist als »das goldene Gewürz des Lebens« bekannt und wird in der indischen Küche seit Jahrtausenden verwendet. Auch heute ist es unmöglich, an indisches Essen ohne Kurkuma zu denken. Kurkumin, der gelbe Farbstoff der Gelbwurzel, hat mehrere krebsbekämpfende Eigenschaften. Eine neuere Studie hat ergeben, dass Kurkumin tatsächlich DNA wiederherstellen kann, die durch Strahlung geschädigt worden ist. Das sind sehr gute Neuigkeiten, da man nicht allen Strahlungsquellen aus dem Weg gehen kann. Wissenschaftlern von der Universität Chicago zufolge blockiert Kurkumin eine krebsauslösende Bakterie, die mit Magen- und Dickdarmkrebs in Verbindung gebracht wird (Magad GB, *Anticancer Research,* Nov./Dez. 2002).

Eine weitere Antikrebs-Eigenschaft von Kurkumin ist seine starke Wirkung als Antioxidans. Es kann daher unsere Körper vor freien Radikale schützen, die die DNA schädigen. Aus diesem Grund kann Gelbwurzel und ihr Farbstoff Kurkumin auch zur Konservierung von Nahrungsmitteln verwendet werden. Tests in Deutschland, über die im *Journal of Pharmacy & Pharmacology* im Juli 2003 berichtet wurde, haben herausgefunden, dass »alle Bestandteile des Präparats aus Gelbwurzelextrakt eine ausgesprochene antioxidative Aktivität aufwiesen.« Gelbwurzelextrakt erwies sich als leistungsfähiger als Knoblauch, Teufelskralle und Lachsöl. In der Ausgabe des *Journal of Clinical Immunology* vom 27. Januar 2007 erklärten Wissenschaftler des

M. D. Anderson-Krebszentrums in Houston: »Kurkumin kann Tumore gleich zu Beginn, aber auch im fortgeschrittenen Stadium, wenn sich Metastasen bilden, unterbinden. In pharmakologischer Hinsicht hat sich Kurkumin als sicher herausgestellt. Klinische Versuche am Menschen, wobei täglich Dosen bis zu 10 Gramm verabreicht wurden, haben keine dosisbeschränkende Toxizität gezeigt. Alle diese Untersuchungen gestatten die Annahme, dass Kurkumin ein enormes Potential zur Vermeidung und Behandlung von Krebs hat.« (Aggarwal, BB et al., *Anticancer Research*, Jan./Febr. 2003). Und in der Ausgabe der Zeitschrift *Molecular Medicine* vom Juni 1998 veröffentlichten Forscher der *Harvard Medical School* Ergebnisse, wonach Kurkumin Angiogenese, d. h. die Bildung neuer Blutgefäße, verhindert, von denen Tumore sich ernähren, während sie sich ausbreiten.

Kurkumin kann Zellen auch vor Xenoöstrogenen bewahren, da es sich den gleichen Rezeptoren anzupassen vermag wie Östrogen oder östrogenimitierende Chemikalien. In einer Studie über menschliche Brustkrebszellen zeigte sich, dass Kurkumin das von einer bestimmten Form Östrogen hervorgerufene Zellwachstum zu 98 Prozent und das von DDT ausgelöste Wachstum zu 75 Prozent rückgängig machen kann. Die Gelbwurzel galt in Indien und anderen Kulturen seit Jahrtausenden als »Hautnahrung«, dank der Tatsache, dass sie die Haut reinigt, ihr zu dauerhafter Elastizität verhilft, sie nährt und das Hautmilieu ausgleicht. Mehrere Tierversuche haben gezeigt, dass die Gelbwurzel das Wachstum zahlreicher Bakterien, Parasiten und krankheitserregender Pilze verhindert.

Da Kurkumin der gelbe Farbstoff von Kurkuma und dieses der Hauptbestandteil von Curry ist, kann man den vorteilhaften Schutz, den Kurkumin bietet, einfach genießen, indem man Curry an sein Essen gibt. Wenn Sie Kurkumin mit schwarzem Pfeffer kombinieren, vervielfältigt das die Wirkung von Kurkumin um das Tausendfache. Es ergibt die stärkste »natürliche Chemotherapie«, die man sich überhaupt vorstellen kann. Mit den Worten von Mike Adams: »Wenn Sie Curry und Pfeffer essen und etwas Brokkoli dazugeben, so zerstört Ihr Körper in den nächsten 48 Stunden Krebstumore besser als jede Chemotherapie, die der modernen Wissenschaft bekannt ist!«

Echinacea

Echinacea ist eines der Gewächse, das die heilsamsten Auswirkungen auf die menschliche Gesundheit hat. Es ist auch unter dem Namen »Schmalblättriger

Sonnenhut« bekannt und wurde seit frühesten Zeiten von den Indianern verwendet, um häufig auftretende Gesundheitsprobleme (wie Erkältungen oder Grippe) zu vermeiden oder zu behandeln, und auch als Antidot gegen Schlangenbisse und giftige Stiche.

In den 1930ern führte Dr. Gerhard Madaus (ein deutscher Wissenschaftler) umfassende Untersuchungen über die »Wunderpflanze« durch und entdeckte dabei, dass ihre Leistungsfähigkeit sich von einer eindrucksvollen Liste von Ingredienzien herleitete, darunter die Vitamine A, C und E und eine große Zahl von Mineralstoffen (Kupfer, Eisen, Kalium und Jod). Darüber hinaus ist sie reich an Antioxodantien und anderen nützlichen Elementen (Ölen, Alkylamiden, Polysacchariden, Phenolen und Flavonoiden).

Echinacea stimuliert und stärkt unser Immunsystem durch die Aktivierung weißer Blutkörperchen, insbesondere von Makrophagen, Lymphozyten und T-Zellen. Sie verlangsamt (und verhindert sogar) die Bildung eines Enzyms namens »Hyaluronidase«, das im Gift von Reptilien gefunden wird und das wirkt, indem es die gelähnliche schützende Substanz auflöst, die die menschlichen Zellen umgibt. Hyaluronidase wird auch von anderen gefährlichen Bakterien benutzt, um das Bindegewebe in unserem Körper aufzulösen und um leichter und tiefer in unseren Körper einzudringen, doch Echinacea verhindert, dass es sich bildet.

Echinacea ist ein starkes natürliches Antibiotikum; es wehrt Ansteckungen ab, verhindert Entzündungen und trägt vielleicht auch zur Vermehrung von Interferon bei (einem wesentlichen Bestandteil unserer körperlichen Reaktion auf Virusinfektionen). 2007 berichtete Dr. Craig Coleman von der *University of Connecticut School of Pharmacy,* dass die Kombination von Echinacea und Vitamin C das Auftreten von Erkältungen um 86 Prozent reduzierte, während Echinacea allein Erkältungen um 65 Prozent zurückgehen ließ.

http://news.bbc.co.uk/2/hi/6231190.stm

Ellagsäure

Ellagsäure ist eine in der Natur vorkommende Substanz, die in fast 50 verschiedenen Früchten und Nüssen (z. B. Himbeeren, Erdbeeren, Blaubeeren, Weintrauben, Granatäpfeln und Walnüssen) zu finden ist. Sie gehört zur Familie der als »Tannine« bezeichneten Phytonährstoffe und wird für einen Gutteil der antioxidativen Aktivitäten dieser Früchte und Nüsse verantwortlich gemacht. »Ellagitannine« sind Produkte, die Ellagsäure in ihrer natürlichen Form enthalten. Ich werde in diesem Abschnitt die Begriffe synonym verwenden.

Das Hollings-Krebsinstitut an der Universität von South Carolina führte eine neunjährige Untersuchung (Doppelblind-Tests) an 500 Gebärmutterhals-Krebspatientinnen durch. Die Studie wurde 1999 veröffentlicht und zeigte, dass Ellagsäuren binnen 48 Stunden die Zellkernteilung (Mitose) aufhalten und binnen 72 Stunden zur Apoptose (normalem Zelltod) führen, und das gilt für Brust-, Bauchspeicheldrüsen-, Haut-, Dickdarm, Speiseröhren- und Prostatakrebszellen. http://hcc.musc.edu/

Ellagsäure verhindert aber nicht nur die Mitose und leitet die Apoptose ein, sie vereitelt auch die Anbindung von Karzinogenen an die DNA und stärkt das Bindegewebe. Ellagsäure gilt zudem als leistungsstarkes Bakterizid und Antimykotikum und schützt die Leber. Europäische medizinische Studien zeigen überdies, dass Ellagsäure das Eintreten von Geburtsfehlern vermindert, der Wundheilung förderlich ist und Herzleiden einschränkt. www.hopeforcancer.com/Ellagic.htm

Dr. Daniel Nixon von der Medizinischen Universität von South Carolina untersuchte von 1993 bis 1996 Ellagitannine (von Himbeeren) und veröffentlichte die folgenden Ergebnisse und Beobachtungen:

▶ Gebärmutterhalskrebszellen (HPV), die Ellagitanninen von Himbeeren ausgesetzt wurden, starben den Zelltod.

▶ Ellagitannine führen bei Krebszellen zum »G1-Stillstand«, indem sie die Mitose (Krebszellteilung) aufhalten.

▶ Ellagitannine verhindern die Zerstörung des p53-Gens durch Krebszellen.

▶ Die Tests führten zu ähnlichen Ergebnissen bei Brust-, Bauchspeicheldrüsen-, Speiseröhren-, Haut-, Dickdarm- und Prostatakrebszellen.

Britischen Forschern zufolge verhindern Himbeeren auch die Erkrankung des Herzens, da sie eine natürliche Form von Aspirin namens »Salicylat« enthalten. Naturheilkundige glauben überdies, dass Ellagitannine bei der Behandlung von Diarrhöe und Übelkeit hilfreich sind.

Pflanzliche Fette & Öle

Die beiden essentiellen Fettsäuren (EFS) sind Linolsäure (LS), eine Omega-6-Fett-, und Alpha-Linolensäure (ALS), eine Omega-3-Fettsäure. Pflanzen und Nüsse (Mais, Färberdistel, Baumwollsamen, Erdnüsse und Sojabohnen) haben den höchsten Gehalt an Omega-6-Fettsäuren. LA ist die vorrangige Omega-6-Fettsäure. Ein gesunder Mensch verwandelt sie in Gamma-Linolensäure (GLS). Andere Omega-6-Fettsäuren schließen Konjugierte Linolsäure (KLS), Dihomogammalinolensäure (DGLS) und Arachidonsäure (AS) ein. Meeresfische (wie Lachs, Tunfisch und Makrele) und bestimmte Nüsse/Samen (wie Flachs-/Leinsamen und Walnüsse) haben den höchsten Gehalt an Omega-3-Fettsäuren. ALS ist die wichtigste Omega-3-Fettsäure. Ein gesunder Mensch verwandelt sie in Eicosapentaensäure (EPS) und später in Docosahexaensäure (DHS) und Docosapentaensäure (DPS).

Ein guter Gesundheitszustand erfordert das richtige Verhältnis von Omega-6- und Omega-3-Fettsäuren. Das ideale Verhältnis ist etwa 2:1. Beide ätherischen Fette sind reichlich in den Blattpflanzen zu finden, wie sie von herumziehenden Tieren gefressen werden, denen sie ein beinahe ausgeglichenes EFS-Verhältnis bieten. So weist zum Beispiel Hanfsamenöl ein optimales Gleichgewicht von Omega-3- und Omega-6-Fettsäuren auf. Vor der Einführung von geerntetem Getreide als Futtermittel gedieh das Vieh auf saftigen grünen Wiesen, die für vollständige und ausgeglichene Nahrung sorgen und für ein gesundes Wachstum ohne exzessives Mästen günstig sind. Angesichts dieser Tatsache ist es wichtig, sich zu vergewissern, dass man nur Fleisch von Tieren isst, die sich von Gras ernährt haben, da ihr Fleisch das perfekte Verhältnis von Omega-6- und Omega-3-Fettsäuren hat und reich an KLS ist. Sehr viele Studien mit Versuchstieren haben erwiesen, dass KLS den Krebs bekämpft. Weidende Tiere haben drei- bis fünfmal so viel KLS als Tiere, die mit Getreide gemästet wurden.

Oberflächlich betrachtet ähnelt KLS der Linolsäure, aber sie scheinen entgegengesetzte Wirkungen zu haben. Während ein Überschuss an Linolsäure Tumorwachstum begünstigt, wird es durch KLS blockiert. Tatsächlich könnte KLS einer unserer leistungsstärksten Antikrebssubstanzen sein. In einer neueren Studie ließen kleine Mengen von KLS Mammatumore bei Ratten um 45 Prozent schrumpfen. Kleine Mengen von KLS, die Wissenschaftler in Kulturen von Brustkrebszellen eingaben, hatten am 8. Tag 93 Prozent der Zellen getötet. Eine Gruppe finnischer Forscher fand heraus, dass bei denjenigen Frauen, die die meiste KLS konsumiert hatten, das Brustkrebsrisiko gegenüber anderen Frauen um 60 Prozent verringert war. (www.drstallone. com/cancer_article19.htm) KLS regt auch das Immunsystem an, steigert die Insulinsensitivität, senkt den Lipidspiegel im Blut, verbessert das Verhältnis von Magermasse zu Fett und weist, so weit bekannt ist, faktisch keinen Giftgehalt auf.

Was die in Lebensmitteln enthaltene Menge an KLS betrifft, so ist diese aufgrund moderner landwirtschaftlicher Methoden stetig zurückgegangen. Die heutigen Molkereiprodukte haben nur noch ca. 25 Prozent von dem KLS-Gehalt, den sie um 1960 hatten. Man könnte mit einem gutfundierten Plädoyer die Ansicht vertreten, dass die Krebs-, Herzkrankheits-, Diabetes- und Fettleibigkeitsepidemien, die wir zur Zeit erleben, hauptsächlich auf den Rückgang von KLS im Essen zurückzuführen sind. Unglücklicherweise erhalten Sie, wenn Sie im Supermarkt Fleisch kaufen wollen, Rindfleisch von Tieren, die mit Getreide gefüttert wurden. Die Folge: Das Verhältnis von Omega-3- und Omega-6-Fettsäuren ist völlig aus dem Gleichgewicht und Sie erhalten nicht den KLS-Gehalt, den Sie von Rindern erhielten, die mit Gras gefüttert wurden.

Meiner Meinung nach ist Kokosnussöl das gesündeste Öl; eine der beeindruckendsten Eigenschaften von Kokosnussöl ist, dass es überaus reich an Laurinsäure ist (etwa 50 Prozent des Volumens). Die einzige andere üppige Quelle von Laurinsäure in der Natur ist menschliche Muttermilch. Es ist eine Tatsache, die durch umfassende Forschungen belegt ist, dass Laurinsäure von Menschen zur Vernichtung von Viren und verschiedenen krankheitserregenden Bakterien und Mikroben wie Hefen, Pilzen, Parasiten und Schimmelpilzen gebraucht wird.

Nach Aussage von Mary Enig, der führenden Fettexpertin in den USA: »Kokosnussöl spielt als wichtiges, physiologisch funktionales Nahrungsmittel eine einzigartige Rolle bei der Ernährung. Die gesundheitlichen und alimentären Vorteile, die aus dem Verzehr von Kokusnussöl abgeleitet werden können, sind in vielen Teilen der Welt seit Jahrhunderten bekannt. Für Menschen mit beeinträchtigtem Immunsystem ist Kokosnussöl eine Quelle von antimikrobischen Lipiden, andererseits ist es der chemischen Karzinogenese nicht förderlich.« www.westonaprice.org/know-your-fats/541-new-look-at-coconut-oil.html

Kokosnussöl enthält keine Transfette und etwa 2/3 des gesättigten Fetts in Kokosnussöl besteht aus mittelkettigen Fettsäuren (MKFS). Im Gegensatz dazu bestehen die meisten Pflanzen- und Samenöle aus langkettigen Fettsäuren (LKFS), die die Bauchspeicheldrüse und die Leber belasten, im Körper überwiegend als Fett gespeichert werden und die Arterien mit Cholesterol verhärten. Die MKFS im Kokosnussöl haben antimikrobische Eigenschaften, sind dem Immunsystem förderlich, leicht verdaulich (mit rascher Energiezufuhr) und haben Gewichtsverlust zur Folge. Richtig, der Verzehr von Kokosnussöl hilft Ihnen abzunehmen!

Mehr als 50 Prozent der Amerikaner sind übergewichtig. Einer der hauptsächlichen Vorzüge von Kokosnussöl liegt in seiner Fähigkeit, den Stoffwechsel anzuregen. In den 1930er-Jahren bereiste Dr. Weston Price (ein Zahnarzt) den Südpazifik, untersuchte die einheimischen Nahrungsmittel und ihre Auswirkungen auf Zahn- und Allgemeingesundheit. Er fand heraus, dass diejenigen, deren Essen viele Kokosnussprodukte beinhaltete, trotz der hohen Fettkonzentration in ihrer Nahrung gesund und fit waren, Durch Zufall entdeckten Farmer in den 1940er-Jahren, dass der Versuch, ihre Tiere mit billigem Kokosnussöl zu mästen, nicht funktionierte! Vielmehr wurden die Tiere durch Kokosnussöl mager! Seither wurde anhand vieler Forschungen mit Tieren und Menschen nachgewiesen, dass die Verwendung von MKFS anstelle von LKFS sowohl zu einem geringerem Körpergewicht als auch zu einem reduzierten Körperfettanteil führt. Wenn Sie also die Fette in Ihrer Nahrung austauschen, von den ungesättigten langkettigen Fettsäuren, wie sie in pflanzlichen und Samenölen zu finden sind, zu den mittelkettigen Fettsäuren im Kokosnussöl wechseln, dann nehmen Sie ab!

Wir haben alle das Gerede gehört, wonach gesättigte Fette ungesund wären, aber das ist kompletter Unsinn. Das gesättigte Fett im Kokosnussöl ist in Wirklichkeit gesundheitsförderlich. Wie kam es zu diesem Gerücht? Es beruhte auf einigen fehlerhaften Untersuchungen, die vor fast fünfzig Jahren durchgeführt worden waren. Die Studien verwendeten hydriertes Kokosnussöl, und der Mythos hielt sich dank der Pflanzenölindustrie und mit Unterstützung der FDA (Arzneimittelzulassungsbehörde) bis in die 1980er-Jahre. Tatsache ist, dass alle hydrierten Öle schlecht sind, da sie chemisch verändert wurden. Aber Kokosnussöl aus erster Pressung ist für den menschlichen Körper etwas Wunderbares. Wir nehmen ausschließlich solches. Tatsächlich verwenden wir so viel Kokosnussöl, dass wir jedes Mal eine Gallone (3,78 l) einkaufen! Dr. Bruce Fife zufolge »ist Kokosnussöl das gesündeste Öl auf Erden«.

Olivenöl ist das einzige pflanzliche Öl, das frischgepresst konsumiert werden kann, und es ist die bekannteste Quelle von Omega-9-Fettsäuren, die auch unter dem Namen »Ölsäuren« bekannt sind. Die wohltuenden gesundheitlichen Wirkungen von Olivenöl lassen sich sowohl auf seinen hohen Gehalt an einfach ungesättigten Fettsäuren als auch seinen hohen Anteil an Antioxidantien zurückführen. Studien haben ergeben, dass Olivenöl Schutz vor Herzkrankheiten bietet, weil es den Cholesterinspiegel insofern beeinflusst, als es einen »negativen« Cholesterinspiegel (aufgrund von Lipoproteinen niedriger Dichte) zu einem »positiven« anhebt (wo das Lipoprotein in hoher Dichte vorhanden ist). Kein anderes auf natürliche Weise hergestelltes Öl hat einen so hohen Anteil an einfach ungesättigten Fettsäuren wie Olivenöl. Wir verwenden Olivenöl ständig für Salatdressings und Mischgemüsegerichte.

Wenn Sie Olivenöl einkaufen, sollten Sie natives Olivenöl extra vergine bester Qualität kaufen. Das Öl, das aus der ersten »Pressung« der Oliven kommt, ist kaltgepresst (d. h. ohne den Einsatz von Hitze oder Chemikalien) und erhält den »Extra-vergine«-Status. Dies ist das beste Öl, weil es nur geringfügig behandelt wurde und somit seinem natürlichen Zustand näher ist und einen höheren Anteil an Antioxidantien, Vitamin E und Phenolen enthält. Wenn Sie Olivenöl als einen gesunden Teil Ihrer Ernährung vorgesehen haben, sollten Sie jedoch nicht damit kochen, da die Hitze die Fettsäuren schädigen und Toxine erzeugen kann, die man Akrylamide nennt. Wenn Sie mit Öl kochen wollen, verwenden Sie Kokosnussöl, da es bei Erhitzung zu keinen giftigen chemischen Veränderungen kommt. Wir stehen darauf, unsere Pommes mit Kokosnussöl zu frittieren, und Charlene macht auch ganz großartige gebratene grüne Tomaten damit.

Avocados sind eine hervorragende Quelle von Fetten, insbesondere Omega-3- und Omega-9-Fettsäuren. Dem verstorbenen Dr. Robert Atkins zufolge »sind Avocados eine Frucht, die nicht nur nahrhaft ist, sondern auch dem Herzen wohl tut und den Krebs bekämpft, eine Frucht, deren gesundheitliche Vorzüge unübertroffen sind«. Die Avocados sind nicht nur eine reiche Quelle an Omega-9-Fettsäuren, die nachweislich beträchtlichen Schutz gegen Brustkrebs bieten, unter all dem üblichen Speiseobst enthalten diese Früchte auch den höchsten Anteil an Karotinoid-Lutein sowie messbare Mengen von verwandten Karotinoiden (Zeaxanthin, Alpha-Karotin und Beta-Karotin) plus bedeutende Mengen an Tocopherolen (Vitamin E).

Laut einer Laborstudie, die in der Ausgabe des *Journal of Nutritional Biochemistry* vom Januar 2005 veröffentlicht wurde, hinderte ein Avocadoextrakt, der Karotinoide und Tocopherole enthielt, sowohl androgenabhängige als auch androgenunabhängige Prostatakrebszellen am Wachsen. Als die Forscher jedoch den Versuch unternahmen, Prostatakrebszellen allein dem Lutein auszusetzen, zeigte sich, dass das einzelne Karotinoid Wachstum und Replikation der Krebszellen nicht verhindern konnte.

Es war nicht nur die ganze Matrix von Karotinoiden und Tocopherolen einer Avocado nötig, damit der Körper die Fähigkeit erlangte, Prostatakrebszellen zu vernichten, die Forscher bemerkten auch, dass der nicht unerhebliche Betrag von einfach ungesättigtem Fettsäuren in Avocados dabei eine wichtige Rolle spielte. Karotinoide sind fettlöslich, was bedeutet, dass Fett vorhanden sein muss, um zu gewährleisten, dass diese bioaktiven Karotinoide in den Blutstrom absorbiert werden.

Knoblauch

Es ist mehr über die wundersamen Vorzüge von Knoblauch geschrieben worden als über irgendeine andere bekannte Nutzpflanze. Seine Geschichte reicht 3500 Jahre zurück. Hippokrates, der Vater der Heilkunde, war der Erste, der schrieb, dass Knoblauch eine ausgezeichnete Medizin für die Beseitigung von Tumoren sei. Neuere Studien über Knoblauch haben ergeben, dass er Insekten, Parasiten, bösartige Bakterien und Pilze tötet. Er löst verschiedene Tumore auf, senkt den Blutzuckerspiegel, verringerte den Anteil schädlicher Fette im Blut und verhindert, dass Arterien verstopfen. Forscher haben zudem nachgewiesen, dass Allicin (die organische Verbindung, die dem Knoblauch sein Aroma und seinen Geruch verleiht) als überaus leistungsfähiges Antioxidans wirkt.

Man hat entdeckt, dass das Diallyldisulfid im Knoblauch die Bildung von Karzinogenen in der Leber verringert *(Cancer Research 1988; 48:23)*. Dr. Sujatha Sundaram, ein Wissenschaftler an der *Pensylvania State University,* fand heraus, dass Diallyldisulfid menschliche Darmkrebszellen, die auf Mäuse transplantiert worden waren, zum Schrumpfen brachte und absterben ließ.

Interessant ist die Ähnlichkeit zwischen Diallyldisulfid und Dimethylsulfid (DMS). Dr. David Gregg zufolge »bestehen beide aus einem Schwefelmolekül und zwei anhängigen organischen Molekülen. Im Fall von Dimethylsulfid sind zwei Methylgruppen (CH_3) angegliedert, im Fall von Diallylsulfid sind es zwei Allylgruppen (C_3H_3) … Zwischen Dimethylsulfid (kein anhängiger Sauerstoff), DMSO (ein Sauerstoffmolekül ist dem Schwefelmolekül zugeordnet) und MSM (zwei Sauerstoffmoleküle sind dem Schwefel zugeordnet) herrscht ein Gleichgewicht. Da Diallylsulfid ein ganz ähnliches Molekül ist und die gleichen Bindungsstellen bei Schwefel bestehen, sollte man erwarten, dass es sich ähnlich verhält, und es scheint auch so zu sein. Dann läge es nahe, dass einer der entscheidenden Beiträge von Diallylsulfid (und damit Knoblauch) gegen Krebs in der Verbesserung des Sauerstofftransports zu den Krebszellen besteht.« www.ktysalis.net/cancer2.htm

Die erste wissenschaftliche Untersuchung über Knoblauch und Krebs wurde in den 1950er-Jahren durchgeführt. Wissenschaftler injizierten krebskranken Mäusen »Allicin« (ein aktives Ingrediens von Knoblauch). Mäuse, die eine solche Injektion erhielten, lebten dreimal so lang wie die anderen Mäuse. Viele Studien zeigen, dass »Allylschwefel« (ein weiteres aktives Ingrediens von Knoblauch) die Krebs- und Tumorentwicklung wirksam verhindert. Mehr noch, Ajoin, eine andere wichtige Verbindung im Knoblauch, führt nachweislich Apoptose bei menschlichen Leukämiezellen herbei (Dirsch, V.M. et al., *Molecular Pharmacology,* März 1998).

Knoblauch enthält auch Germanium, ein starkes schwefelhaltiges Antioxidans. Germanium fördert nicht nur die Sauerstoffzufuhr, sondern schont Sauerstoff, da es toxische Metalle wie Quecksilber, Blei und Kadmium bindet und aus dem Körper entfernt. Man hat nachgewiesen, dass es die Normalfunktion von Lymphozyten (T-Zellen und B-Zellen) wiederherstellt und die Produktion von Antikörpern anregt. Wir essen Knoblauch in nahezu allem – Dips, Salatdressings, Soßen, Suppen, Wraps, was auch immer. Aber denken Sie daran: Beim Kochen werden die krebsbekämpfenden Eigenschaften von Knoblauch abgetötet. Es gibt dokumentierte Fälle, in denen Krebs nur mit einem guten Entgiftungsprogramm und Knoblauch besiegt wurde. Dies hier ist ein starkes Tränklein gegen Krebs: Mischen Sie etwas Ingwer, Zwiebeln, rohen Brokkoli und Knoblauchsaft. Wenn Sie den Geruch ertragen, so ist das eine der wirksamsten Mixturen gegen Krebs, die es gibt.

Ingwer

Aromatisch, beißend und pikant: Ingwer verleiht Fleisch-, Kartoffel- und Obstgerichten, Salaten und Gemüsen einen besonderen Geschmack und Würze. In Asien, wo man ihn oft als »Universalmedizin« bezeichnet, sind die Vorzüge von Ingwer als Heilnahrung wohlbekannt. Ingwer gilt als ausgezeichnetes »Karminativum« (eine Substanz, die dem Entweichen von Darmwinden förderlich ist) und »intestinales Spasmolytikum« (eine Substanz, die den Darmtrakt entspannt und beruhigt).

Die Anti-Vomitus-Wirkung von Ingwer ist bekanntlich sehr hilfreich bei schwangerschaftsbedingtem Übelsein und Erbrechen. Die Wirksamkeit von Ingwer als Digestif verdankt sich weitgehend seinen aktive Phytonährstoffe enthaltenden Ingredienzien: den »Gingerolen« und »Shogaolen«. Diese Substanzen helfen die Magensäure zu neutralisieren, verstärken die Sekretion von Verdauungssäften (was den Appetit anregt) und stärken die Muskeln des Darmtrakts. Aber das ist nicht alles. Sowohl Gingerole als auch Shogaole bekämpfen nachweislich auch Krebs.

Gingerole sind Phytonährstoffe, die für den charakteristischen Geschmack von Ingwer verantwortlich sind. Wissenschaftliche Forschung hat gezeigt, dass Gingerole antibakterielle Eigenschaften besitzen, die das Wachstum von »Helicobacter pylori« verhindern, das bei der Entstehung von Magen- und Dickdarmkrebs eine Rolle spielt, und das Wachstum von Kolorektalkarzinomen unterdrücken. Laborversuche, die von Dr. Rebecca Lui (und Kollegen der Universität von Michigan) bei der 97. Jahresversammlung der *American Association of Cancer* vorgestellt wurden, zeigten, dass Gingerole Eisterstockkrebszellen töten, indem sie Apoptose (programmierten Zelltod) und Phagozytose (Selbstverdauung) herbeiführen.

In einer im *Journal of Agricultural and Food Chemistry* im Jahr 2007 veröffentlichten Untersuchung legten Dr. Chung-Yi Chen (und Kollegen der *American Chemical Society)* zwingende Beweise vor, wonach Ingwer-Shogaole mit Erfolg Apoptose in Krebszellen auslösen. Später im gleichen Jahr unterstrich eine Studie der Rutgers-Universität die krebsbekämpfenden Eigenschaften von Shogaolen wie Gingerolen.

http://pubs.acs.org/doi/abs/10.1021/jf062454

Es ist erwiesen, dass Ingwer die Klebrigkeit von Blutplättchen reduziert und daher das Risiko für Arteriosklerose vermindert. Er ist eine außergewöhnliche Quelle von Mangan, Kalium, Kupfer und Vitamin B6. Ingwer ist eines der gesündesten Nahrungsmittel auf der Welt und kann frisch geraspelt, getrocknet gemahlen oder als Tee konsumiert werden. Denken Sie daran, dass die Phytonährstoffe im Ingwer hitzeempfindlich sind, weshalb Sie, um eine maximale Wirkung zu erzielen, die frische Ingwerwurzel und/oder ein Ingwer-Ergänzungsmittel (wie etwa Ingwerwurzelpulver oder Ingwerextrakt) essen sollten.

Letztes Jahr korrespondierte ich mit einem Mann namens Bill, einem ehemaligen Krebspatienten, bei dem die Krankheit bereits Stadium IV erreicht hatte, und der seinen Krebs mit Ingwer geheilt hatte. Für einen Mann mit einem Körpergewicht von 75 Kilogramm empfiehlt Bill die Einnahme von täglich vier bis sechs Gramm Ingwerwurzelpulver. Die Ingwerwurzel sollte ein bis drei Tage lang genommen werden. Seine genauen Worte lauten: »Zuvor hatte ich Ingwerwurzelpulver in 500-mg-Kapseln gegen Magenverstimmung benutzt. Aber dann habe ich, statt Antibiotika zu nehmen, mit Erfolg eine höhere Dosierung als auf dem Etikett angegeben ausprobiert, Als der Prostatakrebs sich ausbreitete und meinen Dickdarm blockierte, versuchte ich es mit Ingwer. Ich nahm bis zu sechs Kapseln ein, viermal am Tag. Ich hatte Glück. Es half!«

Ginseng

Ginseng ist vielleicht die bestbekannte chinesische Heilpflanze und das weitestgehend anerkannte Gewächs, das in der traditionellen Medizin Verwendung findet. Die Leben verlängernden Eigenschaften von Ginseng wurden erstmals um 500 n. Chr. in einem chinesischen medizinischen Lehrbuch von Shennong beschrieben, und seit Jahrtausenden werden verschiedene Formen von Ginseng in der Medizin genutzt. Die beiden gängigsten Ginsengarten sind »Panax ginseng« (auch als Asiatischer, Koreanischer oder Chinesischer Ginseng bekannt) und »Panax quinquefolius« (auch als Amerikanischer, Kanadischer oder Nordamerikanischer Ginseng bekannt). Das Wort »panax« ist von dem Wort griech. Wort »panacea« abgeleitet, das »allheilend« bedeutet, und die Vorzüge von Ginseng werden dementsprechend anerkannt.

Ginseng wird gemeinhin als Adaptogen angewendet, was bedeutet, dass es, abhängig von den individuellen Bedürfnissen, die körperlichen Funktionen normalisiert. So senkt er zum Beispiel hohen Blutdruck, niedrigen Blutdruck hingegen hebt er an. Ginseng ist auch bei der Bekämpfung von Krebs, Diabetes, Stress und Ermüdung erfolgreich. Diese Wirkungen von Ginseng werden hauptsächlich einer Gruppe von Verbindungen zugeschrieben, die als »Ginsenoside« bezeichnet werden.

Eine von Dr. Taik-Koon Yun (und Kollegen) durchgeführte Studie, die im Juni 1998 im *International Journal of Epidemiology* veröffentlicht wurde, kam zu dem Ergebnis, dass der Verzehr von Ginseng das Risiko von Magenkrebs um 67 Prozent und die Gefahr von Lungenkrebs um 70 Prozent verringerte. Tierversuche haben ergeben, dass Ginseng die Produktion von Interferonen anregt und die Aktivität von Killerzellen erhöht. Einem im *Chinese Medicine*

Journal veröffentlichten Bericht zufolge bekämpfen die Ginsenoside Krebs, indem sie Angiogenese (die Entstehung neuer Blutgefäße) verhindern, Apoptose (normalen Zelltod) herbeiführen und einer Metastase (Verbreitung) und Vermehrung der Krebszellen vorbeugen.

www.cmjournal.org/content/2/1/6

Andere chinesische Untersuchungen deuteten darauf hin, dass Ginsenoside auch die Proteinsynthese und die Aktivität von Neurotransmittern (Botenstoffen des Nervensystems) im Gehirn verstärken, weshalb Ginseng eingesetzt wird, um das Gedächtnis wiederherzustellen und um Konzentration und Wahrnehmungsfähigkeiten zu verbessern. Ergänzende Forschungen haben spezifische Wirkungen nachgewiesen, die das zentrale Nervensystem, Leber- und Lungenfunktion und den Kreislauf unterstützen.

Glutathion

Dr. Mark Hyman zufolge »ist [Glutathion] das wichtigste Molekül, das man braucht, um gesund zu bleiben und Krankheiten zu vermeiden – und doch haben Sie wahrscheinlich noch nie davon gehört. Es ist das Geheimnis zur Vermeidung von Alterserscheinungen, Krebs, Herzleiden, Demenz etc. und notwendig für die Behandlung von allem und jedem, angefangen bei Autismus bis hin zur Alzheimer-Krankheit. Es gibt mehr als 89 000 medizinische Artikel darüber – aber Ihr Arzt weiß nicht, wie er mit dem epidemische Ausmaße annehmenden Mangel an diesem entscheidenden, lebenspendenden Molekül umgehen soll! Was ist es? Ich spreche von der Mutter aller Antioxidantien, dem Meister der Entgiftung und dem Maestro des Immunsystems: Glutathion.«

http://twitter.com/markhymanmd

Genau genommen setzt sich das »Glutathion-System« aus Glutathion, Glutathion-Peroxidase (GPX) und Glutathion-Reduktase (GR) zusammen. Auf diesen Buchabschnitt bezogen verwende ich den Begriff »Glutathion« als Allgemeinbegriff, der sich je nach Zusammenhang entweder auf das gesamte Glutathion-System oder auf seine konstituierenden Teile bezieht. Glutathion wird auf natürliche Weise im Körper, vor allem in der Leber, hergestellt und besteht aus drei Aminosäuren: Zystein, Glutaminsäure und Glyzin. N-Acetylcystein (NAC) ist eine biologisch aktive Vorläuferverbindung des Aminosäurenzysteins, das wiederum eine Vorstufe von Glutathion ist.

Mit den Worten von Dr. Hyman: »Glutathion ist aus einem einfachen Grund von entscheidender Bedeutung: Es regeneriert Antioxidantien. Mit freien Radikalen umzugehen, ist wie das Überreichen einer heißen Kartoffel. Sie werden herumgereicht von Vitamin C zu Vitamin E und weiter zu Liponsäure und schließlich zu Glutathion, das die freien Radikale abkühlt und andere Antioxidantien regeneriert. Nachdem dies geschehen ist, kann der Körper ein weiteres schützendes Glutathion-Molekül »reduzieren« oder regenerieren, und schon sind wir wieder im Geschäft.« Glutathion ist auch für die DNA-Synthese und -Wiederherstellung, für Protein und Fettsynthese, die Regulierung von Enzymen und den Transport von Aminosäuren maßgeblich.

Die gute Nachricht ist, dass unser Körper Glutathion produziert. Die schlechte Nachricht ist, dass Stress, Alter, Trauma, Infektionen, Strahlung, Umweltverschmutzung, Giftstoffe, Drogen und schlechte Ernährung allesamt Ihre Glutathion-Reserven reduzieren. Studien haben ergeben, dass unser körpereigener Vorrat an Glutathion vom 20. Lebensjahr an um 10 bis 15 Prozent pro Jahrzehnt sinkt. Menschen mit niedrigem Glutathionspiegel sind anfällig für chronische Krankheiten. Wie wir wissen, kann ein geschwächtes Immunsystem zur Erkrankung führen. Man benötigt Glutathion für ein produktives Immunsystem; ist das Immunsystem aber beeinträchtigt, dann wird auch die Produktion von Glutathion gestört. Das ist ein Teufelskreis.

Das Geheimnis der Leistungsfähigkeit von Glutathion liegt in den Schwefelgruppen, die es enthält. Schwefel ist ein klebriges, übelriechendes Element, das wie »Fliegenpapier« funktioniert. Folge ist, dass all die »Schurken« im Körper (etwa Schwermetalle und freie Radikale) am Glutathion kleben bleiben, das sie dann in die Gallenflüssigkeit und den Stuhl und damit aus dem Körper herausbefördert. Schwefelreiche Nahrung (wie Knoblauch, Zwiebel und Kreuzblütler) unterstützt die Glutathion-Produktion.

Reduziertes (d.h. »aktives«) Glutiathon ist auch unter der Abkürzung »GSH« bekannt, oxidiertes (d.h. »inaktives«) Glutiathon hingegen als »GSSG«. Wenn das GSH unter 70 Prozent fällt, das haben Studien gezeigt, hat Ihr Körper große Probleme. Deshalb erscheint es sinnvoll, dem Körper GSH-Vorstufensubstanzen zuzuführen, oder? »Zystein« ist eine der drei Aminosäuren, die GSH in der Leber erzeugen; sie gilt als grundlegend für diesen Prozess, und da Zystein nicht so häufig ist wie Glyzin oder Glutaminsäure, ist es die jeweils vorhandene Menge von Zystein, die die Produktion von GSH kontrolliert.

Molke (ein Nebenprodukt der Käse- oder Yoghurtzubereitung) ist eine bedeutende Quelle für Zystein und die Aminosäurenbausteine, die bei der GSH-Synthese benötigt werden. Bitte beachten Sie, dass das Molkeprotein bioaktiv sein und aus nicht denaturierten (d. h. natürlichen und nicht aufgespaltenen) Proteinen bestehen MUSS, wie es z. B. bei Rohmilch der Fall ist, die keine Pestizide, Hormone oder Antibiotika enthält.»Immunocal®« ist ein bioaktives, nicht denaturiertes Molkeprotein, ein ausgezeichnetes Produkt, um die GSH-Produktion anzuregen.

„Der Abbau dieses kleinen Moleküls ist eine allgemeine Folge aus der verstärkten Bildung einer reaktiven Sauerstoffart während erhöhter Zellaktivitäten. Bioaktives Molkeproteinkonzentrat stellt bei GSH-Schwund in einem Zustand von Immunitätsmangel nachweislich einen wirkungsvollen und sicheren Zysteinspender für die GSH-Ergänzung dar.« (Anticancer Research 20: 4785–4792, 2000).

Wie Sie sich vielleicht schon gedacht haben, haben alle Fleischsorten einen hohen Anteil an Zystein, aber wenn man dem Tier Wachstumshormone gespritzt und es mit pestizidbelastetem Getreide und Gras gefüttert hat, werden die Hormone und Toxine das GSH so gut wie neutralisieren. Zur Steigerung des GSH-Gehalts sind Spargel, Avocado, Brokkoli, Wassermelone, Walnüsse und dunkelgrünes Blattgemüse eine gute Wahl. Zusätzlich zu bioaktivem Molkeprotein und schwefelreicher Nahrung hilft auch Sport, das GSH-Niveau zu heben. Andere Substanzen, die die Erzeugung von GSH begünstigen, sind Alpha-Liponsäure (ALS), die B-Vitamine (insbesondere Folsäure, B6 und B12), Selen und Milchdistel. Wie ich erwähnt habe, ist Immunocal® ein prima GSH-Ergänzungsmittel. Max International verkauft ein ausgezeichnetes Glutiathon-Ergänzungsmittel (»Max GXL®“), das bei www.maxforlife.net erhältlich ist. Desgleichen verkauft Live Wave ein transdermales Glutiathon-Pflaster unter www.lifewave.com.

Einen Großteil der Information hier habe ich aus einem Artikel von Dr. Mark Hyman mit dem Titel»Glutiathon: Die Mutter aller Anti-Oxidantien« zusammengetragen, ins Internet gestellt unter www.huffingtonpost.com/dr-mark-hyman/glutathione-the-mother-of_b_530494.html.

Kanadische Orangenwurzel (Goldsiegelwurzel)

Die Kanadische Orangenwurzel (auch als»Kanadische Gelbwurz« bekannt) ist ein Gewächs, das im östlichen Nordamerika heimisch ist. Cherokee-

Medizinmänner und -frauen machten die frühen amerikanischen Kolonisten mit der Anwendung der Goldsiegelwurzel bekannt. 1798 nahm Benjamin Smith Barton sie in seine Essays *Towards a Materia Medica of the United States* auf, mit der Anmerkung, dass Indianergruppen sie bei der Behandlung eines breiten Spektrums von Leiden, darunter Augeninfektionen, Diarrhöe, Lebererkrankungen, Keuchhusten und Lungenentzündung, einsetzten. Sie wurde auch von so erfolgreichen Ärzten wie John Pattison bei vielen Krebstherapien angewandt. Er begann seine Karriere mit Kanadischem Blutwurz und wechselte zur Kanadischen Orangenwurzel, weil er sie in klinischer Hinsicht als überlegen erachtete.

Die Kanadische Orangenwurzel ist ein leistungsstarker antimikrobischer, antiparasitischer, antiseptischer und antibiotischer Wirkstoff. Viele Menschen schwören darauf: Sowohl bei der Behandlung von alltäglichen Leiden (wie Erkältungskrankheiten und Wunden) als auch bei Langzeit- oder chronischen Erkrankungen. Bindehautentzündung kann durch eine Augenspülung mit Kanadischer Orangenwurzel wirksam behandelt werden. Außerdem ist sie eine sehr beliebte Heilmethode bei Zahnfleischentzündung. Gurgeln mit Gelbwurztinktur hat sich als äußerst hilfreich bei der Heilung von Halsentzündungen erwiesen. In äußerlicher Anwendung hat sie sich bestens bewährt bei der Behandlung von Schnittwunden, Blessuren, bakteriellen Haut- und Pilzinfektionen

Studien haben ergeben, dass die Kombination aus drei wichtigen Alkaloiden (Berberin, Hydrastin und Canadin) eine Synergie schafft, die wirkungsvoller ist als die Summe ihrer Teile.

Diese Alkaloide steigern nachweislich die Blutzirkulation zur Leber und Milz und regen überdies die Sekretion von Gallenflüssigkeit an. Alle diese Eigenschaften der Kanadischen Orangenwurzel tragen zu einem reibungslosen und effektiven Funktionieren von Bauchspeicheldrüse, Schilddrüse und lymphatischem System bei.

Die Pflanze enthält viele wichtige und nützliche Vitamine, darunter Vitamin A, verschiedene B-Vitamine, Vitamin C und Vitamin E, ferner Zink, Kalium, Kalzium, Eisen, Mangan, Phosphor und Selen. Im Allgemeinen werden die gesundheitlichen Vorzüge der Kanadischen Orangenwurzel verstärkt, wenn man Echinacea damit kombiniert. Da die Pflanze auch uterusstimulierende Eigenschaften besitzt, sollte sie nicht während der Schwangerschaft angewendet werden.

Wasserstoffperoxid (H_2O_2)

Obwohl Wasserstoffperoxid bereits im Abschnitt über bio-oxidative Therapien (ab Seite 153) eine Rolle spielte, ist es wichtig genug, um es erneut zu erwähnen. Wussten Sie, dass Sie wahrscheinlich Ihren ersten Schluck Wasserstoffperoxid (H_2O_2) kurz nach Ihrem ersten Atemzug nahmen? Muttermilch, insbesondere Erstmilch (Kolostrum), enthält enorm hohe Konzentrationen von H_2O_2. Angesichts der Tatsache, dass eine der hauptsächlichen Funktionen von Muttermilch in der Aktivierung und Stimulierung des Immunsystems beim Säugling besteht, erweisen sich die ennorm großen Mengen von H_2O_2 als sinnvoll.

Wenn Ozon sich mit der Luftfeuchtigkeit vermischt, bildet es H_2O_2, das als Regen und Schnee auf die Erde fällt. In der Natur kommt H_2O_2 in Frischobst und Gemüse vor, wobei ein Teil dem Regen zugeschrieben werden kann und ein Teil während der Photosynthese entsteht. Die meisten Menschen kennen die übliche Drogerie- und Apothekenvariante: 3-prozentiges Wasserstoffperoxid, ein Allzweckmittel, mit dem man ebenso Schnittwunden sterilisiert wie Küchentische säubert. Die sterilisierende Kraft kommt von seinem Extra-Sauerstoffatom. H_2O_2 hat eine ähnlich reinigende Wirkkraft im Körper. Aber denken Sie bitte daran, die Drogerievariante von H_2O_2 niemals innerlich anzuwenden, wegen der Chemikalien, die es als Stabilisatoren enthält. Für die innerliche Anwendung benötigen Sie H_2O_2, das als Lebensmittel klassifiziert ist.

Dr. Charles Farr hat gezeigt, dass H_2O_2 oxidative Enzymsysteme im ganzen Körper stimuliert, was den Stoffwechsel anregt, kleine Arterien erweitert und den Blutfluss verstärkt, Toxine entsorgt, die Körpertemperatur anhebt sowie die Sauerstoffverteilung und den Sauerstoffverbrauch des Körpers steigert. H_2O_2 stimuliert die Killerzellen, die Krebszellen attackieren, sobald diese versuchen, sich im ganzen Körper zu verbreiten. In der Immunreaktion des Körpers wird H_2O_2 von T-Zellen freigesetzt, um eindringende Bakterien, Viren und Pilze abzutöten. Blutplättchen schütten H_2O_2 aus, wenn sie auf Partikel im Blut treffen. Im Dickdarm produziert Acidophilus lactobacillus H_2O_2, das die allgegenwärtigen Candida-Hefepilze davon abhält, sich unkontrolliert zu vermehren. Wenn Candida albicans sich außerhalb des Darms ausbreitet, entzieht sie sich dem natürlichen Kontrollsystem und kann sich in den Organen des Körpers festsetzen, was das chronische Erschöpfungssyndrom verursacht.

Alle Krebspatienten, die Wasserstoffperoxid innerlich anwenden, sollten auch ein qualitätvolles proteolytisches (eiweißspaltendes) Enzym (etwa Vitälzym) verwenden, das die Proteinhülle der Krebszellen durchschneidet und damit dem H_2O_2 erlaubt, in die Zellwand einzudringen. Wenn Sie die Budwig-Diät (siehe ab Seite 164) machen, sollten Sie es vermeiden, als Lebensmittel klassifiziertes H_2O_2 einzunehmen, da die Wechselwirkung zwischen Fetten und H_2O_2 den Magen schädigen kann. Ein Wasserstoffperoxid-Bad ist die beste und billigste Methode, die Substanz in den Körper gelangen zu lassen. Empfohlen wird eine Dosis von ca. 225 Gramm 35-prozentigen Lebensmittel-Wasserstoffperoxids in einer Wanne mit nichtchloriertem Wasser und ein 30minütiges Bad. Ein ausgezeichnetes kostenloses E-Book über H_2O_2 als Lebensmittel finden Sie auf www.foodgrade-hydrogenperoxide.com.

Wenn Sie spüren, dass Sie krank werden, versuchen Sie ein paar Tropfen von H_2O_2 in die Ohren zu träufeln. Das H_2O_2 beginnt innerhalb von Minuten so zu wirken, dass die Erkältung oder Grippe abklingt. Wahrscheinlich wird es blubbern, aber das ist ein Zeichen dafür, dass die »Schurken« dran glauben müssen. Warten Sie, bis das Blubbern nachlässt, trocknen Sie das Ohr und wiederholen Sie den Vorgang mit dem anderen Ohr. Wasserstoffperoxid ist eine der wenigen »Wundersubstanzen«, die für die Allgemeinheit noch zugänglich sind. Und das Allerbeste ist, es ist sicher und konkurrenzlos preiswert!

Jod

Jod ist für die Produktion eines jeden Hormons in Ihrem Körper verantwortlich. Es ist antibakteriell, antiparasitisch, antiviral und ein leistungsstarkes Antikrebsmittel. Die meisten Amerikaner (mehr als 95 Prozent) haben Jodmangel. Warum ist das so? Viele Jahre lang wurde Jod dem Brot in großzügigen Mengen beigegeben, was einen Jodmangel verhinderte. Jede Scheibe Brot enthielt 150 Mikrogramm Jod, was der empfohlenen täglichen Dosis entsprach. Vor fünfzig Jahren verspeiste der Durchschnittsamerikaner täglich etwa ein Milligramm Jod in Bäckereiprodukten, was etwa 75 Prozent des Gesamtbedarfs ausmachte.

In den 1970er-Jahren entschloss sich die Lebensmittelindustrie jedoch, Jod aus Backwaren zu entfernen und durch Brom zu ersetzen. Dr. Jim Howenstine:»Jod und Brom erscheinen der Schilddrüse ähnlich und Brom bindet sich leicht an die Schilddrüsenrezeptoren für Jod. Brom jedoch ist anders als Jod für die Schilddrüse ohne Wert und verhindert Jodaktivität in der Schilddrüse. Brom kann auch zur Minderung der Denk- und Gedächtnisleistung führen, zu Schläfrigkeit, Schwindelgefühl und Reizbarkeit. Dieser Austausch von Brom für Jod hat zu einem nahezu allgemeinen Jodmangel bei der amerikanischen Bevölkerung geführt.«

www.newswithviews.com/Howenstine/james37.htm

Jod unterstützt den Körper bei der Beseitigung von Schwermetallen und Giftstoffen (wie Blei, Arsen, Aluminium, Quecksilber und Fluorid). Interessanterweise unterbindet fluoridiertes Wasser tatsächlich die Absorption von Jod. Jodmangel führt zu Brust-, Prostata-, Eierstock-, Gebärmutter- und Schilddrüsenkrebs. Jodmangel kann auch zu mentaler Retardierung und Unfruchtbarkeit führen. Wie können wir also Jodmangel korrigieren? Den Jodmangel durch die Einnahme von Jodsalz zu beseitigen, ist nicht möglich, da man täglich 20 Teelöffel Jodsalz zu sich nehmen müsste, um ausreichende Mengen Jod zu erhalten.

Dr. Jay Abrahams entwickelte ein Jodpräparat (namens »Iodoral®«), um den Jodmangel zu behandeln. Meine Frau und ich nehmen dieses Ergänzungsmittel nahezu täglich. Dr. Abrahams glaubt, dass die entsprechende Menge Jod, die man braucht, um ständig genügend Jod im Körper zu haben, bei 13 Milligramm täglich liegt (1 Tablette Iodoral®). Erstaunlicherweise ist das hundertmal mehr als die in den USA empfohlene Tagesdosis. Japanische Frauen (die sehr viel Algen essen) haben den höchsten durchschnittlichen Jodkonsum (1–3,8 Milligramm täglich) von allen Frauen auf der Welt. Ihre Brustkrebsrate ist die niedrigste der Welt. Überdies kommen Jodmangel, Kropf (bei vergrößerter Schilddrüse) und Schilddrüsenunterfunktion selten vor. Island, ein anderes Land mit hohem Jodverbrauch, hat geringe Zahlen an Kropf und Brustkrebs aufzuweisen.

Fisch enthält Jod, aber vielleicht wollen Sie Ihren Jodverbrauch wegen des hohen Quecksilberanteils einschränken. Nun haben jedoch Sardinen eine so kurze Lebensspanne, dass sie nicht mit Quecksilber verseucht werden. Mein Vorschlag wäre: Kaufen Sie Dosen mit Sardinen in Tomatensoße, so dass Sie die Transfette vermeiden können, die bei Ölsardinen anfallen. Algen enthalten das meiste Jod aller Meerespflanzen. Und denken Sie daran, dass Selen, Vitamin C und Magnesium die Wirksamkeit von Jod verstärken. Trotzdem benötigen Sie vielleicht noch immer ein Jodergänzungsmittel wie Iodoral®. Versuchen Sie es mit www.iodoral.org.

IP6/Inosit(ol)

IP6, auch bekannt als »Inositol-Hexophosphat« oder »Phytinsäure«, besteht aus Inosit (einem zyklischen Alkohol), das mit sechs Molekülen Phosphorsäure verbunden ist und in natürlicher Form in Getreide, Kleie, Vollkorn und Hülsenfrüchten vorkommt. IP6 ist einer der effektivsten natürlichen Krebsbekämpfer. Es selektiert Eisen aus Krebszellen, was diese im Grunde ihres wichtigsten Wachstumsfaktors beraubt. Allerdings entfernt IP6 kein Eisen aus roten Blutkörperchen, die eng mit dem Hämoglobin verknüpft sind. Anders als bei Arzneimitteln gegen Krebs werden gesunde Zellen durch IP6 nicht beeinträchtigt, IP6 besitzt demnach eine sehr geringe Toxizität (Deliliers, G.L., *British Journal of Haematology 117*; 577-87, 2002).

Warum ist die Eisenchelation so wichtig? Weil Eisen von den Krebszellen zur Produktion neuer DNA benötigt wird. Überdies fördert überschüssiges, im Gewebe abgelagertes Eisen die Insulinresistenz, was zu hohem Glukose- und Insulinspiegel führt, die beide der Krebskontrolle nicht zuträglich sind. IP6 entfernt überschüssiges Kupfer, das der Krebs braucht, um neue Blutvorräte anzulegen. IP6 beseitigt aber auch Schwermetalle wie Quecksilber, Kadmium und Blei, während es nützliche Mineralstoffe wie Kalium und Magnesium in Ruhe lässt. Es aktiviert Killerzellen, fördert die Zelldifferenzierung (wobei es Krebszellen in normalere Zellen verwandelt), verkleinert Tumore und unterstützt das Tumorsuppressorgen p53, das bei Krebs oft fehlerhaft ist. Es gibt inzwischen genügend Studien, die eindeutig beweisen, dass IP6 ein wirkungsvoller, nicht-toxischer Krebsbekämpfer ist.

Seit Ende der 1980er-Jahre ist Dr. Abulkalam Shamsuddin, ein Wissenschaftler der medizinischen Fakultät an der Universität von Maryland, der Pionier in der IP6-Forschung. Er entdeckte, dass IP6, wenn es auf die richtige Weise mit Inosit kombiniert wird, zwei Moleküle von IP3 im Körper bildet. Inosit, das Rückgrat von IP6, hat sechs Kohlenstoffatome, die in der Lage sind, Phosphormoleküle zu binden; wenn alle sechs Kohlenstoffatome von sechs Phosphatgruppen besetzt werden, bildet sich IP6. Wenn jedoch nur drei der Kohlenstoffgruppen von Phosphat gebunden werden, ergibt das IP3.

Diese Chemie ist von Bedeutung, weil zwar IP6 die ganze Aufmerksamkeit auf sich zieht, in Wirklichkeit es aber IP3 ist, das die ganze Arbeit erledigt. IP6 spielt eine wichtige Rolle in unseren Körperzellen. In-vitro-Untersuchungen zufolge funktioniert es im Kern wie ein »Ein/Aus«-Schalter für menschlichen Krebs. Wenn der IP3-Spiegel niedrig ist (wie bei Krebszellen), gerät die Zellreplikation außer Kontrolle. Das ist im Wesentlichen das, was bei Krebs geschieht. Wenn Krebszellen in einer Brühe aus IP3 gebadet werden, »schalten sie sich« buchstäblich »selbst ab«. Dieser Vorgang spiegelt die zentrale Rolle wider, die IP3 bei der Kontrolle von entscheidenden Zellfunktionen spielt, Replikation und Informationsaustausch eingeschlossen.

Dr. Shamsuddin empfiehlt eine tägliche Dosis von 800 bis 1200 Milligramm IP6 zusammen mit 300 Milligramm Inosit als allgemeine vorbeugende Maßnahme. Bei Krebspatienten oder Patienten mit höherem Krebsrisiko empfiehlt er eine Dosis im Bereich von 4800 bis 7200 Milligramm IP6 zusammen mit 1200 bis 1800 Milligramm Inosit. Es sollte auf leeren Magen genommen werden. Dr. Shamsuddins bemerkenswertes Produkt heißt »IP6 Gold«. Meine Frau Charlene und ich nehmen dieses Ergänzungsmittel jeden Tag.

»Living Fuel Rx™«

»Super Greens« von Living Fuel enthält konzentrierte Quellen von Vitaminen, Mineralstoffe, Proteinen, pflanzlichen Fetten, Enzymen, Koenzymen, Kräutern, pflanzlichen Extrakten und löslichen wie nicht-löslichen pflanzlichen Ballaststoffen aus frischen, qualitativ hochstehenden, überwiegend organischen, nicht genetisch manipulierten, nährstoffreichen Nahrungs- und Nahrungsergänzungsmitteln.

Super Greens ist ganzheitliche, rohe, wildgewachsene, komplette, grundlegende »Supernahrung«. Es ist eine Mischung aus organischen, ganz und gar natürlichen Nahrungsmitteln, die mit den besten lieferbaren und nützlichen Nährstoffen optimiert worden sind. Dieses Produkt kombiniert die Nährstoffe der meisten Grünpflanzen und Früchte, die man womöglich essen kann. Es enthält sogar Chlorella, Spirulina und Probiotika.

Auch »Super Berries« von Living Fuel bietet großartig schmeckende Vollkostnahrung, aber anstatt des Grüngemüseanteils von »Super Greens« enthält »Super Berry« ganze Erdbeeren, Himbeeren, Blaubeeren und Moosbeeren aus biologischem Anbau. Living Fuel liefert Nahrungsmittel von hoher Qualität und enthält mehr Kalium als Bananen, mehr Kalzium als Milch, mehr Ballaststoffe als Haferflocken, mehr freundliche Bakterien als Yoghurt, mehr Eiweiß als sechs Eier und mehr Vitamine, Mineralstoffe und Antioxidantien als in einer Ganztagsration von Obst und Gemüse sind.

Wer um seine Gesundheit besorgt ist, wer eine Allergie oder ein anderes Leiden hat, kann getrost jedes dieser Produkte konsumieren, da sie keine genetisch veränderten Organismen, keine Pestizide, keinen Zucker, keinen Weizen, keine Molkereiprodukte, keine Eier, kein Maltodextrin, keine Füllstoffe, keine künstlichen Farbstoffe, keine Strahlung, keine Pflanzenvernichtungsmittel, keine Soja, keine Hefe, keine Kleie, keine Nüsse, keine Konservierungsmittel und keine gehärteten Öle enthalten. Meiner Meinung nach gibt es keine anderen Ergänzungsmittel, die mit »Super Greens« und »Super Berries« von Living Fuel vergleichbar sind. Beide können in der Tat als Ergänzungsmittel wie auch als Mahlzeitenersatz dienen, und sie sind beide erhältlich unter www.livingfuel.com.

Melatonin

Wussten Sie, dass Sie Ihr Krebsrisiko erhöhen, wenn Sie schlafen? Wer sich nachts dem Licht aussetzt, supprimiert die Melatoninproduktion. Das wiederum kann zu einem erhöhten Krebsrisiko führen.

Was also genau ist Melatonin? Melatonin ist ein Hormon, das unsere Neurotransmitter moduliert. Es wird in der Zirbeldrüse (einer erbsengroßen Drüse im Gehirn) von der Aminosäure Tryptophan produziert, wenn nachts die Lichter ausgehen. Es ist der Grund, warum Sie im Dunkeln schläfrig werden. Melatonin wird auch von der Netzhaut erzeugt und in weitaus größeren Mengen vom gastrointestinalen System. Der Melatoninspiegel erreicht während der Nacht seinen Höhepunkt, steigt aber auch nach dem Essen an, was erklärt, warum Sie nach einer Mahlzeit müde werden. Melatonin ist hochgradig fett- und auch wasserlöslich, was es in die Lage versetzt, problemlos in Zellmembrane, Zellplasma und Zellkern einzudringen.

Laut Dr. Eileen Lynch »befähigt die Amphiphilizität des Melatonins, d. h. seine Fähigkeit, Wasser sowohl zu absorbieren als auch abzustoßen, zusammen mit seiner leicht präventiven antioxidativen Wirkung, seiner geringen Fähigkeit, Metallionen zu chelieren und unter gewissen Umständen als freier Radikalefänger zu agieren, dem oxidativen Stress innerhalb des chaotischen Tumor-Mikroumfelds entgegenzuwirken.« www.lef.org/magazine/mag2004/jan2004_report_melatonin_01.htm

Aufgrund der Tatsache, dass über 75 Prozent der Krebszellen DNA-Schäden durch Oxidation aufweisen, ist die obige Feststellung von Dr. Lynch sehr bedeutsam. Als Freie-Radikale-Fänger nimmt Melatonin es mit Vitamin C in der Fähigkeit auf, der oxidativen Wirkung von Toxinen entgegenzusteuern. Doch Melatonin agiert nicht nur als Freie-Radikal-Fänger; es ist auch ein Hormon, das Krebszellen tötet! Dr. Lynch zufolge »spielt Melatonin bei fortschreitendem Krebs eine kritische Rolle im Wirtsabwehrsystem, da es das wachstumshemmende Eigenschaften aufweisende Zytokinsystem aktiviert und die zytotoxische Aktivität von Makrophagen und Monozyten anregt«.

Mehrfache Untersuchungen weisen auf die zellschädigende Wirkung von Melatonin hin. Darunter ist ein Artikel von Dr. K. Winczyk und Kollegen mit dem Titel »Possible Involvement of the Nuclear RZR/ROR-Alpha Receptor in the Antihumor Action of Melatonin on Murine Colon 38 Cancer«, der 2002 in *Tumor Biology* veröffentlicht wurde. In einem anderen Artikel von Dr. P. Lissoni und Kollegen aus dem Jahr 1989 im *European Journal of Cancer & Clinical Oncology* konnte ebenfalls aufgezeigt werden, dass Melatonin das Immunsystem stärkt.

In seinem Bericht von 2004 an die *American Association of Cancer Research* vermeldete Dr. David E. Blask, dass Melatonin Krebszellen einschläfert und das Wachstum von Brustkrebs um 70 Prozent verlangsamt. Brustkrebs wird von Linolsäuren (Omega-6-Fetten) »angetörnt«; allerdings interagiert Melatonin mit Linolsäure. Auf einer Pressekonferenz erklärte Dr. Blask: »Dieser Mechanismus, der den Brustkrebs hochpuscht, wird durch Melatonin abgebremst. Nächtliches Melatonin ist ein bedeutendes Antikrebssignal bei menschlichem Brustkrebs. In neunzig Prozent der Fälle hat menschlicher Brustkrebs spezifische Rezeptoren für dieses Signal.«

Blasks Team infizierte Labormäuse mit menschlichen Krebszellen und setzte sie einer Dauerbeleuchtung aus. Daraufhin explodierte das Tumorwachstum geradezu. Dr. Blask versichert: »Bei konstanter Beleuchtung wachsen Tumore siebenmal schneller und nehmen unglaubliche Mengen von Linolsäure auf. Tagsüber sind die Krebszellen wach und werden durch Linolsäure in ihrem Wachstum angeregt. Nachts gehen Krebszellen schlafen. Wenn wir des Nachts für längere Zeit Licht machen, unterdrücken wir das Melatonin und kehren zu Tageslichtbedingungen zurück.« www.webmd.com/content/article/71/81159.htm

Die weitere Forschung bestätigte die Tatsache, dass Melatonin viele verschiedene Formen menschlicher Tumorzellen abtöten kann. Darunter ist eine bahnbrechende Studie dreier russischer Ärzte, Rjabych, Nikolajeva und Bodrova. Ein Bericht von Dr. R. M. Sainz (mit Kollegen) in *Cellular Molecular*

Life Science (2003) deutet darauf hin, dass Melatonin ein natürlich produziertes Zytotoxin ist, das bei Tumorzellen Zelltod (Apoptose) auslösen kann. Interessanterweise entdeckte Dr. Lissoni zudem, dass Melatonin Angiogenese verhindert, also die Entwicklung neuer Tumorblutgefäße. (Dr. P. Lissoni (mit Kollegen), *Neuropendocrinology Letter*, 2001).

Eine wachsende Zahl von Beweisen verknüpft einen verstärkten nächtlichen Lichteinsatz mit bestimmten Krebsformen, was Wissenschaftler vermuten ließ, die wachsende Zahl von Kinderleukämiefällen könne damit verknüpft sein. Auf der 1. Internationalen Wissenschaftlichen Konferenz über Kinderleukämie haben Wissenschaftler Forschungsergebnisse vorgelegt, wonach Nachtlicht und Nachtarbeit (die den Schlaf-Wach-Rhythmus – die innere Uhr – durcheinander bringt) mit einem erhöhten Risiko für Brust- und Darmkrebs verbunden sind.

Ist es reiner Zufall, dass der gestiegene Konsum von Fernsehen und Videospielen in den letzten 30 Jahren zum gehäuften Auftreten von Leukämie (Blutkrebs) bei Kindern beigetragen hat? Kinder bleiben immer länger auf, und dieses Nachtlicht kann die natürliche Produktion von Melatonin supprimieren, das ansonsten die DNA-schädigenden und krebserregenden freien Radikale bekämpfen würde. Aufgrund dieser Fakten fällt es schwer, an Zufall zu glauben.

»Verglichen mit anderen Arbeiterinnen haben Nachtschichtarbeiterinnen ein um 50 Prozent höheres Brustkrebsrisiko«, sagt William Hrushesky vom *Dolrn Veterans Affairs Medical Center* in Columbia, South Carolina. Das erklärt vermutlich, warum die ursprüngliche Harvard-Studie über Krankenschwestern, die von Dr. Eva S. Schernhammer geleitet wurde, zu dem Ergebnis kam, dass Schichtarbeiterinnen ein erhöhtes Brustkrebsrisiko hatten *(Science News 1/17/01*, S. 317).

In jüngerer Zeit haben Schernhammer und ihre Harvard-Kollegin Susan E. Hankinson herausgefunden, dass bei Frauen, die überdurchschnittlich hohe Melatonin-Konzentrationen aufweisen, Brustkrebs relativ unwahrscheinlich ist. »Wer einen höheren Melatonin-Spiegel hat, scheint ein geringeres Brustkrebsrisiko zu haben«, sagte Schernhammer. Sie und Hankinson berichteten darüber im *Journal of the National Cancer Institute* (20. Juli 2005).

Wenn die Melatonin-Produktion durch Dunkelheit ausgelöst wird, ließe sich die Hypothese aufstellen, dass die größten Produzenten von Melatonin die Blinden wären, nicht wahr? Laut einer 1998 von Dr. Feychting und Dr. Osterlund veröffentlichten Studie fand sich bei Blinden und sehgeschädigten Personen ein höherer Melatonin-Spiegel, der mit entsprechend niedrigeren Krebsvorkommnissen einherging, wenn man Normalsichtige zum Vergleich heranzog. Es liegt nahe, dass dem Melatonin bei der Krebsreduktion eine Rolle zukommt. (*Reduced cancer incidence among the blind, Epidemiology*, 1998).

Mehrere Studien haben gezeigt, dass der Schlaf-Wach-Rhythmus auf unterschiedlichen Ebenen mit der Tumorunterdrückung zu tun hat und auch die Immunreaktion reguliert. Weil dem so ist, erscheint es nur folgerichtig, dass die Störung der Tag-Nacht-Rhythmik zur Schwächung des Immunsystems und zum Wachstum kanzeröser Tumore führen kann. Melatonin fungiert nachweislich als »Schiedsrichter«, was die »innere Uhr« des Körpers angeht, und hält so das Immunsystem auf seinem höchsten Überwachungslevel. »Schlaf per se ist für Melatonin nicht wichtig«, sagt Dr. Russel J. Reiter, ein Neuroendokrinologe am *Health Science Center* der Universität von Texas in San Antonio, zitiert nach *Science-News*, Ausgabe vom 7. Januar 2002, »aber Dunkelheit ist es«.

Neuere Untersuchungen haben in der Gehirn-Rückenmarksflüssigkeit von Alzheimer-Patienten einen, verglichen mit den Befunden gleichaltriger Testpersonen, reduzierten Melatonin-Spiegel gefunden (H. Tohgi 1992; D. J. Skene 1990). Angesichts der Tatsache, dass bei Alzheimer-Patienten der Schlaf-Wach-Rhythmus gestört ist, stellt sich die interessante Frage, ob nicht die Herstellung eines normalen Melatoninspiegels bei diesen Patienten auch andere Symptome abschwächen würde. Man sollte das Melatonin wahrscheinlich dreißig Minuten bis eine Stunde vor dem Schlafen einnehmen. Man erhält es in jedem Naturkostladen. Kirschen sind eine gute natürliche Quelle von Melatonin, sie sind also ein prima Betthupferl.

Chlordioxid (»Miracle Mineral Solution«/MMS – »Wundersame Minerallösung«)

Chlordioxid wird seit vielen Jahren wissenschaftlich erforscht und ist daher Thema in vielen Fachzeitschriften. Es war jedoch Jim Humble, der Chlordioxid in der Alternativmedizin ganz nach vorne brachte.

Humble, ein Goldgräber und Metallurg, war auf einer Expedition in die Urwälder Mittelamerikas, um Gold zu suchen, als ein Expeditionsmitglied an Malaria erkrankte. Sie waren mehr als zwei Tagesreisen und dichten Dschungel von der nächsten Mine entfernt. Nach vielen Jahren der Erfahrung hatte Humble auf solchen Expeditionen immer stabilisierten Sauerstoff dabei, um Wasser trinkbar zu machen. Mit der Möglichkeit seines schnellen Todes konfrontiert, gab er dem geschwächten Mann davon, und zu jedermanns Erstaunen ging es ihm binnen weniger Stunden wieder gut. Das erschien wie ein Wunder, aber Humble wollte genauer wissen, was geschehen war.

Im Laufe mehrerer Jahre fand Jim Humble heraus, dass es keineswegs der Sauerstoff war, der stabilisierten Sauerstoff so wirkungsvoll bei der Behandlung von Malaria machte, sondern vielmehr Spuren von Chlordioxid, das bis dahin fast ein Jahrhundert lang in großem Umfang als Desinfektionsmittel in der Lebensmittel- und Trinkwasserindustrie benutzt worden war. Es ist bei der Abtötung von Viren, Bakterien und Protozoen im Wasser erwiesenermaßen wirkungsvoller und weniger schädlich als Chlor.

Er zeichnete seine Erfahrungen in einem E-Book auf, das auf folgender Website zugänglich ist: www.miraclemineral.org. Das Buch hat den Titel *MMS – Der Durchbruch*. Die »Wundersame Minerallösung« (MMS) wirkt, indem man eine kleine Menge von Chlordioxid in den Blutstrom einführt. Die MMS-Lösung besteht aus 28 Prozent Natriumchlorit (stabilisierter Sauerstoff) in destilliertem Wasser. Humble entdeckte, dass Natriumchlorit in Chlordioxid umgewandelt werden kann, wenn man es mit einem »Aktivator« vermischte. Es ist der »Aktivator«, der das Natriumchlorit in Chlordioxid umwandelt. MMS beruht auf diesem Wissen.

Die drei möglichen Aktivatoren für das Natriumchlorit sind frischgepresster Zitronensaft, frischgepresster Limonensaft oder 10-prozentige, pulverisierte Zitronensäure. Vorzugsweise wird pulverisierte Zitronensäure mit MMS gemischt. Wenn Sie jedoch keine Zitronensäure bekommen, nehmen Sie frischgepressten Zitronen- oder Limonensaft (den Sie selbst gepresst haben). Nichts sonst ist als Aktivator akzeptabel.

Wie funktioniert es? Ist das Chlordioxid erst einmal in den Blutstrom eingeführt, nimmt es mit großem Energieeinsatz vier Elektronen auf, wo immer es einer säurehaltigen Zelle (mit einem pH-Wert unter 7,35) begegnet. Dies bedeutet, dass erkrankte Zellen im Grunde genommen verdampft werden, während gesunde Zellen unbeeinträchtigt bleiben.

Nun können rote Blutkörperchen (die Sauerstoff durch den Körper transportieren) nicht zwischen Chlordioxid und Sauerstoff unterscheiden. Deshalb fangen die roten Blutkörperchen nach der MMS-Einnahme ein Chlordioxid-Ion ein und befördern es zu Parasiten, Pilzen oder erkrankten Zellen, die alle einen niedrigen pH-Wert haben. Diese »Invasoren« werden zusammen mit dem Chlordioxid-Ion zerstört. Wenn keine Eindringlinge gefunden werden, baut das Chlordioxid ab und verliert ein oder zwei Elektronen. Dies erlaubt es ihm vielleicht, sich mit einer sehr wichtigen Substanz zu verbinden, die das Immunsystem verwendet, um Hypochlorsäure zu erzeugen, welche Krankheitserreger, Killerzellen und sogar Krebszellen abtötet. Im Falle einer Krankheit benötigt das Immunsystem sehr viel mehr Hypochlorsäure. Von der MMS-Lösung unterstützt, liefert Chlordioxid diese in rauen Mengen.

Die Einnahme von MMS ist einfach. Geben Sie Ihre MMS-Tropfen in ein leeres und trockenes Glas. Wenn es keine kritische, lebensbedrohende Situation ist, fangen Sie mit einem Tropfen an. Wenn es sich um eine akute Krankheitssituation handelt, sollten Sie Ihre Anfangsdosis dennoch auf fünfzehn Tropfen MMS begrenzen. Man hat mich darauf aufmerksam gemacht, dass zurzeit die Faustregel gilt: drei Tropfen Natriumchlorit auf elf Pfund Körpergewicht.

Für einen bis sechs Tropfen Natriumchlorit geben Sie ¼ Teelöffel frischgepressten Zitronen- oder Limonensaft hinzu. Für sieben bis siebzehn Tropfen nehmen Sie ½ Teelöffel Zitronen- oder Limonensaft. Wenn Sie Zitronensäure als Aktivator verwenden, geben Sie einen gestrichenen Esslöffel Methamphetamine in ein sauberes Glas oder Gefäß. Dann geben Sie neun gestrichene Esslöffel mit gereinigtem Wasser in das Gefäß. Wenn sich die Methamphetaminkristalle aufgelöst haben, ergibt das eine 10-prozentige Lösung. Nehmen Sie fünf Tropfen von dieser Lösung auf jeweils einen Tropfen MMS.

Warten Sie drei Minuten nach dem Mischen, fügen Sie frischgepressten Saft (Grapefruit, Apfel, Cranberry oder Ananas) oder Wasser hinzu und trinken Sie das Ganze sofort. Kaufen Sie den Saft nicht einfach im Supermarkt. Er muss frischgepresst sein. Und verwenden Sie keinen Orangensaft, da dieser die Entstehung von Chlordioxid verhindert.

1999 erklärte die *American Analytical Society of Chemists* interessanterweise, dass »Chlordioxid der stärkste bekannte Killer von Krankheitserregern ist«. Das Chlordioxid wird wie Sauerstoff durch den ganzen Körper transportiert und vernichtet die Krankheitserreger, wo es auf sie trifft.

Humbles Protokoll hat erfolgreich über 75 000 Menschen in Afrika dazu verholfen, Malaria, Hepatitis, Aids und Krebs los zu werden. Wenn Sie mehr über MMS in Erfahrung bringen wollen, besuchen Sie bitte die Website www.jimhumble.biz. Selbst wenn Sie mit MMS bereits vertraut sind, sollten Sie unbedingt Jims Kommentare im ersten von mehreren Artikeln auf der rechten Seite des Bildschirms lesen, betitelt: *21 MMS-Protocols – Alphabetical List.*

Heilpilze (Mykotherapie)

Pilze werden seit Tausenden von Jahren als Arznei- und Nahrungsmittel gleichermaßen geschätzt. Überall auf dem Globus macht es Menschen Freude, wildwachsende Pilze zu suchen, wobei sie deren vielfältige Farben, Formen und Größen zu würdigen wissen. In Japan verkaufen Straßenhändler viele Arten von Heilpilzen an gesundheitsbewusste Bürger, die sie zur Erhaltung der Gesundheit und Verlängerung des Lebens verwenden. Manche Japaner reisen Hunderte von Kilometern weit, um Wildpilze zu sammeln, die nur auf sehr alten Pflaumenbäumen wachsen. In gleicher Weise schätzen auch die Chinesen seit Jahrtausenden viele Pilzarten wegen ihrer medizinischen Eigenschaften, vor allem als Stärkungsmittel für das Immunsystem.

Die meisten Heilpilze enthalten Polysaccharide (komplexe Zuckermoleküle), »Beta-Glukane« genannt, die auf die DNA und RNA im Knochenmark wirken, wo Immunzellen (wie Makrophagen und T-Zellen) entstehen. In Japan hat man über die letzten 20 Jahre Pilzextrakte, die verschiedene Arten von Beta-Glukanen enthalten, erfolgreich bei der Behandlung von Krebspatienten eingesetzt. Beta-Glukane stärken die Abwehr aufgrund einer Reihe von Wirkungsmechanismen, die vielfach Echinacea und Tragant ähneln.

Wissenschaftler am *Alpha-Beta Technology Institute* in Massachusetts untersuchten die Wirkungen von Beta-Glukanen auf menschliches Blut. Wenn beide zusammen inkubiert wurden, verstärkten die Beta-Glukane das Wachstum von myeloiden und megakaryozytischen Progenitorzellen (die sich zu Immunzellen weiterentwickeln) und verursachten einen Ausstoß von freien Radikalen in weißen Blutkörperchen, wobei die antibakterielle Aktivität der Zellen gesteigert wird. Interessanterweise entsprach die Fähigkeit der weißen Blutkörperchen, Bakterien zu vernichten, der Beta-Glukan-Dosis.

In der Ausgabe der Zeitschrift *Immunopharmacology* vom Juli 1984 berichtete Dr. R. Seljelid (mit Kollegen), dass Beta-Glukane die Produktion von kleinen Eiweißverbindungen – Zytokinen – in den phagozytären Zellen anregen. Diese Stimulierung der Zytokine erhöht die Fähigkeit der Makrophagen, das Wachstum von Tumorzellen aufzuhalten und den Tumor gänzlich abzutöten. 1975 veröffentlichte das *Journal of the National Cancer Institute* die Ergebnisse einer von Dr. P. W. Mansell durchgeführten Untersuchung, bei der die krebsbekämpfenden Wirkungen von Beta-Glukanen auf neun Krebspatienten überprüft wurden. Den Patienten (die Haut-, Brust- oder Lungenkrebs hatten) wurden Beta-Glukane in den Tumor injiziert. In allen neun Fällen leiteten die Beta-Glukane eine sofortige Immunreaktion ein und die Tumoren schrumpften innerhalb von fünf Tagen.

Reishi-Pilze sind in Asien seit mehr als 4000 Jahren in Gebrauch. Auf Chinesisch heißen sie »ling zhi« (was mit »Pilz der Unsterblichkeit« übersetzt wird). Man weiß um die Qualitäten der Reishi-Pilze, die der Gesundheit der Atemwege und der Herzkrankgefäße förderlich sind und den Blutzuckerspiegel regulieren helfen. Eine Substanz im Reishi (Kanthaxanthin genannt) verlangsamt nach Phyllis Balch und anderen Experten das Wachstum von Tumoren. Ein Resultat dieser erstaunlichen Antikrebsfähigkeiten ist, dass die japanische Regierung Reishi für die Krebstherapie offiziell als Heilmittel zugelassen hat. In den USA kann dieser harte rote Pilz von Mai bis Ende November am Fuß lebender Laubbäume (vor allem Ahorn) gefunden werden.

Maitake-Pilze sind aufgrund ihrer interessanten äußeren Form allgemein als »Waldhennen« bekannt, Im Japanischen bedeutet »maitake« so viel wie »Tanzpilz«, da die Leute zu tanzen anfangen sollen, sobald sie einen davon finden. Diese Pilze werden speziell für Magen und Eingeweide empfohlen und regulieren nachweislich Blutzuckerspiegel und Blutdruck. Der Maitake-Pilz enthält überdies »Grifolan« (ein Beta-Glukan), das bekanntlich Makrophagen im Immunsystem aktiviert. Die Antikrebswirkung von Maitake-Extrakt bei Patienten mit Magenkrebs, Lungenkrebs und Leukämie konnte in China nachgewiesen werden.

Shiitake-Pilze werden bei der Behandlung von Ernährungsfehlern, zur Senkung des Blutdrucks und zur Linderung von Leberkrankheiten eingesetzt. Vor kurzem erst fand man heraus, dass an der Sonne getrocknete Shiitake einen enorm hohen Vitamin-D-Spiegel aufweisen. In Japan wurden auch klinische Studien mit »Lentinan« durchgeführt, einem Beta-Glukan, das in Shiitake-Pilzen vorkommt. Diese Studien haben gezeigt, dass die Behandlung von Krebspatienten in fortgeschrittenem Stadium mit intravenös verabreichtem Lentinan zu einer erhöhten Anzahl und gesteigerten Aktivität von Killerzellen führt, was das Leben der Patienten verlängerte (manchmal bis zu fünf oder mehr Jahre). In den USA ist Shiitake ein Zuchtpilz, der in der Natur nicht vorkommt.

Eine Untersuchung der UCLA (University of California, Los Angeles) von 2009 hat gezeigt, dass bei Brustkrebspatientinnen, die zweimal täglich Heilpilze aßen, die Rückkehr des Krebses verhindert wurde. Dies verdankten sie, so die Schlussfolgerung, der Antiöstrogenaktivität der Pilze. Essen Sie also Ihre Pilze und geben Sie etwas Olivenöl und gehackten Knoblauch hinzu – schmeckt prima! Und denken Sie daran, dass alle Pilze gekocht werden müssen, um ihren Nährwert zu erreichen. Die Zellwände können erst verdaut werden, wenn sie durch Hitze weich gemacht werden.

Mistel

Die Mistel ist eine kraftvolle Heilpflanze, die seit der Antike angewandt wird. Hinweise auf die »Allheil«-Eigenschaften finden sich schon bei den alten Griechen und den Druiden. Seit Jahrhunderten wird sie zur Behandlung von Epilepsie, Arthritis und Bluthochdruck eingesetzt. Und obwohl sie dank ihrer Wirksamkeit vielfach verwendbar ist, zeigt sie besonders bei Krebstumoren ihre tödliche Kraft.

Es gibt zwei Mistelarten:

1. Die amerikanische Mistel *(Phoradendron species)* ist giftig und sollte nicht eingenommen werden. Erwiesenermaßen tritt der Tod binnen zehn Stunden nach dem Verzehr ein.

2. Die europäische Mistel *(Viscum album)* ist in den letzten paar Jahrzehnten zur Behandlung einiger Krankheiten verwendet worden. Die Pflanze ist auch unter den Namen »Goldener Zweig« und »Herbe de la croix" (französisch für »Kreuzkraut«) bekannt.

Auf der Grundlage dieser Angaben ist es meiner Ansicht nach völlig klar, dass wir in diesem Abschnitt die medizinische Anwendung der Europäischen Mistel erörtern müssen.

Die Aufmerksamkeit für die Mistel als Krebsmittel begann wohl in den 1920er-Jahren und ist kontinuierlich gewachsen. In bestimmten europäischen Ländern gehören Produkte aus der Europäischen Mistel zu den am häufigsten verschriebenen Mitteln bei der Krebsbehandlung. Tatsächlich behandeln deutsche Ärzte über 50 Prozent ihrer Krebspatienten mit Mistelpräparaten in der einen oder anderen Form. Viele dieser Therapien sind in einem speziellen Bericht, *German Cancer Breakthrough*, einem Führer zu den besten alternativen deutschen Krebskliniken, detailliert dargestellt. Mein Freund und Kollege Andy Scholberg nennt die Mistel »das Lätril (Amygdalin) Deutschlands«.

Mistel-Extrakte werden in Europa unter verschiedenen Markennamen vermarktet – am bekanntesten ist Iscador®. Eine der hauptsächlichen Funktionen von Iscador®: Es stimuliert jene Teile des Immunsystems (Killerzellen), die das Wachstum von Krebszellen verlangsamen, und hat nur sehr beschränkte Nebenwirkungen, mit dem bekannten positiven Ergebnis, dass sich die Lebensqualität während des Kampfes gegen den Krebs dramatisch verbessert. Wenn Sie sich also den üblichen Behandlungsmethoden der »Großen 3« (Operation, Bestrahlung, Chemotherapie) unterziehen, sollten Sie wissen, dass Mistelpräparate die negativen Auswirkungen von Chemotherapie und Bestrahlung mindern.

In der Zeitschrift *Alternative Therapies* (Ausgabe vom 1. Mai 2001) veröffentlichte Dr. R. G. Maticek (mit Kollegen) die Ergebnisse einer dreißig Jahre laufenden Studie (mit mehr als 30 000 Teilnehmern), die zu dem Schluss kam, dass Mistelextrakt (Iscador®) für eine große Bandbreite von Krebsarten (darunter Brustkrebs) die Überlebenschancen stark verbessert, weil damit das Immunsystem gestärkt, das Wachstum von Tumoren gestoppt und Metastasenbildung verhindert wird.

Die üblichste Art der Behandlung besteht darin, Mistelextrakt unter die Haut zu injizieren. Natürlich erlaubt die FDA (Arzneimittelzulassungsbehörde) den Verkauf oder die Anwendung von injizierbarem Mistelextrakt in den USA nur zu Forschungszwecken. Wenn Sie also in den USA leben, haben Sie nur die Option der oralen Verabreichung oder der Reise in ein Land, das Injektionen erlaubt.

Wenn Sie das nächste Mal einen Mistelzweig im Eingang aufhängen, haben Sie mehr zu würdigen als die Kraft, überraschend geküsst zu werden.

Oregano-Öl

Oregano-Öl, ein seit biblischen Zeiten verwendetes Kräuterprodukt, wird aus wildem Dost extrahiert. Oregano-Öl tötet nachweislich Parasiten und Viren, Bakterien und manche Pilzarten und ist gleichzeitig ein Antihistamin. Oregano-Öl wird seit Jahrhunderten dazu verwendet, Infektionen zu behandeln, und es könnte für Personen, die an Colitis leiden, einer Entzündung des Magen-Darm-Trakts, zum Retter werden. Es wird aus der wilden Oreganopflanze (Dost) gewonnen, die zur Familie der Minzen gehört und in den Bergen der Mittelmeerregion ihre natürliche Verbreitung hat. Gewöhnlich wird es aufgrund seiner Wirkungskraft mit Oliven- oder Kokosnussöl gemischt abgefüllt.

Das wichtigste Ingrediens im Oregano-Öl ist Carvacrol, eine starke antimikrobielle Substanz, die zur Lebensmittelkonservierung verwendet wird und gegen Schimmel und andere weitverbreitete Bakterien schützt, was es zum umfassendsten heilenden Wirkstoff des Öls macht. An zweiter Stelle unter den Aktivstoffen steht Thymol, das als Fungizid von Bedeutung und als maßgebliches Anti-Halitose-(Mundgeruch-)Agens in Listerine zu finden ist. Die restlichen Bestandteile sorgen für weitere antibakterielle Unterstützung, verhüten den Schaden, der von freien Radikalen angerichtet wird, agieren als Allergenblocker und hemmen das Wachstum von Krebszellen.

Zudem enthält Oregano-Öl u. a. Kupfer, Kalzium, Niacin (Nikotinsäure), Zink, Bor, Beta-Karotin, Vitamin A, C und E, Kalium und Eisen. Jean Valnet beschreibt in seinem Buch *Aromatherapie,* wie Oregano-Öl entzündungshemmende Arzneimittel bei der Bekämpfung von Schmerzen und Entzündungen übertroffen hat. Als Schmerzmittel ist es fast so gut wie Morphium. Es besitzt beträchtliche antioxodative Kräfte und regt den Gallenfluss an, was der Verdauung überaus förderlich ist.

Dr. Cass Ingram schrieb ein Buch mit dem Titel *The Cure Is in the Cupboard: How to Use Oregano for Better Health* (dt. *Das Heilmittel steht im Küchenschrank: Wie man Oregano für eine bessere Gesundheit nutzt)* über seine lebensrettende Begegnung mit Oregano-Öl. Dieses »Superöl«, behauptet er, hilft, indem es mehr als 170 verschiedene körperliche Leiden lindert oder heilt – vom Fußpilz bis zu Wurmkrankheiten, von der Diarrhöe bis zum Windelausschlag, vom Stich einer Biene bis zur Atemnot. Jetzt würden Sie am liebsten gleich losgehen und auf der Stelle Oregano-Öl kaufen, nicht wahr?

Aber informieren Sie sich auf alle Fälle, bevor Sie online gehen oder in den Kräuterladen am Ort. Was für eine Sorte Sie auch kaufen werden, vergewissern Sie sich, dass das Öl mindestens zu 70 Prozent aus Carvacrol besteht. Es ist wichtig anzumerken, dass Oregano-Öl Personen, die gegen Oregano, Thymian, Basilikum, Minze oder Salbei allergisch sind, nicht empfohlen werden kann. Oregano-Öl kann auch die Eisenaufnahme im Körper mindern, also sollten Sie die Einnahme eines guten Eisenergänzungsmittels in Erwägung ziehen. Aus diesem Grund sollten schwangere Frauen kein Oregano-Öl nehmen.

Die Menge der positiven Erkenntnisse über Oregano-Öl als wichtiges Antibiotikum wächst an. Von 52 getesteten pflanzlichen Ölen wurde Oregano-Öl eine »pharmakologische« Wirkung gegen die üblichen Schädlinge wie Candida albicans (Hefepilz), Escherichia coli, Salmonella enterica und Pseudomonas aeruginosa zugeschrieben *(Journal of Applied Microbiology,* Bd. 86, Juni 1999).

Man sollte Oregano-Öl auch nicht mit dem üblichen Oregano im Gewürzregal einer Küche verwechseln. Dabei handelt es sich in der Regel eher um Majoran als um echten Oregano (Dost). Meine Lieblingsbezugsquelle für Oregano-Öl (unverdünnt und zu 85 Prozent Carvacrol) ist Kurt Wilson, der »Lehnstuhl-Überlebenskünstler«. Seine Website ist www.se1.us. Kurts Oregano-Öl ist zu 100 Prozent reines Pflanzenöl. Weil das so ist, geben Sie es nicht direkt auf die Haut oder in den Mund. Es brennt! Wenn doch, spülen Sie sofort mit einem Molkereiprodukt wie Milch, Yoghurt oder Speiseeis nach. Aber keine Angst, es hinterlässt keine dauernden Schäden.

Lapacho *(pau d'arco)*

Der Lapacho ist ein riesiger immergrüner Schirmkronenbaum in den Regenwäldern Südamerikas, der vor allem in Paraguay, Brasilien und Argentinien gefunden wird. Der heilkräftige Bestandteil des Baums ist der innere Belag der Rinde (das sogenannte Phloem), der Verbindungen enthält, die unter dem Namen »Naphthaquinone« (auch als N-Faktoren) bekannt sind. Lapacho ist zumeist unter seinem portugiesischen Namen »pau d'arco« bekannt, aber auch unter indigenen Bezeichnungen wie »tahibo« oder »ipe roxo«.

In ganz Südamerika haben Stämme, die tausende Kilometer voneinander entfernt leben, *pau d'arco* aus den gleichen medizinischen Gründen – darunter die Behandlung von Malaria, Grippe, Wolf, Atemproblemen, Syphilis, Colitis und Pilzinfektionen – seit Tausenden von Jahren benutzt. Man hat es auch verwendet, um Schmerzen (bei Arthritis und Rheuma) zu lindern, Keime abzutöten, den Harnfluss zu steigern und selbst als Antidot gegen Gifte und Schlangenbisse. Es waren die Berichte über Heilungen von verschiedenen Krebsarten, die Anfang der 1960er-Jahre den ersten Forschungen in dieser Richtung Nahrung gaben.

Die chemischen Bestandteile und die aktiven Ingredienzien von *pau d'arco* sind gut dokumentiert, und die Forscher sind zu dem Schluss gekommen, dass einer seiner wichtigsten chemischen Wirkstoffe der N-Faktor,»Lapachol«, ist. Quercetin, Xloidon und andere Flavonoide sind auch vorhanden und tragen zweifellos zu seiner Effektivität bei der Behandlung von Tumoren und Infektionen bei. Nach einer Studie von 1968 zeigte das Lamachol seine ganz beträchtliche Aktivwirkung gegen Krebsgeschwulste bei Ratten.

Nach Dr. Daniel B. Mowry:»Ein Teil der Effektivität von Lapacho *(pau d'arco)* rührt vielleicht von seiner beobachteten Fähigkeit her, die Produktion von roten Blutkörperchen im Knochenmark anzuregen. Eine gesteigerte Produktion von roten Blutkörperchen würde die sauerstoffbefördernde Fähigkeit des Blutes verbessern.

Dies wiederum könnte bedeutsame Implikationen für die Gewebegesundheit im ganzen Körper haben. Desgleichen wird für den Sauerstofftransport durch die roten Zellen Eisen benötigt. Dies könnte den Zuwachs an den therapeutischen Eigenschaften von Lapacho erklären, wenn es mit dem eisenreichen *yerba mate,* einer anderen südamerikanischen Pflanze, kombiniert wird; tatsächlich ist es indigene Praxis, diese zwei Pflanzenarten fast immer miteinander zu kombinieren.

Zwar kann kein Zweifel darüber bestehen, dass Lapacho gegenüber vielen Arten von Krebszellen, Viren, Bakterien, Pilzen, Parasiten und anderen Formen von Mikroorganismen sehr giftig ist, doch scheint die Substanz keinerlei auffällige Giftwirkung auf gesunde menschliche Zellen auszuüben.« www.pau-d-arco.com/Dr.Mowry.html

In ganz Brasilien, Argentinien und anderen Ländern Südamerikas ist *pau d'arco* für manche Krebsarten und alle möglichen Infektionen zur klinischen Standardform der Behandlung geworden. Es kommt nicht überraschend, dass die Anwendung von *pau d'arco* in den USA nach wie vor als»Stammesschwindel« angesehen wird. Und doch ist es interessant zu beobachten, wie die Pharmariesen *pau d'arco* regelmäßig nach Substanzen (z. B. Lapachol) absuchen lassen, die die Grundlage für neue Arzneien abgeben könnten. Sobald die Pharmakonzerne aber eine natürliche Substanz zu isolieren, kopieren und patentieren suchen, funktioniert diese nie so gut wie die natürliche Substanz. Auch erreicht kein isolierter Bestandteil von *pau d'arco* auch nur annähernd die gleichen Qualitäten wie die kombinierten Aktivitäten aller seiner Bestandteile (d. h. der vollständigen Pflanze).

Pau d'arco ist in Bioläden in Form von Kapseln, Tabletten, Alkohollösungen, getrockneter Rinde und als Tee erhältlich. In vieler Hinsicht entspricht es den das Immunsystem stimulierenden Eigenschaften von Echinacea und Ginseng. Ein Großteil der Informationen dieses Abschnitts wurde einem Artikel von Dr. Daniel B. Mowry entnommen, der den Titel »Into the Light« trägt und bei www.pau-d-arco.com/Dr.Mowry.html eingesehen werden kann.

Probiotika & Bodenorganismen (Edaphon)

Es ist ein weitverbreiteter Glaube, dass alle Bakterien von Übel seien. Aber das stimmt nicht. Eine optimale gastrointestinale Gesundheit hängt vom Gleichgewicht zwischen nützlichen und krankheitserregenden Bakterien ab. Wenn die Krankheit zuschlägt, dann geschieht dies für gewöhnlich deshalb, weil die nützlichen Bakterien zurückgegangen sind (oft aufgrund von Antibiotika, einer Diät mit hohem Zuckeranteil, Steroiden, Chemotherapie oder anderen Medikationen). Dass Infektionen und Giftstoffe von pathogenen Bakterien, Pilzen und Viren eine der Ursachen für Krebs sind, ist eine wohlbekannte Erkenntnis.

Solange die positiven Bakterien gedeihen, hindern sie die pathogenen Bakterien und Pilze daran, Kolonien zu gründen. Auf diese Weise helfen Ihnen die positiven Bakterien, gesund zu bleiben, indem sie das Immunsystem stärken. Sie produzieren natürliche Antibiotika, die das Wachstum und die Aktivität von pathogenen Bakterien unterbinden, während sie die körpereigene Produktion von Gamma-Interferon (einem bedeutenden antiviralen Molekül, das durch T-Zellen entsteht) und von Enzymen wie Proteasen und Lipasen steigern. Wenn unser Darmmilieu jedoch gestört ist, dringen pathogene Bakterien, Pilze und Parasiten ein, vermehren sich und greifen die nützlichen Bakterien an.

Jeder, der schon Antibiotika geschluckt hat, sollte dies lesen. Dr. Joseph Mercola zufolge »zerstören Antibiotika die normalen, schützenden Darmbakterien und ermöglichen es, dass Darmhefen und Pilze unkontrolliert zunehmen. Diese inneren intestinalen Hefen sind zudem giftig. Dies kann zur Immunsupprimierung führen, zu Symptomen einer Autoimmunerkrankung, ja sogar zu Krebs.« www.mercola.com

Das ist richtig. Antibiotika töten nicht nur Ihre Feinde (die schlimmen Bakterien), sie töten auch Ihre Leibwächter (die guten Bakterien). Wenn Ihre Leibwächter tot sind, haben Sie niemanden mehr, der Sie verteidigt, dann leidet Ihre Verdauung, was Auswirkungen auf Ihre generelle Gesundheit haben wird. Dabei sollten wir im Darmtrakt ein Verhältnis von ca. 85 Prozent guten zu 15 Prozent schädlichen Bakterien haben. Aber heutzutage weisen die meisten von uns das umgekehrte Verhältnis auf und schaffen damit einen chronisch ungesunden Zustand.

Aber Antibiotika sind nicht der einzige Übeltäter. Wussten Sie, dass gechlortes Wasser nicht nur schädliche Bakterien im Trinkwaser abtötet, sondern mit diesem auch die guten Bakterien in Ihrem Darmtrakt? Kein Wunder, dass wir die ganze Zeit krank sind! Wie also erneuern Sie die gesunden, schützenden Bakterien in Ihren Eingeweiden? Probiotika und Bodenorganismen (Edaphon) sind ein guter Anfang.

Probiotika sind gesundheitsfördernde Bakterien, die die guten Bakterien erneuern, wenn sie auf wirksame Weise in den Darmtrakt eingeführt werden. Sie helfen dem Körper, die Nahrung zu verdauen und zu absorbieren, und zugleich die verschiedensten Krankheiten zu bekämpfen. Die meisten freundlichen Bakterien stammen aus den Lactobacillus- und Bifidobacterium-Gruppen. 1908 gewann Professor Elie Metchnikoff einen Nobelpreis für seine Arbeit über das Immunsystem. Später entdeckte er Lactobacillus (eines der Bakterien im Yoghurt) und erklärte: »Der Tod fängt im Dickdarm an.«

Bodenorganismen (Edaphon) sind nützliche Bakterien, die im Schmutz leben. Bis zum 19. Jahrhundert, als die Nahrungsverarbeitung den Verzehr von Frischobst und Rohgemüse ersetzte, bildeten Bodenorganismen einen regulären Teil unserer Ernährung. Etwa um 1900 war ihre Präsenz in der Nahrungskette stark zurückgegangen. Sowohl moderne landwirtschaftliche Methoden mit ihrem blinden Vertrauen in wirksame Pestizide, Fungizide und keimtötende Chemikalien als auch die auf Hitze basierende Nahrungsmittelverarbeitung sind für die Bodenorganismen Gift.

Der Darm einer gesunden Person enthält etwa 3½ Pfund nützlicher Bakterien, die enorm wichtige Vitamine und Hormone produzieren. Diese Bakterien, für die Bodenorganismen eine lebenswichtige Quelle sind, helfen Ihrem Verdauungsapparat beim Abbau von Proteinen, Fetten und Kohlehydraten, aber auch bei der Verdauung von Abfallprodukten. Am wichtigsten ist allerdings, dass sie sich mit unerwünschten Mikroorganismen wie Hefen, Pilzen, Bakterien und Parasiten messen, um ihre Zahl unter Kontrolle zu halten.

Einige der Vorzüge von Probiotika und Bodenorganismen:

► Sie regen Thymus und Milz zur Aktivität an, was unser Immunsystem auf einem optimalen Level hält, da es den Körper veranlasst, natürliche Antikörper hervorzubringen.

► Gewisse probiotische Stämme schützen vor Tumorbildung und fördern die Produktion von Interferon (einem Hormon, das gegen Krebs schützt) sowohl durch die Lymphozyten als auch die Thymusdrüse (Journal of Immunotherapy 7:4, 1991).

► Bodenorganismen sondern spezialisierte Proteine ab, die unser Immunsystem anregen, mehr weiße Blutkörperchen und Antikörper zu produzieren, die das Immunsystem auf dramatische Weise puschen.

► Sie helfen dabei, die Menge an toxischen Chemikalien, d.h. krankheitserregenden Bakterien und Pilze, die ihre eigenen Toxine erzeugen, im Körper zu reduzieren.

► Sowohl Probiotika als auch Bodenorganismen haben eine üppige und gesunde Flora im Verdauungstrakt zur Folge, beide verstärken den Abbau der Nahrung, was ein alkalihaltigeres Milieu hervorruft.

Eine regelmäßige Nahrungsergänzung mit Probiotika und Bodenorganismen führt zur Wiederbevölkerung des Darmtrakts mit guten Bakterien, wodurch Ihr Immunsystem optimiert und Krankheiten abgewehrt werden. Jede Antikrebsdiät sollte Ergänzungsmittel mit beiden umfassen. Bei weitem das beste derzeit auf dem Markt erhältliche Probiotikum ist Natrens »Healthy Trinity«. Sie können es hier erwerben: www.natren.com. Die besten Bodenorganismen, die ich gefunden habe, gibt es unter dem Namen Primal Defense® (www.gardenoflife.com).

Protandim®

Wenn wir altern, werden unsere Körper von freien Radikalen überwältigt, und es kommt typischerweise zu oxidativem Stress (Zellschädigung durch freie Radikale). Die meisten Leute glauben, dass es am besten wäre, mehr Antioxidantien zu konsumieren, um die freien Radikale im Körper loszuwerden und den oxidativen Stress zu reduzieren. Ist es nicht das, was man uns allen beigebracht hat? Nun, unser Körper besitzt einen weit überlegeneren Mechanismus, sich von oxidativem Stress zu befreien: indem er nämlich die Produktion von Enzymen einleitet, die freie Radikale bekämpfen und als Superoxiddismutase (SOD), Katalase und Glutathion bekannt sind. Diese Enzyme haben die Kraft, freie Radikale viel schneller zu eliminieren, als Antioxidantien dies könnten.

Protandim® ist eine einzigartige Mischung aus Phytonährstoffen (Ashwagandha, Bacopa, Kurkumin, grüner Tee und Milchdistel), die den natürlichen körpereigenen antioxidativen Schutz durch die Produktion dieser drei abschirmenden Enzyme verstärkt. Dr. Joe McCord drückt es so aus: »Gewöhnliche Antioxidantien sind sehr eingeschränkt in ihren Fähigkeiten – und in Wahrheit zeigen sie ihre Vorzüge nur außerhalb des antioxidativen Bereichs. Die körpereigenen Enzyme können jedoch annähernd eine Million freier Radikale pro Sekunde vernichten, ohne sich aufzubrauchen. Der Vorteil von Enzymen gegenüber Antioxidantien raubt einem fast den Verstand.« http://matthewneer.com/2010/05/protandimreview

Wir sehen die Zeichen des Alterns überall: in unserer Umgebung und an uns selbst. Doch besitzt unser Körper auch interne Methoden, um das Alter zu verzeichnen: auf Thiobarbitursäure reagierende Substanzen (»TBARS«). TBARS sind die Toxine im Blut, die von den freien Radikalen in Ihren Zellen produziert werden. Im Prinzip handelt es sich um die Labor-»Markierungen« für oxidativen Stress im Körper. Die Summe dieser TBARS zeigt eine direkte Korrelation zu der Geschwindigkeit, mit der wir altern; wenn wir älter werden, wächst die Menge der TBARS.

Dr. McCord leitete die klinischen Tests von Protandim®, wobei er die Menge von TBARS bei Männern und Frauen unterschiedlichen Alters maß. Die Menge der TBARS in ihrem Blut stand im Einklang mit ihrem Alter (d.h., je älter die Versuchsperson, desto höher die Anzahl der TBARS in ihrem Blut). Die Testpersonen nahmen über einen Zeitraum von dreißig Tagen täglich eine Protandim®-Pille ein. Die Ergebnisse waren bemerkenswert. Die Studie zeigte auf, dass nach nur 30 Tagen der TBARS-Spiegel durchschnittlich um 40 Prozent auf den Wert eines Zwanzigjährigen sank! www.raysahelian.com/protandim.html

Oxidativer Stress trägt wesentlich zur Krebsentwicklung bei und die Verbindung zwischen einer chronischen Entzündung und Krebs ist bekannt. Die schützenden antioxidativen Enzyme (besonders SOD) reduzieren nachweislich die Tumorbildung, unterdrücken die Zellvermehrung und mindern auch

Entzündungen. Die krebsbekämpfenden Eigenschaften von Protandim® wurden im April 2009 von Wissenschaftlern der *Louisiana State University* (Dr. Jianfeng Liu und Kollegen) im *PLoS ONE* (www.plosone.org) veröffentlicht. Protandim® wird per Netzwerk-Marketing vertrieben, aber lassen Sie sich davon nicht abschrecken. Es ist meiner Meinung nach ein sehr gutes Produkt.

Verdauungsenzyme

Der Vorgang der Verdauung ist wirklich faszinierend – mit den wichtigsten drei Komponenten der Nahrung: Eiweiß, Kohlehydrate und Fette. Aber denken Sie daran: Es ist nicht wichtig, wie viel wir essen, sondern vielmehr, wie viel Nahrung wir verdauen. Und Enzyme spielen die Hauptrollebei der Verdauung. Wie ich früher schon erwähnt habe, gibt es auch drei Hauptkategorien von Verdauungsenzymen: Proteasen (für die Eiweißverdauung), Amylasen (für die Verdauung von Kohlehydraten) und Lipasen (für die Verdauung von Fetten). Der Verdauungsvorgang macht aus Proteinen Aminosäuren, aus Kohlehydraten Glukose und aus Fetten Fettsäuren.

Täglich sondert die Bauchspeicheldrüse etwa 1,7 Liter Pankreassaft in den Dünndarm ab. In diesem Saft sind Enzyme (darunter Lipasen, Proteasen und Amylasen), die für die Verdauung und Absorption von Nahrung notwendig sind. Lipasen, zusammen mit Gallenflüssigkeit, helfen Fette zu verdauen. Amylasen spalten Stärkemoleküle in besser absorbierbaren Zucker auf und werden sowohl von den Speicheldrüsen als auch vom Pankreas abgesondert. Die von der Bauchspeicheldrüse abgesonderten Proteasen (Trypsin, Chymotrypsin und Carboxypeptidase) spalten Moleküle in einfache Aminosäuren auf. Es gibt auch zwei Proteasen auf pflanzlicher Basis – Bromelain (von Ananasstämmen) und Papain (von unreifen Papayas).

Schauen wir uns die von der Bauchspeicheldrüse produzierten Proteasen, die oft als »proteolytische« (Eiweiß verdauende) Enzyme bezeichnet werden, näher an. Wenn ein »fremder Eindringling« in unser System gelangt, sind es unsere Leukozyten, die den Angriff unserer Immnunreaktion anführen. Krebszellen besitzen allerdings einen Eiweißüberzug, der sie für die Leukozyten »unkenntlich« macht und sie davon abhält, die Krebszellen zu zerstören. Wäre es in diesem Szenarium nicht sinnvoll, wenn es etwas gäbe, das die äußere Eiweißhülle der Krebszellen entfernt? Natürlich wäre es das. Diese Idee leuchtet in Europa und Asien fast seit einem halben Jahrhundert ein, wo man mit großem Erfolg Enzyme, die in hohem Maße proteolytisch und fibrinolytisch (Narbengewebe aufzehrend) sind, auf Krebszellen abfeuert. Auf Seite 179 war von Dr. William Kelly die Rede, der eine Krebstherapie entwickelt hatte, die auf Enzymen basierte und die er mit Erfolg bei zehntausenden Krebspatienten anwandte.

Proteolytische Enzyme zerstören die Krebszellen, indem sie die Proteinhülle um die Zelle abbauen, woraufhin die Leukozyten die verbleibende Krebszelle angreifen und zerstören. Wenn wir allerdings eine kalorienreiche Mahlzeit mit zerkochten Proteinen essen, die keine Nahrungsmittelenzyme enthalten, werden unsere eigenen proteolytischen Enzyme aufgerufen, die Proteine zu verdauen. Wir haben von diesen proteolytischen Enzymen nur einen begrenzten Vorrat, und wenn dieser Vorrat bei der Verdauung von Eiweiß in der Nahrung aufgebracht wird, dann bleibt nur wenig oder gar nichts davon übrig, um die Proteinhülle der Krebszellen einzureißen. So beginnen diese Zellen zu gedeihen und sich zu vermehren, weil unsere Leukozyten sie nicht töten können.

Die Wahrheit ist, dass Krebs oft eine Erkrankung des Eiweißmetabolismus ist, weil das proteolytische Enzym – der »krebsbekämpfende Mechanismus« – durch den Konsum von proteinreicher Nahrung zu unpassenden Zeiten oder in exzessiven Mengen überwältigt werden kann. Der Körper braucht täglich zwölf Stunden ohne Eiweißkonsum, damit sein krebsbekämpfender Mechanismus optimal funktioniert.

Ab dem 30. Lebensjahr lässt die körpereigene Produktion von Enzymen drastisch nach; es ist also absolut notwendig, mit Ergänzungsmitteln zu beginnen, wenn man älter als dreißig ist. Was ist das beste Enzym? Meine Frau und ich nehmen täglich Vitälzym. Vitälzym enthält Serrapeptase, ein Enzym, das im Darm von Seidenwürmern entsteht; es hilft, die Kokonwände zu überwinden. Dieses Enzym erweist sich gerade als überlegene Alternative zu den nichtsteroidalen entzündungshemmenden Agentien (NSAID), die man traditionsgemäß bei der Behandlung von Arthritis anwendet.

Wenn Sie jedoch Krebspatient sind, dann sollten Sie sich nach Wobenzym umsehen. Es enthält mehr Trypsin und Chymotrypsin als jedes andere Enzym, es könnte also für Sie die beste Wahl sein. Meiner Meinung nach können Sie weder mit Vibälzym noch mit Wobenzym fehlgehen. Sie können beide unter www.iherb.com erwerben.

Resveratrol

Resveratrol ist ein Bioflavonoid, das in der Haut von dunklen Trauben gefunden wird. Es entsteht auf natürliche Weise, wenn die Pflanze von Krankheitserregern wie Bakterien oder Pilzen angegriffen wird. Da die hauptsächliche Funktion von Resveratrol in der Natur der Schutz der Frucht vor Pathogenen ist, ist es nur logisch, dass es wirkungsvolle antifungale Aktivitäten im menschlichen Körper vorweist. Und es zerstört Candida albicans, den Erreger von Soor.

Man hat vermutet, dass Resveratrol dem Phänomen zugrunde liegt, das als »französisches Phänomen« bekannt ist (die unerklärte Tatsache, dass die Franzosen trotz mit uns vergleichbarer Cholesterinspiegel nur ein Drittel der Herzerkrankungen aufweisen). Warum? Weil die Franzosen Wein zu den Mahlzeiten trinken und Rotwein eine hohe Konzentration an Resveratrol enthält. Die Weltgesundheitsorganisation ist der Auffassung, dass Resveratrol das Risiko von Herz-Kreislauf-Erkrankungen bis zu 40 Prozent verringert, da es das »Verkleben« der Blutplättchen vereitelt, die Oxidation von LDL (Lipoproteine niedriger Dichte) verhindert, den Triglyceridspiegel senkt und (besonders wichtig) Spannungen reduziert, was die Arterienbelastung abbaut und die Arterien erweitert. Resveratrol ist praktisch ungiftig, da es nach der Aufnahme über den Mund von der Leber schnell metabolisiert wird, indem es einem Entgiftungsmolekül namens »Glucuronat« angefügt wird, das es harmlos macht. Trifft es auf einen Tumor, wird das Resveratrol von einem Enzym namens »Glucuronidase« vom Glucuronat losgelöst, so dass es seine »Arbeit« an den Krebszellen »verrichten« kann.

Im *Journal of Alternative and Complementary Medicine* (Ausgabe vom April 2004) veröffentlichten Forscher vom *Weill Medical College* der *Cornell University* die Ergebnisse von Tests mit Brust- und Hirnkrebszellen. In diesen Tests stellte sich heraus, dass Resveratrol mithilfe des p53-Gens, das die DNA wiederherstellt, Apoptose (normalen Zelltod) einleitet. Nach Studien, die im März 2004 in der Zeitschrift *Anticancer Research* veröffentlicht wurden, hielten Resveratrol und Kurkumin das Wachstum von Tumorzellen auf und bewirkten den Zelltod bei Neuroblastomen (Hirntumor), indem sie dem p53-Gen den Weg freimachten. Untersuchungen über Neuroblastome bei Mäusen haben ergeben, dass Resveratrol einer starken Zellvermehrung Einhalt gebot und die Zellstruktur von Tumorzellen veränderte, was ebenfalls zur Apoptose führte *(Surgery,* Juli 2004).

Zusätzlich zur Apoptose auslösenden Fähigkeit scheint Resveratrol Krebszellen abzutöten, indem es deren Mitochondrialmembranen (die Energiequelle) entpolarisiert (entmagnetisiert), was das Funktionsvermögen der Zellen herabsetzt. Resveratrol, das ist ein Dutzend Antikrebsmittel in einem einzigen zusammengefasst. Es ist ein weiterer von Gottes natürlichen Krebskillern und bekämpft Krebs in so vielfältiger Weise, dass Wissenschaftler keine krebsförderliche »Leitungsbahn« finden können, die es nicht blockiert.

Im November 2008 berichteten Wissenschaftler vom *Weill Medical College* der *Cornell University*, dass Nahrungsergänzungsmittel mit Resveratrol die Plaquebildung in den Hirnen von Tieren erheblich reduzierte, was für Alzheimer- und andere neurodegenerative Krankheiten von Bedeutung ist. Nach Angaben der Universität Basel erhöht Resveratrol die Lebensfähigkeit von Zellen durch das Angebot »neuroprotektiver« und antioxidativer Unterstützung, wobei es die körpereigene Produktion und Assimilation von Glutiathon, dem »führenden Antioxidans«, steigert.

Zu einer der interessantesten Entwicklungen, was Resveratrol betrifft, ist es auf dem Gebiet der Ernährung gekommen. Forschungen mit Ratten zeigten, dass eine Kalorienreduktion um 10 bis zu 30 Prozent ihre Lebenserwartung fast verdoppelte. 2007 berichteten Wissenschaftler von der *Harvard Medical School,* dass große tägliche Dosen Resveratrol eine ungesunde, kalorienreiche Ernährung aufzuwiegen vermochten, mit der gleichen Wirkung wie beim Kalorienverzicht: eine höhere Lebenserwartung.

Natürlich hat sich auch das Augenmerk mehrerer pharmazeutischer Großunternehmen auf Resveratrol gerichtet, die schon versuchen, seine Vorzüge in einem synthetischen, patentierbaren und teuren Medikament zusammenzufassen. Meine Vorhersage: Es wird NICHT funktionieren. Jedes Mal, wenn der Mensch gottgeschaffene Produkte zu modifizieren und Seine Schöpfung zu »verbessern« sucht, klappt es nicht! Denken Sie auch daran: Es ist unwahrscheinlich, dass pestizidbelastetes oder genetisch modifiziertes Obst beträchtliche Mengen von Resveratrol produziert; solche Früchte haben es schwerlich nötig, sich auf natürliche Weise vor den Angriffen von Krankheitserregern zu schützen.

Resveratrol schützt somit gegen Bakterien, Pilze, Hefen und Viren, es bekämpft auch Krebs, Herzleiden, Diabetes und Alzheimer-Krankheit. Außerdem erhöht es, wie oben gezeigt, die Lebenserwartung durch Kalorienreduktion. Die *Biotics Research Corporation* verkauft ein tolles Produkt namens »ResveraSirt-HP*«, das 250mg Resveratrol enthält zusammen mit Quercetin und IP6. Es ist das beste Resveratrolprodukt, das ich bei meiner Recherche gefunden habe. Sie können es unter www.bioticsresearch.com kaufen.

Selen

Wie die meisten gesunden Dinge ist Selen etwas, von dem die meisten von uns nicht genug kriegen können. Selen ist ein Mineralstoff und erwies sich in vielfachen Untersuchungen als wirkungsvolles Werkzeug für die Abwehr verschiedener Krebsformen, darunter Brust-, Speiseröhren-, Magen-, Prostata-, Leber- und Blasenkrebs. Die meisten Amerikaner bekommen weniger als die Hälfte der empfohlenen Tagesration von 200 Mikrogramm – so die *Life Extension Foundation* (Lebensverlängerungsstiftung) in ihrem Programm zur Vorbeugung und Behandlung von Krankheiten.

Selen wurde zunächst in der konventionellen Medizin zur Behandlung von Schuppen verwendet, aber unser Verständnis des Mineralstoffs hat in den letzten 20 Jahren auf dramatische Weise zugenommen. Es ist wesentlicher Bestandteil eines kraftvollen körpereigenen Antioxidans. Dieses Antioxiodans mit dem Namen Glutathionperoxidase dient vor allem zur Verteidigung gegen Peroxide, einen Typ freier Radikale, die Fett angreifen. Wie andere Oxidantien reduziert Glutiathon auch das Risiko, Krebs und Herzkrankheiten zu bekommen und stimuliert die Reaktion des Immunsystems auf Infektionen.

Forschungen haben ergeben, dass Selen, insbesondere wenn es in Verbindung mit Vitamin C, E und Beta-Karotin angewandt wird, darauf hinarbeitet, zahlreiche chemische Reaktionen, die freie Radikale im Körper produzieren, zu blockieren. Sie erinnern sich? Freie Radikale können unsere Zell-DNA schädigen, was letzten Endes zu Degenerationskrankheiten wie Krebs führen kann. Des Weiteren hilft Selen zu verhindern, dass beschädigte DNA-Moleküle sich reproduzieren und vermehren, ein Prozess, der Mitose genannt wird. Mit anderen Worten, Selen zielt darauf ab, die Entwicklung von Tumoren zu verhindern. »Es trägt zum Tod kanzeroser und präkanzeroser Zellen bei. Ihr Tod scheint einzutreten, bevor sie sich replizieren, was hilft, den Krebs aufzuhalten, bevor er sich entfaltet«, sagt Dr. James Howenstine in A Physician's Guide to Natural Health Products That Work (dt. Ein ärztlicher Führer zu Naturheilprodukten, die wirken).

Die Selenforschung hat in den letzten 20 Jahren ihre Aufmerksamkeit überwiegend auf eine neuartige Form von Selen konzentriert: Methylselenocystein (MSC). MSC, eine relativ einfache organische Selenverbindung, entsteht auf natürliche Weise in verschiedenen Pflanzen, z. B. Knoblauch, Brokkoli, wildem Lauch und Zwiebeln, die auf Böden mit hohem Selengehalt gezogen wurden. MSC wird durch ein Enzym namens Beta-Lyase (das überall im Körper zu finden ist) problemlos in Methylselenol umgewandelt. Nach Dr. Daniel Medina vom *Baylor College of the Medicinal Department of Molecular and Cellular Biology* erweist sich Methylselenol als eine effektive Antikrebsvariante von Selen, die Krebszellen durch Apoptose, also programmierten Zelltod, tötet *(Se-methylselenocysteine: A new compound for chemoprevention of breast cancer, Nutrition & Cancer 2001*, 40:12-17). Methylselenol ist auch dafür bekannt, dass es im Frühstadium von Krebstumoren Angiogenese (die Entwicklung neuer Blutgefäße) verhindert und die sicherste und wirksamste Antikrebsvariante von Selen darstellt, die heute zu haben ist.

Die bedeutendste Blindstudie über Selen und Krebs war ein Doppelblind-Interventionsverfahren, das Dr. L. C. Clark und Kollegen am Krebszentrum der Universität von Arizona durchführten. Als alle Ergebnisse tabellarisch dargestellt waren, wurde klar, dass im Vergleich zur Placebogruppe in der mit Selen behandelten Gruppe Prostatakrebs fast um 66 Prozent, Darmkrebs um 50 Prozent und Lungenkrebs um etwa 40 Prozent weniger häufig auftrat.

Die Einnahme von Selenergänzungsmitteln selbst in Form des sicheren MSC sollte auf 200–400 Mikrogramm täglich beschränkt werden, damit maximale Sicherheit gewährleistet ist. Ich habe von alternativen Krebsärzten gehört, die bis zu 2000 Mikrogramm täglich verordneten, aber dies ist nicht zu empfehlen, wenn Sie nicht unter ärztlichen Beobachtung stehen, da Selendosierungen über 850 Mikrogramm täglich nachweislich Selenvergiftungen verursachen.

Einige der besten natürlichen Selenquellen sind Paranüsse, Knoblauch, Brokkoli und Rosenkohl. All diese Nahrungsmittel enthalten Selen in Form von MSC. Obwohl Knoblauch die höchste Konzentration an MSC aufweist, dürften Sie wahrscheinlich nicht genügend davon essen, um die erwünschten Ergebnisse zu erzielen, also sind Paranüsse, Brokkoli und Rosenkohl die beste Wahl.

Vitamin D

Ultraviolettes Licht von der Sonne erreicht uns hauptsächlich in zwei Wellenlängen – Ultraviolett A (UVA) und Ultraviolett B (UVB). Betrachten Sie UVA als den »bösen Buben« und UVB als den »guten«, da UVA tiefer in die Haut eindringt und größeren Schaden durch freie Radikale anrichtet, wohingegen UVB die Haut dabei unterstützt, Vitamin D zu produzieren. Streng genommen ist Vitamin D eigentlich kein Vitamin, sondern wird angemessener als Prohormon eingeordnet. Vitamin D hat sich bei der Krebsvorbeugung als überaus wichtig herausgestellt. Die Mechanismen, mit deren Hilfe Vitamin B das Krebsrisiko herabsetzt, werden ziemlich gut verstanden. Dazu gehören eine Erhöhung der Kalziumabsorption, der Anstoß zur Zelldifferenzierung, die Steigerung der Apoptose (programmierter Zelltod), die Zurücknahme von Metastasenbildung und Zellwucherung sowie die Verringerung der Angiogenese (Bildung neuer Blutgefäße).

Wo also kaufe ich das beste Ergänzungsmittel mit Vitamin D? Um die Wahrheit zusagen: Die meisten Vitamin-D-Ergänzungsmittel so gut wie wertlos, weil das Vitamin D in der Milch und die meisten Vitamin-Ergänzungsmittel aus Vitamin D2 bestehen und synthetisch sind. Vitamin D2 wird auch »Ergocalciferol« genannt. Es ist nicht die Form von Vitamin D, die Sie brauchen, um Krebs und Degenerationskrankheiten abzuwehren. Sie benötigen Vitamin D3 (auch als »Cholecalciferol« bekannt), das von den UVB-Strahlen im Sonnenlicht erzeugt wird. Deshalb verweise ich so häufig auf das Sonnenlicht als den »erschwinglichsten krebsbekämpfenden Nährstoff auf der Welt«. Denken Sie darüber nach, Sie erhalten einen Vorrat fürs ganze Leben und das UMSONST!

Fallen Sie nicht auf die »Mär von den Sonnenschutzmitteln« herein. Trotz allem, was wir von der Gesundheitsmafia hören, tut Ihnen Sonnenschein gut (vor allem die UVB-Strahlung) – Sonnenschutzmittel filtern UVB heraus! Die entscheidende chemische Substanz in Sonnenschutzmitteln, die UVB herausfiltert, ist Octyl-Methoxycinnamat (auch als »OMC« bekannt), das, wie wir wissen, Mauszellen bereits in geringer Dosierung tötet. Darüber hinaus hat es sich als besonders toxisch erwiesen, wenn man es dem Sonnenlicht aussetzte. Und OMC ist in 90 Prozent aller Sonnencrememarken vorhanden!

Die beliebtesten Marken bei Sonnenschutzmitteln enthalten auch noch andere giftige Chemikalien (wie etwa Dioxybenzon und Oxybenzon), die von der Haut absorbiert werden, wo sie in den Blutstrom eintreten, freie Radikale hervorbringen, das Immunsystem ruinieren, Leber und Herz schädigen und sogar systemischen Krebs hervorrufen.

Wahrscheinlich sollte man täglich 15 bis 30 Minuten in der Sonne verbringen. Optimal ist die Zeit für die UVB-Produktion von Vitamin B etwa um die Mittagstunde, wenn das Verhältnis UVB zu UVA am höchsten ist und die erforderlichen Zeiten der Bestrahlung am kürzesten sind. Dies ist jedoch nur möglich, wenn die Sonne hoch genug am Himmel steht. In den Wintermonaten ist es oft unmöglich, Vitamin D durch Sonnenlicht zu erzeugen, was wiederum davon abhängt, wie weit nördlich Sie leben.

Aber Sie sollen sich NICHT verbrennen! Wenn Sie sich über längere Zeiträume im Freien der Sonne aussetzen wollen, müssen Sie Ihre Haut vor Verbrennungen schützen. Aloe-Vera-Gel ist ein natürliches Sonnenschutzmittel (falls Sie empfindliche Haut haben) und es hilft auch, Sonnenbrand zu heilen. Wir verwenden Dr. Mercolas »Natural Sunscreen with Green Tea«, wenn wir uns für längere Zeit in der Sonne aufhalten.

Wenn Sonnenlicht (insbesondere UVB) jedoch nicht verfügbar ist, bietet sich Dorschleber als ausgezeichnete Vitamin-D-Quelle an, die zudem die nützlichen Omega-3-Fettsäuren DHA und EPA bereitstellt (welche eine zentrale Bedeutung bei der Vorbeugung gegen Herzkrankheiten, Krebs und viele anderen Krankheiten haben). »Carlson's Cod Liver Oil« ist von höchster Qualität und das am besten schmeckende Dorschleberöl, das ich gefunden habe. Die besten Preise finden sich unter www.iherb.com.

Sie müssen vorsichtig sein, wenn Sie Dorschleberöl verwenden, da es möglich ist, Vitamin D zu überdosieren. Aus diesem Grund sollte Dorschleberöl nur in Kaltwettermonaten genommen werden, es sei denn, Sie sind in der Lage, Ihren Vitamin-D-Spiegel zu überprüfen und sich zu vergewissern, dass er nicht zu hoch ist. Bei warmem Wetter erhalten die meisten Menschen ausreichend Vitamin D durch das Sonnenlicht, weshalb Sie während der Sommermonate kein Dorschleberöl nehmen sollten.

Belgische Wissenschaftler scheinen die Ersten gewesen zu sein, die zu zeigen vermochten, dass Vitamin D C-reaktives Protein (CRP), ein Maß für Entzündungen im Körper bei schwerkranken Patienten, senkt. CRP wird erhöht, sobald es im Körper zu einer Entzündung kommt, und eine chronische Entzündung ist für eine Reihe von Erkrankungen einschließlich koronarer Herzkrankheit, Diabetes und Krebs ein Risikofaktor.

Wasser

Obwohl es fast am Ende des Kapitels steht, ist Wasser wahrscheinlich das wichtigste Thema überhaupt. Ohne Nahrung würden die meisten Menschen innerhalb eines Monats sterben. Ohne Wasser sind wir in weniger als zehn Tagen tot. Wasser macht mehr als 70 Prozent des menschlichen Körpers aus, an die 90 Prozent des Bluts und etwa 85 Prozent des Gehirns. Das Problem mit den meisten von uns ist, dass man uns eine Liste von Waren verkauft hat – sind Sie durstig, trinken Sie eine Limo oder die neuesten »Sportdrinks« (die, nebenbei bemerkt, bis an den Rand voll Zucker sind). Wir Amerikaner trinken Kaffee, Limonade, Bier und was wir sonst noch gelernt haben einzukaufen, aber die meisten von uns vergessen, auch genügend einfaches und klares Wasser zu trinken.

Viele Leute trinken destilliertes oder osmotisches Wasser, aber meiner Meinung nach ist das totes Wasser. Zwar sind die meisten der chemischen Giftstoffe entfernt worden, aber jetzt fehlen die alkalihaltigen Mineralstoffe und Sauerstoff – vor allem bei destilliertem Wasser, das »sauer« ist. Meine Familie trinkt Leitungswasser, das unseren Big-Berkey-Wasserfilter durchlaufen hat, der Blei, Arsen, Chlor, Fluorid etc. herausfiltert. Alles, was übrig bleibt, ist reines Wasser. Früher haben wir einmal Tafelwasser getrunken, aber die Abfüllung in Plastikflaschen war für uns ein Problem, weshalb wir zu gefiltertem Wasser wechselten.

Wenn Sie durstig sind, heißt das, dass Ihre Zellen bereits dehydriert sind. Ein trockener Mund sollte als das letzte äußere Zeichen für Dehydration angesehen werden. Das ist so, weil Durst sich erst bemerkbar macht, wenn die Körperflüssigkeiten bis um einiges unter das Level abgesunken sind, das ein optimales Funktionieren des Körpers garantiert.

Manche Statistiken zeigen, dass ganze 90 Prozent von uns in einem chronischen Zustand der Dehydrierung herumlaufen. Sie können herausfinden, ob Sie dehydriert ist, indem Sie die Farbe des Urins überprüfen. Wenn er die ganze Zeit über dunkel ist, sind Sie wahrscheinlich dehydriert.

Ärzte propagieren selten die heilenden Eigenschaften von Wasser, aber der verstorbene Dr. Fereydoon Batmanghelidj (auch als »Dr. Batman« bekannt) studierte die Wirkungen des Wassers auf den Menschen und sah in ihm eines der besten Schmerzmittel und eine der besten Präventivtherapien gegen verschiedene Krankheiten. Seine Pionierarbeit zeigt, dass »Unbeabsichtigte Chronische Dehydrierung« (UCD) nicht nur zur Schmerzentstehung beiträgt, sondern selbst Schmerzen und viele Degenerationskrankheiten auslöst, die durch zunehmenden Wasserverbrauch verhindert und behandelt werden können.

Dr. Batman wurde 1931 im Iran geboren. Er praktizierte Medizin im Vereinigten Königreich, bevor er in den Iran zurückkehrte, wo er eine entscheidende Rolle beim Aufbau von Krankenhäusern spielte. Als 1978 die Iranische Revolution ausbrach, wurde Dr. Batman 31 Monate lang im berüchtigten Evin-Gefängnis in Teheran inhaftiert. Dort entdeckte er die heilenden Kräfte des Wassers.

Eines Nachts musste Dr. Batman einen Mithäftling mit lähmenden Schmerzen, die von einem Magengeschwür herrührten, behandeln. Da ihm keine Medikamente zur Verfügung standen, gab Dr. Batman dem Mann zwei Glas Wasser zu trinken. Binnen einiger Minuten verschwanden dessen Schmerzen vollständig. Er erhielt die Anweisung, alle drei Stunden zwei Glas Wasser zu trinken und verbrachte die restlichen vier Monate seiner Haft absolut schmerzfrei. Während seiner Zeit im Gefängnis behandelte Dr. Batman über 3000 Mithäftlinge, die an stressbedingten Magengeschwüren litten, erfolgreich allein mit Wasser.

Außerdem führte er umfassende Forschungen über die medizinischen Auswirkungen von Wasser auf die Prophylaxe und Schmerzlinderung bei zahlreichen schmerzvollen Degenerationskrankheiten durch. Das Evin-Gefängnis erwies sich trotz der schrecklichen Umstände als ideales »Stresslaboratorium« und obwohl ihm eine vorzeitige Entlassung angeboten wurde, entschied sich Dr. Batman dafür, weitere vier Monate im Gefängnis zu bleiben, um seine Untersuchungen über das Verhältnis von Dehydration und blutenden Magengeschwüren abzuschließen. Der Bericht über seine Ergebnisse wurde als Leitartikel des *Journal of Clinical Gastroenterology* in der Ausgabe vom Juni 1983 veröffentlicht.

1982, nach seiner Entlassung aus dem Gefängnis, floh Dr. Batman aus dem Iran und kam nach Amerika. 1992 schrieb er hier sein bahnbrechendes Buch *Your Body's Many Cries for Water* (dt. *Sie sind nicht krank, Sie sind durstig*), das in 15 Sprachen übersetzt worden ist und auch weiterhin Leser weltweit inspiriert.

In seinem Buch erklärte er, dass ein trockener Mund kein verlässlicher Indikator für Dehydrierung sei. Der Körper signalisiert einen Mangel an Wasser durch Schmerzen. Dehydration verursacht tatsächlich Schmerzen und zahlreiche Degenerationskrankheiten wie Asthma, Arthritis, Bluthochdruck, Angina, Altersdiabetes, Lupus und Multiple Sklerose.

Dr. Batmans Botschaft an die Welt war: »Sie sind nicht krank, Sie sind durstig. Drohen Sie dem Durst nicht mit Medikation.« Mehr darüber können Sie unter www.watercure.com erfahren.

Zeolithen

Zeolithen sind natürliche vulkanische Mineralien mit einer einzigartigen kristallinen Struktur. Generell werden Zeolithen seit nahezu 1000 Jahren in ganz Asien als traditionelles gesundheitsförderndes Mittel verwendet.

Eine erstaunliche Eigenschaft von Zeolithen ist, dass ihre Wabenstruktur aus Höhlungen und Verbindungsröhren auf Zellebene dahingehend wirkt, dass sich in ihr (wie in Käfigen) Schwermetalle und Toxine fangen. Wie Sie wissen, vergiften Toxine unsere Luft, unser Wasser, unsere Böden und unsere Körper. Der EPA (US-Umweltschutzbehörde) zufolge werden in den USA 80 000 Chemikalien kommerziell genutzt und 75 000 davon sind potentiell gesundheitsgefährdend. Der Umweltverteidigungsrat berichtet, dass mehr als vier Milliarden Pfund toxischer Chemikalien alljährlich in die Umwelt gelangen, 72 Millionen Pfund sind bekannte Karzinogene.

Zeolithen gehören zu den wenigen negativ geladenen Mineralien in der Natur. Im Prinzip funktionieren sie wie Magnete, indem sie positiv geladene Schwermetalle und Toxine anziehen, sie einfangen und aus dem Körper entfernen.

Sie sind überaus wirkungsvolle Chelatbildner. Das geht so: In der Struktur der Zeolithen gibt es eine Art »Käfige«, in denen sich positive Ionen befinden. Die positiven Ionen tauschen ihre Plätze mit den Schwermetallen, Pestiziden oder Herbiziden, die auch positive Ionen sind, und werden von der Käfigstruktur der Zeolithen stramm verpackt.

Eine verblüffende Eigenschaft dieses »Käfigverpackungs«-Effekts besteht darin, dass die Toxine und Schwermetalle zu 100 Prozent ausgeschieden werden. Mit anderen Worten, sie nisten sich an keiner anderen Stelle im Körper wieder ein, sie werden wirklich ausquartiert!

Zeolithen sind wirksam gegen brutale Mikroorganismen wie Bazillen, Pilze, Mehltau, Staphylokokken und Streptokokken. Sie funktionieren als antivirales Breitbandagens, helfen den pH-Wert im Körper im Gleichgewicht zu halten, vermindern allergische Reaktionen, chelieren Schwermetalle, neutralisieren Säuren, erhöhen den Sauerstoffspiegel, wehren Mikroorganismen ab und unterstützen die Immunfunktion. Zwei der besten Zeolithprodukte sind »Super Z-Lite™« und »NCD™« (Natural Cellular Defense – Natürliche Zellverteidigung).

Das »dreckige« Dutzend

»Wenn Sie die goldenen Bogen sehen, sind Sie wahrscheinlich auf dem Weg zur Himmelspforte.«

Dr. William Castelli

Die letzten Kapitel haben von Kräutern, Nahrungsmitteln und Nahrungsergänzungsmitteln gehandelt, die Sie konsumieren sollten. Jetzt kommen wir zu den Dingen, die Sie vermeiden sollten. Ich habe dieses Kapitel »Das ›dreckige‹ Dutzend« genannt, weil es zwölf Nahrungsmittel/Toxine detailliert darstellt, die ernste Gesundheitsprobleme auslösen können, wenn sie regelmäßig verzehrt oder eingenommen werden. Einige wenige können sogar schwerwiegende Probleme verursachen, wenn sie nur gelegentlich verzehrt/eingenommen werden.

Ist es möglich, diese Substanzen vollständig zu beseitigen? Wahrscheinlich nicht, aber wenigstens werden Sie sich über die schlimmsten von ihnen im Klaren sein, da Ernährung und Toxine wesentliche Bestandteile der Krebsgleichung sind. Tatsächlich schätzte ein Bericht der *Columbia University School of Public Health*, dass 95 Prozent der Krebsarten durch falsche Ernährung und Umweltvergiftung erzeugt werden.

Hier sind noch ein paar alarmierende Zahlen:

► Es werden über 80 000 Chemikalien in Nordamerika produziert.

► Dem Nahrungsmittelangebot werden über 3000 Chemikalien zugesetzt.

► Für die Nahrungsmittelverarbeitung werden über 10 000 chemische Lösungsmittel, Emulgatoren und Konservierungsstoffe verwendet.

► Alljährlich kommen mehr als 1000 neue Chemikalien hinzu.

Dieses Kapitel ist ein veritables »Buffet« an Nahrungsmitteln, Toxinen und Giften, die es wie die Pest zu meiden gilt, falls Sie Krebs haben! Der erste Abschnitt trägt den Titel »Frankensteins Speisekarte« und der letzte Abschnitt ist mit »Schreckliche Toxine« betitelt.

»Frankensteins Speisekarte«

Dieser Abschnitt heißt »Frankensteins Speisekarte«, weil alle Nahrungsmittel, wenn Sie darauf achten, ihren natürlichen Zustand durch Veränderungen verloren haben oder Ingredienzien enthalten, die verändert worden sind. Die fünf Nahrungsmittel/Nahrungsingredienzien in diesem Abschnitt haben nicht nur geringe Nährwerte, sondern verabreichen Ihrem Körper auch eine gesunde (oder eher »ungesunde«) Portion an karzinogenen Toxinen, wodurch die Vorstellung, sie zu essen, wirklich »schwer zu schlucken« sein sollte.

1. Transfettsäuren

„Transfette« sind fabrikmäßig hergestellte Fette, die entstehen, wenn man Wasserstoff in pflanzliche Öle einbringt, um festes Fett zu gewinnen; deshalb werden sie auch »hydrierte« oder »teilweise hydrierte« Öle genannt. Transfettsäuren findet man in Frittiertem und Gebratenem, in Margarine und Gebackenem, in abgepackten Snacks, Keksen, der Kruste von Pasteten und in Donuts. Selbst »gesunde« fettarme Muffins und Müslis können Transfettsäuren enthalten. Das Problem dabei ist, dass sie schon in winzigen Mengen schlecht für uns sind. Forschungen haben ergeben, dass sie bei der steigenden Zahl von Herzkrankheiten, erhöhtem Cholesterinspiegel und, ja, auch Krebs eine bedeutende Rolle spielen.

Dr. Brian Olshansky, Professor für innere Medizin an der *Iowa University:* »Das Problem mit Transfettsäuren besteht darin, dass Ihr Körper mit ihnen nichts anzufangen weiß. Transfettsäuren mögen ja helfen, Nahrungsmittel so zu konservieren, dass sie gut schmecken, aber Ihr Körper kann sie nicht abbauen und richtig verwenden. Normale Fette sind sehr weich und nachgiebig, aber die Transfettsäure ist ein sehr hartes Fett, das sich im Körper anhäufen und Unheil anrichten kann. Das chemische Rezept für eine Transfettsäure bedeutet, dass Wasserstoffatome an die falsche Stelle gelangen. Es ist, als fertige man Plastik an.«

www.psa-rising.com/eatingwell/transfats092003.htm

Um massenhaft produzieren zu können und Nahrungsmittel mit hohem Ölgehalt in Umlauf zu bringen, ändern die Lebensmittelhersteller absichtlich die chemische Zusammensetzung der Öle, was ihnen zu einem längeren »Regalleben« verhilft. Ein anderes Problem mit vielen verarbeiteten Lebensmitteln ist, dass sie nicht nur bestrahlt, sondern aus genetisch modifizierten Grundprodukten hergestellt werden. Wenn wir uns Maischips anschauen, sehen wir ein Produkt, das wahrscheinlich aus genetisch verändertem Mais hergestellt, in Transfetten weiterverarbeitet und dann noch bestrahlt wurde. Nach all dem werden die Chips auch noch in einen Beutel mit der Aufschrift »All Natural« (Naturrein) gepackt. Aber lassen Sie sich nicht täuschen, an frittierten Maischips ist nichts »Natürliches«.

In den 1950er-Jahren bewies Dr. Johanna Budwig, dass diese chemisch modifizierten, hydrierten Fette (die sie »Pseudo«-Fette nannte) Zellmembranen zerstören. Sie zeigte, dass diese hydrierten, verarbeiteten Fette und Öle das elektrische Feld der Zellen abschalten und uns für chronische und tödliche Krankheiten empfänglich machen.

In gesunden Fetten befindet sich eine lebenswichtige Elektronenwolke, die das Fett in die Lage versetzt, mit Sauerstoff eine Verbindung einzugehen. Gesunde, sauerstoffreiche Fette können sich mit Eiweiß verbinden und werden in dem Prozess wasserlöslich. Diese Wasserlöslichkeit ist für alle Wachstumsprozesse, die Wiederherstellung beschädigter Zellen, Zellerneuerung, Hirn-, Nerven- und Sinnesfunktionen und die Energieentfaltung unverzichtbar. Tatsächlich beruht die gesamte Grundlage unserer Energieproduktion auf dem Lipidstoffwechsel. Hydrierung zerstört die lebenswichtige Elektronenwolke. Die Folge ist, dass diese »Pseudo«-Fette sich nicht mehr mit Sauerstoff

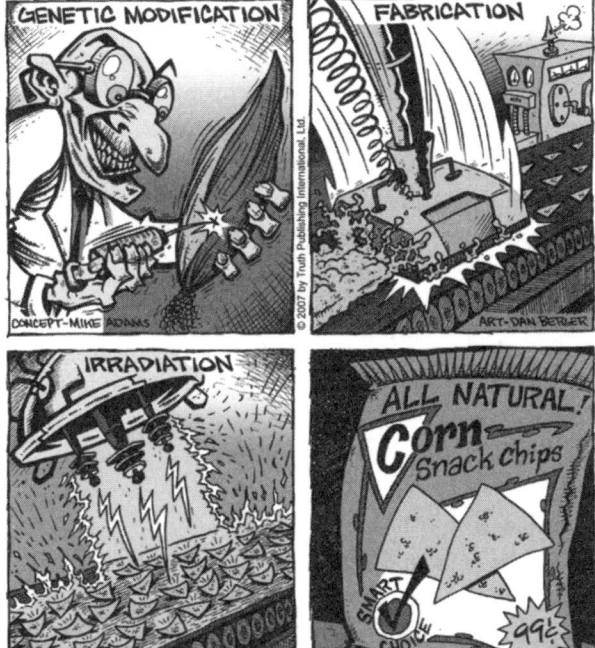

Genetische Veränderung
Produktion
Bestrahlung
Natürliche Maischips

Fakt: Die Aufschrift »Natürlich« auf Lebensmittelverpackungen ist vollkommen bedeutungslos. Lesen Sie nach auf: www. Honestfoodguide.org

Dank an Mike Adams und www. NaturalNews.com für die Karikatur.

oder Eiweiß verbinden können. Sie blockieren letztendlich den Kreislauf, schädigen das Herz, verhindern die Zellerneuerung und erschweren den freien Blut- und Lymphfluss.

Drei der beliebtesten Speisen, die Transfettsäuren enthalten, sind Donuts, Pommes frites und Chips. Donuts sind nichts anderes als mächtige Kugeln aus Zucker, Transfettsäuren und weißem Mehl. Sie haben keinerlei Nährwert. Die meisten Pommes frites und Chips sind in einem Ausmaß von Transfettsäuren durchtränkt, dass praktisch keine Nährstoffe mehr in ihnen zurückbleiben. Einige Firmen haben versucht, sie »gesünder« zu machen, indem sie die Transfettsäuren eliminierten, aber alle Donuts, Chips und Pommes Frites, die in Öl frittiert werden (wobei es auf die Art des Öls nicht ankommt), enthalten krebsverursachende Acrylamide.

Die chemische Substanz Acrylamid, die industriell bei der Herstellung von Plastik verwendet wird, wird auch bei der Erhitzung von Stärke gebildet. Und ausgerechnet die drei Speisen mit besonders hohem Acrylamidgehalt sind Donuts, Pommes frites und Kartoffelchips – sind besonders beliebt! Acrylamide im Trinkwasser werden von der EPA nur bis zu einer Höhe von 0,12 Mikrogramm pro Trinkeinheit zugelassen. Es ist bestürzend, dass eine Portion Pommes frites (etwa 170 Gramm) in Ihrem lokalen Schnellimbiss zwischen 50 und 70 Mikrogramm an Acrylamiden enthält. Das ist zwischen 400 und 600 Mal so viel, wie die EPA erlaubt! Ich habe mehrere Ärzte sagen hören, dass jede einzelne der Pommes frites gesundheitsschädlicher ist als eine Zigarette. Ich bin der gleichen Ansicht.

Angesichts der Tatsache, dass sie erwiesenermaßen so viele gesundheitliche Probleme verursachen, stellt sich die Frage, warum Nahrungsmittelprodzenten weiterhin Transfettsäuren benutzen. Die Antwort ist klar und einfach: Geld. Transfettsäuren verlängern die Haltbarkeitsdauer von industriell verarbeiteten Lebensmitteln erheblich.

2. Zucker, Sirup & Limonaden

Ich habe mich dazu entschlossen, die drei Produkte miteinander zu behandeln, da sie in unserer Gesellschaft der »Großen Schlucke« typischerweise »Hand in Hand« gehen, ungeachtet dessen, was man von der Zuckerindustrie erfährt, die sich bemüht, die Verbreitung von Informationen zu verhindern, die raffinierten Zucker treffsicher mit chronischer Krankheit verbinden. Zucker, Maissirup mit hohem Fruchtzuckeranteil (HFCS) und Limonaden sind alle auf der »Nein-und-nochmals-nein« -Liste, wenn Sie bei bester Gesundheit bleiben wollen. Denken Sie daran: Krebszellen wachsen durch anaerobe Atmung. Anders gesagt fermentieren sie Zucker. Wenn Sie jemals Wein angesetzt haben, wissen Sie, dass man für die Gärung Zucker braucht. Es gibt viele auf Ernährung beruhende Krebstherapien, aber keine einzige erlaubt Nahrungsmittel mit einem hohen Anteil an Kohlehydraten und nicht eine erlaubt Zucker, da Zucker die Krebszellen ernährt.

In Amerika hat HFCS die Lebensmittelregale im Sturm erobert. Er ist in fast allem vorhanden, das wir heute essen, in Brot, Süßigkeiten, Limonaden, Haferflocken, Barbecue-Soße, Ketchup, Gelee, Marmelade, Joghurt, Schokoladenmilch, Pop-Tarts und Müsli, um nur ein paar zu nennen. Aber ist HFCS keine gesunde Alternative zu Zucker? Die Antwort ist ein klares Nein! Ich erinnere mich, dass ich vor ein paar Monaten HFCS-Werbung gesehen habe, deren entscheidende Botschaft war, dass HFCS aus Mais gemacht wird, keine künstlichen Zutaten aufweist, die gleiche Kalorienzahl wie Zucker hat und dass man ihn getrost essen kann. Die Werbespots sind unbezahlbar in ihrer völlig falschen Darstellung der Fakten und auch darin, dass sie jeglichen Respekt vermissen lassen, was die Intelligenz der Zuschauer angeht.

Die Wahrheit ist, dass HFCS nirgendwo in der Natur vorkommt. Es ist ein Kunstprodukt aus Enzymen (zwei natürlichen, einem synthetischen), mit denen man den Fruchtzuckergehalt von Maissirup um bis zu 90 Prozent erhöht. Dieser Super-HFCS wird dann mit Maissirup aus 100-prozentigem Fruchtzucker vermischt, bevor er unseren Lebensmitteln hinzugefügt wird. Wenn HFCS eingenommen wird, gelangt er schnurstracks zur Leber, die die zuckrige Flüssigkeit in Fett umwandelt. Gemäß USDA (US-Landwirtschaftsministerium) entzieht HFCS dem Körper Chrom, das wichtig ist für den Transport von Glukose aus dem Blutstrom in die Zellen. Dieser Verlust an Chrom führt in Verbindung mit einer überarbeiteten Bauchspeicheldrüse oft zu Diabetes.

Aber wird HFCS nicht aus Mais hergestellt? Ja, das ist absolut richtig, dass HFCS aus Mais hergestellt wird, aber das bedeutet gar nichts. Biodiesel wird auch aus Mais hergestellt, aber Sie würden keinen Biodiesel trinken wollen! Nur weil am Anfang eine natürliche, sichere Substanz steht, das ist die Quintessenz, heißt das noch lange nicht, dass auch Derivate von dieser Substanz automatisch ungefährlich sind. Lassen Sie uns darüber einen Augenblick nachdenken. Was geben Farmer ihren Kühen zu fressen, wenn sie sie für den

Verkauf mästen wollen? Mais natürlich! Wenn Sie also wie ein Rindvieh aussehen wollen, brauchen Sie nur jede Menge Mais und Maisnebenprodukte einschließlich HFCS zu essen.

Um die Sache noch schlimmer zu machen, haben zwei Studien unabhängig voneinander – die eine wurde im *Journal of Environmental Health* veröffentlicht und die andere vom *Institute of Agriculture and Trade Policy* (IATP) durchgeführt – die Tatsache enthüllt, dass HFCS auch noch Quecksilber enthalten kann. »Aber warum hat mich mein Doktor nicht vor HFCS gewarnt?« Wenn Sie sich daran erinnern, ist es noch gar nicht so lange her, dass Ärzte von Zigarettenfirmen dafür bezahlt wurden, Zigaretten gut zu heißen. Es ist also wirklich keine Überraschung, dass es einige Ärzte gibt, die von den Gefahren von HFCS keine Ahnung haben, trotz der Tatsache, dass jeder, der halbwegs bei Verstand ist und mehr als nur ein paar Minuten damit verbracht hat, sich mit diesem Thema zu beschäftigen, dies wissen müsste.

Eine Dose Limonade oder süßer Sprudel enthält fast 13 Teelöffel Zucker, das meiste davon ist Fruchtzucker aus HFCS. Ein anderer Grund, kohlensäurehaltige Getränke zu vermeiden: Sie haben einen pH-Wert von etwa 2,0, was zu einem stark säurehaltigen Milieu beiträgt. So schreibt Dr. James Howenstine in seinem Buch *A Physician's Guide to Natural Health Products That Work:* »In einem interessanten Experiment war der Zuckergehalt eines Softdrinks in der Lage, sieben Stunden lang die Fähigkeit der weißen Blutkörperchen, Gonokokkenbakterien aufzunehmen und zu töten, zu beeinträchtigen … Soft Drinks enthalten auch große Mengen an Phosphor, das, wenn es ausgeschieden wird, den Knochen Kalzium entzieht. Wer unerschütterlich auf Soft Drinks steht, wird Osteoporose bekommen – neben den geschädigten Arterien.«

1951 fand Dr. Clive McCay, ein Ernährungswissenschaftler der Marine, heraus, dass menschliche Zähne kurze Zeit, nachdem man sie in einen Becher Coca Cola getan hatte, weicher wurden und anfingen sich aufzulösen. Er erklärte, dass der Säuregehalt von Colagetränken etwa der gleiche sei wie der von Essig, nur maskiert durch den Zuckergehalt. Vielleicht nennt man Limonaden und ähnliches Zeug auch deshalb »Soft Drinks (Weiche Getränke)«, weil sie Ihre Zähne und Knochen erweichen!

Und wenn Sie meinen, Diätlimonaden wären besser, liegen Sie falsch. Diätlimonaden haben typischerweise einen niedrigeren pH-Wert als normale

Limos und enthalten zudem schädliche künstliche Süßungsmittel wie Aspartam. Wenn Sie Nahrungsmittel süßen wollen, empfehle ich Honigkraut, ein Gewächs, das 300 Mal süßer ist als Zucker. In der Medizin wird es verwendet, um den Blutzucker zu regulieren, gegen Bluthochdruck vorzubeugen, zur Behandlung von Hautkrankheiten und zur Vermeidung von Karies. Andere Untersuchungen haben ergeben, dass es überdies ein natürlicher antibakterieller und antiviraler Wirkstoff ist. Honigkraut macht nicht nur Ihr Essen schmackhaft, es tut Ihnen tatsächlich gut!

Für Krebspatienten ist Zucker ein definitives Tabu. Wenn Sie Ihren Krebs besiegen wollen, dann lassen Sie ihn hungern, indem Sie statt Limonade Wasser trinken. Zucker, HFCS und Limonaden von Ihrem Speiseplan zu streichen, ist eine der einfachsten Methoden, Ihre Gesundheit umgehend zu verbessern.

3. Excitotoxine (Mononatriumglutamat & Aspartam)

Was sind Excitotoxine? Es sind Substanzen, gewöhnlich Aminosäuren, die mit spezialisierten Rezeptoren (Neuronen) im Gehirn in einer Weise reagieren, dass dadurch bestimmte Zelltypen des Hirns zerstört werden. Die Menschen haben keine Blut-Gehirn-Schranke im Hypothalamus, was es den Excitotoxinen möglich macht, ins Gehirn einzudringen und Schaden anzurichten. Einfach ausgedrückt, sind sie, wenn wir der Beschreibung in Dr. Russell Blaylocks Buch *Excitotoxins: The Taste That Kills* folgen, genau das wonach sie klingen: Toxine, die Gehirnzellen so erregen (von latein. excitare = anregen, aufregen, anheizen, entfachen), dass sie absterben!

Es gibt von Natur aus keine fetten Ratten oder Mäuse, also müssen die Wissenschaftler diese krankhaft fetten Geschöpfe züchten, indem sie ihnen gleich nach der Geburt Mononatriumglutamat injizieren. Das Mononatriumglutamat verdreifacht die Menge Insulin, die von der Bauchspeicheldrüse erzeugt wird, was die Ratten dick werden lässt. Mononatriumglutamat ruft im Hypothalamus eine Läsion hervor, die mit abnormalen Entwicklung korrelierbar ist: Fettleibigkeit, Kleinwüchsigkeit und Probleme mit der geschlechtlichen Fortpflanzung. Mononatriumglutamat hat überdies nachweislich Gehirnzellen abgetötet und Übelkeit, Erbrechen, Migräne, Depression und Herzprobleme verursacht. Fatalerweise verbirgt sich Mononatriumglutamat häufig unter anderen Namen; daher mag es Ihnen auf einer Ingredienzienliste entgehen.

Einige Synonyme dafür sind »Glutamate Textured Protein« oder »Glutamic Acid Yeast Extract« oder »Gelatin Yeast Nutrient« oder »Hydrolyzed Vegetable Protein«. Sie verstecken Mononatriumglutamat unter vielen verschiedenen Namen, um den Verbraucher zum Narren zu halten. Lebensmittelfirmen haben gelernt, dass Mononatriumglutamat Geschmack und Aroma verstärkt und die Akzeptanz von kommerziellen Nahrungsprodukten steigert, also ist es zweifelhaft, ob sie jemals damit aufhören werden, diesen hirnzerstörenden Lenbensmittezusatzstoff zu verwenden. Machen Sie einen kurzen Abstecher in Ihre Küche und überprüfen Sie die Speisekammer und den Kühlschrank. Sie werden feststellen, dass Mononatriumglutamat in allem ist: in Suppen, Chips, Ramen (japanischer Nudelsuppe), abgepackten Nudeln, Reis, Fertiggerichten, Bratensoße, Salatdressings, Maisöl, Brühwürfeln und so weiter.

Aspartam ist gleichfalls ein Excitotoxin, das erwiesenermaßen das Gehirn und das Kurzzeitgedächtnis beeinträchtigt. Ob Sie es glauben oder nicht, Aspartam stand einmal auf einer Liste von Chemikalien für eine biologische Kriegsführung, die dem Kongress vorgelegt wurde! Es wird aus zwei Aminosäuren und Methanol (Holzgeist) hergestellt. Obwohl in Tests gezeigt wurde, dass es auf das Gehirn äußerst toxisch wirkt, hat die Regierung diese Tatsache verschleiert. 1983 wurde es offiziell als Lebensmittelzusatz für Softdrinks zugelassen. Die FDA (Arzneimittelzulassungsbehörde der USA) ignorierte Klagen über Kopfschmerzen, Schwindelgefühl, Übelkeit, Erbrechen, Krampfanfälle, Konvulsionen, Sehtrübung und eine Vielzahl weiterer negativer Reaktionen auf Aspartam.

Vor ein paar Jahren sahen wir uns einen Dokumentarfilm über Aspartam an, der den Titel »Sweet Misery« trug. Er war erstaunlich und beunruhigend. Den Trailer und die ersten fünf Minuten des Films kann man sich unter http://aspartamekills.com anschauen. Ein späteres Kapitel (siehe ab Seite 420) befasst sich zudem mit dem Schwindel um Aspartam.

4. Rinderwachstumshormon / Natriumnitrat & Natriumnitrit

1994 führten *Monsanto* und die FDA das Rinderwachstumshormon rBGH oder rBST (siehe auch Seite 247) auf dem Markt ein. Das ist eine leistungsstarke gentechnisch veränderte Droge, die Milchkühe, denen sie gespritzt wurde, dazu bringt, bis zu 25 Prozent mehr Milch zu geben. Die erhöhte Milchproduktion erreicht aber nicht direkt rBGH, vielmehr regt rBGH im

Blut der Kuh die Produktion eines anderen Hormons an, das Insulinähnlicher Wachstumsfaktor (IGF – *Insulin-Like Growth Factor*) genannt wird. Es ist IGF, der die Milchproduktion stimuliert.

IGF ist ein natürlich vorkommendes Hormon-Protein in Menschen und Rindern. Zahlreiche Studien haben ergeben, dass IGF in Kühen chemisch identisch ist mit IGF in Menschen. Die Anwendung von rBGH erhöht den IGF-Spiegel in der Kuhmilch und IGF wird durch die Pasteurisierung nicht zerstört. Da IGF in Menschen aktiv ist und in Zellen die Teilung auslöst, wirft eine Steigerung des IGF-Anteils in der Milch die offenkundige Fragen auf, ob es dadurch nicht zur unangemessenen Zellteilung und zu einem Zellwachstum kommt, das das Wachstum von Tumoren herbeiführt.

Seitdem rBGH 1994 auf den nordamerikanischen Markt kam, ist es in jedem industrialisierten Land der Welt (mit Ausnahme der Vereinigten Staaten) verboten worden. Tatsache ist, dass rBGH nie hinreichend getestet wurde, bevor es die FDA für den Markt zuließ. Ein Standardtest für neue, auf biochemischem Weg hergestellte Produkte und tierische Arzneimittel dauert 24 Monate und umfasst mehrere hundert Ratten. Aber rBGH wurde nur 90 Tage lang an 30 Ratten überprüft. Diese Kurzzeitrattenstudie wurde der FDA übergeben, aber nie veröffentlicht. Die FDA verweigerte jedem außerhalb der Behörde Einsicht in die Originaldaten dieser abgekürzten Untersuchung, mit der Begründung, *Monsanto* würde dadurch »irreparablen Schaden« davontragen.

Im Februar 1997 wurden zwei altgediente Nachrichtenreporter bei FoxTV in Tampa, Florida entlassen, weil sie sich geweigert hatten, einen Bericht zu entschärfen, der zeigte, dass rBGH bei Menschen, die Milch von mit rBGH gespritzten Kühen trinken, womöglich Krebs erregt. *Monsanto* zwang Fox TV in die Knie, indem man anbot, die beiden Reporter zu bezahlen, wenn sie den Sender verließen und über ihren Bericht Schweigen bewahrten, aber diese weigerten sich und wurden gefeuert. Am 2. April 1998 reichten sie ihrerseits Klage gegen die Fernsehanstalt ein. Nach sechstägigem Verfahren und sechsstündiger Beratung, die am 18. August 2000 zu Ende gingen, entschied eine Jury des Bundesstaates Florida einstimmig, dass FoxTV »absichtlich und wohlüberlegt gehandelt habe, um den Nachrichtenbericht der Kläger über rBGH zu verfälschen oder zu verzerren«. Die Jury sprach den Klägern 425 000 Dollar Schadensersatz zu. Warum war *Monsanto* so entschlossen, den Reportern den Mund zu verbieten?

Aus folgenden Gründen. 1998 schafften es kanadische Wissenschaftler, erstmals Einsicht in die vollständigen Untersuchungen von Monsanto zu erhalten. Sie waren verblüfft, als sie herausfanden, dass die FDA sich die ursprünglichen *Monsanto*-Daten, auf denen die Zustimmung der Behörde beruht hatte, noch nicht einmal angeschaut hatte. Als sie die Daten nachprüften, erfuhren die Wissenschaftler, dass *Monsantos* »geheime« Untersuchungen deutlich machten, dass rBGH bei Laborratten Prostata- und Schilddrüsenkrebs hervorrief!

Im August 2008 beschloss das Pharmaunternehmen *Eli Lilly,* rBGH von *Monsanto* zu kaufen. Dies schien zu diesem Zeitpunkt eine eigenartige Transaktion zu sein. Warum um alles in der Welt würde *Eli Lillys* tierärztliche Abteilung 300 Millionen Dollar für ein Mittel bezahlen, bezahlen, das andere Unternehmen nicht mit einer ellenlangen Stange anfassen würden? Dann begann ich die Punkte miteinander zu verbinden. Als ich noch auf dem College war, hatte ich eine Geschichte über den Besitzer einer Autolackierei gelesen, der verhaftet wurde, weil er Hunderte von Autos zerkratzt hatte. Was für eine Art und Weise, die Geschäfte zu steigern! Autos zu zerkratzen und dann für die Reparatur bezahlt zu werden – *Eli Lilly* machte, auf das Arzneimittelgeschäft übertragen, nichts anderes!

Eli Lilly verkauft nämlich auch Krebsmittel. Während *Eli Lilly* also ein krebserregendes Mittel zur Steigerung der Milchproduktion (rBGH) forciert, plant der Konzern längst mit anderen Mitteln »zu Hilfe zu eilen«, um den Krebs zu »behandeln«, den rBGH gerade verursacht hat. Nennen Sie es das perfekte »doppelte Spiel« in geschäftlicher Hinsicht. Aber das ist nicht alles! Für *Eli Lilly* läuft es sogar noch besser. Bei mit rBGH behandelten Kühen tritt Mastitis (Euterinfektion) sehr viel häufiger als bei nichtbehandelten Tieren auf. Dadurch hat der Pharmakonzern erreicht, dass er die für die Behandlung nötigen Antibiotika verkaufen und ein Riesengeschäft machen kann.

Natriumnitrat ($NaNO_3$) und sein naher Verwandter Natriumnitrit ($NaNO_2$) sind Konservierungsmittel, die in industriell verarbeitetem Fleisch häufig zu finden sind. Produkte wie Salami, Pepperoni, Hotdogs, Fleischwurst, Schinken, Speck (selbst Putenspeck), Viehfutter (noch ein Grund, warum man nur Fleisch von mit Gras gefütterten Tieren essen sollte) und Frühstücksfleisch enthalten normalerweise alle Natriumnitrat. Es ist jener Inhaltsstoff, der diesen Fleischwaren die nette »rötlich-rosa« Farbe verleiht, statt ihres natürlichen scheußlichen Grautons. Er lässt

Fleisch selbst dann noch »frisch« aussehen, wenn es schon seit Monaten im Regal liegt.

Nahezu alles industriell verarbeitete Fleisch wird mit Natriumnitrit hergestellt, ungeachtet der Tatsache, dass es sich dabei um eine Vorstufe von krebsverursachenden Chemikalien handelt, die man Nitrosamine nennt. Es existieren enorm viele Beweise dafür, dass Nitrosamine karzinogen für den menschlichen Körper sind.

So sind zum Beispiel tabakspezifische Nitrosamine eine der wichtigeren Gruppen chemischer Karzinogene in Tabakprodukten. Denken Sie daran, wenn Sie Fleischwurst oder Pepperoni oder Speck essen, dass Sie auch Natriumnitrit essen, das Nitrosamine bildet, die das Wachstum von Krebszellen fördern. In den 1970er-Jahren versuchte das USDA (US-Landwirtschaftsministerium) Natriumnitrit verbieten zu lassen, scheiterte aber an den Lobbyisten der fleischverarbeitenden Industrie.

Wollen Sie Fakten? Die Universität von Hawaii führte eine Studie mit fast 200 000 Menschen durch, die sieben Jahre lang dauerte. Die Ergebnisse der Forschung deuteten darauf hin, dass Personen, die verarbeitete Fleischprodukte (wie Hotdogs und Wurstwaren) aßen, ein um 67 Prozent höheres Risiko von Bauchspeicheldrüsenkrebs hatten als jene, die wenig oder gar kein Fleisch konsumierten (www.naturalnews.com/007024.html). Nun, ich sage nicht, dass Fleischprodukte schlecht sind, da ich mich ja schon über das Fleisch von Rindern, die mit Gras gefüttert wurden, ausgelassen habe. Aber alle weiterverarbeiteten Fleischwaren und Fleischprodukte von rBGH-Kühen sind schädlich! Einer der Gründe ist Natriumnitrit. Und das ist nur die Spitze des Eisbergs.

5. Soja

Hält man sich an die meisten Gesundheitsexperten, dann sind Sojabohnen das vielseitigste, natürlichste, herzfreundlichste gesundheitsoptimierende Nahrungsmittel auf Erden. Soja ist die größte marktorientierte Anbaufrucht in den USA und wird beworben, als besäße es Myriaden gesundheitlicher Vorzüge. Aber nach Dr. William Wong »ist Soja Gift. Punktum!« In seinem Artikel mit dem Titel »Soy: The Poison Seed« (dt. »Soja: Die giftige Saat«) beschreibt Dr. Wong mehrere Gründe, warum Soja Gift ist. Soja enthält zwei Isoflavone (östrogenähnliche Substanzen), die hauptsächlich in Insektiziden gefunden werden, die zum Schutz der Sojabohnen eingesetzt werden. Er fragt:»Wenn sie Ungeziefer töten, sind sie dann gut für Menschen?« Das ist ein Argument, das sich nur mit großen geistigen Verrenkungen von der Hand weisen lässt.

Die Ernährungswissenschaftlerin Mary Enig meint:»Der Grund, warum es so viel Soja in Amerika gibt, hat damit zu tun, dass sie (die Soja-Industrie) Soja anzupflanzen begann, um Öl zu gewinnen, und so wurde die Sojaölproduktion zu einer sehr großen Industrie. Sobald im Nahrungsangebot so viel Öl zur Verfügung stand, wie produziert worden war, hatten sie eine Menge von Sojaprotein übrig, und da sie es, von kleinen Mengen abgesehen, nicht an Tiere verfüttern können, mussten sie einen neuen Markt finden.« Und dieser neue Markt war die ahnungslose amerikanische Öffentlichkeit. Nachdem man aberwitzige Beträge für die Werbung, eine Propagandakampagne und intensive Lobbyarbeit ausgegeben hatten, glauben heute an die 75 Prozent der amerikanischen Konsumenten, dass Sojaprodukte gesund seien.

Wenn Sie meinen, die Gesundheitsbehauptungen, die einen Ring um Soja bilden, seien zu gut, um wahr zu sein, könnten Sie Recht haben. Soja enthält Phytin, das wesentliche Mineralstoffe wie Eisen, Zink und Magnesium entfernt, bevor sie absorbiert werden können. Soja enthält aber auch Trypsinhemmer – denken Sie daran, dass Trypsin wesentlich ist für die Erkennung und Verdauung sowohl von Proteinen als auch von Krebszellen. Überdies enthalten Sojabohnen Hämagglutinin, eine gerinnselbildende Substanz, die bewirkt, dass rote Blutkörperchen verklumpen. Diese Blutzellen sind nicht mehr richtig in der Lage, Sauerstoff für die Verteilung in das Körpergewebe zu absorbieren.

Dr. Tim O'Shea schreibt:»Ein weiteres Toxin, das in manchen verarbeiteten Sojaprodukten gefunden wurde, ist Aluminium, das prozentual angeblich zehnmal höher in Säuglingsnahrung auf Sojabasis auftritt als in Säuglingsnahrung auf Milchbasis – und hundertmal höher als in unverarbeiteter Milch. Die Werte sind sogar noch höher, wenn die Sojaprodukte hydriert sind. Aluminium, einer der Verursacher der Alzheimer-Krankheit, kann auch die sich gerade bildenden Nieren eines Säuglings schädigen, der Sojamilch trinkt. Schlimmer noch kann Aluminium das Gehirn des Säuglings direkt schädigen, da die Blut-Gehirn-Schranke noch nicht ausgebildet ist. Verarbeitete Sojaprodukte können auch ein Karzinogen mit Namen ›Lysinoalanin‹ enthalten. Es ist das Nebenprodukt eines Verarbeitungsschritts, den man

›Laugenbad‹ *(alkaline soaking)* nennt und der vollzogen wird in einem Versuch, Enzymhemmstoffe auszuschalten. Auch wenn die Bohnen gründlich gespült werden, kann als Folge der Interaktion der Sojabohnen mit der Lauge Lysinoanalin als Nebenprodukt zurückbleiben.« www.camaweb.org/library/nutrition/soy_con.php

Entscheidend, was Soja angeht, ist dies: Sojabohnen sind kein komplettes Eiweiß, sind kein natürliches Nahrungsmittel, enthalten mehrere schädliche und sogar karzinogene Substanzen, und die meisten Sojabohnen in den Vereinigten Staaten sind genmanipuliert. Dr. Wong: »Für alle Meinungen, die den oben vermerkten Fakten widersprechen, haben die Agrobusiness-Giganten *Monsanto* und *Archer Daniels Midland* bezahlt. Sobald erst einmal eine breite Öffentlichkeit über die Manipulation der öffentlichen Meinung und der FDA Bescheid weiß, sind Riesensammelklagen gegen diese Leute zu erwarten. Sie verdienen es in höchstem Maße!« Ab Seite 482 finden Sie weitere Informationen über die Gefahren von Soja.

»Schreckliche Toxine«

Die in diesem Abschnitt aufgelisteten Toxine sind überall, also passen Sie auf! Faktisch könnte man ein ganzes Buch über die Umwelt- und Lebensmittelgifte schreiben, aber ich habe es vorgezogen, nur ein paar der am meisten verbreiteten Toxine zu erwähnen. Eine Studie des *British Medical Journal* vom 21. Februar 2004 schätzte, dass 75 Prozent aller Krebsarten durch Umweltfaktoren und Lebensweise verursacht sind, einschließlich der Belastung durch Chemikalien.

6. Asbest

Mehr als dreißig Millionen Tonnen Asbest in seinen verschiedenen Formen sind im vergangenen Jahrhundert abgebaut worden. Asbest ist eine der am weitesten verbreiteten Umweltgefahren auf der Welt und in mehr als 3000 industriellen Produkten nachweisbar. Von den 1950er- bis in die 1970er-Jahre fand er weithin Verwendung. Asbest ist an und für sich eine ganze Familie von Mineralstoffen, die sich zu Fasern verspinnen lassen und dann zu Stoffen verwoben werden können. Demzufolge ist Asbest nicht brennbar, weshalb er bevorzugt in der Isolierungsindustrie als Feuerschutzmittel Verwendung fand. Probleme treten auf, wenn das Material alt und brüchig wird, wobei es Fasern in die Luft abgibt, die dann eingeatmet werden. Asbest löst sich nicht auf, wenn es erst einmal im Körper ist. Die Fasern setzen sich in der Lunge und in anderen Organen fest, reizen das Gewebe, rufen Läsionen hervor und vernarben schließlich.

Es gibt drei Krankheiten, die durch das Einatmen von Asbestfasern ausgelöst werden: Asbestose, Mesatheliom und Lungenkrebs.

Asbestose entsteht, wenn Asbestfasern inhaliert und in der Lunge eingeschlossen werden. Als Reaktion versucht der Körper die Fasern aufzulösen, indem er eine Säure produziert. Sie werden aber nicht zerstört, vielmehr hinterlässt die Säure vernarbtes Lungengewebe. Schließlich können die Vernarbungen so schwerwiegend werden, dass die Lunge funktionsunfähig wird. Mesotheliom ist ein Krebs, der das Lungenfell befällt. Dieser Krebs geht einzig und allein auf Asbesteinwirkung zurück. Zwischen dem Zeitpunkt der Belastung und dem Ausbrechen der Krankheiten können 15 bis 40 Jahre vergehen.

Die hauptsächlichen Quellen von Asbest sind Boden- und Deckenisolierungen, Heizrohre und Wasserleitungen aus den 1950er- bis 1970er-Jahren. Obgleich Asbest seit mehr als 30 Jahren in Bürogebäuden nicht mehr verwendet wurde, arbeiten immer noch Millionen von Büroangestellten in älteren Gebäuden, die asbestverseucht sind. Man schätzt, dass über 50 Prozent der Wolkenkratzer in Amerika noch immer Asbest enthalten. Beide »Twin Towers«, die am 11. September 2001 zum Einsturz gebracht wurden, waren voller Asbest.

Es gab Befürchtungen über eine mögliche Vertuschung in Sachen Asbest durch die EPA *(Environmental Protection Agency,* US-Umweltschutzbehörde) und die Bundesregierung während der Aufräumarbeiten am *World Trade Center.* Tatsächlich sind die Vereinigten Staaten eines von wenigen Ländern, die Asbest noch nicht verboten haben – es ist nach wie vor Bestandteil Tausender von Produkten – trotz der bekannten Gesundheitsrisiken. Der Verbraucherausschuss für Produktsicherheit (CPSC) hat seine Versuche, Asbestprodukte zu verbieten, 1979 aufgegeben und die Verantwortung an die EPA weitergereicht. 1989 versuchte die EPA ihrerseits, ein Verbot zu erreichen, aber 1991 wurde das Verbot vom Berufungsgericht des 5. US-Bezirks aufgehoben.

Heimtückisch und tödlich hat Asbest seit nahezu 30 Jahren seinen Weg gefunden durch die »Ritzen« des Verbraucherschutzsystems. Die Folge ist, dass Asbest noch immer tief im Gewebe der amerikanischen Kommerzwelt sitzt und fast niemand sich dafür interessiert. Trotz der faktischen Erwartung von Gesundheitsexperten, dass Asbest in den nächsten paar Jahrzehnten weitere 250 000 Opfer in den USA fordern wird, bildet Asbest weiterhin einen festen Bestandteil in einer Vielzahl von alltäglichen Produkten – die von Bremsbelägen bis Deckenplatten reichen. Sogar die Einfuhr von asbesthaltigen Produkten steigt. Entscheidend ist, dass jeder Mann, jede Frau, jedes Kind mit Asbest aufgrund seiner weiten Verbreitung in Berührung gekommen ist. Allein die Zeit wird uns über die gesundheitsschädlichen Auswirkungen dieses gefährlichen Karzinogens informieren können.

7. Fluoride

Im März 2010 und im Mai 2011 gab es auf Island mächtige Vulkanausbrüche. Deshalb sind die Tiere auf der Insel in Gefahr, sich eine Fluoridvergiftung zuzuziehen, wenn sie die Vulkanasche einatmen oder mit der Nahrung aufnehmen. Fluoridvergiftung kann zu inneren Blutungen, nachhaltiger Knochenschädigung und Zahnverlust führen. Laut BBC-Nachrichten vom 19. April 2010: »Das Fluorid in der Asche erzeugt Säure in den Mägen der Tiere, was die Eingeweide korrodiert und Blutungen auslöst. Außerdem verbindet es sich mit Kalzium im Blutstrom, und nach mehrtägiger schwerer Belastung werden die Knochen zerbrechlich, ja selbst die Zähne fangen an zu zerbröckeln.«

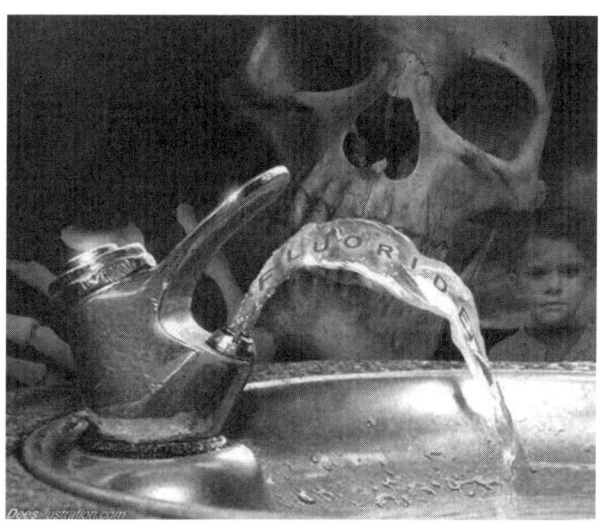

Die meisten Leute sehen keine Verbindung zwischen der tragische Vergiftung dieser Tiere aufgrund eines natürlichen Ereignisses und die tagtägliche absichtliche Vergiftung von Menschen durch exzessive Fluoridbelastung. Mit der Praxis, dem Leistungswasser Fluorid beizugeben, wurde in den 1940er-Jahren begonnen, aber im Gegensatz zur populären Ansicht, kann Fluorid den Zahnverfall nicht aufhalten. Wissenschaftliche Untersuchungen beweisen in der Tat, dass Fluorid neurotoxisch ist und Missbildungen, Krebs und Osteoporose hervorruft. Überdies schädigt Fluorid auch Immun-, Verdauungs- und Atemsystem, desgleichen die Nieren, Leber, Gehirn und Schilddrüse.

Eine Ausgabe des *Journal of the American Dental Association* von 1936 stellte fest, dass Fluorid mit einer Konzentration von 1 ppm (1 Teil pro Million) so giftig wie Arsen und Blei ist. Es gibt mehr als 500 von Fachleuten überprüfte Studien, die negative Auswirkungen von Fluorid dokumentieren, die von Krebs bis Gehirnschäden reichen. Und doch kaufen Kommunalverwaltungen überall in den USA dieses Produkt tatsächlich und geben es in die öffentlichen Trinkwasserspeicher. Dr. Charles G. Heyd, der frühere Präsident der AMA *(American Medical Association)*, erklärt:»Ich bin entsetzt bei der Aussicht, dass Wasser als Vehikel für Drogen missbraucht wird. Fluorid ist ein zersetzendes Gift, das auf lange Sicht ernste Folgen haben wird. Jeder Versuch, Wasser auf diese Weise zu benutzen, ist beklagenswert.«

www.apfn.org/apfn/poison.htm

Es gibt keinen wissenschaftlichen Nachweis, dass Fluorid ein positiver Zusatz zum Wasser ist; hingegen ist der wissenschaftliche Befund überwältigend, demnach Fluorid zweifellos schädlich ist. Es lässt die Zähne tatsächlich verrotten und zerbröckeln! Fazit: Alle Bundesgesundheitsämter kennen diese Fakten seit Jahren, sie unterliegen aber der Kontrolle durch die politischen Interessen der Hersteller von Atomwaffen, Aluminium und Phosphat, die die Sache geheim halten wollen. Ab Seite 427 finden Sie weitere Informationen über die Gefahren von Fluorid.

8. Quecksilber

Wussten Sie, dass die meisten Fische, die wir essen, Quecksilber enthalten? Warum? Tausende Tonnen Quecksilber werden Jahr für Jahr aufgrund von Umweltverschmutzung und Abfällen in die Luft freigesetzt. Es sammelt sich schließlich in Flüssen, Meeren, Seen und im Boden an. Es wird auch in der Nahrungskette abgelagert; ein Fisch absorbiert nämlich das Quecksilber, das in einem anderen Fisch und den Organismen enthalten ist, die er frisst. Je größer der Fisch, desto mehr Quecksilber nimmt er auf. Hai, Schwertfisch, Torpedobarsch, Makrele, Zackenbarsch, Marlin, Heilbutt, Austern, Lachs und Tunfisch enthalten die höchsten Mengen an Methylquecksilber.

Laut Dr. Joseph Mercola: »Eine Methylquecksilbervergiftung kann zu Parästhesie, Depression und Sehstörungen führen. In Föten und sich entwickelnden Säuglingen kann es auch negative Auswirkungen auf Aufmerksamkeitsspanne, Sprache, visuell-räumliche Fertigkeiten, Gedächtnis und Koordination haben. Man schätzt, dass nahezu 60 000 Kinder jedes Jahr mit dem Risiko neurologischer Probleme geboren werden, die auf Belastung durch Methylquecksilber im Mutterleib zurückzuführen sind.«

www.mercola.com/2003/jun/28/mercury_fish.htm

Die Umweltschutzbehörde (EPA) hat Gesundheitswarnungen zm Konsum von quecksilberverseuchtem Fisch herausgegeben. Die Website der »Got Mercury? Calculator«-Kampagne (www.gotmercury.org) kann Ihnen bei der Entscheidung helfen, wie viele und welche Art von Meeresfrüchten für Sie und Ihre Familie kein Risiko darstellen. Geben Sie nur Ihr Gewicht, die Art der Meeresfrüchte und die Menge ein und klicken Sie den Rechner-Button an. Der Online-Rechner wird Ihnen sagen, ob Ihr Konsum die von der EPA festgesetzten Sicherheitsgrenzwerte überschreitet.

Und was ist mit den Quecksilberfüllungen in Ihrem Mund? Quecksilberamalgamfüllungen enthalten zu annähernd 50 Prozent Quecksilber. Anfangs hat der Verband der amerikanischen Zahnärzte *(American Dental Association, ADA)* bestritten, dass Quecksilberdampf aus diesen Füllungen austritt, der dann von unserem Körper absorbiert wird. In den letzten Jahren jedoch hat die ADA angesichts zahlreicher Untersuchungen, die zu einem anderen Ergebnis kamen, eingestanden, dass Quecksilberfüllungen tatsächlich Dämpfe absondern, die extrem toxisch sind.

Wussten Sie, dass metallisches Quecksilber, das von den Zahnärzten zur Anfertigung von Zahnamalgam verwendet wird, als gefährliches Material zur Zahnarztpraxis gelangt? Wussten Sie, dass Quecksilberfüllungen, sobald sie entfernt worden sind, als gefährlicher Abfall behandelt werden, der in Übereinstimmung mit den bundesstaatlichen Regularien der Arbeitsschutzbehörde *(Occupational Safety and Health Administration, OSHA)* entsorgt werden muss? Charlene und ich haben in den letzten Jahren all unsere Quecksilberfüllungen entfernen lassen. Ich empfehle Ihnen, das Gleiche zu tun.

Wie Quecksilber können auch andere Schwermetalle (Arsen, Blei und Kadmium), aber auch Aluminium, die in vielen Bereichen unserer Umwelt überhandnehmen, sich in den Weichteilen des Körpers ansammeln und eine Vielzahl von Degenerationskrankheiten verursachen, Krebs inklusive. Diese Schwermetalle finden sich in unserem Trinkwasser, in Fisch, Impfstoffen, Pestiziden, Deodorants, Baumaterialien und Zahnamalgam, um nur ein paar Quellen zu nennen. Ab Seite 467 finden Sie weitere Informationen über die Gefahren von Quecksilber.

9. Mykotoxine (Pilzgifte)

Mykotoxine sind giftige Substanzen, die von bestimmten Hefepilzen erzeugt werden, die hauptsächlich im Getreide und an Nüssen zu finden sind. Es handelt sich im Wesentlichen um »Pilzgifte«, die bei Menschen eine große Bandbreite von Problemen verursachen. Mais ist im Allgemeinen mit Fumonisin und anderen Pilzgiften wie Aflatoxin kontaminiert (die beide für ihre krebsauslösende Wirkung bekannt sind). Eine Studie von 1992 präsentierte 24 verschiedene Arten von Pilzen an Erdnüssen, darunter auch Aflatoxin (Costantini, *Etiology and Prevention of Atherosclerosis, Fungalbionics Series 1998/99)*. Auch gewöhnliche Pilze enthalten Mykotoxine.

Nun sollten Sie auf den Genuss von Erdnüssen nicht völlig verzichten, da sie eine sehr gute Quelle für Ballaststoffe, Vitamin E, Kalium, Folsäure, Zink und Magnesium sind. Erdnüsse enthalten auch Resveratrol (die Substanz, die in dunklen Weintrauben gefunden wird), Flavonoide und Antioxidantien, deren gesundheitliche Vorzüge derzeit in zunehmendem Maße nachgewiesen werden und Ihnen helfen, eine breites Spektrum an Krankheiten zu vermeiden. Der Schlüssel für den Verzehr von gesunden Erdnüssen liegt darin, dass gewährleistet ist, dass sie aus biologischem Anbau stammen und in einem Gebiet wachsen, wo die Erde trocken ist und Aflatoxin daher bislang nicht als Problem gemeldet wurde, z. B. in New Mexico. Meine Familie isst sehr gerne Erdnussbutter, deshalb kaufen wir Maranatha-Erdnussbutter aus biologischem Anbau und essen Valencia-Erdnüsse aus dem trockenen Erdreich von New Mexico; somit sind sie frei von Aflatoxin, Pestiziden und Chemikalien.

Reishi-, Shiitake- und Maitake-Pilze haben erwiesenermaßen krebsbekämpfende Eigenschaften, deshalb bin ich auch nicht gegen Pilze. Die aktive Antikrebskomponente in diesen Pilzen ist ein Polysaccharid namens Beta-Glukan, ein riesiges Zuckermolekül, das sich aus vielen kleinen, miteinander verketteten Zuckermolekülen zusammensetzt, die an Aminosäuren gebunden sind. Diese komplizierten Zuckermoleküle stimulieren oder modulieren das Immunsystem, indem sie Immunzellen wie die Makrophagen und T-Lymphozyten aktivieren, zugleich auch den Immunoglobulinspiegel ansteigen lassen (Immunoglobuline sind spezielle Arten von Antikörpern), um eine verstärkte Reaktion auf Fremdzellen, ob Bakterien, Viren oder Tumorzellen, auszulösen.

Um ehrlich zu sein, alle tierischen oder pflanzlichen Produkte können schimmeln. Getreide, Nüsse, Früchte, Tee- und Kaffeepflanzen, Kräuter und Gemüse werden alle schimmelig. Solange die Lebewesen lebendig sind, können die Schimmelattacken in Schach gehalten werden, aber sobald sie tot sind, beginnt der Schimmelbewuchs. Erst verschimmelt etwas, dann machen sich die Bakterien an die Arbeit; das macht die Sachen biologisch abbaubar. Ohne Schimmel und Zerfall wären die Straßen von Fort Worth immer noch voller Pferdescheiße aus den Tagen der Pferdekutschen und unsere Seen wären voller toter Fische, sodass niemand darin schwimmen könnte. Es gibt absolut keine Möglichkeit, Mykotoxine vollständig aus Ihrem Essen zu entfernen. Allerdings empfehle ich Ihnen im Hinblick auf Dr. Tullio Simoncinis Pionierarbeit über die möglichen Beziehungen zwischen Pilzen und Krebs (siehe ab Seite 223) dringend, dass Sie die Menge an Mykotoxinen, die Sie zu sich nehmen, minimieren. Und hier ist eine gute Nachricht für Köche: Wenn Sie Ihr eigenes Brot backen, können Sie den Zeitraum, in dem Ihr Brot schimmelfrei ist, verlängern, indem Sie dem Teig etwas Vitamin C beifügen. Der Brotteig wird dann auch stärker aufgehen. Das Gleiche gilt, wenn Sie Reis kochen.

10. Organochlorverbindungen (Chlorkohlenwasserstoffe)

Chlorgas war eine Waffe, die in beiden Weltkriegen zum Einsatz kam. Es ist ein Nervengift, das so giftig ist, dass es nach internationalem Kriegsrecht geächtet wurde. Es kann von unserer Lunge nicht ausgesondert werden, wird schneller aufgenommen als Sauerstoff und gelangt, einmal eingeatmet, sofort in den Blutstrom. Wenn die Konzentration entsprechend hoch ist, tritt sofort der Tod ein. Der Molekularbiologe Joe Thornton erklärt dazu: »Es gibt keine Möglichkeit der Verwendung von Chlorgas, die wir als sicher erachten.« Und doch wird die Chlorierung, die als einer der größten Fortschritte aller Zeiten auf dem Gebiet der Volksgesundheit und -hygiene gilt, nahezu weltweit als primäre Methode zur Reinigung von Wasservorräten akzeptiert.

Das meiste Trinkwasser kommt in den Vereinigten Staaten aus einer Oberflächenquelle, d. h. aus einem See oder Fluss. Diese Seen und Flüsse sind bezeichnenderweise reich an unsichtbaren organischen Substanzen, die von faulenden Blättern und Algen herrühren. Während der Desinfektion hängt sich Chlor wahllos an dieses organische Material und bildet so Tausende neu geschaffener Chemikalien, die als »Organochlorverbindungen« bezeichnet werden. Nirgendwo auf der Welt kommen sie in natürlicher Form vor, aber wenn sie sich erst einmal durch die Verbindung von Chlor mit organischen Substanzen gebildet haben, sind sie äußerst giftig und sehr stabil. Die meisten werden selbst in Jahrhunderten nicht abgebaut.

Organochlorverbindungen werden leicht in unsere Körper aufgenommen. Sie sind lipophil, d.h. sie werden in unseren Fettzellen abgelagert, wo sie sich ansammeln. Der Molekularbiologe Joe Thornton meint dazu: »Chlorierung erhöht so gut wie immer die Toxizität.« In einer wachsenden Zahl von Untersuchungen wurden Verbindungen zwischen chloriertem Trinkwasser und Krebs bei Menschen hergestellt. Die am höchsten bewertete Krebsstudie ist eine Kompilation aus zehn unabhängigen epidemiologischen Untersuchungen über chloriertes Wasser und Krebs, die unter dem Namen »Morris-Studie« bekannt ist. Ihr Befund: Desinfektionsnebenprodukte in chloriertem Wasser seien für neun Prozent der Blasenkrebse und für 15 Prozent der Darmkrebse in den USA verantwortlich. Übersetzt heißt das: 10 000 zusätzliche Todesfälle jährlich nur auf diese beiden Organe umgerechnet.

Dem *U.S. Council of Environmental Quality* zufolge »ist das Krebsrisiko bei Personen, die chloriertes Wasser trinken, um 93 Prozent höher als bei jenen, deren Wasser kein Chlor enthält«. Auch ruft eine länger dauernde Belastung nachweislich Missbildungen, Probleme mit dem Immunsystem und Fortpflanzungsstörungen hervor.

Obwohl die Desinfektion des Wassers nur für einen kleinen Prozentsatz der weltweiten Organochlorproduktion verantwortlich gemacht werden kann, sind die Auswirkungen auf die menschliche Gesundheit proportional größer, da die Belastung durch chloriertes Trinkwasser umfassend ist und andauert. Es wird direkt in unsere Wohnungen geleitet. Aber Organochlorverbindungen in unserem Trinkwasser sind nur die Spitze des Eisbergs! Die giftigste aller Organochlorverbindungen ist Dioxin. Der EPA zufolge ist die krebserregende Wirkung von Dioxin 300 000 Mal stärker als die von DDT. Kein Grenzwert kann bei Dioxin als sicher gelten.

Ein von der amerikanischen Umweltschutzbehörde (EPA) im September 1994 zur öffentlichen Kommentierung freigegebener Berichtsentwurf beschreibt Dioxin eindeutig als ernste Bedrohung der öffentlichen Gesundheit. Dioxin bildet sich in Folge von Verbrennungsprozessen, z. B. der Verbrennung von kommerziellen und kommunalen Abfällen, der Verbrennung von Treibstoffen (wie Holz, Kohle oder Öl) und bei entsprechenden Vorgängen der Papier- und Plastikherstellung. 1997 gab die *International Agency for Research on Cancer* (ein Teil der Weltgesundheitsorganisation) bekannt, dass als wirkungsstärkstes Dioxin heute ein Karzinogen der Gruppe 1 eingeschätzt werde, was bedeutet, dass es sich um ein »bekanntes menschliches Kanzerogen« handelt.

Neben Krebs können Dioxine Fortpflanzungs- und Entwicklungsstörungen verursachen, Leberschäden, Chlorakne, Hautausschlag, Hautverfärbung etc. Die wesentlichen Quellen für Dioxine sind tierische Fette. Da Dioxine fettlöslich sind, bioakkumulieren sie und klettern dabei die Nahrungskette nach oben. Ein typischer Amerikaner, Mann oder Frau, wird 93 Prozent seiner/ihrer Dioxinbelastung aus Fleisch- und Molkereiprodukten beziehen. In Fischen bioakkumulieren diese Toxine und steigen in der Nahrungskette nach oben, so dass der Dioxinspiegel von Fischen 100 000 Mal höher liegt als in der Umgebung. Hauptquellen für die Dioxinerzeugung sind die Papierindustrie, die Plastikindustrie und Müllverbrenungsanlagen, die chlorierte Abfälle verbrennen.

Die wissenschaftliche Forschung hat eindeutig einen Zusammenhang zwischen Organochlorverbindungen und Brustkrebs aufgezeigt. Analysen des Brustfetts von Frauen mit Brustkrebs ergaben, dass DDT, sein Derivat DDE, PCB (polychlorierte Biphenyle) und andere Organochlorschadstoffe sich tatsächlich im Krebsgewebe selbst konzentrieren, im Gegensatz zu dem nichtverkrebsten Gewebe der Umgebung. Organochlorverbindungen sind nicht nur häufig offen toxisch, sondern entfalten auch östrogene Aktivitäten. Mit anderen Worten, sie ahmen das Östrogen nach. Chemikalien, die wie Östrogen funktionieren, nennt man Xenoöstrogene (wörtlich »fremde Östrogene«). Sie richten auf ganz verschiedene Art und Weise Chaos und Zerstörung an. Xenoöstrogene wurden ebenso mit Brustkrebs in Verbindung gebracht wie mit einem Anwachsen reproduktiver Abnormitäten bei Männern, darunter Prostata- und Hodenkrebs. Sie betreffen somit beide Geschlechter, indem sie Erbgut und Hormonsystem schädigen.

11. Plastikschadstoffe

Wenn Sie etwas essen oder trinken, das in Plastik aufbewahrt wird, wenn Sie es schmecken, riechen, tragen, darauf sitzen etc., verleiben Sie sich Plastik ein. Plastik gelangt tatsächlich in die Nahrungsmittel und werden vom Körper durch die Lebensmittel aufgenommen. Es ist buchstäblich so: Man ist, was man isst, trinkt und einatmet. Wir werden zu »Plastikmenschen«.

Wasserflaschen werden aus verschiedenen Arten von Plastik angefertigt, z. B. aus Polycarbonat (PC), Polyäthylenterephthalat (PET), Polypropylen (PP), Polyäthylen hoher Dichte (HDPE), Polyäthylen niederer Dichte (LDPE), Polyvinylchlorid (PVC oder Vinyl) und anderen. Bisphenol-A (BPA) ist ein Monomer, das bei der Synthese von PC-Plastik, Äthoxylinharzen und Kompositkunststoffen Verwendung findet, aber ebenso als Hitzeregler in PVC.

Die Liste der Produkte, die BPA enthalten, ist lang, da es tief verwurzelt ist in den Produkten der modernen Gesellschaft. PC-Kunststoff auf BPA-Basis wird dazu verwendet, die Zähne von Kindern zu überziehen, um Löcher zu verhindern, als Beschichtung in Metalldosen, um den Kontakt von Metall und Lebensmitteln auszuschließen; PC ist in Lebensmittelbehältnissen, Kühlschrankregalen, Babyflaschen, Wasserflaschen, Pfandflaschen für Saft, Milch und Wasser, hitzefestem Geschirr und Essutensilien.

Wenn der Kunststoff altert, dann tritt BPA aus. Experimente mit Ratten zeigen, dass niedrige Belastungswerte während des embryonalen Wachstums Brustkrebs bei Erwachsenen hervorruft, aber auch Insulinresistenz. In einer Langzeitstudie berichten japanische Forscher, dass der BPA-Spiegel bei Frauen höher ist, die eine Geschichte wiederholter spontaner Fehlgeburten hinter sich haben.

BPA ist nur einer auf einer langen Liste von Plastikschadstoffen, die so lang ist, dass sie ein eigenes Buch erforderlich machte, wollte man einen erschöpfenden Überblick erhalten. Entscheidend ist, dass BPA (und andere Plastikschadstoffe) äußerst giftig und überall zu finden sind! Das bedeutet, dass Sie die meiste Zeit Ihres Lebens mit BPA oder irgendeiner anderen Form giftigen Plastiks verbringen müssen. www.ourstolenfuture.org

Phthalate sind Elastifizierungsmittel, die man braucht, um Plastikprodukte flexibler zu machen und auch um das Leben von Duftstoffen zu verlängern. An die vier Millionen Tonnen solcher Phthalate werden jedes Jahr weltweit produziert. Phthalate gelten anerkanntermaßen als toxische Substanzen und fallen unter das Umweltschutzgesetz, aber Firmen können unbegrenzte Mengen davon in Kosmetika verwenden.

Einige verbreitete Phthalate und die Produkte, in denen sie enthalten sind:

▶ Diäthylphthalat (DEP): Zahnbürsten, Autoteile, Werkzeug, Spielzeug, Lebensmittelverpackungen, Insektizide, Moskitoschutzmittel, Aspirin, Nagellack, Parfüme, Haarsprays.

▶ Di-n-Butylphthalat (DBP): Kunststoffe aus Zellulose, Lösungsmittel für Farben, für Kosmetika, Nagellack, Lebensmittelhüllen, Parfüme, Pflegecremes, Haarspray, Insektenschutzmittel.

▶ Butylbenzylphthalat (BBP): Elastifizierungsmittel in Klebstoffen, PVC-Bodenbelägen, Holzpolituren

Der Geruch eines neuen Autos, der besonders stark ist, wenn das Auto ein paar Stunden in der Sonne gestanden hat, ist der Geruch von Phthalaten, den ein heißes Plastikarmaturenbrett präzipitiert. Dann am Abend, wenn es abkühlt, kondensieren die Phthalate und bilden einen fettigen Belag auf der Innenseite der Windschutzscheibe. Die Freisetzung von lediglich 10 Pfund DBP in die Umwelt muss den Umweltbehörden (nach den Bestimmungen des Superfund-Gesetzes) gemeldet werden. Die Kosmetikindustrie schüttet allerdings tausende Tonnen DBP jährlich in ihren Nagellack, ohne irgendwelche Auflagen für Sicherheitsüberprüfungen oder eine Meldepflicht.

Sie fragen sich vielleicht warum? Viele wesentliche Gerichtsbeschlüsse, die das Gesetz über die Kontrolle toxischer Substanzen (*Toxic Substances Control Act,* TSCA) von 1976 anwandten, haben die EPA im Grunde genommen lahmgelegt. Die EPA muss nämlich das »unzumutbare Risiko einer Beeinträchtigung« menschlicher Gesundheit beweisen, bevor sie eine chemische Substanz vom Markt nehmen kann. Sie kann jedoch kein »unzumutbares Risiko einer Beeinträchtigung« beweisen, ohne vorher Sicherheitsüberprüfungen durchgeführt zu haben, die aber ausdrücklich verboten sind, solange keine »erhebliche« oder »signifikante« Belastung nachgewiesen wurde. Das ist eine Endlosschleife, da die FDA fast nie beweisen kann, dass erhebliche oder signifikante Belastungen gegeben sind, weil solche Belastungsdaten äußerst schwierig zu erlangen sind. Vereinfacht gesagt, kann die EPA eine Chemikalie nicht aus dem Verkehr ziehen, solange sie keine Risikosituation feststellt, die auf Daten basieren müsste, die einzuholen ihr das Gesetz praktisch verbietet. Ist das nicht absurd?

Frauen, die schwanger sind, stillen oder daran denken, schwanger zu werden, sollten die Augen offen halten und alle persönlichen Pflegeprodukte mit dem Wort »Phthalat« auf dem Etikett meiden. Hauptquellen für Phthalate sind Plastikverpackungen, Plastikflaschen, Frischhalteboxen aus Plastik, Nagellack und Kosmetika. Phthalate besitzen erwiesenermaßen östrogene Eigenschaften, haben toxische Auswirkungen auf die Hoden und verursachen Missbildungen. Sie können auch Krebs erzeugen, das Hormonsystem schädigen und sind besonders gefährlich für Kinder.

Haben Sie von Benzol gehört? Nahezu 300 000 Menschen sind alljährlich in den USA an ihrem Arbeitsplatz der Wirkung von Benzol ausgesetzt. Benzol ist ein aromatischer Kohlenwasserstoff und eine flüchtige organische Verbindung, die bei der Verbrennung natürlicher Produkte entsteht. Es ist ein Bestandteil von Produkten, die Ableger von Kohle und Erdöl sind, und findet sich in Benzin und anderen Treibstoffen. Zumeist wird Benzol als Baustein bei der Herstellung einer Reihe von Produkten benutzt: medizinische und industrielle Chemikalien, Kunststoffe, Gummi, Harze, synthetische Stoffe und Farbstoffe.

Die Forschung hat nachgewiesen, dass Benzol in höchstem Maße karzinogen ist; es ist ein bekanntes Karzinogen und eine der Hauptursachen von Leukämie in den USA. Im Allgemeinen rührt eine Benzolbelastung vom Tabakrauch sowie von Benzin- und Autoabgasen her. Benzol wird auch als Lösungsmittel für Wachse, Farben, Harze und Tinten verwendet.

Es existiert jedoch noch eine andere Benzolquelle, die sehr beunruhigend ist: Limonade. Zwei Konservierungsmittel, die Limonaden normalerweise beigegeben werden (Askorbinsäure und Natriumbenzoat), erzeugen – ja, Sie haben es erraten – durch chemische Reaktion Benzol. Je wärmer die Limonade wird, desto mehr Benzol wird produziert. Die FDA (Arzneimittelzulassungsbehörde) und die Limonadenhersteller wissen von diesem »kleinen dreckigen Geheimnis« seit 1990, haben es aber versäumt, die Öffentlichkeit zu warnen. Seit zwei Jahrzehnten trinken die Leute unwissend Limonaden, die ein bekanntes Kanzerogen enthalten. 2007 kam es zu einer Sammelklage, und mehrere Limonadenhersteller (darunter *Coca Cola, PepsiCo* und *Sunny Delight Beverages*) stimmten sich miteinander ab und vereinbarten, das Benzol in ihren Getränken zu reduzieren. Doch noch immer benutzen zahlreiche Getränkefabrikanten Askorbinsäure (Vitamin C) und Benzoatsalze in vielen Drinks, die weltweit verkauft werden. Die betroffenen Konsumenten gehen wahrscheinlich in die Milliarden.

In diesen Zusammenhang gehört auch, dass viele Marken von Plastikgeschirr aus Melamin hergestellt werden, ein Material, das hart und glatt ist und sich kaum verformt. Wussten Sie, dass bis zu 90 Prozent von Säuglingsanfangsnahrung, die in den USA verkauft wird, mit Spurenmengen von Melamin verunreinigt sein können? Neueren Tests zufolge (deren Resultate die FDA vor der Öffentlichkeit versteckte) waren die Babynahrungsprodukte von *Nestlé, Mead Johnson* und *Enfamil* alle mit Melamin verunreinigt.

Die Wahrheit über Melamin wurde erst publik, als *Associated Press* eine Anfrage nach dem *Freedom of Information Act* (FOIA, Gesetz zur Wahrung der Informationsfreiheit) einreichte und von der FDA die Herausgabe der Testergebnisse verlangte.

Natürlich behauptet die FDA, dass es für Babys unbedenklich sei, wenn sie geringe Mengen von Melamin in unbegrenztem Umfang konsumieren. Natürlich! Ich nehme an, auch BPA ist ungefährlich? Was ist mit Aspartam, MSG, Fluorid, Natriumnitrat und allen anderen Giften? Wenn man der FDA Glauben schenkte, können alle diese Toxine unbedenklich konsumiert werden. Doch hoffe ich, dass Sie, an dieser Stelle des Buches angelangt, erkennen, dass die FDA (und die Gesundheitsmafia) nichts weiter sind als eine legalisierte Bande von bisher nicht angeklagten Kriminellen, die mit Taktiken der Einschüchterung, Zensur und Unterdrückung arbeiten, die sich passend als Gesundheits-»Terrorismus« beschreiben lassen.

12. Pflanzen- und Insektenbekämpfung durch Pestizide, Herbizide, Fungizide & Insektizide

Glauben Sie nach wie vor, dass die Frucht, die Sie essen, unschädlich ist? Denken Sie noch mal darüber nach. Eine Studie aus Großbritannien deutet darauf hin, dass die Pestizidrückstände auf manchen üblichen Früchten ungewöhnlich hoch sind. Äpfel, Birnen, Himbeeren und Weintrauben enthielten ebenso Pestizidrückstände, die über die zulässigen Werte hinausgingen, wie Kirschen, Kopfsalat und Kürbisse. Und die Produkte stammten nicht nur aus einer Gegend – sie kamen aus der ganzen Welt: von Brasilien bis Spanien und Kanada.

Denken Sie also daran, wenn Sie in Ihrem Lebensmittelladen nach einer besonders köstlichen Frucht greifen: Sie könnten unbeabsichtigterweise auch Ihren Kindern Pestizide zum Essen geben. Zu dem stark besprühten Obst und Gemüse gehören Erdbeeren, Cantaloupe-Melonen, Paprikaschoten, Pfirsiche, Nektarinen, Sellerie, Kartoffeln, Karotten und Importtrauben. Meine Empfehlung ist, dass Sie bei Obst und Gemüse biologisch angebaute Produkte kaufen. Sollten Sie keine Bioprodukte finden, versuchen Sie es mit einer Mischung aus zwanzig Tropfen Grapefruitsamenextrakt, einem Esslöffel voll Backnatron, einer Tasse Essig und einem Becher Wasser in einer Sprayflasche. Besprühen Sie die Ware, warten dann etwa zehn Minuten lang und spülen alles gründlich ab. Damit sollten Sie den größten Teil von den Pestizidrückständen beseitigen können. Blaubeeren, Grapefruits, Bananen, Brokkoli,

Die vielen »Zide« der modernen Lebensmittelproduktion:
Fungizide
Pestizide
Herbizide
Genozid

Dank an Mike Adams und www. NaturalNews.com für die Karikatur.

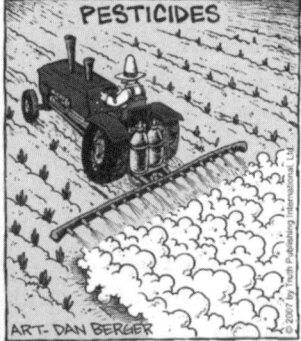
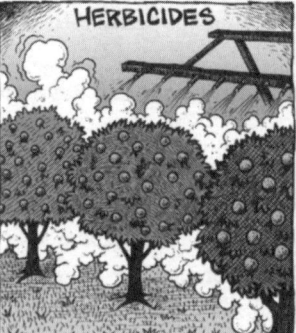
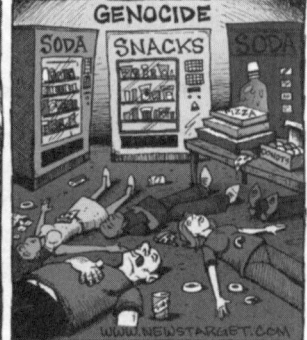

Mangos, Blumenkohl, Avocados, Spargel, Zwiebeln, kalifornische Weintrauben, Ananas und Melonen enthalten bezeichnenderweise keine großen Mengen an Pestiziden.

Der EPA zufolge sind 60 Prozent der Herbizide, 90 Prozent der Fungizide und 30 Prozent der Insektizide als krebserregend bekannt. Es ist erschreckend, dass Pestizidrückstände in mehr als der Hälfte aller amerikanischen Nahrungsmittel entdeckt wurden. Die meisten Pestizide enthalten Mehrfachtoxine, und es gibt keine Klasse von Pestiziden, die kein krebserregendes Potential hätte. Die überzeugendsten Beweise dafür, dass Pestizide Krebs verursachen, stammen aus epidemiologischen Studien. Das gewöhnliche Rasenpestizid 2,4-D (»Weed-B-Gone«) hat nachweislich (laut einem Bericht des *National Cancer Institute)* das Risiko auf Lymphkrebs bei Farmern um das Sechsfache erhöht (Sinclair, W., »Studies Show Why Pesticides Are More Dangerous Than Previously Realized«; dt. »Studien zeigen, warum Pestizide gefährlicher sind als angenommen«).

Wissenschaftler glauben, dass die Anwendung von Rasenchemikalien (wie Weed-B-Gone) ein maßgeblicher Faktor war für das 50-prozentige Anwachsen von Nicht-Hodgkins'schem Lymphomen in der amerikanischen Bevölkerung über die letzten 20 Jahre (Weltgesundheitsorganisation, *2,4-D Environmental Aspects,* Genf 1989). Das Pestizid 2,4-D wurde auch mit dem malignen Lymphom bei Hunden in Verbindung gebracht. Haustiere sind höheren Dosen von Pestiziden ausgesetzt, da sie dem Boden näher sind, wo die Konzentration am höchsten ist. Untersuchungen zeigen, dass das Risiko auf ein malignes Lymphom sich bei Hunden verdoppelte, deren Besitzer den Rasen viermal im Jahr mit Pestiziden behandelten.

1983 ließ das *National Cancer Institute* in Florida 3827 Pestizidsprüher untersuchen, die ihre Tätigkeit seit mehr als 20 Jahren ausübten. Die Ärzte fanden heraus, dass diese Pestizidsprüher ein nahezu dreimal höheres Risiko auf Lungenkrebs und ein zweimal höheres Risiko auf Gehirntumor eingingen. Für Pestizidsprüher, die erst seit fünf Jahren sprühten, bestand kein erhöhtes Risiko *(Journal of the NCI,* Juli 1983).

Apropos Pestizide: DEET ist eine 1946 von der US-Armee patentierte Chemikalie, die bis heute weithin als wirksames Moskitoschutzmittel anerkannt wird. Tatsächlich bestehen die meisten Insektenschutzmittel, die es auf dem Markt gibt, aus unterschiedlichen Konzentrationen von DEET. Zurzeit wird DEET in bis zu 230 verschiedenen Produkten verwendet. Doch steht nicht alles zum Besten mit DEET. Wenn DEET mit anderen Chemikalien oder Arzneien kombiniert wird, kann DEET toxische Auswirkungen auf Gehirn und Körper haben. DEET löst erwiesenermaßen Krämpfe aus, richtet neurologische Schäden an, verursacht Gedächtnisverlust, Kopfschmerzen, Schwäche, Ermüdungserscheinungen, Muskel- und Gelenkschmerz, Tremor und Kurzatmigkeit. Kinder sind noch um einiges empfindlicher für feine Veränderungen im Gehirn, die von toxischen Chemikalien in ihrer Umwelt verursacht werden, da ihre Haut sie schneller absorbiert. Sie sollten also niemals irgendwelche Produkte, die DEET enthalten, bei Kleinkindern anwenden!

Seit Ende der 1970er-Jahre sind mehrfach Berichte erschienen, die Pestizide mit Leukämie bei Kindern in Verbindung brachten. Eine Untersuchung, die das NCI 1987 durchführte, zeigte, dass bei Kindern, die in Wohnungen lebten, in denen Pestizide eingesetzt worden waren, das Risiko, Leukämie zu bekommen, viermal größer war als sonst. Lebten die Kinder in Häusern, in denen Pestizide auf den Rasen und im Garten versprüht worden waren, war das Leukämierisiko sogar 6,5-mal größer (Dr. John Peters, *USC, Journal of the NCI*, Juli 1987).

Haben Sie jemals von Atrazin gehört? Atrazin ist ein sehr starkes Herbizid, das in mehr als 70 Prozent der amerikanischen Maisfelder zur Anwendung kommt. Spuren dieser Chemikale tauchen routinemäßig in amerikanischen Fließgewässern und Brunnen und sogar im Regen auf, und Atrazinrückstände finden sich häufig in unseren Nahrungsmitteln. Das sollte uns zu denken geben, denn diese giftige Chemikalie, die gerade erst von der EU verboten wurde, ist ein mutmaßliches Karzinogen und ein endokriner Disruptor und soll in Zusammenhang mit den geringen Samenzahlen bei Farmern stehen. Tatsache ist: Tyrone Hayes, ein Herpetologe der UC Berkeley, entdeckte, während er Forschung für *Syngenta* (den Hersteller von Atrazin) betrieb, dass Atrazin selbst bei so niedrigen Konzentrationen wie 0,1 Teilen pro Milliarde einen männlichen Frosch chemisch entmannt. Das führt dazu, dass seine Keimdrüsen Eier produzieren, faktisch also männliche Tiere in Hermaphroditen verwandelt werden. Ich weiß nicht, wie Sie das sehen, aber ich will auf gar keinen Fall, dass mein Sohn mit Atrazin in Berührung kommt!

In einem Artikel vom Juni 2006 mit dem Titel »The Way We Live Now« (dt. »Wie wir heute leben«) merkt der Autor Michael Pollen an: »Atrazin ist in amerikanischen Wasserläufen häufig in höheren Konzentrationen als

0,1 Teile pro Milliarde vorhanden. Aber amerikanische Behörden verbieten Pestizide erst dann, wenn sich die Leichen oder Krebsfälle zu häufen beginnen – das heißt, bis Wissenschaftler die Verbindung zwischen dem verdächtigen Molekül und einer menschlichen Krankheit oder ökologischen Katastrophe beweisen können. Atrazin gilt also, zumindest im amerikanischen Nahrungssystem, als unschuldig, bis seine Schuld bewiesen ist – eine Beweisnorm, die äußerst schwierig aufrecht zu erhalten ist, da sie die Ergebnisse chemischer Tests mit Menschen voraussetzt, die wir zurecht nicht durchführen. Ich weiß nicht, wie Sie dazu stehen, aber mir als Vater eines heranwachsenden Jungen gefällt die Idee, ein solches Molekül im Essen meines Sohnes vorzufinden, irgendwie nicht.«

Sagen Sie »Nein« zu GMO!

Ein falsches Gefühl der Sicherheit

»Wer das Erdöl kontrolliert, kontrolliert ganze Kontinente, wer die Nahrung kontrolliert, kontrolliert die Menschen.«

Henry Kissinger

Die Mehrzahl der amerikanischen Verbraucher glaubt, dass die FDA genetisch veränderte Nahrungsmittel nur auf der Grundlage rigoroser, gründlicher Langzeitstudien genehmigt. Nichts könnte von der Wahrheit weiter entfernt sein. Es ist unerlässlich, die ernsten Auswirkungen, die der Verzehr dieser im Labor geschaffenen – wenn Sie den Ausdruck verzeihen wollen – »Nahrung« mit sich bringt, voll zu verstehen. Gentechnisch manipulierte/modifizierte Nahrung umfasst den labortechnischen Vorgang, auf künstlichem Weg Gene in die DNA von Nahrungspflanzen oder Tieren einzufügen. Das Ergebnis nennt man einen »gentechnisch modifizierten Organismus« (GMO; auch »gentechnisch veränderter Organismus«, GVO). GMO können mit Genen von Bakterien, Viren, Insekten, Tieren oder sogar Menschen gestaltet werden. Der Hauptgrund, warum Pflanzen manipuliert werden, liegt darin, sie in einen Zustand zu versetzen, der es ihnen grundsätzlich erlaubt, Gift zu trinken. Sie werden mit fremden Genen bestückt, die ihnen ermöglichen, ansonsten tödliche Dosen giftiger Herbizide, Fungizide und Insektizide zu überstehen.

Der einzige erforderliche Sicherheits-»Test« besteht für den GMO-Hersteller darin, einen selbst verfassten Bericht über die Sicherheit des neuen GMO vorzulegen. Diesen Schwindel hat sich Michael Taylor, ein früherer FDA-Anwalt, ausgedacht. Er begründete die Vorgehensweise des »Nicht-Testens« damit, dass GMO Nahrungsmitteln »im Wesentlichen gleichgestellt«, Letztere aber bereits als unbedenklich eingestuft worden sind. Taylor ist berüchtigt für seine Dienste, die er der US-Regierung und *Monsanto* erwies, und wurde von Obama im Juli 2009 als Stellvertretender FDA-Bevollmächtigter für Nahrungsmittel bestellt (was ihm den Titel »Lebensmittelsicherheitszar« eintrug). In seiner Zeit bei *Monsanto* bestand Taylors Hauptverantwortung darin, die behördliche Genehmigung für ein genmanipuliertes krebserregendes Rinderwachstumshormon (rBGH) zu erlangen. Faktisch haben wir jetzt im Bereich der Lebensmittelsicherheit in den USA einen »Fuchs«, der den »Hühnerstall« bewacht.

Wir wiegen uns in einem falschen Gefühl der Sicherheit, was die Unbedenklichkeit unserer Nahrungsmittel betrifft. Unwissenheit ist der Schlüssel in dieser Täuschungskampagne, da nur etwa 25 Prozent der Amerikaner überhaupt wissen, ob sie schon einmal in ihrem Leben GMO-Nahrungsmittel gegessen haben! Die fünf wichtigsten genmanipulierten Nahrungsmittel sind: Soja, Mais, Baumwolle, Doppel-Null-Raps und Zuckerrüben. Ihre Ableger finden sich in mehr als 75 Prozent der Produkte in einem Lebensmittelladen. Tatsache ist, dass GMO mit toxischen und allergischen Reaktionen, krankem, sterilem und totem Vieh und Beeinträchtigungen praktisch jeden Organs, das an Labortieren getestet wurde, in Verbindung gebracht werden. GMO-Nahrung ist von Lebensmittelherstellern in Europa und fast jedem anderen Land auf der Welt geächtet worden, aber in den USA und Kanada sind GMO in den allermeisten industriell verarbeiteten Lebensmitteln nachzuweisen.

Jeffrey Smith, Bestsellerautor und Filmemacher:»GMO-Nahrung ist besonders gefährlich für Schwangere und Kinder. Nachdem genmodifiziertes Soja an Ratten verfüttert worden war, starben die meisten ihrer Jungen – verglichen mit einer zehnprozentigen Todesrate bei Tieren, die natürliches Soja erhalten hatten. Die mit gentechnisch manipuliertem Soja gefütterten Rattenjungen waren kleiner und möglicherweise unfruchtbar. Die Hoden von Ratten, die mit GMO-Soja gefüttert worden waren, veränderten ihre Farbe von normalem Rosa zu Dunkelblau. Mäuse, denen man GMO-Mais zu fressen gegeben hatte, wiesen verändertes jugendliches Sperma auf. Embryos von mit GMO-Soja gefütterten Mäuseeltern zeigten eine veränderte DNA. Und mit GMO-Mais gefütterte Mäuse hatten weniger und kleinere Jungen. Im indischen Haryana hatten die meisten Büffel, die GMO-Baumwollsamen fraßen, Fortpflanzungskomplikationen: Früh- und Fehlgeburten sowie Unfruchtbarkeit; viele Kälber starben. Etwa zwei Dutzend US-Farmer sagten, Tausende von Schweinen seien von bestimmten GMO-Maissorten steril geworden. Manche waren scheinträchtig; andere brachten Windeier zur Welt. Kühe und Bullen wurden ebenfalls unfruchtbar. In den USA wächst die Häufigkeitsrate von Babys mit niedrigem Geburtsgewicht, Unfruchtbarkeit und Säuglingssterblichkeit eskalieren.«

www.ResponsibleTechnology.org

Dr. Joseph Mercola stimmt damit überein:»Ich glaube fest daran, dass die Gefahren von GMO-Nahrung besonders offensichtlich daran zu erkennen sind, dass so gut wie JEDE Tierart, der man GMO-Nahrung und natürliche Nahrung vorlegt, die GMO-Nahrung stehen lässt. Und dies viele Male, bis an den Rand des Verhungerns, da die Tiere ein intuitives Gespür haben für die Gefahren dieser Nahrung.« http://articles.mercola.com

Monsanto ist der Konzern, der hauptsächlich für die Einführung giftiger GMOs in unsere Nahrungsmittel verantwortlich ist. Ja, das gleiche Unternehmen *Monsanto*, das uns Agent Orange, Dioxin und rBGH bescherte, hat in den letzten 15 Jahren alles daran gesetzt, der ahnungslosen amerikanischen Öffentlichkeit GMO-Feldfrüchte aufzudrängen. Gegenwärtig umfasst *Monsantos* mutiertes Saatgut mehr als 90 Prozent der Soja- und 85 Prozent der Maisbestände der USA. Und Weizen ist das nächste Getreide auf ihrer Liste.

Verseuchter Mais

Mais- (und Tortilla-)Chips sind ziemlich beliebt, besonders in meinem Heimatstaat Texas. Vielleicht haben Sie selbst schon diese Woche welche gegessen? Nun, warten wir's ab, wie Sie sich bei einem erneuten Einkauf fühlen werden, wenn Sie erst die folgende Information gelesen haben. GMO-Mais (und -Baumwolle) wird gezüchtet, um ein integriertes Pestizid namens »Bt-toxin« zu erzeugen, das aus der Bodenbakterie »Bacillus thuringiensis« hervorgeht. Wenn Schädlinge die Pflanze anfressen, zerfrisst Gift ihr Inneres und tötet sie. GMO-Mais steht auch in Verbindung mit dem Tod von Kühen in Deutschland und von Pferden, Wasserbüffeln und Hühnern auf den Philippinen. Bedenken Sie, wenn Bt-Gene auch Überträger sind, könnten die Maischips, die Sie essen, Ihre Darmbakterien in eine »lebende Pestizidfabrik« verwandeln. Sie sind jetzt nicht mehr ganz so »lecker«, nicht wahr?

Monsanto ist dabei, sein neuestes Experiment mit »Monsternahrung«, eine neue Version von GMO-Mais mit acht abnormalen genetischen Merkmalen – sie nennen ihn »Genuity SmartStax«-Mais –, auf die Menschen loszulassen. Ganz recht, SmartStax hat nicht weniger als acht »Transgene« (d. h. mutierte Gene), die kombiniert oder »zusammengepackt« werden – sechs, um Insektenresistenz, und zwei, um Herbizidtoleranz zu erzielen. Damit Sie das richtig einordnen können: Zurzeit haben GMO-Feldfrüchte jeweils nur bis zu drei spezifische Merkmale.

SmartStax-Mais enthält ein Potpourri von Transgenen, die Schädlinge über und in der Erde unter Kontrolle halten sollen. *Genuity,* eine Tochtergesellschaft von *Monsanto,* verwendet eine Kombination von Fungiziden zusammen mit Clothianidin (einem Insektizid) für ihr GMO-Saatgut. Clothianidin ist ein systemisches Pestizid, das in alle Teile der Maispflanze gelangen kann, einschließlich in die Blütenstaub produzierenden Rispen und in die von Bienen gesammelten Blütenpollen. Clothianidin für die Samenbehandlung auszuwählen, ist ganz schön frech, da das Mittel an der Reduzierung der Bienenpopulationen beteiligt ist. *(Chemical & Engineering News* vom 25. Mai 2008). Wenn GMO die Bestäuberinsekten (z. B. Bienen) auf der Erde vernichten, sind sie weitaus verhängnisvoller als die bloße Bedrohung, die sie für Menschen und andere Säugetiere darstellen.

Das *Committee of Research and Information on Genetic Engineering* (CRIGEN) und die Universitäten von Caen und Rouen untersuchten drei Sorten des GMO-Maises von *Monsanto*. Die Daten »unterstreichen klar die negativen Einwirkungen auf Nieren und Leber, die diätetischen Entgiftungsorgane sowie verschiedene Stufen der Schädigung von Herz, Nebennieren, Milz und hämatopoietischem System«, berichtete Gilles-Eric Séralini, ein Molekularbiologe an der Universität von Caen.

www.biolsci.org/v05p0706.htm#headingA11

Aber jetzt puscht *Monsanto* GMO-Mais mit acht Transgenen! Das ist nicht zum Lachen. Wenn Sie in Amerika leben, stehen Ihre Gesundheit und die Gesundheit Ihrer Kinder und Enkel auf dem Spiel. Es sieht mehr wie eine Szene aus einem Horrorfilm aus, nicht wie etwas, das sich im heutigen modernen Amerika zuträgt.

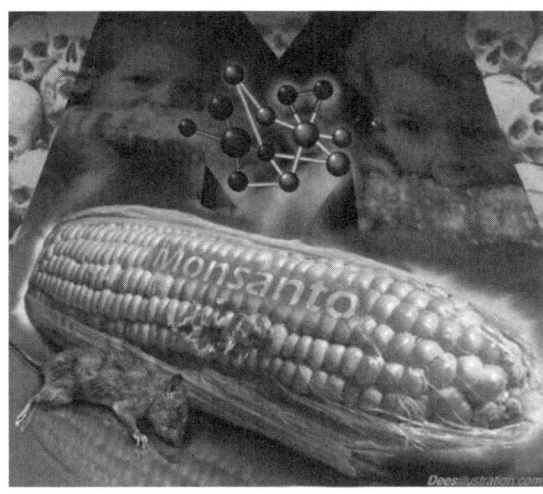

Wie man Soja sterilisiert

In einer neueren russischen Untersuchung (gemeinsam durchgeführt vom Institut für Ökologie und Entwicklung der Russischen Akademie der Wissenschaften und der Nationalen Vereinigung für Gensicherheit) fanden Forscher heraus, dass GMO-Soja bei Hamstern in der dritten Generation Unfruchtbarkeit bewirkte! Die Hamster erhielten die GMO-Soja über einen Zeitraum von zwei Jahren als Futter. In dieser Zeit evaluierten die Forscher drei Generationen von Hamstern. Die mit GMO-Soja gefütterten Hamster der zweiten Generation hatten eine Jungtiersterblichkeitsrate, die fünfmal höher war als bei »nicht mit GMO-Soja gefütterten Hamstern«. Doch dann trat ein sogar noch größeres Problem auf, da nahezu alle Hamster der dritten Generation (über 90 Prozent) steril waren! Beunruhigend ist, dass bei dieser russischen Studie die gleiche GMO-Soja verwendet wurde, die auf mehr als 90 Prozent der Soja-Anbauflächen in den USA wächst.

Im Jahr 2005 berichtete Dr. Ikrina Ermakova (auch sie Mitglied der Nationalen Akademie der Wissenschaften Russlands), dass mehr als 50 Prozent der Jungratten, deren Mütter mit GMO-Soja gefüttert worden waren, innerhalb von drei Wochen starben. Sie wollte weitere Untersuchungen durchführen, um die Organe der gestorbenen Tiere zu analysieren, aber dazu erhielt sie keine Gelegenheit mehr. Jeffrey Smith (Autor des Bestsellers *Trojanische Saaten: GenManipulierte Nahrung – GenManipulierter Mensch)*: »Sie sagte mir, als wir nach einer Präsentation im EU-Parlament saßen, dass auf ihren Boss von dessen Boss Druck ausgeübt worden war. Man sagte ihr klipp und klar, sie müsste von weiteren Untersuchungen über Tiere, die GMO-Futter erhalten hatten, Abstand nehmen. Man verbrannte ihre Unterlagen auf ihrem Schreibtisch, Proben wurden aus ihrem Labor gestohlen und einer ihrer Kollegen versuchte sie mit den Worten zu trösten: ›Nun ja, vielleicht wird die GMO-Soja das Problem der Überbevölkerung auf der Erde lösen.‹ Sie war nicht beeindruckt.«

http://articles.mercola.com

In der einzigen veröffentlichten »Fütterungs«-Studie, bei der Menschen die GMO-Nahrung einnahmen, aßen sieben Freiwilllige sogenannte Roundup-Ready-Sojabohnen (d. h. Sojabohnen, denen herbizidresistente Gene eingefügt wurden, damit sie die ansonsten tödlichen Dosen des Herbizids »Roundup«, mit dem sie besprüht wurden, überlebten). Bei drei der sieben

Freiwilligen übersiedelte das der Soja hinzugefügte Extra-Gen in die DNA
ihrer Darmbakterien und setzte seine Aktivitäten noch lange, nachdem sie
aufgehört hatten, GMO-Soja zu essen, fort! Stellen Sie sich Ihren Verdauungstrakt vor, der sich in eine »Roundup-Fabrik« verwandelt hat, während
andere verzerrte genetische Signale allmählich, aber kontinuierlich fortschrei-
tend Ihre Gesundheit untergraben würden. Eine der hauptsächlichen Funktionen der Leber ist die Entgiftung. Mäuse und Ratten, die man mit
GMO-Soja gefüttert hatte, wiesen tiefgreifende Veränderungen in der Leber
auf. In manchen Fällen war die Leber kleiner und teilweise atrophiert oder
erheblich schwerer und entzündet.

»Terminator-Technologie«

Seit Anfang der 1980er-Jahre haben die US-Regierung und *Monsanto* still-
schweigend daran gearbeitet, eine GMO-Technik zu perfektionieren, durch
die Farmer gezwungen würden, nach jeder Ernte sich an ihre Saatgutliefe-
ranten zu wenden, um neues Saatgut zu erhalten. Die Samen würden nur für
eine Ernte ausreichen. Danach würde die Saat aus dieser Ernte »Selbstmord
begehen« und unbrauchbar sein.

Dies ist gemeint, wenn von »Terminator-Technologie« die Rede ist (auch
bekannt unter der Bezeichnung *Genetic Use Restriction Technology* oder
GURT: Technologie der eingeschränkten genetischen Anwendung). Dies ist
eine entscheidende Missachtung der Rechte der Farmer, ihr eigenes Saatgut
zu speichern und wiederzubenutzen. Durch Pollenbewegungen könnten Ter-
minatorgene der ersten Generation die Feldfrüchte der Farmer »übergreifend
kontaminieren«. Von GMO-Pflanzen »entkommene« Gene führen eine übergreifende Kontamination herbei und bedrohen damit die landwirtschaftliche
Biodiversität und die Lebensgrundlage der Farmer. Nicht überraschend erwarb *Monsanto Delta & Pine Land* (DPL), der Welt größten Baumwollsa-
menkonzern, der mit dem USDA zusammen drei gemeinsame US-Patente
der »Terminator-Technologie« besitzt.

GURT sind eine Bedrohung für die Nahrungsmittelsicherheit in Nordamerika, Westeuropa, Japan und überall dort, wo *Monsanto* und sein elitäres
Kartell aus GMO-Agrobusinesspartnern einen Markt erschließt. Rafael Ale-
gria von *Via Campesina* (einer Organisation, die weltweit über zehn Millionen Bauern repräsentiert) versichert:»Die Terminatortechnologie stellt einen
direkten Angriff auf Bauern und indigene Kulturen und auf die Nahrungs-

mittelsouveränität dar. Sie bedroht das Wohl aller ländlichen Bevölkerungen, in erster Linie das der allerärmsten.«

GURT sind die Antwort auf Big Agras Traum von der Kontrolle über die globale Nahrungsmittelproduktion. Sie bräuchten jetzt keine teuren Detektive mehr anzuheuern, um auszuspionieren, ob Farmer das von *Monsanto* oder anderen GMO-Herstellern patentierte Saatgut wieder verwendeten. Terminator-Mais oder -Sojabohnen oder -Baumwollsamen könnten genetisch so modifiziert werden, dass sie nach einer Erntesaison »Selbstmord begingen«. Wie sagte noch Henry Kissinger: »Wer die Nahrungsmittel kontrolliert, kontrolliert die Menschen.«

Diese Technologie könnte potentiell die Nahrung auf dem ganzen Planeten in einer Saison vernichten. Nahrung kann als Waffe benutzt werden. Richter Scalia vom Obersten Gerichtshof der Vereinigten Staaten hat Bemerkungen gemacht von der Art, übergreifende Kontamination sei nicht »das Ende der Welt«. Damit mag er recht haben, aber es könnte das Ende Amerikas sein.

Was können wir tun?

Die meisten Amerikaner sagen, sie würden keine GMO essen, wenn diese auf dem Etikett stünden. Aber im Gegensatz zu den meisten anderen industrialisierten Ländern verlangen die USA keine Warenauszeichnung. Dafür dürfen Sie der FDA danken, da sie dafür gesorgt hat, dass eine Auszeichnung der GMO-Lebensmittel als solche nicht obligatorisch wurde (da sie ja »generell als unbedenklich anerkannt wurden«). Doch können Firmen ihre Produkte freiwillig als »Non-GMO« etikettieren. So verfährt etwa die Firma *Whole Foods.*

Die Lösung ist, seine Familie, seine Freunde zu erziehen, vor allem aber ist es von ausschlaggebender Bedeutung, die Farmer zu erziehen. Die einfachste Methode, um zu vermeiden, dass GMO-Lebensmittel im Einkaufswagen landen, ist, ein bisschen vorauszuplanen. Dafür können Sie den kostenlosen Non-GMO-Einkaufsführer benutzen, der unter www.NonGMO-shoppingGuide.com erhältlich ist. Dank an Jeffery Smith, den entschiedensten Kämpfer gegen und Aufdecker von GMO auf der Welt, der diesen kostenlosen Führer erarbeitete.

Als generelle Regel gilt: Vermeiden Sie Produkte, die aus einer GMO-Feldfrucht hergestellt sind, wie zum Beispiel:

▶ MAIS – Maismehl, Maisschrot, Maisöl, Maisstärke, Maisgluten und Maissirup

▶ SOJA – Sojamehl, Sojalecithin, Soja-Proteinisolat, Soja-Isoflavone

▶ CANOLA – Canola-Öl (auch als Rapssamenöl bekannt)

▶ BAUMWOLLE – Baumwollsamenöl

▶ ZUCKER – vermeiden Sie alles, was nicht als 100-prozentiger Rohrzucker, kondensierter Zuckerrohrsaft oder Bio-Zucker aufgelistet ist

Beglaubigte Bioprodukte dürfen keine GMO enthalten. Produkte, auf denen »100 Prozent Bio«, »aus biologischem Anbau« oder »mit organischen Ingredienzien hergestellt« zu lesen ist, sind völlig GMO-frei. Eine Menge zusätzlicher Informationen über GMO finden Sie auf der Website www.ResponsibleTechnology.org.

Teil 4

Fakten, Indizien & Täuschungen

Lesen Sie, wie wir wider besseres Wissen ein ganzes Leben lang unseren Körper langsam vergiften. Sie selbst haben es in der Hand, diesen Wahnsinn zu beenden. Künstlicher Süßstoff, Fluoride oder das im Zahnamalgam enthaltene Quecksilber sind toxische Stoffe, die verheerende Wirkungen in unserem Körper haben.

Aspartam

LÜGE: Aspartam hilft Gewicht zu verlieren & hat keine negativen Nebenwirkungen.

FAKT: Aspartam ist ein Neurotoxin, wird mit Gehirntumor, Schlaganfall und einigen anderen Krankheiten des zentralen Nervensystems in Verbindung gebracht.

Wie wäre es mit einer Diätlimonade? Diätlimonaden sind harmlos, oder? Mit Diätlimonaden nehmen Sie ab, oder? Falsch. Es wütet eine weltweite Epidemie. Ihre Ursache ist der giftige chemische Süßstoff Aspartam, der unter den Markennamen NutraSweet® oder Canderel® vertrieben wird. Er ist ein äußerst umstrittener Lebensmittelzusatz. Dieser Zusatz, von dem uns glauben gemacht wird, dass er völlig harmlos sei, ist in Wahrheit eine Droge, die mit anderen Drogen reagiert, die Chemie des Gehirns verändert und verschiedene Arten von chronischen Krankheiten hervorruft, so auch Krebs.

Die FDA wusste schon immer, dass Aspartam ein Kanzerogen ist. Der verstorbene Adrian Gross, ein Toxikologe der FDA, erklärte vor dem Kongress, dass Aspartam zweifellos Gehirntumore auslöst und gegen das *Delaney Amendment* verstößt. Dieses verbietet es, Lebensmitteln etwas zuzusetzen, von dem bekannt ist, dass es Krebs auslöst. Wie Dr. James Bowen der FDA mitteilte, haben die Hersteller von Aspartam eine ganze Generation von Kindern geschädigt und sollten wegen Massenvergiftung in den USA und Hunderten anderen Ländern der Erde juristisch belangt werden.

Ich behandelte Aspartam kurz schon auf Seite 388. Doch ich entschloss mich, ihm ein ganzes Kapitel zu widmen, da es extrem giftig ist, in so vielen Lebensmitteln und Getränken enthalten ist und seine Zulassung durch die FDA eine schmutzige Geschichte ist. Wie ich schon erwähnte, ist Aspartam ein Neurotoxin. Das heißt, dass es Ihre Gehirnzellen zu Tode reizt. Dr. Russel Blaylock meint:»Die Inhaltsstoffe (von Aspartam) stimulieren die Neuronen im Gehirn zu Tode und verursachen in unterschiedlichem Maß Gehirnschäden.« *(Excitotoxins: The Taste that Kills, 1994)*

Was ist in Aspartam enthalten? Aspartam besteht aus drei Bestandteilen: aus 50 Prozent Phenylalanin, 40 Prozent Asparaginsäure und 10 Prozent Methanol. Das Methanol verbreitet sich im gesamten Körper, im Gehirn, in den Muskeln, im Fett und im Nervengewebe. Wenn sich Aspartam auf über 30 °C erwärmt, wandelt sich das Methanol in Formaldehyd und Ameisensäure um. Wie hoch ist die normale Körpertemperatur? Wenn ich mich richtig erinnere, beträgt sie 37 °C. Wenn Sie also Aspartam zu sich nehmen, erwärmt es sich auf über 30 °C und aus dem Methanol wird Formaldehyd, das sich in den Zellen an die Proteine und die DNS bindet.

Methanol ist toxisch. Ist man fortgesetzt geringen Mengen Methanol ausgesetzt, kommt es zu Kopfschmerzen, Benommenheit, Übelkeit, Ohrensausen, Darmproblemen, Schwäche, Schwindel, Frösteln, Gedächtnisverlust, Taubheit und stechenden Schmerzen, Verhaltensstörungen, Nervenentzündungen, Bindehautentzündungen, Sehstörungen, Depressionen, Herzproblemen (auch Herzmuskelentzündungen) und Bauchspeicheldrüsenentzündungen. (Kavet / Nauss: *The Toxicity of Inhaled Methanol Vapors.* In: *Critical Reviews in Toxicology,* Vol. 21, Nr. 1, 1990, S. 21-50; dt. *Die Toxizität von inhalierten Methanoldämpfen)*

Aber enthalten nicht auch viele Früchte und Gemüse etwas Methanol? Ja, doch sie enthalten auch großen Mengen Ethanol, das als Puffer wirkt, Methanol neutralisiert und so seine Umwandlung in Formaldehyd verhindert. Bei Aspartam gibt es keinen solchen Puffer. Die von der EPA empfohlene Höchstmenge Methanol pro Tag liegt bei 7,8 Milligramm. Ein Liter Diätlimonade enthält 56 Milligramm. Und als wäre das nicht schon schlimm genug, besteht Aspartam zu 50 Prozent aus Phenylalanin. Diese Substanz können 20 Millionen Menschen aus vererbten, genetischen Gründen nicht verarbeiten. Diese Unfähigkeit, Phenylalanin zu verarbeiten, kann bei Kindern zu einer eingeschränkten Gehirnleistung führen. Das bedeutet, dass Aspartam für die geistige Entwicklung von Millionen von Kindern ein erhöhtes Risiko darstellt.

Zudem vernichtet Phenylalanin Serotonin und löst so alle möglichen psychischen Probleme und Verhaltensstörungen aus. Die psychiatrischen Kliniken sind voller Opfer von Aspartam. Das Phenylalanin beeinflusst auch die Aufnahme von Levodopa im Gehirn. Aus diesem Grund bekam Michael J. Fox, ein ehemaliger Werbeträger für »Diet Pepsi«, auch schon im Alter von 30 Jahren die Parkinson-Krankheit. Vermutlich wäre er noch immer gesund und würde Filme drehen, hätte er nicht so viel davon getrunken.

Aspartam wurde 1965 zufällig von James Schlatter entdeckt, der als Chemiker bei der *G. D. Searle Company* arbeitete. Als er etwas von einem neuen Medikament gegen Geschwüre von seinem Finger leckte, entdeckte er den süßen Geschmack von Aspartam. Hallo! Wenn man diese Chemikalie als Lebensmittelzusatz tagtäglich an Hunderte von Millionen gesunde Menschen verkaufte, würde man damit wesentlich mehr verdienen als mit der kleinen Gruppe von Menschen, die an Geschwüren leidet. Searle begann daraufhin 1967 mit Versuchen zur Verträglichkeit von Aspartam, die für die Zulassung durch die FDA als Lebensmittelzusatz nötig waren. Die ersten Tests zeigten, dass die Substanz in den Gehirnen der Versuchsmäuse zu mikroskopisch kleinen Löchern führte und bei den Affen epileptische Anfälle hervorrief. Außerdem wandelten es die Tiere in gefährliche Substanzen um, darunter auch Formaldehyd.

1969 heuerte *Searle* Dr. Harold Waisman an, einen Biochemiker der *University of Wisconsin*, der mit Aspartam eine Versuchsreihe an sieben Affenbabys durchführte. Die Affen wurden mit Milch gefüttert, die mit Aspartam gesüßt war. Nach 300 Tagen hatten fünf der Affen Schlaganfälle erlitten und einer war gestorben. (Erinnern Sie sich noch an die Sprinterin Florence Griffith-Joyner, die 1998 mit erst 38 Jahren an einem Schlaganfall starb?) Dr. Waisman starb noch bevor seine Versuchreihe beendet war. Im Frühling 1971 setzte der Neurowissenschaftler Dr. John Olney *Searle* davon in Kenntnis, dass seine Studien zeigten, dass Aspartam Löcher im Gehirn von Mäusebabys verursachte. Noch im gleichen Jahr bestätigte einer von *Searles* eigenen Forschern die Befunde von Dr. Olney in einer ähnlichen Versuchsreihe. Doch *Searle* war das egal, man war einem Goldesel auf der Spur!

1973 beantragte *Searle* die Zulassung bei der FDA und reichte dazu über 100 Studien ein, von denen die Firma behauptete, dass sie die Sicherheit von Aspartam belegten. Einer der ersten Wissenschaftler der FDA, der die Studiendaten zu Aspartam durchsah, stellte fest:»Die Informationen, die (von *Searle)* geliefert wurden, erlauben keine Überprüfung der möglichen Toxizität von Aspartam.« Der verstorbene Dr. Adrian Gross schrieb:»*(Searle)* unternahm große Anstrengungen, um diesen Mangel des Studienmaterials zu kaschieren. Sie legten der FDA nur das vor, von dem sie wollten, dass die FDA es wusste. Zudem machten sie andere schreckliche Dinge. Zum Beispiel bekamen Versuchstiere in diesen Studien Tumore, die sie entfernten.« Trotz allem erteilte die FDA am 26. Juli 1974 die Zulassung dafür, dass Aspartam in begrenztem Maße bei getrockneten Lebensmitteln verwendet wird, und veröffentlichte zum ersten Mal Daten, die ihre Entscheidung stützten. Diese Daten überprüfte der angesehene Hirnforscher John Olney von der *Washing-*

ton University in St. Louis und erhob erste Einwände gegen die Zulassung von Aspartam.

Aufgrund dieser Einwände von Olney untersuchte die FDA zwei Jahre später, 1976, die Verfahrensweisen in den Labors von *Searle*. Die Untersuchung ergab, dass die Testverfahren von *Searle* ungenau und die Daten manipuliert waren. Die Prüfbeamten berichteten, dass sie »niemals zuvor so schlechte Versuchsverfahren wie bei *Searle* gesehen hätten«. Eine Sondereinheit der Regierung deckte dann 1977 auf, dass *Searle* die Daten gefälscht und falsche Bluttests eingereicht hatte. Eine weitere Versuchsreihe enthüllte, dass viele der Versuchstiere ein Uteruskarzinom bekommen hatten. *Searle* gab zu, dass diese Tumore durch die Einnahme von Aspartam entstanden waren. Die FDA beantragte bei der Staatsanwaltschaft die Einleitung einer Untersuchung, ob gegen *Searle* Anklage erhoben werden sollte, weil *Searle* in Bezug auf die Verträglichkeitsversuche zu Aspartam die Befunde wissentlich falsch dargestellt sowie »Fakten verheimlicht und falsche Aussagen gemacht« hatte.

Während die Untersuchung lief, unterbreitete das Anwaltsbüro Sidley & Austin, das für *Searle* arbeitete, dem Staatsanwalt Samuel Skinner, der mit diesem Fall betraut war, ein Stellenangebot. Im Juli 1977 kündigte Skinner und trat die Stelle bei Sidley & Austin an. Durch das Ausscheiden von Skinner wurde die Untersuchung so lange hinausgezögert, dass die Vorwürfe verjährten und die Untersuchung schließlich eingestellt wurde.

1979 richtete die FDA einen öffentlichen Untersuchungsausschuss ein, der sich mit den Sicherheitsbedenken rund um Aspartam auseinandersetzte. Ein Jahr später kam der Ausschuss zum Ergebnis, dass Aspartam keine Zulassung erhalten sollte, und forderte weitere Untersuchungen der Gehirntumore bei den Tieren. Er untersagte auf Grundlage seiner eingeschränkten Überprüfung die Vermarktung von Aspartam, bis die Tumore in den Versuchsreihen erklärt werden konnten. Solange der Leiter den Ausschuss nicht überstimmte, war der Fall damit abgeschlossen. Doch 1980 wurde Ronald Reagan zum Präsidenten der Vereinigten Staaten gewählt und zu seiner Regierungsmannschaft gehörte Donald Rumsfeld, der Vorstandsvorsitzende von *G. D. Searle*. Patty Wood-Allott, die im Vertrieb von *G. D. Searle* arbeitete, erzählte, Rumsfeld habe seiner Vertriebsabteilung erklärt, dass er dafür sorgen werde, dass Aspartam noch im gleichen Jahr eine Zulassung erhalten würde. (Gordon 1987, S. 499 des US-Senats) Es überrascht nicht, dass Dr. Arthur Hull Hayes Jr. zum neuen Leiter der FDA ernannt wurde. Hayes war allgemein dafür bekannt, dass er der Meinung war, die Zulassung neuer Medikamente und Lebensmittelzusätze dauere zu lange, da »die FDA zu viele Informationen verlangt.«

Im Mai 1981 warnten drei der sechs Wissenschaftler, die bei der FDA mit der Überprüfung der Gehirntumore betraut waren, vor der Zulassung von Aspartam und gaben zu Protokoll, dass die Tests bei *Searle* unglaubwürdig und ungenügend waren und die Sicherheit von Aspartam nicht belegten. Trotzdem war im Juli dieses Jahres eine der ersten Amtshandlungen Dr. Hayes, des neuen Leiter der FDA, die Überstimmung des Ausschusses und die offizielle Zulassung von Aspartam für alle Trockenprodukte. 1982 stellte *Searle* das Gesuch, dass Aspartam als Süßstoff für kohlensäurehaltige Getränke und andere Flüssigkeiten zugelassen wird.

Die *National Soft Drink Association* (NSDA; dt. *Nationaler Erfrischungsgetränkeverband)* drängte die FDA sofort, die Zulassung von Aspartam für kohlensäurehaltige Getränke aufzuschieben, bis weitere Versuchsreihen durchgeführt worden waren, da Aspartam in flüssiger Form sehr unstabil sei. Wie ich schon erwähnte, entsteht aus flüssigem Aspartam, wenn es bei Temperaturen über 30 °C gelagert wird, Ameisensäure und Formaldehyd. Beide sind als Toxine bekannt. Trotz des öffentlichen Aufschreis erteilte die FDA 1983 *Searle* die Zulassung für Erfrischungsgetränke und die ersten kohlensäurehaltigen Getränke mit Aspartam standen in den Regalen der Supermärkte.

Kurz darauf gingen bei der FDA Klagen ein. Der Konsum dieser Getränke führte zu Benommenheit, Sehstörungen, Gedächtnisverlust, Kopfschmerzen und Schlaganfällen. Die Klagen waren schwerwiegender als alle anderen Klagen, die die FDA jemals wegen irgendeines Lebensmittelzusatzes bekommen hatte. Schon in den ersten Jahren nach der Zulassung gingen bei der FDA über 10 000 Klagen zu Aspartam ein. Im Februar 1994 gab das Gesundheitsministerium eine Liste mit Gegenwirkungen frei, die der FDA gemeldet worden war. Aspartam war für 75 Prozent aller der FDA berichteten Gegenwirkungen verantwortlich. Laut der eigenen Aussage der FDA melden weniger als ein Prozent aller Konsumenten mit Gegenwirkungen auf ein Produkt diese der FDA. Damit entsprechen diese 10 000 Klagen etwa einer Million Betroffenen!

1985 hatte Dr. Adrian Gross dem Kongress mitgeteilt, dass Aspartam zu Gehirntumoren und Krebs führen kann. Die FDA könne daher keine »erlaubte« Höchstmenge des täglichen Konsums festlegen. Seine Erklärung schloss er mit den Worten ab:»Wenn die FDA gegen ihre eigenen Regeln verstößt, wer schützt dann noch die Öffentlichkeit?« (1. August 1985, Congressional Record, SID835:131)

Zwischen 1985 und 1995 gab es etwa 400 Studien zu Aspartam. Dr. Ralph G. Walton überprüfte diese Studien und kam zur Überzeugung, dass 166 davon die Sicherheit der Menschen betrafen. Von diesen 166 Studien finanzierte *Searle* 74, 85 waren unabhängige Studien und sieben finanzierte die FDA. Die Ergebnisse werden Sie verblüffen, aber vermutlich nicht überraschen. Die 74 von *Searle* finanzierten Studien stellten Aspartam alle einen Persilschein aus. 84 der 85 Studien, die nicht von der Pharmaindustrie oder FDA finanziert wurden, befanden, dass Aspartam für die Gesundheit des Menschen gefährlich sei.

Anfang 2010 lancierte der Aspartam-Hersteller *Ajinomoto* eine neue Initiative und benannte seinen toxischen Süßstoff in»AminoSweet®« um, um deutlich zu machen, dass er aus Aminosäuren besteht, den Bauteilen der Proteine. Ist das nicht nett? Die Menschen werden in die Irre geführt und meinen, dass es gesund sein muss. Denn Aminosäuren sind gesund, oder?

Fallen Sie nicht auf diesen billigen Marketingtrick herein. Das ist die perfekte Irreführung: Nimm einen Fetzen Wahrheit und dreh das Ganze dann so hin, wie es dir passt! In diesem Fall sollen wir überzeugt werden, dass es ein»gesunder Süßstoff« ist, der aus Aminosäuren besteht, die in unserem Körper bereits vorhanden sind. Aber ob man ihn nun NutraSweet® oder Canderel® nennt, die Ameisensäure in Aspartam ist ein gut dokumentiertes»Nervengift«. Und Aspartam stand schon einmal auf einer Liste von Biowaffenchemikalien, die das Pentagon an den Kongress übermittelte!

Aspartam löst eine Vielzahl von Entwicklungsstörungen und Missbildungen aus, von Autismus bis zu Lippen-Kiefer-Gaumen-Spalten. Zudem ist es ein»Abtreibungsmittel«. Für junge Mädchen ist es normal, sich einen Partner und Kinder zu wünschen. Doch viele junge Mädchen schlürfen ihre Diätlimonade und wissen nicht, dass Aspartam ein Xenohormon ist, das die Regelblutung verändert und zu Unfruchtbarkeit führt. Leider wissen die jungen Frauen, die mit Diätgetränken aufwachsen, oft nicht, warum sie keine Kinder bekommen. Und als wäre das nicht schon alleine ein Grund, Aspartam zu meiden, zeigten Studien, dass Aspartam für die Leber giftig ist, nach Kohlenhydraten süchtig macht, Diabetes heraufbeschwört und zu Gewichtszunahme führt! www.mpwhi.com

Wenn die FDA uns erzählt, dass Aspartam sich als ungefährlich erwiesen hat, dann stützt sie sich dabei lediglich auf die betrügerischen Studien von *Searle*. Wenn die JAMA nach der Untersuchung der Befunde der FDA verkündet, dass »der Verzehr von Aspartam für die meisten Menschen kein Gesundheitsrisiko darstellt«, dann glauben Sie das nicht! Aspartam ist tödlich! Ich empfehle Ihnen, sich die Dokumentation *Sweet Misery* über Aspartam anzusehen. Den Trailer und die ersten fünf Minuten können Sie auf http://aspartamekills.com sehen.

Obwohl die FDA behauptet, Aspartam sei harmlos, sind die toxischen Auswirkungen von Aspartam in den eigenen Daten der FDA dokumentiert. 1995 wurde sie gezwungen, eine Liste mit 92 Symptomen herauszugeben, die von Tausenden von Aspartam-Opfern berichtet wurden. Vermutlich ist das nur die Spitze des Eisberges. Dr. H. J. Roberts veröffentlichte die medizinische Abhandlung *Aspartame Disease: An Ignored Epidemic* (dt. *Die Krankheit Aspartam: eine ignorierte Epidemie),* die auf über 1000 Seiten die Symptome und Krankheiten behandelt, die durch dieses Neurotoxin ausgelöst werden, und die schäbige Geschichte seiner Zulassung beschreibt.

Lieben Sie Süßes? Dann empfehle ich Ihnen als gesunde Alternative Stevia, einen pflanzlichen Süßstoff.

Fluoride

LÜGE: Fluoride sind ein harmloser Zusatz in Zahncremes und unserem Trinkwasser. Sie bewahren vor Karies, halten die Zähne gesund und sind ein wichtiges Mineral.

FAKT: Fluoride sind ein sich anreichernder Giftmüll und in mindestens 13 Ländern verboten. Fluoride können Schädigungen des Skeletts, Stoffwechsels, der Zähne und Haut verursachen.

Es gibt nichts Besseres als ein Glas kühles, klares Wasser, um seinen Durst zu löschen. Doch wenn Sie das nächste Mal den Hahn aufdrehen, werden Sie sich vielleicht fragen, ob das Wasser nicht zu giftig ist, um es zu trinken. Wenn Ihr Wasser fluoriert ist, lautet die Antwort vermutlich »ja«. Seit Jahrzehnten wird uns eine Lüge erzählt, die zum Tod von Hunderttausenden von Amerikanern geführt hat und zur Schwächung unseres Immunsystems. Diese Lüge heißt Fluoridierung. Wir sollen glauben, dass dieses Verfahren eine sichere und wirksame Methode sei, um unsere Zähne vor dem Verfaulen zu schützen. Das ist eine Lüge. Dr. Robert Carton arbeitete früher als Wissenschaftler der EPA und meint:»Fluoridierung ist der größte Wissenschaftsbetrug dieses Jahrhunderts, wenn nicht sogar aller Zeiten.«

Was ist Fluorid?

Fluorid ist eine chemische Verbindung, die Fluorionen enthält. In seiner elementaren Form ist Fluor ein blassgelbes, hochgiftiges, ätzendes Gas. In der Natur kommt Fluor in Mineralien als »Fluorid« vor. Fluorverbindungen (»Fluoride«) werden von der *Agency for Toxic Substanes and Disease Registry* (dt. Agentur für toxische Substanzen und Registrierung von Krankheiten) zu den 20 gefährlichsten von 275 Substanzen gezählt, die die größte Bedrohung für die menschliche Gesundheit darstellen.

Fluoride reichern sich im Körper an. Daher gibt es in den Vereinigten Staaten ein Gesetz, das die Festlegung eines »maximalen Verseuchungsgrads« für den Fluoridgehalt in der öffentlichen Trinkwasserversorgung vorschreibt.

Mir wird schwindlig bei dem Gedanken, dass Tausende Zahnärzte stolz verkünden, Fluoride seien der »Wundernährstoff«, der Löcher verhindert und gut für die Gesundheit von Zähnen und Zahnfleisch ist. Lassen Sie mich

Ihnen eine Frage stellen: »Wie kann man ein toxisches Abfallprodukt und ein sich anreicherndes Toxin als ›Nährstoff‹ bezeichnen?«

Man weiß, dass Fluorid die Aufnahme von Jod und Schilddrüsenleiden verhindert. Wussten Sie, dass Stellen mit der Volkskrankheit »Zahnfluorose« nichts anderes sind als Stellen, an denen ein Jodmangel herrscht? Jodmangel führt zu Gehirnerkrankungen, Fehlgeburten, Kröpfen und vielen anderen Krankheiten.

Die schäbige Geschichte des Fluorids

Was wäre, wenn Sie herausfänden, dass Fluorid ein neurotoxischer Industrieabfall ist? Was wäre, wenn Sie herausfänden, dass es das Immun-, Verdauungs- und Atmungssystem schädigt, genauso wie Nieren, Leber, Gehirn und Schilddrüse? Was wäre, wenn Sie entdeckten, dass es keinen wissenschaftlichen Beleg dafür gibt, dass der Zusatz von Fluorid zum Wasser positiv ist, dass es im Gegenteil eindeutige wissenschaftliche Belege dafür gibt, dass Fluorid schädlich ist? Was wäre, wenn Sie herausfänden, dass die Gesundheitsbehörden diese Fakten seit Jahren kennen, doch von den Interessensvertretern der Nuklearwaffen-, Aluminium- und Phosphatherstellern genötigt werden, das geheim zu halten?

Um die Fluoridierung des Trinkwassers wurde jahrzehntelang gestritten, trotzdem wird es noch heute gemacht, trotz Belegen, die darauf hinweisen, dass die Fluoridierung menschliches Leid und Krankheiten verursacht. Die Geschichte der Fluoridierung von Wasser reicht fast 90 Jahre zurück. In den 1920er-Jahren boomte die Aluminiumherstellung im Zuge der aufblühenden Dosenindustrie. Doch bei der Herstellung fiel auch im großen Umfang toxischer Fluoridabfall an. Die sichere Entsorgung dieses gefährlichen Mülls war ein großes Problem, denn sie war extrem teuer. Ein Unternehmen in Pittsburgh, ALCOA, hatte eine revolutionäre Idee, wie die Entsorgungskosten gesenkt werden könnten. Die Gesundheitsbehörde befand sich zu dieser Zeit unter der Zuständigkeit des Finanzministers Andrew W. Mellon, der zufälligerweise Gründer und Hauptaktionär von ALCOA war.

1931 schickte die Gesundheitsbehörde den Zahnarzt H. Trendley Dean, auch als »Vater der Fluoridierung« bekannt, in über 200 kleine Orte in Texas, wo die Wasserquellen hohe Konzentrationen an Fluoriden enthielten. Vermutlich war es Kalziumfluorid (CaF_2). Er sollte herausfinden, wie viel Fluorid Menschen vertragen konnten, ohne dass ihre Zähne ersichtlich geschädigt wurden. Seine Befunde waren erschreckend: Die Zähne der Bewohner dieser Orte waren oft verfärbt und fleckig. Doch er nahm auch an, dass »es schien«, als hätten die Menschen in den Gemeinden weniger Löcher, deren Wasser etwa 1 ppm (1 *part per million,* 1 Teil von einer Million) Fluorid enthielt. Dean wandte eine Strategie der selektiven Verwendung von Daten an, um seine Theorie zu beweisen. Er verwendete nur die Daten aus 21 Gemeinden, die zu seiner Theorie passten. So macht man das, wenn man das gewünschte Ergebnis schon kennt. Man verwendet nur die Zahlen, mit denen man das vorgegebene Ziel erreicht. Dean ignorierte einfach die anderen über 270 Gemeinden, bei denen die Zahlen nicht zu seiner Verbindung zwischen Löchern und Fluoriden passten. Unter Eid gab Dean 1955 zu, dass Fluorid nicht gegen Karies hilft *(Fluoride,* Vol. 14, Nr. 3, Juli 1981). Bei einer Anhörung der AMA musste er 1957 sogar zugeben, dass selbst Wasser mit läppischen 0,1 ppm Zahnfluorose verursachen kann. Darüber hinaus gab es nie eine einzige doppelblinde Studie, die zeigte, dass Fluoridierung zu weniger Löchern führt. Nicht EINE!

Doch ALCOA ließ diese Fakten unter den Tisch fallen. Der von ALCOA finanzierte Wissenschaftler Gerald J. Cox erfuhr von Deans Ergebnissen und fand einen Weg, auf dem ALCOA mit den Fluoriden sogar einen Gewinn machen konnte. Er verkündete, dass dieses »augenscheinlich wertlose Nebenprodukt« Karies bei Kindern reduzieren könnte, obwohl es dafür keine Beweise gab. Er erklärte einfach, dass Fluoride für die Gesundheit der Zähne gut seien und schlug 1939 vor, dass die Vereinigten Staaten ihr Trinkwasser fluoridieren sollten. Richtig, er war weder Arzt noch Zahnarzt, sondern ein Wissenschaftler, der für den größten Hersteller von Fluoriden in den gesamten Vereinigten Staaten arbeitete.

Die Aluminiumindustrie vertrieb ihren toxischen Fluoridabfall bereits als Insektizid und als Rattengift und dieser Markt sollte vergrößert werden. Doch es gab ein kleines Hindernis. 1944 warnte die ADA im *Journal of the American Dental Association,* dass »die Wahrscheinlichkeit für Schäden (durch Fluoridierung) ihre Nützlichkeit bei weitem überwöge«. 1945 wurden zwei Städte in Michigan für eine offizielle »15-Jahre«-Vergleichsstudie ausgewählt, in der geklärt werden sollte, ob Fluoride Karies bei Kindern reduzieren. Das Fluorid wurde daraufhin in das Trinkwasser von Grand Rapids geschüttet. Obwohl dieser offizielle 15-Jahre-Versuch gerade erst begonnen hatte, wurde 1946 sechs weiteren Städten erlaubt, ihr Wasser zu fluoridieren. Der Zwei-

Städte-Versuch in Michigan wurde noch vor der Hälfte der Zeit abgebrochen, mit dem Versuchergebnis »ergebnislos«. Das war der einzige wissenschaftlich objektive Test zur Sicherheit der Fluoridierung und ihrer Vorteile, der jemals durchgeführt wurde.

1947 wurde Oscar R. Ewing, ein langjähriger Anwalt von ALCOA, zum Leiter der *Federal Security Agency* (dt. Bundessicherheitsagentur) ernannt, wodurch er auch Leiter der Gesundheitsbehörden wurde. Unter Ewing wurde eine nationale Wasser-Fluoridierungs-Kampagne begonnnen. Der Werbestratege hinter dieser Kampagne war niemand anderer als Edward L. Bernays, der Neffe von Sigmund Freud. Bernays war ein Vorreiter bei der Anwendung von Freuds Theorien in der Werbung und für die Regierung. In seinem Buch *Propaganda* argumentiert er, dass die wissenschaftliche Manipulation der öffentlichen Meinung äußerst wichtig sei. Er schrieb: »Eine relativ kleine Zahl von Menschen zieht die Strippen, die die öffentliche Meinung kontrollieren.« Die Fluoridierungskampagne der Regierung war einer seiner größten Erfolge.

Die Techniken von Bernays waren einfach. Stellen Sie sich vor, es gibt einige Gefälligkeitsstudien, in denen Floskeln wie »zahlreiche Studien haben gezeigt ...« oder »die Forschung hat bewiesen ...« oder »Forscher haben herausgefunden ...« verwendet werden, doch es wird nie irgendetwas wirklich zitiert, da es einfach keine Studien gibt, die man zitieren könnte. Sagt man etwas lang und laut genug, wird es das Volk schließlich glauben. Wenn jemand diese Lügen anzweifelt oder hinterfragt, macht man ihn schlecht oder erklärt ihn für dumm. Einige Jahre später half Bernays übrigens dabei, das Rauchen unter Frauen zu popularisieren. Er war niemand, der einer Herausforderung aus dem Weg ging, und erfand die Werbung, die fast 50 Jahre überdauerte und nach der »bewiesen« war, dass Zigaretten die Gesundheit »fördern«.

Bernays wich nie von seinem Grundsatz ab, »die Massen zu kontrollieren, ohne dass sie es wissen«. Er glaubte, dass die beste Gehirnwäsche die sei, wenn die Menschen gar nicht merken, dass sie manipuliert werden. Mit Bernays Zauberkraft wandelte sich so das beliebte Insektizid und Rattengift in einen nützlichen Lieferanten strahlenden Lächelns, der absolut sicher und für die Kinder vorteilhaft ist. Das war ein brillanter Zug von ALCOA! Anstatt extrem hohe Kosten für die sichere Entsorgung des Giftmülls zu haben, konnten ihn ALCOA und andere Aluminiumhersteller nun mit großem Gewinn an die Städte verkaufen! Alle Gegner wurden in der öffentlichen Meinung schnell und dauerhaft als Spinner, Quacksalber und Geisteskranke hingestellt.

»Lockvogeltaktik«

Kalziumfluorid (CaF_2) kommt auch in Pflanzen und im Wasser vor. Doch das Fluorid, das dem Trinkwasser und der Zahncreme hinzugefügt wird, ist kein Kalziumfluorid. Nein, Wasser und Zahncreme wird entweder Natriumfluorid (NaF), Hexafluoridokieselsäure (H_2SiF_6) oder Natriumhexafluoridosilicat (Na_2SiF_6) zugesetzt, alles drei ist Giftmüll. Nur weil diese Stoffe »Fluor« im Namen enthalten, heißt das nicht, dass sie dasselbe sind wie natürliches Kalziumfluorid. Doch die Medizinmafia erzählt uns, dass die Fluoride in unserem Wasser und in der Zahncreme gut für uns sind. Sie sehen, da wurde die klassische »Lockvogeltaktik« auf uns angewandt. Haben Sie sich jemals die Aufdrucke auf Ihrer Zahncremetube durchgelesen? Das sollten Sie einmal tun. Dort werden Sie aufgefordert, sie sicher vor Kindern aufzubewahren. Warum wohl? Vielleicht deswegen, weil es tödlich wäre, wenn ein kleines Kind eine ganze Tube Zahncreme auf einmal verschluckt!

Laut des CDC wird in den Vereinigten Staaten im Trinkwasser meist Hexafluoridokieselsäure (63 Prozent), gefolgt von Natriumhexafluoridosilicat (28 Prozent) und Natriumfluorid (9 Prozent) eingesetzt. Hexafluoridokieselsäure ist ein von der EPA überwachter Giftmüll, der in den Schloten von diversen industriellen Chemieunternehmen anfällt. Diese Form von »Fluorid« stellt eine so große Gesundheitsgefahr dar, dass die EPA sie kontrolliert und sie als Giftmüll entsorgt werden muss. Mit anderen Worten, es ist strafbar, Hexafluoridokieselsäure im Boden zu vergraben oder sie in die Flüsse und Bäche dieses Landes zu schütten, doch es ist absolut legal und es wird sogar angeordnet, sie an die Gemeinden zu verkaufen, damit diese es in das Trinkwasser tröpfeln, das die Menschen trinken. Dr. William Hirzy von der EPA schreibt: »Wenn es in die Luft kommt, ist es ein Schadstoff. Wenn es in die lokalen Gewässer kommt, ist es ein Schadstoff. Wenn es die öffentlichen Wasserversorger kaufen und in unser Trinkwasser schütten, dann ist es kein Schadstoff mehr. Wie aus dem Nichts ist es plötzlich eine nützliche Gesundheitsmaßnahme.«

Was hineinkommt, muss natürlich auch wieder herauskommen, daher durchquert zumindest einiges von diesen Fluoriden unseren Körper und gelangt in die Flüsse und Bäche. So kommen wir zur bizarren Tatsache, dass es nur dann verboten ist, dieses gefährliche Umweltgift in unsere Gewässer zu schütten, solange es nicht zuerst die Körper von Menschen durchquert hat. In diesem Falle ist es nicht nur absolut legal, sondern es wird sogar von den Zahnärzten angeordnet. Ganz schön seltsam, oder? Aber das sind auch dieselben Leute, die uns noch immer Quecksilber in den Mund stopfen. Was erwarten Sie also?

Fluoride sind giftiger als Blei. Über 500 von Experten begutachtete Studien dokumentieren negative Auswirkungen der Fluoride, die von Krebs bis zu Gehirnschäden reichen. Doch die Gemeinden der Vereinigten Staaten kaufen diese Schadstoffe und tröpfeln sie dann in das öffentliche Trinkwasser. Fluoride schützen nicht nur nicht die Zähne, sondern es hat sich gezeigt, dass sie sogar Zahnfluorose und einen niedrigen Intelligenzquotienten verursachen. Zahlreiche Studien haben nachgewiesen, dass Fluoride schon bei einer Konzentration von 1 ppm genetische Schäden verursachen. Haben Sie eine Ahnung, wie hoch der durchschnittliche Fluoridgehalt in unserem Trinkwasser ist? Ganz richtig – 1 ppm.

Einige der schädlichsten Eigenschaften der Fluoride sind, dass sie die Enzymaktivitäten hemmen, die weißen Blutkörperchen lahmlegen und die Zersetzung von Kollagen verursachen. Enzyme, die Leukozyten des Immunsystems und Kollagen sind für die Bekämpfung von Krebs von grundlegender Bedeutung. Und auf alle drei wirken sich die Fluoride nachteilig aus. Der Biochemiker Dr. John Yiamouyiannis ist Präsident der *Safe Water Foundation* (dt. Stiftung für Wassersicherheit). Er war einer von zwei Forschern, die als Erste einen Zusammenhang zwischen den Fluoriden und Krebs sahen. Yiamouyiannis warnte:»Fluorid ist ein Gift! Es wurde als Gift gegen Mäuse, Ratten und andere kleine Schädlinge eingesetzt. Ein fünf Kilo schwerer Säugling könnte mit 300 Milligramm Fluorid getötet werden, ein 50 Kilo schwerer Erwachsener mit 3 Gramm. Das regionale Giftzentrum in Akron gibt an, dass eine 200-Gramm-Tube Zahncreme etwa 199 Milligramm Fluorid enthält.«

Epidemiologische Studien von Dr. Yiamouyiannis und Dr. Dean Burk, dem früheren Leiter der Abteilung für Zellchemie im *National Cancer Institute*, zeigten, dass die Fluoridierung jährlich etwa 10 000 Krebstote nach sich zieht. Dr. Yiamouyiannis meint:»Fluoride verursachen mehr und schneller Krebserkrankungen beim Menschen, als jede andere Chemikalie.« *(Früher alt durch Fluoride,* 1988)

Fluoride werden auch mit der Alzheimer-Krankheit in Verbindung gebracht, da sich Aluminium mit Fluorid verbindet und Aluminiumfluorid bildet, das die Blut-Gehirn-Schranke passieren kann. Versuche am *Medical Research Endocrinology Department in Newcastle upon Tyne* in England und im *Physics Department of the University of Ruhana* in Sri Lanka zeigten, dass wenn mit 1 ppm fluoridiertes Wasser in einem Aluminiumtopf gekocht wird, die Aluminiumkonzentration im Wasser um das 600-fache steigt, in nicht fluoridiertem Wasser aber nicht. *(Science News.* 1973, S. 131)

Fluorid-»Experten«

Was ich an der Debatte über Fluoride unter anderem so interessant finde, ist, dass Zahnärzte und Ärzte diese Praxis bei jeder Gelegenheit verteidigen. Warum? Weil es gute wissenschaftliche Belege dafür gibt, dass Fluoridierung irgendwie nützlich für die Öffentlichkeit ist? NEIN. Sondern weil ihnen die Medizinmafia aufgetragen hat (vor allem die AMA und die ADA), sie zu unterstützen. Das ist alles so absonderlich, dass ein vernünftiger Mensch daraus nur schließen kann, dass diese Ärzte und Zahnärzte ferngesteuert sind. Sie plappern alles nach, was ihnen vorgesagt wird.

Und um es noch schlimmer zu machen, sind sie bei diesem Punkt auch noch ausgesprochen arrogant. Sie tun so, als wären sie qualifiziert, über diesen einen Nährstoffmangel und seine Auswirkungen auf den gesamten Körper zu sprechen, weil sie Zahnärzte sind.

Doch Zahnärzte besitzen keine Qualifikation, um über die Auswirkungen der Fluoride auf das menschliche Nervensystem, die Durchblutung, chronische Krankheiten, Verhaltensstörungen oder andere physiologische Auswirkungen zu reden. Zahnärzte sind nur dafür wirklich qualifiziert, über Zähne zu reden – nicht über Medikamente oder Chemikalien, die Sie zu sich nehmen und die eine systemische Wirkung entfalten. Genausowenig sind Ärzte dafür qualifiziert, über Ernährung zu reden.

Wie ich schon erwähnte, hatten sie in ihrer Ausbildung im besten Fall einige Stunden zur Ernährung und sind weitgehend ungebildet, wenn es um die Zusammenhänge zwischen Ernährungsmängeln und chronischen Krankheiten geht.

Im Grunde gibt es eine ganze Gruppe von so genannten Experten, die nichts über dieses Thema wissen, aber eine Schau abziehen und behaupten, sie seien hier die Fachleute.

Studien zu Fluorid

Mitte der 1980er-Jahre wurde die größte Studie zu Fluoridierung und Zahnverfall durchgeführt. Dafür wurden die Daten von 39 000 Schülern aus 84 Gebieten der Vereinigten Staaten ausgewertet. Die Ergebnisse zeigten keine statisch aussagekräftigen Unterschiede zwischen fluoridierten und nicht-fluoridierten Städten. Überrascht? Ich nicht. Doch das ist nicht alles. Eine Studie des *National Institute for Dental Research* (dt. Nationales Zahnforschungsinstitut) von 1989 kam zum Ergebnis, dass zwölf Prozent der Kinder, die in Gebieten mit ein bis vier ppm fluoridiertem Wasser leben, Zahnfluorose bekommen, eine bleibende Verfärbung und Brüchigkeit der Zähne. Eine Studie der *Harvard School of Dental Health* von 2005 ergab, dass Fluorid im Trinkwasser bei jungen Knaben zur Entwicklung von Knochenkrebs beiträgt. Die Studie kam zu dem Schluss, dass »Knaben, die im Alter zwischen fünf und zehn Jahren Fluoriden ausgesetzt waren, ein erhöhtes Risiko haben, im Alter zwischen zehn und 19 Jahren ein Osteosarkom (Knochenkrebs) zu bekommen.«

Anfang 2010 enthüllten zwei Geschichten aus Indien, dass Kinder blind und zum Teil gelähmt werden, wenn sie künstlich fluoridiertes Wasser trinken. In dem indischen Dorf Gaudiyan weist über die Hälfte der Einwohner Knochendeformationen auf. Die Kinder werden normal geboren, doch sobald sie das fluoridierte Wasser trinken, fangen sie an, Lähmungen an Händen und Füßen zu bekommen.

»Aufgrund des zu hohen Fluoridgehalts des Trinkwassers wird das aufgenommene Kalzium im Körper nicht verarbeitet, was zu Gebrechen und Missbildungen führt«, sagt Dr. Amit Shukla, ein Neurologe. Doch auf eine hochmütige Weise, die die Medizinmafia stolz machen würde, verneinten indische Regierungsärzte, dass die Gebrechen irgendetwas mit dem fluoridierten Trinkwasser zu tun hätten, und weigerten sich, das Wasser testen zu lassen. Sie beharrten darauf, dass die Tests »unnötig« seien. Im Dorf Pavagada sind die Kinder inzwischen erblindet. Die lokalen Ärzte schreiben die Erblindung der Kinder zwei Ursachen zu: Heirat unter Blutsverwandten und den »fluoriden Inhalten« des Wassers. www.infowars.com/indian-children-blinded-crippled-by-fluoride-in-water

Albert Einsteins Neffe, der Chemiker Dr. E. H. Bronner, schrieb in einem Brief, der im Januar 1952 im *Catholic Mirror* in Springfield in Massachusetts abgedruckt war:

»Es gibt ein finsteres Netzwerk von staatsgefährdenden Agenten – gottlose ›intellektuelle‹ Parasiten, die heute in unserem Land tätig sind –, dessen Verzweigungen jedes Jahr ausgedehnter, erfolgreicher und alarmierender werden und dessen wahres Ziel es ist, unsere großartige Republik – wenn sie es entsprechend ihrem Plan können – zu demoralisieren, zu paralysieren und zu zerstören, um sie sich anzueignen. (…) Die Fluoridierung unseres kommunalen Trinkwassers könnte leicht ihre subtilste Waffe zu unserer sicheren physischen und geistigen Zerrüttung werden. (…) Als angesehener forschender Chemiker baute ich innerhalb der letzten 22 Jahre drei amerikanische Chemiefabriken und lizenzierte sechs meiner 53 Patente. Lassen Sie mich aufgrund meiner jahrelangen praktischen Erfahrung in Bezug auf gesunde Lebensmittel und im Bereich der Chemie die Warnung aussprechen: Die Fluoridierung des Trinkwassers ist krimineller Wahnsinn und ganz sicher nationaler Selbstmord. Tun Sie es nicht. (…) Schon in kleinen Mengen ist Natriumfluorid ein tödliches Gift, für das kein wirksames Gegenmittel gefunden wurde. Jeder Kammerjäger weiß, dass es ein hochwirksames Rattengift ist. (…) Natriumfluorid ist etwas völlig anderes als das organische Kalziumfluoridphosphat, das unsere Körper benötigen und das uns die Natur liefert, in Gottes großartiger Vorsehung und Liebe, und unsere Knochen und Zähne aufbaut und stärkt. Dieses organische Kalziumfluoridphosphat bekommen wir aus geeigneten Lebensmitteln. Es ist ein essbares organisches Salz, das sich in Wasser nicht löst, vom Körper aber aufgenommen werden kann, wohingegen das nichtorganische Natriumfluorid, das man zur Fluoridierung des Wassers benutzt, für den Körper giftig ist und sich in Wasser vollständig auflöst. Der Körper weigert sich, es aufzunehmen.«

Dr. Bronner fährt fort:
»Sorgfältige, glaubwürdige Laborexperimente von gewissenhaften, patriotischen Chemikern und medizinische Erfahrung haben enthüllt, dass fluoridiertes Trinkwasser die Zähne nicht bewahrt oder die ›Zahngesundheit‹ fördert, sondern noch vor dem Erwachsenenalter zerstört und später durch die zerstörerische Verfärbung und andere pathologische Zustände, die es in ihnen verursacht, auch viele andere äußerst schwerwiegende pathologische Zustände in den inneren Organen der Körper, die es zu sich nehmen, hervorruft. (…) Dass jeder so genannte Arzt eine zivilisierte Nation überzeugen kann, freiwillig seinem Trinkwasser ein tödliches Gift zuzusetzen, ist unglaublich. Das ist der Höhepunkt des kriminellen Wahnsinns. (…) Sind sich die Zivilschutzorganisationen

und Behörden der Gefahren bewusst, das Wasser durch Fluoridierung zu ver-giften? Seine Verwendung wurde in anderen Ländern dokumentiert. Natrium-fluoridwasserlösungen sind die billigste und wirksamste, den Chemikern bekannte Rattenvernichtung: farblos, geruchlos, geschmacklos; kein Gegenmit-tel, kein Heilmittel, keine Hoffnung: sofortige und völlige Vernichtung der Rat-ten. (…) Die Fluoridierung der Wasserversorgung kann ein langsam, nationaler Selbstmord sein oder die schnelle nationale Liquidation. Es ist krimineller Wahnsinn – Verrat!«

www.rense.com/general79/hd3.htm

1950 hieß die Regierung der Vereinigten Staaten die Fluoridierung gut, ohne dass ein wissenschaftlicher Beweis die Verwendung von Fluoriden stützte. Seitdem wurden über 75 Prozent der nationalen Reservoirs fluoridiert und 150 000 Tonnen toxischer Fluoride werden alljährlich hineingepumpt, damit es auch so bleibt. Andererseits haben 90 Prozent der Länder Europas, trotz des Drucks von Zahnärzten unter Hirnwäsche, die Fluoridierung wegen Um-welt-, Gesundheits-, rechtlichen oder ethischen Bedenken abgelehnt, verbo-ten oder die Fluoridierung beendet. Am 12. April 2010 setzte die Zeitschrift *Time* die Fluoride auf die Liste der »Top Ten der am meisten verbreiteten To-xine im Haushalt« und beschrieb Fluoride als »neurotoxisch und potenziell tumorfördernd, wenn man sie schluckt«. Die Wahrheit ist in fast allen Län-dern der Welt bekannt, auch in den Vereinigten Staaten. Es ist ungesetzlich, eine gesamte Bevölkerung mit einer Substanz »unter Medikamente zu set-zen«, die jeder für toxisch hält. Doch in den Vereinigten Staaten tun wir es trotzdem!

Was sollten Sie tun, um sich selbst vor Fluoriden zu schützen? Als Aller-erstes sollten Sie niemals Produkte benutzen, die Fluoride enthalten, wie zum Beispiel fluoridierte Zahncreme oder fluoridiertes Mundwasser. Kaufen Sie auch kein abgefülltes Wasser, dem Fluoride zugesetzt wurden. Ich denke, es ist absurd, so ein Produkt in das Regal zu stellen. Und trinken Sie kein Wasser aus der Leitung, solange Sie keinen guten Fluoridfilter besitzen. Besuchen Sie http://apps.nccd.cdc.gov/MWF/Index.asp, dort können Sie nachsehen, ob Ihr Leitungswasser mit tödlichen Fluoriden vergiftet ist.

Ich empfehle Ihnen das Buch *The Fluoride Deception* (dt. *Der Flurorid-Betrug*) von Christopher Brysons, einem preisgekrönten Journalisten und ehemaligen Produzenten der BBC. Er beschreibt darin die Interessensverstrickungen, die in den 1940er- und 1950er-Jahren zwischen der Aluminiumindustrie, dem US-Kernwaffenprogramms und der Dentalindustrie bestanden und die dazu führten, dass die Fluoridierung nicht nur für sicher erklärt wurde, sondern als »vorteilhaft für die menschliche Gesundheit«. Ich empfehle Ihnen zudem den Artikel »50 Reasons to Oppose Fluoridation« (dt.: »50 Gründe gegen Fluoridierung«) auf www.fluoridealert.org/50reasons.htm.

Impfungen

LÜGE: Impfungen sind sicher, wirksam und beruhen auf soliden wissenschaftlichen Studien und Belegen. Durch sie haben viele Infektionskrankheiten abgenommen. FAKT: *Impfungen beruhen auf fehlerhaften Forschungen und gefälschten Daten. Sie verursachen Krankheiten und sogar Tod.* **Hygiene und Reinlichkeit und nicht die Impfungen haben im letzten Jahrhundert zum Rückgang fast aller Infektionskrankheiten geführt.**

Verhindern Impfungen nicht Krankheiten? Sind sie nicht sicher und wirksam? Die Gesundheitsbehörden meinen, es sei den Impfungen zu verdanken, dass es zu weniger Erkrankungen kommt, und versichern uns ihre Sicherheit und Wirksamkeit. Doch diese Annahmen widersprechen den Statistiken der Regierung, den veröffentlichten medizinischen Studien, den Berichten der FDA und des CDC *(Center for Disease Control)* und der Meinung von glaubwürdigen Forschern aus aller Welt.

Überprüfen Sie die Diagramme!

Wenn Sie sich die folgenden Diagramme ansehen, wird es glasklar, dass die Todesfälle aufgrund von Keuchhusten, Diphtherie und Masern schon abnahmen, bevor die entsprechenden Impfstoffe eingeführt wurden. Laut der *British Association for the Advancement of Science* (dt. Britische Gesellschaft zur Förderung der Wissenschaften) nahmen die Kinderkrankheiten zwischen 1850 und 1940 mit den verbesserten sanitären Einrichtungen und hygienischen Umständen um 90 Prozent ab. Das war lange bevor die Pflichtimpfungsprogramme eingeführt wurden. Im selben Zeitraum fielen in den Vereinigten Staaten und England auch die Todesraten der Infektionskrankheiten um etwa 80 Prozent.

Ich bin mir bewusst, dass Impfungen für die meisten konventionellen Ärzte »heilig« sind. Sie zu hinterfragen, kommt einer Gotteslästerung gleich. Ich kann Ihnen versichern, dass ich die Wirksamkeit und die Sicherheit von so etwas »Heiligem« wie den Impfungen nicht anzweifeln würde, wenn ich nicht ohne jeglichen Zweifel wüsste, dass ich Recht habe, wenn ich anmerke, dass Impfungen nicht sicher sind und nicht wirksam die Verbreitung von Krankheiten verhindern.

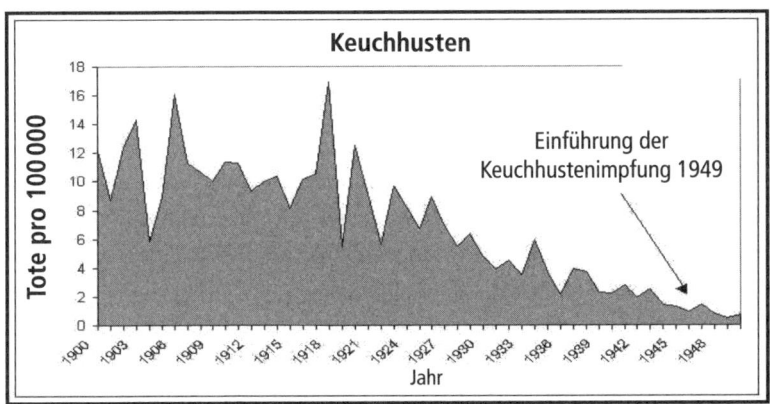

Keuchhusten

Tote pro 100 000

Einführung der
Keuchhustenimpfung 1949

Jahr

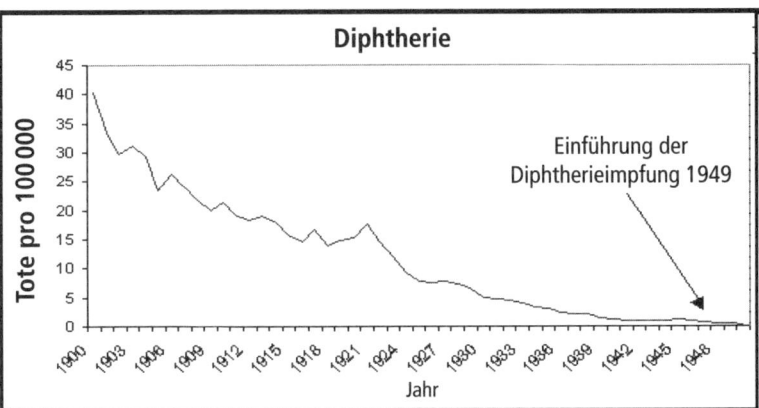

Diphtherie

Tote pro 100 000

Einführung der
Diphtherieimpfung 1949

Jahr

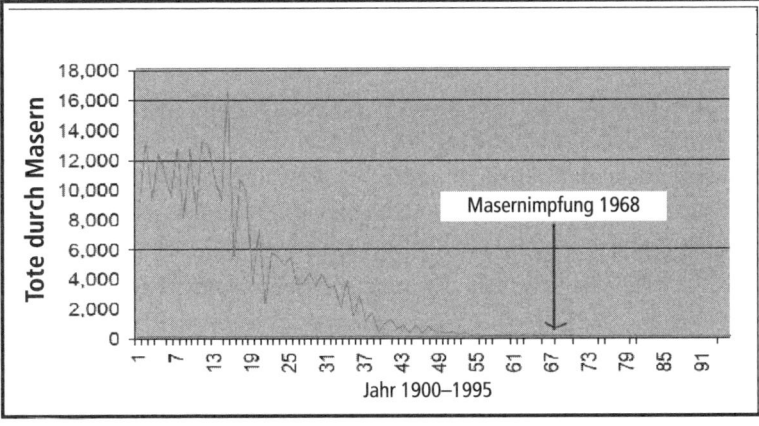

Tote durch Masern

Masernimpfung 1968

Jahr 1900–1995

In den letzten 60 Jahren haben die Impfungen, der Eckpfeiler der Gesundheitspolitik, die Verbreitung von Krankheiten verursacht und nicht verhindert. Wenn Sie in der Lage sind, auf dieses Thema einen »neutralen Blick« zu werfen, dann werden Sie sehr schnell sehen können, dass Massenimpfungen bei neurologischen und Verhaltensstörungen zu globalen Epidemien führen sowie zur weltweiten Ausbreitung von Autoimmunerkrankungen. Leider ist es wahrscheinlich, dass Sie mich als »Quacksalber« oder »Idioten« abtun, Ihren Kopf in den Sand zurück stecken und mit Ihren Kinder für weitere tödliche Injektionen wieder zum Arzt gehen.

Wie Sie sehen, machen die meisten Amerikaner das, was man ihnen sagt. Von Geburt an werden wir dazu aufgefordert, nicht selbst zu denken. Wir werden dazu programmiert, unseren Ärzten und der Medizinmafia blind zu vertrauen. Uns wird beigebracht, keine Fragen zu stellen. Es ist eine bittere Tatsache, dass die meisten Amerikaner einfach an Impfungen glauben, obwohl sie wahrscheinlich keine Ahnung haben, was die Impfstoffe enthalten. Jahrzehntelang wurden in den führenden Medizinzeitschriften Studien veröffentlicht, die die schwerwiegenden Nebenwirkungen (wie auch den Tod) der Impfstoffe belegen.

Hunderte von veröffentlichten Studien und Dutzende von Ärzten und Wissenschaftlern geschriebene Bücher dokumentieren das Versagen von Impfstoffen, ihre Nebenwirkungen, und ihre schwerwiegenden Mängel in Praxis und Theorie. Es ist unglaublich, dass die meisten Kinderärzte und Eltern diese Belege trotzdem nicht kennen. Es ist nicht zu entschuldigen, dass die meisten Kinderärzte nicht einmal wissen, was die Impfstoffe enthalten, die sie verabreichen. Sie glauben mir nicht? Dann fragen Sie sie. Machen Sie sich auf einen perplexen Blick in ihrem Gesicht gefasst, kurz bevor sie wütend werden, weil Sie es wagen, eine solche Frage zu stellen. Oder sie bedrohen Sie, wenn Sie sich nicht der »vorgeschriebenen« Impfung unterwerfen! Trauigerweise setzen die meisten Kinderärzte ihren guten Ruf für die angebliche Sicherheit und Wirksamkeit der Impfungen ein. Sie sind gegenteiligen Informationen gegenüber nicht wirklich »offen«.

Als zum Beispiel unsere älteste Tochter Brianna etwa 18 Monate alt war, gingen wir zu einer Untersuchung zu ihrem Arzt. Der Arzt erzählte uns, dass die Zeit für Impfungen gekommen sei, darunter gegen Masern, Mumps und Röteln. Wir hatten uns zuvor ein bisschen über Impfungen informiert und waren etwas besorgt, dass sie nicht ganz so sicher sind, wie es immer hieß.

Wir erzählten dem Arzt, dass wir besorgt waren und nicht wollten, dass Brianna geimpft würde, und gingen davon aus, dass er unserem Wunsch folgt. Seine Antwort verblüffte uns:»Wenn Sie sich entscheiden, dass sie nicht geimpft wird, dann kann ich sie hier nicht länger behandeln. Dann müssen Sie irgendwo anders hingehen. Wir halten nichts von dem ganzen Gerede (über Autismus). Impfungen verursachen keinen Autismus. Beim Verzehr von Fischstäbchen ist das Risiko, dass dies Autismus verursacht, höher als bei Impfungen.« Welche Arroganz! Was für ein aufgeblasener Heuchler. Wir hätten die Praxis sofort verlassen sollen, doch wie Tausende andere Eltern beugten wir uns dem Druck und erlaubten dem Arzt, dass er unserem kleinen Mädchen Gift spritzte.

»Toxische Cocktails«

Impfungen wurden schon als»toxische Cocktails« beschrieben, die die giftigsten Substanzen der Erde enthalten. Sie werden aus lebenden und toten Tierviren zusammengestellt, die im Nierengewebe von Affen, im Gewebe von Kühen, Ziegen, Schweinen und sogar von abgetriebenen menschlichen Föten kultiviert werden. Sie enthalten verschiedene Kombinationen der folgenden Stoffe: Thiomersal (Natriumsalz einer organischen Quecksilberverbindung), Aluminium, Formaldehyd, Phenol, Äthylen, Glykol (Gefrierschutzmittel), lebende Viren, Bakterien, Azeton und andere Dinge.

Professor Dr. Boyd Haley von der *University of Kentucky* erklärt:»Man könnte keine Studie entwerfen, die zeigt, dass Thiomersal sicher ist. Es ist einfach viel zu toxisch. Wenn man einem Tier Thiomersal spritzt, wird sein Gehirn geschädigt. Wenn man es in lebendes Gewebe einbringt, sterben die Zellen. Wenn man es in eine Petrischale gibt, sterben die Kulturen darin ab. Wenn man diese Dinge weiß, ist es schockierend, wenn es jemand einem Kind injiziert, in der Meinung, keinen Schaden zu verursachen.« www.rollingstone.com/politics/story/7395411/deadly_immunity

Was wäre, wenn ich etwas Quecksilber, Formaldehyd, Aluminium, Gefrierschutzmittel und lebende Viren, die in totem Tiergewebe kultiviert wurden, nehmen würde, das mit etwas Erdnussbutter zusammenmischen würde und es für meine Kinder als Brotzeit auf eine Scheibe Brot schmieren würde? Würden Sie mich dann für einen guten Vater halten? Was wäre, wenn ich sagen würde:»Das hält sie gesund.« Würden Sie meinen Verstand in Frage stellen? Ich würde vermutlich wegen Kindesmissbrauch eingesperrt werden.

Doch wenn Ärzte unseren Kindern dieselben Zutaten spritzen (natürlich ohne Erdnussbutter) und uns erzählen: »Das hält sie gesund«, dann verschwenden die wenigsten von uns einen Gedanken dazu. Was wäre, wenn Sie Ihren Arzt anriefen und im mitteilten, dass Sie Ihrem Baby nun Quecksilber, Aluminium und Formaldehyd spritzen werden und Sie sich nun fragen, was eine »sichere Dosis« bei diesen Zutaten wäre? Gleich nachdem er das Jugendamt angerufen hätte, würde er vermutlich die Polizei verständigen! Wie Sie sehen, gibt es keine sichere Dosis, weil das alles toxisch ist.

Quecksilberderivate, Aluminium und Formaldehyd sind in den meisten Impfstoffen enthalten. Wie kann es sein, dass sie sicher sind? Die Antwort hängt davon ab, wer sie injiziert. Wenn Sie oder ich unseren Kindern Quecksilber oder Formaldehyd spritzen, landen wir im Gefängnis. Doch wenn eine Arzneimittelfirma und ein Arzt dieselben Gifte injizieren, dann sind sie absolut harmlos. Was ist daran falsch? Leider schwimmen die meisten Amerikaner einfach in der Masse mit, glauben, was man ihnen erzählt, stellen keine Fragen und haben blindes Vertrauen in ihre Ärzte. Doch wo bekommen die Ärzte ihre medizinische Ausbildung? Richtig, an den Medizinfakultäten.

Die Medizinfakultäten werden in großem Maße von der Pharmaindustrie bezuschusst und unterziehen ihre Studenten einer Gehirnwäsche, damit sie glauben, dass Impfstoffe sicher sind und die Ausbreitung von Infektionskrankheiten verhindern.

Es überrascht nicht, dass es für die Pharmaindustrie einen großen finanziellen Anreiz gibt, mit den Impfstoffen »hausieren zu gehen«. Mit dem Verkauf dieser toxischen Cocktails macht sie Riesengewinne. Sobald diese Medizinstudenten ihren Abschluss haben und Ärzte werden, werden ihnen hohe Provisionen angeboten, damit sie möglichst viele Impfstoffe an ihre Patienten verkaufen und ihr blindes Vertrauen in die Notwendigkeit dieser Gifte aufrechterhalten.

Die meisten Menschen erdulden die Vergiftung ihrer Kinder, da sie einfach nicht glauben können (oder sich weigern zu glauben), dass ihr »allwissender« Arzt möglicherweise falsch liegen könnte.

Wir vertrauen unseren Ärzten blind, die dem blind vertrauen, was sie in ihrer Ausbildung an der Universität gelernt haben, die wiederum von der AMA kontrolliert werden, die mit der Pharmaindustrie »in einem Bett liegt«, die nur Interesse am Profit ihrer Aktionäre hat und nicht an der Gesundheit unserer Kinder.

Jenner & die Pocken

1749 wurde in England Edward Jenner geboren. Er gilt als der »Vater der Impfstoffe«. Er glaubte an den Aberglauben der Melkerinnen, dass jemand, der an Kuhpocken erkrankt war, sich keine Pocken zuziehen könne. 1786 bediente sich Jenner des achtjährigen Jungen James Phipps als menschliches Versuchsobjekt für einen Test. Er schabte Eiter von den Wunden einer Melkerin und spritzte diesen Phipps. Kurze Zeit später impfte er ihn mit Pocken, doch er erkrankte nicht. Jenner glaubte, dass er ein Heilmittel gegen Pocken gefunden hätte. In den nächsten zwölf Jahren impfte er Phipps über ein Dutzend Mal. Phipps starb schließlich mit 20 Jahren an Tuberkulose. Auch Jenners eigener Sohn musste als Versuchsobjekt herhalten, auch er starb mit 21 Jahren an Tuberkulose. Seit dieser Zeit sehen Forscher einen Zusammenhang zwischen Tuberkulose und dem Pockenimpfstoff. (Eleanor McBean, *The Poisoned Needle)*

In den darauf folgenden Jahren sammelte Jenner »Beweise« dafür, dass sein Pockenimpfstoff funktioniere und präsentierte sie dem Parlament. Natürlich trug er nur die Daten vor, die seine Theorie unterstützten, und erwähnte nie die Vielzahl der Menschen, die seine Theorie widerlegten, also jene Menschen, die Kuhpocken bekamen und danach an Pocken erkrankten. Er achtete darauf, nur die Fälle eines Dutzend alter Männer zu erwähnen, die Kuhpocken hatten und danach nicht an Pocken erkrankten, vermied aber die Hunderten von Fällen zu erwähnen, die beides hatten. Nach Jahren der Datenmanipulation und der »Optimierung« seiner Formel für den Pockenimpfstoff »verkaufte« er seine Impfstofftheorie an die intellektuelle Elite und Regierungsangehörige.

Trotz Jenners Bemühungen kam es nicht zu einer weit verbreiteten Impfung. Bis 1807 waren nur 1,5 Prozent der Briten geimpft. Bis 1823, als Jenner starb, kam es in England nur zu regionalen Pockenausbrüchen, die man kaum als Epidemie bezeichnen kann. In den nächsten 30 Jahren waren die Pocken unter Kontrolle. Trotzdem wurde in England 1853 die Impfpflicht eingeführt und ab 1857 drohten Strafen und Gefängnis, wenn sich jemand weigerte, sich gegen Pocken impfen zu lassen.

Sobald die Pockenimpfung in England Pflicht war, kam es zu enormen Epidemien. Zwischen 1857 und 1859 gab es über 14 000 Tote durch Pocken. Zwischen 1863 und 1865 gab es über 20 000 Pockentote. Einige Jahre später, zwischen 1870 und 1872, starben fast 45 000 Menschen an Pocken. Laut offiziellen Schätzungen waren 97 Prozent der Bevölkerung geimpft. (Anne Riley Hale, *The Medical VooDoo*) Japan führte die Zwangsimpfung 1872 ein. 1892 gab es trotz des Impfprogramms 165 774 Pockenfälle mit 29 979 Toten. Fazit: Die Pockenimpfung funktioniert nicht.

Was ist mit Polio?

Rettete die Polio-Impfung nicht Millionen Leben? Im Staat New York lebten 1950 15 Millionen Menschen. Damals gab es 13 Polio-Fälle und einen Polio-Toten pro 100 000 Einwohner. Das kann man kaum eine Epidemie nennen! Doch aufgrund dieses dürftigen Beweises einer Polio-»Epidemie« überzeugte Dr. Jonas Salk die Bundesregierung, 97 Prozent der amerikanischen Bevölkerung mit etwas zu impfen, das im Gewebe von toten Grünmeerkatzen kultiviert worden war. Mit dem fortschreitenden Impfprogramm von Salk nahm auch die Zahl der Fälle mit paralytischer Polio zu. 1959 kam es zu 5000 Fällen mit paralytischer Polio, das waren 50 Prozent mehr als 1958 und 100 Prozent mehr als 1957. Und das, obwohl bis Ende 1959 300 000 000 Dosen des Impfstoffs in den Vereinigten Staaten verabreicht worden waren.

Die sechs Neuenglandstaaten berichteten ein Jahr nach der Einführung der Impfung von vermehrten Polio-Fällen, von Vermont mit 100 Prozent mehr Fällen bis Massachusetts mit erstaunlichen 642 Prozent mehr Fällen. Bei Anhörungen vor dem Kongress bezeugte Dr. Bernard Greenberg, Leiter des *Department of Biostatistics* an der *University of North Carolina School of Public Health,* dass nicht nur die Zahl der Polio-Fälle nach der Einführung der Pflichtimpfung drastisch zunahm, sondern dass die Statistiken auch durch die Gesundheitsbehörden und das CDC gefälscht wurden, um den gegenteiligen Eindruck zu erzeugen. *(Hearings before the Committee on Interstate and Foreign Commerce,* Repräsentantenhaus, 87. Kongress, Zweite Sitzungsperiode zu H. R. 10541, Mai 1962, S. 94)

Zum Beispiel veränderte das CDC die Definition von »Polio«, nachdem 1958 die Impfung mit lebenden Poliovakzimen eingeführt worden war. Fälle mit Entzündungen der Membran, die die Nervenzellen im Gehirn und in der Wirbelsäule schützt, welche zu Muskelschwäche und Schmerzen, aber nicht zur Lähmung führt, wurden nicht mehr als »Polio« eingestuft. Sie wurden nun als aseptische Meningitis bezeichnet, auch wenn der Polio-Virus nachgewiesen werden konnte. Die Zahl der Berichte über Fälle mit aseptischer Meningitis kletterte von fast Null auf Tausende. Im gleichen Verhältnis nahmen die Fälle mit Polio ab. Etwas später im Jahr 1958 änderte das CDC die Definition von »Polio« erneut! Alle Fälle mit klassischen Polio-Lähmungserscheinungen wurden nur akute, schwache Lähmung genannt. 1960 erklärte das CDC triumphierend, dass große Teile der Welt »poliofrei« seien, während die kurz zuvor erfundene akute, schwache Lähmung »auf geheimnisvolle Weise« überall um sich griff.

Fast 20 Jahre nach der ersten Polio-Impfung 1977 gestand Salk vor einem Unterausschuss des Senats ein, dass alle Polio-Fälle seit 1961 durch den oralen Polio-Impfstoff verursacht wurden. 1985 berichtete das CDC, dass 87 Prozent der Polio-Fälle in den Vereinigten Staaten zwischen 1973 und 1983 durch den Impfstoff verursacht wurden und meistens bei gegen Polio immunisierten Personen aufgetreten seien. Das CDC räumte ein, dass der Polio-Impfstoff der heute einzige bekannte Grund für Polio in den Vereinigten Staaten sei.

Ich erwähnte bereits, dass der Polio-Impfstoff ursprünglich in toten Grünmeerkatzen kultiviert wurde und von 1959 bis 1965 mit dem Simian-Virus 40 (SV-40) verunreinigt war. Es stellte sich heraus, dass der SV-40 sowohl horizontal, zum Beispiel zwischen Vater und Mutter, als auch vertikal, zwischen Mutter und Kind, übertragen werden kann. Der SV-40 wird oft mit dem Medulloblastom in Verbindung gebracht, dem am häufigsten auftretenden embryonalen Gehirntumor. Als Wissenschaftler jungen Hamstern SV-40 spritzten, entwickelten über 80 Prozent von ihnen Gehirntumoren. Bei den Menschen, die einen Gehirntumor bekamen und zu den Millionen von Menschen gehörten, die mit SV-40-verseuchtem Impfstoff gegen Polio geimpft worden waren, wurden sehr oft Spuren dieses Virus gefunden. Die Ärzte J. Farwell, G. Dohrmann, L. Marrett und J. W. Meigs verfassten 1979 einen Aufsatz mit dem Titel »Effect of SV40 Virus-Contaminated Polio Vaccine on the Incidence and Type of CNS Neoplasms in Children: A Population-Based Study« (dt.: »Die Auswirkung des SV-40-verseuchten Polioimpfstoffes auf das Auftreten und den Typ von ZNS-Neoplasma bei Kindern: Eine auf die Bevölkerung bezogene Studie«). Darin berichten sie von einer erheblichen Zunahme von Gehirntumoren bei Kindern, vor allem des Medulloblastoms, deren Mütter mit dem SV-40-verseuchten Impfstoff geimpft worden waren.

Die folgende Grafik macht deutlich, dass zu der Zeit, als der Lebendimpfstoff gegen Polio in den Vereinigten Staaten eingeführt wurde, in den 1950er-Jahren, die Häufigkeit von Polio bereits um 80 Prozent abgenommen hatte.

Ausbrüche in geimpften Gebieten

Wussten Sie, dass die meisten Krankheitsausbrüche in Gebieten vorkommen, deren Bevölkerung vollständig geimpft wurde? Anfang 2010 erkrankten über 1000 Menschen in New York und New Jersey an Mumps. Interessant daran ist, dass Leslie Terjesen, die Sprecherin des *Ocean County* in New Jersey, in CNN erklärte, dass 77 Prozent derer, die Mumps bekamen, gegen Mumps geimpft waren. Wenn der Mumpsimpfstoff tatsächlich wirken würde, dann hätte sich Mumps doch unter denen verbreiten müssen, die sich weigerten, sich impfen zu lassen. Das wäre logisch, oder? Doch in diesem Fall sieht die Realität ganz anders aus. Eine neutrale Untersuchung würde zeigen, dass der

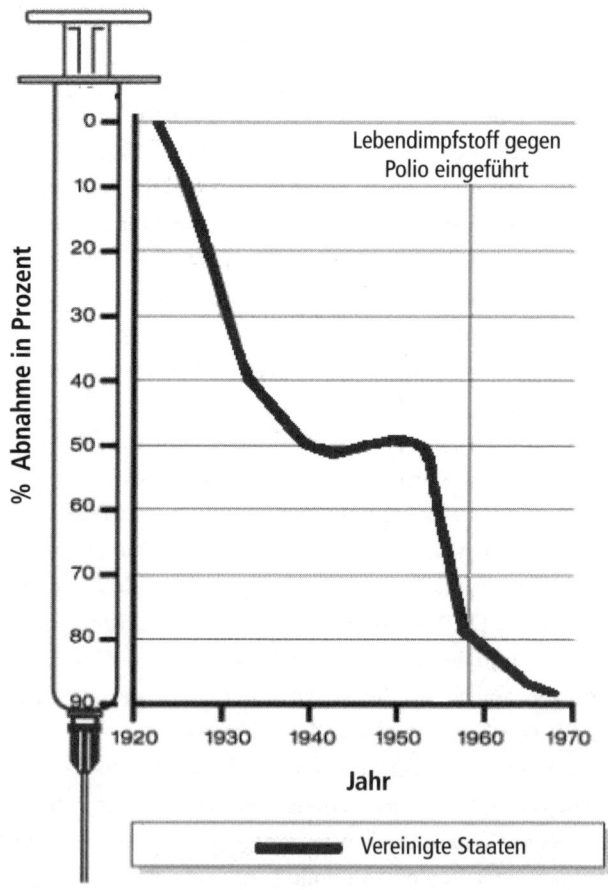

Mumpsausbruch durch die geimpften Personen verursacht wurde.

1967 erklärte die WHO, Ghana sei »frei von Masern«, nachdem 96 Prozent der Bevölkerung geimpft worden waren. Doch 1972 erlebte Ghana eine der schlimmsten Masernepidemien mit der bislang höchsten Todesrate. Die Ausgabe vom 21. November 1990 des *Journal of the American Medical Association* stellte fest: »Obwohl in den Vereinigten Staaten über 95 Prozent der Kinder im Schulalter gegen Masern geimpft sind, kommt es immer wieder zu Masernausbrüchen in den Schulen und die meisten Fälle treten bei den zuvor geimpften Kindern auf.«

Ein Artikel im *New England Journal of Medicine* (NEJM) von März 1987 wies darauf hin, dass an einer vollständig geimpften Schule in Corpus Christi in Texas ein Masernausbruch stattgefunden hatte. Eine andere, im Juli 1994 im NEJM veröffentlichte Studie berichtete, dass 80 Prozent der Kinder unter fünf Jahren, die Keuchhusten haben, geimpft worden sind. Es gibt Hunderte weitere Beispiele für Krankheitsausbrüche in vollständig geimpften Bevölkerungen, aber ich denke, Sie haben verstanden, worauf ich hinauswill, oder?

Impfungen & Autismus

Der Kongressabgeordnete Dan Burton aus Indiana hielt im Herbst 2001 Anhörungen zum Zusammenhang zwischen Impfungen und Autismus ab. Sein Enkel wurde autistisch, nachdem er bei einem Kinderarztbesuch das 49-fache der Quecksilbermenge erhalten hatte, die von der EPA als unbedenklich erachtet wird. Der Arzt hatte bei ihm neun Impfungen auf einmal vorgenommen. Während dieser Anhörungen erzählten Eltern immer wieder ähnliche Geschichten darüber, wie ihre Babys, die sich zuvor normal entwickelten, sich plötzlich zurückentwickelten, nachdem sie gegen Masern, Mumps und Röteln oder gegen Diphtherie, Keuchhusten und Tetanus geimpft worden waren. Die Kinder entwickelten sich zurück, bis sie nur noch autistisch dahinvegetierten. Zuvor glückliche und intelligente Kinder konnten plötzlich nicht mehr lernen, kommunizieren oder ihre Eltern erkennen.

Es gibt erstaunliche Aussagen von Autismus-Experten. Dr. Michael Goldberg erklärte zum Beispiel, dass es unmöglich sei, dass eine Epidemie alleine auf einem genetischen Umstand beruht. Das ist die Standardentschuldigung des CDC und der NIH, die damit erklären, warum die Zahl der Autismusfälle in gerade mal zwei Jahrzehnten förmlich explodierte. Dr. Mary Megson erklärte, wie es kam, dass Autismus von einer 1978 unbekannten Krankheit (ein Fall auf 10 000 Einwohner) zu einer Epidemie im Jahr 2000 (166 Fälle auf 10 000 Einwohner) wurde. Ihre Untersuchungen zeigten bei fast allen autistischen Kindern einen Vitamin-A-Mangel.

Können Sie sich vorstellen, was dem Körper Vitamin A entzieht? Sie liegen richtig: die Impfung gegen Masern, Mumps und Röteln. Erstaunlicherweise besteht die Medizinmafia noch immer darauf, dass es keine Verbindung zwischen toxischen Quecksilberkonservierungsmitteln in diesen Kinderimpfstoffen und der verblüffenden Zunahme von Autismus gibt, obwohl es viele wissenschaftliche Belege für das Gegenteil gibt.

Der Ire Dr. John O'Leary, ein erstklassiger Molekularbiologe, der mit den modernsten Sequenzierungstechniken arbeitet, zeigte, wie er bei 96 Prozent der von ihm untersuchten autistischen Kinder Masernviren in den Därmen fand und nur bei 6,6 Prozent der normalen Kinder. Interessant ist, dass diese Viren nicht von natürlichen Krankheiten herrührten, sondern aus dem Masernimpfstoff.

Dr. V. Singh ist ein Spezialist für Autismus aus Utah. Er belegte in über 400 Fällen von Autismus, dass die Kinder eine Autoimmunerkrankung gehabt hatten, in der ihr Körper die eigenen Nervenverbindungen angegriffen hatte. Er stellte fest, dass nach Aussage von 55 Prozent der Familien der Autismus bald nach der Impfung gegen Masern, Mumps und Röteln auftrat, und nach Aussage von 33 Prozent der Familien bald nach der Impfung gegen Diphtherie, Keuchhusten und Tetanus. Solche neuronalen Schäden sind eine bekannte Nebenwirkung von Quecksilber, Aluminium und Formaldehyd, die in diesen Impfstoffen enthalten sind.

Und Quecksilber ist als Konservierungsmittel noch immer in den meisten Impfstoffen enthalten, auch der Grippeimpfung. Viele Menschen meinen irrtümlich, dass es zwischen 2000 und 2002 aus den Impfstoffen entfernt worden sei. Doch das stimmt nicht. Thimerosal, eine organische Quecksilberverbindung, wird noch immer im Herstellungsverfahren fast aller Impfstoffe benutzt, aber nicht mehr auf dem Etikett ausgewiesen, da es kein »zugesetzter« Bestandteil mehr ist. Der Kongressabgeordnete Dan Burton forderte deswegen in einer Anhörung des Kongresses 2003, dass gegen die Leitung von FDA und FTC juristische Schritte wegen krimineller Handlungen eingeleitet werden sollten. Doch geschehen ist nichts. Die Medien brachten die Geschichte nicht und Quecksilber wird weiterhin bei der Herstellung aller Impfstoffe benutzt.

Am 26. November 2005 forderte Präsident George W. Bush das oberste Bundesverwaltungsgericht auf, Dokumente unter Verschluss zu nehmen, in denen es um Hunderte Autismusfälle geht, die angeblich durch Thimerosal verursacht wurden, eine der toxischen Zutaten in vielen Impfstoffen für Kinder. Diese Initiative der Regierung folgte einem Zusatz der Gesetzesvorlage zur *Homeland Security* auf den Fersen, der das Pharmaunternehmen Eli Lilly, das Thimerosal entwickelt hatte, vor Rechtsstreitigkeiten wegen dieses Zusatzes schützte. Der Gesetzesentwurf enthob Pharmaindustrie und Gesundheitsbeamte aller Verantwortung für die Schäden und Todesfälle, die durch dieses Konservierungsmittel entstanden waren.

Ja, unsere Regierung ist korrupt. Laut einem Artikel von F. William Engdahl vom 12. März 2010 hat das *U.S. Center for Disease Control* (CDC) Dr. Poul Thorson, dem Leiter einer dänischen Forschungsgruppe, seit 2002 14,6 Millionen Dollar gezahlt, damit dieser Studien veröffentlicht, die widerlegen, dass es eine Verbindung zwischen Autismus und Impfstoffen gibt, obwohl Untersuchungen älterer Studien von Thorson diesem »wissenschaftlichen Betrug« nachgewiesen hatten. Sein Partner Kreesten Madsen wurde vor kurzem entlarvt, dass er mit CDC-Beamten abgesprochen hatte, dass er nur günstige Daten auswählen würde, die die Sicherheit der Impfstoffe »bewiesen«. Die dänische Polizei ermittelt inzwischen gegen Thorson wegen des Verdachts kriminellen Betrugs und behauptet, dass er mit zwei Millionen Dollar Steuergeldern untergetaucht sei, die er vom CDC erhalten habe.

Christians Geschichte

Im Folgenden wird die Geschichte einer pflichtbewussten, liebenden Mutter dargestellt, die nicht akzeptieren wollte, dass ihr zweijähriger Sohn Christian Autismus haben sollte. Sie bemerkte an Christian Veränderungen, direkt nachdem er die Impfungen im Alter von sechs und neun Monaten bekommen hatte.

Seine Mutter erzählt Christians Geschichte so:

Als mein Sohn sechs Monate alt war, gingen wir glücklich und wohlauf zum Arzt. Als wir mit ihm die Praxis verließen, schrie er so sehr, dass er nach einer Stunde für über vier Stunden in den Schlaf der Erschöpfung fiel. Ich versuchte, ihn zum Essen zu wecken, doch er wollte nur schlafen. Er bekam 40 °C Fieber. In der Nacht riefen wir den Arzt/das Krankenhaus an und sie erzählten uns, dass das normal wäre und wir ihm nur etwas von dem Schmerzmittel Tylenol®

geben sollten. Ich versuchte, mit lauwarmem Wasser seine Temperatur zu senken. Das funktionierte, aber es war eine sehr angstvolle Nacht. Am nächsten Tag ging ich wieder zum Arzt und er sagte: »Wir können nichts gegen das Fieber machen, außer ihm Tylenol® zu geben.« Am nächsten Tag geschah wieder das Gleiche und an diesem Tag beschloss ich, den Arzt zu wechseln. Am vierten Tag, ging ich zu einem neuen Arzt, der mir erklärte, dass es ein viraler Infekt sei und nichts mit der Impfung zu tun hätte. Er war nett und besorgt, daher glaubte ich ihm und ging wieder zum Impfen zu ihm, als Christian neun Monate alt war. Er wurde wieder krank, doch es war nicht so schlimm wie beim letzten Mal. Diesmal erreichte das Fieber nur 39 °C und er war etwa für 24 Stunden schläfrig, doch ansonsten schien er danach in Ordnung zu sein.

Kinder ändern sich jeden Tag, wenn sie so jung sind. Christian fing mit zwölf Monaten an zu reden und zu gehen. Doch mit 15 Monaten sprach er nicht mehr und sagte nur noch »Mama«. Vor unseren Augen fing er an, uns verloren zu gehen. Er reagierte nicht mehr auf seinen Namen, hielt keinen Augenkontakt mehr und fing an, fast die ganze Zeit zu schreien. Er schlief nicht mehr länger als zwei Stunden am Stück, war immer zornig und gewalttätig, er wollte nicht mehr mit seinen Spielsachen oder anderen Kindern spielen und wollte nur noch den ganzen Tag alleine fernsehen. Kurz vor seinem zweiten Geburtstag, mit 20 Monaten, wollten wir wissen, was mit ihm los war. Zuerst erzählten sie uns, dass er Lebensmittelallergien hätte und wir es mit einer glutenfreien und caseinfreien (GF/CF) Diät versuchen sollten. Das taten wir, doch die Fortschritte kamen nur langsam und an seinem zweiten Geburtstag erklärte man uns, dass er eine tief greifende Entwicklungsstörung bzw. Autismus hätte.

So fing alles an. Wenn ich heute zurücksehe, dann ist mir alles klar, aber damals wusste ich nicht, wie ich das interpretieren sollte. Was es noch schlimmer macht, ist, dass die Leute, denen ich vertraute und an die ich mich um Hilfe wandte, mir einfach ins Gesicht logen – immer wieder. Ich möchte nicht wieder so für dumm verkauft werden. Ich wusste nichts über Autismus, nun drehte sich mein ganzes Leben darum. Ich sorgte mich tagsüber um mein Kind und verbrachte die Nächte damit, nach Behandlungsmöglichkeiten für meinen Sohn zu suchen. In den folgenden zwei Jahren waren wir bei fünf »Spezialisten«, über zehn Therapeuten und ändert oft die Ernährungsweise mit vielen Nahrungsergänzungsmitteln. Wir versuchten die GF/CF-Diät, dann die SCD-Diät und dann eine Diät, die beides abwechselte. In dieser Zeit sahen wir einige Verbesserungen, aber nicht wirklich viele. Es war zugleich teuer, erschöpfend, erdrückend und schwierig. Mein Sohn war nun vier Jahre alt, doch trotz all dieser Mühen sprach er immer noch kaum, nur etwa 30 Worte, hielt selten Augenkontakt, reagierte nicht auf seinen Namen, lebte in seiner eigenen Welt und hatte mindestens drei große Tobsuchtsanfälle am Tag. Wir mussten tiefer einsteigen und genau abstimmen, was wir taten.

Der Wendepunkt kam, als ich die Sache in die Hand nahm und die Einzelteile zusammenfügte. Ich entschied mich zurückzuschlagen und übernahm die Kontrolle über die Gesundheit meines Sohnes. Bis dahin hatte ich nur Anordnungen entgegengenommen und befolgt, was die »Spezialisten« mir sagten. Ich entschied mich, von vorne anzufangen und auf seine vollständige Heilung hinzuarbeiten. Ich hatte wenigstens so viel Glück, einen Arzt zu finden, der in der Lage war, ordentliche Labortests durchzuführen und den Grund für Christians gesundheitliches Problem entdeckte und nicht nur die Symptome. Er fand heraus, dass mein Sohn vergiftet und unterernährt war und dass sein Immunsystem und sein Stoffwechsel geschwächt waren. Wir konzentrierten uns die nächsten zwölf Monate auf diese zwei Punkte und sahen langsam Verbesserungen.

Wir bezogen in den Heilungsprozess den gesamten Körper ein, so dass sein Körper seine grandiose Fähigkeit, sich selbst zu heilen, wieder reaktivierte. Ich fand eine Diät, auf die sein Körper reagierte. Zu ihr gehörten täglich frische Früchte. Durch eine Chelat-Therapie konnte er die Toxine abbauen. Und mit der Wiederherstellung von Stoffwechsel und Immunsystem konnte sein Körper sich wieder heilen. Heute hat sich mein Sohn wieder vollkommen erholt. Mit sechs Jahren geht er in eine ganz normale erste Klasse, spielt Baseball und Tennis und schwimmt. Er unterscheidet sich nicht von Gleichaltrigen. Oft sind die Menschen überrascht, wenn sie hören, dass er an einer autistischen Störung gelitten hat.

Diese Erfahrung hat mich gelehrt, wie wichtig es ist, was man tut und in welcher Reihenfolge man es tut. Hätte ich das früher gewusst, hätte ich mir Zeit, Geld und Frust gespart und hätte schneller Ergebnisse gesehen.

Das Folgende hat bei uns funktioniert. Bitte beraten Sie sich mit einem Arzt, bevor Sie die Behandlung Ihres Kindes ändern. Diesem Verfahren muss man 100-prozentig folgen, ohne Ausnahme. Folgen Sie dem Verfahren in dieser Reihenfolge und Sie werden innerhalb kurzer Zeit Verbesserungen sehen. Das wird Sie motivieren, dabei zu bleiben! Ab dem Zeitpunkt, als ich mit dieser Methode begann, benötigte ich zwei Jahre, um meinen Sohn zu heilen. Doch er hatte be-

reits einen gewissen Vorsprung, da er langsam Fortschritte machte und wir Teile dieser Therapie umsetzten. Damit war der Übergang einfacher. Hier die Therapiebeschreibung:

10 Schritte, um Autismus natürlich zu heilen

1. **Geistige Vorbereitung** ... *Organisieren Sie sich, erstellen Sie Listen mit dem, was Sie benötigen, erstellen Sie einen Zeitplan, nach dem Sie die Veränderungen durchführen. Es ist zu viel, um alles auf einmal zu machen, nehmen Sie pro Woche eine Veränderung vor.*

2. **Misten Sie aus** ... *Küche, Lebensmittel, Umwelt, Geräte, Produkte, Lebensstil/alte Gewohnheiten.*

3. **Bereiten Sie vor** ... *Wasser, Küche, Lebensmittel, Umwelt, Geräte, Produkte, Lebensstil, neue Verhaltensweisen.*

4. **Diät** ... *Kein Fluoride im Trinkwasser, nur gefiltertes Wasser; 80 Prozent alkalische Nahrung, 20 Prozent saure Nahrung, essen Sie täglich Supernahrung, nur biologische Lebensmittel, keine Fertiggerichte, nur frisch oder tiefgefroren; folgen Sie dem Feingold-Programm; reichlich kaliumhaltige Lebensmittel, kein Salz/Natrium, kein rotes Fleisch; vermeiden Sie Fette, essen Sie mehr frische Früchte und Gemüse, vermeiden Sie Allergien auslösende Lebensmittel wie Weizen, Milchprodukte, Soja, Mais, Erdnüsse; vermeiden Sie Zucker ... essen Sie Früchte zur Nachspeise.*

5. **Was bei Autismus erlaubt ist und was nicht** ... *Suchen Sie sich einen DAN-Arzt (Defeat Autism Now!; dt. Besieg den Autismus jetzt!), machen Sie Labortests und verwenden Sie Nahrungsergänzungsmittel, die keine Allergien auslösen.*

6. **Saft und Smoothie** ... *(je mehr, desto besser) Tipp: Machen Sie Säfte aus dem, was sie nicht essen wollen; 1-2 grüne Säfte sind nahrstoffreich und schnell verdaulich; Karotte-Apfel-Saft ist voller Vitamine.*

7. **Veränderungen des Lebensstil** ... *Leben Sie ökologisch, am besten biologisch, gehen Sie nicht zum Essen, spielen und sprechen Sie täglich mit Ihrem Kind; machen Sie Sport als Therapie (Hand-Auge-Koordination, Interaktion, einer Richtung folgen); Kinder lernen am besten, wenn sie Spaß haben und lachen; machen Sie aus allem ein Spiel und lassen Sie sie alberne Kinder sein.*

8. **Chelat-Therapie** ... *(unter der Aufsicht eines Arztes) Labortests werden die Ergebnisse zeigen. Wenn Toxine vorhanden sind, werden sie mit Hilfe eines Chelators wie DMSA, Sauna, Nahrung und Säften ausgeschwemmt.*

9. Therapien ... *Umfang und Qualität sind entscheidend, (setzen Sie sich während der Therapie dazu und wiederholen Sie sie zuhause), angewandte Verhaltensanalyse, Ergotherapie, Festhaltetherapie, Sprachtherapie, Sensorik.*
10. Ohne Angst leben ... *Integrieren Sie diese Veränderungen in Ihrem Leben und halten Sie daran fest. Fallen Sie nicht in Ihre alten Gewohnheiten zurück, wenn Ihr Kind geheilt ist. Es baut immer noch seinen Körper wieder auf und ist nicht vollständig geheilt. Achten Sie auf Toxine und Chemikalien. Aufgeklärte Konsumenten und informierte Eltern nehmen die Dinge selbst in die Hand. Sie wählen einen gesunden Lebensstil und eine kluge, alternative Gesundheitsfürsorge, die nicht auf der fortwährenden Einnahme von pharmazeutischen Produkten beruht, dazu gehört auch ein alternativer Impfzeitplan. Vielleicht glauben Sie, dass Sie das bereits tun, aber achten Sie genau darauf! Sind Sie konsequent? Machen Sie irgendwelche Ausnahmen? Gehen Sie zum Beispiel mit Ihrem Kind jeden Tag zur Sprachtherapie und essen Fertiggerichte oder Fastfood, wird das nicht zu denselben Ergebnissen führen wie bei einem Kind mit Sprachtherapie, das biologisches, selbst gekochtes Essen ohne Allergien auslösende Lebensmittel bekommt, Supernahrung isst und täglich gesunde frische Säfte trinkt. Die Ergebnisse unterscheiden sich erheblich.*

Mein allerliebstes Zitat stammt von Hippokrates: »Lass das Essen die Medizin sein und die Medizin das Essen.« *Ich war verzweifelt und wollte meinen Sohn heilen. Arbeiten Sie unentwegt daran und verlieren Sie das langfristige Ziel nicht aus den Augen, das die Heilung Ihres Kindes ist. Wenn Sie etwas benötigen, das Sie motiviert, dann fangen Sie an, für das College zu sparen! Sie werden vielleicht mehr als zwei Jahre benötigen, aber Sie werden erfolgreich sein, wenn Sie engagiert und konsequent sind. Denken Sie daran, jeder Schritt vorwärts ist ein Schritt näher zu Ihrem Ziel, die Heilung Ihres Kindes.*

Eleni Prokopeas www.GreenDivaMom.com

Abies Geschichte

Im Folgenden wird die eindrucksvolle Geschichte eines hingebungsvollen Vaters dargestellt, der emsig daran arbeitete, die autistischen Symptome seines Sohnes zu überwinden und ihm ein normales Leben zu ermöglichen. Das ist die Geschichte von Abie, erzählt von seinem Vater Dr. Rashid Buttar:

Mein Sohn Abie hörte mit etwa 14 Monaten zu sprechen auf. Die etwa 15 Worte, die er kannte, verschwanden schnell innerhalb weniger Wochen nach seiner dritten Impfung. Sein erstes Wort »Abu« *(Vater) war auch das erste, das er nicht mehr sagte. Seine Mutter und ich hatten entschieden, dass wir unseren Sohn wegen des Konservierungsmittels Thimerosal in den Impfstoffen nicht impfen lassen wollten. Ich galt als eine der aufstrebenden, führenden Kapazitäten in der Metalltoxikologie und wollte meinen Sohn auf keinen Fall Quecksilber aussetzen.*

Doch meine Ex-Frau hatte ohne mein Wissen Abie die üblichen Impfungen verabreichen lassen, da sie bei der Entbindung auf die Angst erregende Propaganda der Kinderärzte und der Ärzte im Krankenhaus gehört hatte. Einen Tag nachdem Abie zum ersten Mal zuhause war, ging sie mit Abie für die Impfung zurück in das Krankenhaus. Abie war einen Tag alt. Auch danach ging sie zu allen folgenden Impfungen. Im Alter von zwei Jahren galt er als »in der Entwicklung zurückgeblieben«.

Abie wurde am 25. Januar 1999 geboren. Im März 1998, zehn Monate vor seiner Geburt und einen Monat vor seiner Zeugung, hatte ich mich entschieden, mich nicht mehr mit autistischen und entwicklungsgestörten Patienten beschäftigen zu wollen. Im Blick zurück ist mir klar, dass Gott für mich einen besonderen Plan hatte. Doch ich wich vom rechten Pfad ab. Jetzt verstehe ich, dass mich Gott durch diese Erfahrung nur auf den richtigen Weg zurückführen wollte und mir deshalb die klare Botschaft sandte: »Du wirst tun, was ich dir aufgetragen habe, wozu du erschaffen wurdest!«

Es war für mich offensichtlich, dass der Sprachverlust von Abie mehr war als nur eine vorübergehende Verzögerung in seiner Entwicklung. Die Kinderärzte sagten die ganze Zeit über immer das Gleiche: »Nun, wahrscheinlich ist es nichts. Warten Sie einfach. Vielleicht ist er ein Spätentwickler.« Doch ich wusste, irgendetwas war falsch, denn er sprach nicht mehr. Es war nicht so, dass er es niemals gelernt hätte. Er hatte die Fähigkeit dazu verloren! Ein Wortschatz von zwölf bis 15 Worten ist nicht viel, doch es ist etwas! Und diese Worte waren alle verschwunden.

Ich wusste nicht, was ich tun sollte. Obwohl ich Hunderte von Patienten mit Quecksilber- und Bleivergiftungen behandelt hatte, hatte ich doch noch nie ein so kleines Kind behandelt. Ich wusste durch die frühere Behandlung von autistischen Kindern, dass dieses Verhalten in die gleiche Gruppe wie das Gehen auf Zehen, das Schlagen mit den Händen und die stereotypen oder ritualisierenden Verhaltensweisen gehört, die man häufig bei Entwicklungsstörungen findet und die auf eine geringe sensorische Aufnahmefähigkeit hindeuten. Ich wusste, dass mein Sohn nicht so werden sollte. Aus diesem Grund verbrachte ich Tausende

Stunden – die meisten davon spät abends, manchmal die ganze Nacht hindurch – mit Studieren, Forschen, Weinen und Beten, dass mein Sohn mir wiedergegeben werde. Ich bat, ich bettelte und ich drohte Gott. Ich feilschte mit dem Schöpfer, ich bot ihm meine Arme oder meine Beine an, nur damit er mir meinen Sohn wiedergab. Die ganze Zeit während dieser schweren Prüfung sah mich Abie immer mit seinen sanften, milchschokoladefarbenen Augen an, die mir sagen wollten:»Fürchte dich nicht, Papa, ich weiß, dass du es schaffen wirst.« *Schließlich gelang es mir auch. Mir wurde klar, dass der wahrscheinlichste Schuldige Quecksilber war. Ich testete Abie vier Mal, bevor sein Immunitätstest schließlich mit einem positiven Ergebnis für Quecksilber zurückkam. Daraufhin entwickelte ich eine innovative Entgiftungsmethode für ihn, über die bis dahin noch nie nachgedacht worden war.*

Fünf Monate nachdem ich mit seiner Entgiftung begonnen hatte, schnellte Abies Wortschatz von Null auf über 500 Worte. Er war fast dreieinhalb Jahre alt. Und Abie wurde am 6. Mai 2004 der jüngste offizielle Zeuge, der jemals vor dem U.S.-Kongress erschienen ist, und sagte vor dem Unterausschuss für Menschenrechte zu innovativen Methoden in der Behandlung von neurologischen Verletzungen und den Gefahren von Quecksilber in Impfstoffen aus.

Heute fragen mich Menschen, ob er »normal« sei. Wenn ich daran denke, muss ich lachen, denn er ist alles andere als normal. Er ist außergewöhnlich, gutaussehend, überraschend sanft, in der Schule seinen Altersgenossen in allen Fächern und in Mathematik und Englisch sogar um zwei bis drei Jahre voraus, er ist ein unglaublicher Athlet in allen Sportarten, die er versucht, er ist ein begnadeter Kampfsportler, der die drei wichtigsten Wettbewerbe gewonnen hat und in zwei aufeinanderfolgenden Jahren zu den besten Zehn der Welt gehörte und er erwirbt gerade in Taekwondo den zweiten Dan des Schwarzen Gürtels. Er berührt jeden, den er trifft. Wer ihn kennt, der muss ihn lieben. Sogar die Eltern der Kinder, gegen die er antritt, kommen zu mir, um seinen Stil, seinen Anstand und seinen Sportsgeist zu loben.

Ich kann ohne Übertreibung sagen, dass es der größte Segen meines Lebens ist, dass ich sein Vater sein darf. Auch auf das Risiko hin, dass ich rührselig klinge: Es gab Zeiten, in denen tat mir der Rest der Welt so schrecklich leid, da er niemals das unglaubliche und unbeschreibliche Gefühl kennen wird, Abies Vater zu sein.

Ein Punkt, der für das Verständnis von Schwermetallen entscheidend ist, ist die synergistisch schädliche Natur dieser hochgradigen Toxine. In der Wissenschaft wird die tödliche, letale Dosis (LD) einer Substanz an der Menge gemessen, die benötigt wird, um eine von 100 Personen zu töten. Diese Menge nennt man LD1. LD17 von einer Substanzmenge würde genügen, um 17 von 100 Personen zu töten. Wenn man LD1 von Quecksilber (genügend Quecksilber, um eine von 100 Personen zu töten) und LD1 von Blei (genügend Blei, um eine von 100 Personen zu töten) nimmt und diese Menge an 100 Personen verteilt, würden alle 100 Personen sterben! So schädlich sind diese Schwermetalle, wenn sie zusammenwirken, und beinahe jeder von uns spaziert mit mehr als nur einem dieser Toxine im Körper herum.

Mir ist nur eine Studie aus den 1970er-Jahren bekannt, die zur synergistisch schädlichen Natur der Schwermetalle durchgeführt wurde. Sie untersuchte jedoch nur Quecksilber, Blei und Cadmium. Wir wissen also nicht wirklich, wie schädlich einige der anderen Metalle sind, wenn sie innerhalb einer Person zusammenkommen. Doch alle diese Substanzen können auch durch geeignete Entgiftungsverfahren wieder aus dem Körper entfernt werden. Er kann sich davon mit der Zeit vollständig reinigen und wieder erholen, so dass es nicht zu chronischen Krankheiten kommt, solange die gesenkte Toxinbelastung bestehen bleibt.

Mehr als 3500 Ärzte beschäftigen sich in den Vereinigten Staaten mit chronischen Schwermetallvergiftungen. Doch die meisten dieser Ärzte wurden für dieses kritische Thema »Schwermetalle« gar nicht ausgebildet und weniger als 200 von ihnen sind vom American Board of Clinical Metal Toxicology *(ABCMT; dt.: amerikanischer Ausschuss für klinische Metalltoxikologie) dafür zertifiziert. Ich empfehle Ihnen dringend, dass Sie sich einen dieser zertifizierten oder von diesem Ausschuss dafür qualifizierten Ärzte suchen. Sie sind auf www.ABCMT.org, der Website des Ausschusses, verzeichnet. Seien Sie sich jedoch bewusst, dass die medizinische Hierarchie chronische Metallvergiftungen als zu behandelndes Problem nicht kennt und die ABCMT nicht anerkennt. Die Organisation wurde vor fast 30 Jahren gegründet und im Augenblick amtiere ich als ihr Vorsitzender.*

Weitere Informationen über Impfungen

Der Arzt Dr. Archie Kalokerinos begann in den späten 1960er-Jahren in Australien routinemäßig Kinder der Aboriginals zu impfen. Bald nachdem er mit den Impfungen begonnen hatte, wurden extrem viele dieser Kinder krank oder starben. Auffällig war auch, dass Kinder, die bei der Impfung krank waren, häufiger Gegenreaktionen hatten. In seinem Buch *Every Second Child* beschreibt Dr. Kalokerinos, dass sich die Kinder mit Gegenreaktionen nach einer großen Dosis Vitamin C wieder erholten und die Zahl der Kinder mit Gegenreaktionen dramatisch sank, wenn nur gesunde Kinder, die zuvor große Dosen Vitamin C erhalten hatten, geimpft wurden.

»Man hätte nun natürlich erwartet, dass die Behörden an dieser Beobachtung interessiert gewesen seien, die zu einer dramatischen Abnahme der Todesrate unter den Kindern in meinem Gebiet führte. Doch anstatt dafür Interesse zu zeigen, war ihre Reaktion extrem feindlich. Das trieb mich dazu, mich mit dem Thema ›Impfung‹ näher zu beschäftigen, und je mehr ich mich damit beschäftigte, desto entsetzter wurde ich. Ich sah, dass das gesamte Impfgeschäft ein einziger Schwindel war. Die meisten Ärzte sind überzeugt, dass sie etwas Sinnvolles machen, doch wenn man sich die richtigen Statistiken ansieht und die Krankheitsfälle untersucht, erkennt man, dass dem nicht so ist.«
Interview mit Dr. Archie Kalokerinos im International Vaccination Newsletter, *Juni 1995.*

Laut einer Studie sterben in den Vereinigten Staaten jedes Jahr 3000 Kinder in den vier Tagen nach der Impfung. Eine andere Untersuchung kam zu dem Schluss, dass die Hälfte der amerikanischen Fälle von plötzlichem Kindstod (zwischen 2500 und 5000 Kinder jährlich) durch Impfungen verursacht werden. (Viera Scheibner: *Vaccination: 100 Years of Orthodox Research Shows that Vaccines Represent a Medical Assault on the Immune System;* dt. *Impfung: 100 Jahre orthodoxe Impfungsforschung zeigt, dass Impfungen einen medizinischen Angriff auf das Immunsystem darstellen).* Es ist erstaunlich, in welchem Umfang die medizinische Fachliteratur den Misserfolg der Impfungen dokumentiert.

1989 berichtete das *Center for Disease Control* (CDC): »Unter Kindern im Schulalter kam es zu (Masern-)Ausbrüchen, obwohl die Impfrate bei über 98 Prozent lag.« (Morbidity and Mortality Weekly Report (MMWR), 38, S. 8–9, 29.12.1989) 1984 berichtete das CDC sogar von einem Masernausbruch in einer Population, die nachweislich zu 100 Prozent geimpft war.

Die Parallelen zwischen Kinderimpfung und Chemotherapie sind erstaunlich, aber nicht überraschend, wenn man bedenkt, dass es dieselben Hersteller sind, die dafür verantwortlich sind.

► Sowohl bei den Impfstoffen wie bei der Chemotherapie zeigten von den Herstellern bezahlte Wissenschaftler, dass sie »wirksam« sind.

► Beide führen zu Verletzungen und Tod.

► Beide sind extrem gewinnbringend.

► Beide werden als sakrosankt erachtet und somit nicht ernsthaft in Frage gestellt.

► Beide repräsentieren das Denkmuster, dass der Körper nur durch die Verwendung gefährlicher, von außen zugeführter Chemikalien geheilt werden kann.

Ich weiß, dass wir alle so erzogen sind, dass wir den Ärzten blind vertrauen. Doch Tatsache ist, dass sie dieses blinde Vertrauen nicht mehr verdienen. Die Ärzte legen den Eid ab, niemandem zu schaden, doch was heute den Kindern gespritzt wird, entscheiden nicht mehr die Ärzte, sondern die Pharmaindustrie, die den finanziellen Ansporn hat, so viele Impfungen wie möglich zu verabreichen. Nur indem sie die Menschen dumm hält, kann die Pharmaindustrie damit fortfahren, sich an den Impfungen dumm zu verdienen. Wir gehen davon aus, dass die amerikanische Regierung die Sicherheit und Wirksamkeit der Impfstoffe überprüft, wenn sie per Gesetz einen Impfzwang festlegt. Nichts könnte jedoch weiter von der Wahrheit entfernt sein!

Die Vergiftung unserer Kinder

Jeden Tag werden Millionen von Kindern toxische, ekelhafte Substanzen gespritzt, die Impfstoffe genannt werden. Noch bevor sie in die erste Klasse kommen, können Kinder bis zu 36 Impfungen erhalten! Es sind noch 200 weitere Impfungen im Kommen. Zukunftsszenarien sehen vor, dass Impfstoffe mit Nasensprays, Salben, Früchten und Gemüse eingenommen werden. Die »Impfbesessenheit« hat alles überstiegen, was jemand möglicherweise irgendwie wissenschaftlich verteidigen könnte. Noch mehr Impfstoffe in unsere kostbaren Kinder zu pumpen, grenzt an Kriminalität.

Wenn jedes Kind auf diesem Planeten ein möglicher »Zwangsempfänger« mehrerer Impfungen ist und jedes Gesundheitssystem und jede Regierung ein potenzieller Käufer, dann verwundert es nicht, dass Milliarden von Dollar in die Impfindustrie gepumpt werden. Ohne öffentlichen Aufschrei werden immer mehr verpflichtende Impfungen auf uns und unsere Kinder zukommen. Und während die Gewinne bereits ausgerechnet werden können, werden die realen menschlichen Kosten ignoriert. Dr. James R. Shannon, ehemaliger Leiter des *National Institute of Health,* berichtete im Dezember 2003, dass »der einzig sichere Impfstoff der ist, der niemals verwendet wird«.

Denken Sie daran: Impfungen werden angeordnet, aber sie sind nicht verbindlich! Außer bestimmten Gesetzen, die nur für medizinische Spezialisten der Regierung gelten, GIBT ES KEIN GESETZ, das Impfungen in den Vereinigten Staaten zwingend vorschreibt. Formulare für Befreiungen aus persönlichen oder religiösen Gründen sind frei erhältlich. Erzwungene medizinische Behandlung ist ein Angriff und eine Verletzung des 14. Verfassungszusatzes.

Doch einige Gesetzgeber scheinen fest entschlossen, die Verfassung zu ignorieren, und erklären einige Impfungen, in der Regel die gewinnträchtigsten, für verpflichtend. Nehmen Sie zum Beispiel das Gesetz 10942 des Staates New York von 2008, das auf Antrag von Richard Daines, dem Leiter des Gesundheitsministeriums des Staates New York, erlassen wurde. Dieses noch schwebende Gesetzesvorhaben fordert eine Änderung des Gesetzes, um alle vom CDC für unsere Kinder »empfohlenen« Impfungen zu »Zwangsimpfungen« zu machen, dazu gehören Säuglinge und Kleinkinder! Das Gesetz würde es erlauben, Minderjährige ohne Zustimmung der Eltern gegen sexuell übertragene Infektionskrankheiten zu impfen. Dieses Gesetz wurde von einer Aktivistengruppe bereits zum »schlimmsten Impfgesetz aller Zeiten« ernannt. Mit der Zeit wird sich zeigen, ob unsere verfassungsmäßigen Freiheiten beiseitegestoßen werden und unsere Kinder einer von der Regierung abgesegneten Vergiftung unterworfen werden.

Es ist interessant, dass die Regierung der Vereinigten Staaten im März 2008 zugab, dass die Kinderimpfungen für den Autismus der neunjährigen Hannah Poling verantwortlich sind. Bedeutender ist, dass nach einer explosiven Recherche von CBS News seit 1988 1322 Familien, deren Kinder durch Impfstoffe Gehirnschäden erlitten, von Gerichten Entschädigungen zugesprochen wurden, die oft in die Millionen gingen. In vielen dieser Fälle erfolgten die Zahlungen durch die Regierung, nachdem gerichtlich festgestellt wurde, dass die Schädigungen durch Impfstoffe zu autistischen Erkrankungen bei den Kindern führten.

Im Dezember 1994 meinte der kanadische Autor Dr. Ghislaine Lanctót, der den Bestseller *Die Medizin-Mafia* schrieb, in der *Medical Post:* »Die medizinischen Fachleute lügen weiter. Impfungen sind für das Immunsystem verheerend. Sie verursachen viele Krankheiten. Unser genetischer Code wird durch Impfungen verändert. (…) In zehn Jahren werden wir wissen, dass das größte Verbrechen an der Menschheit Impfungen sind.«

E-Mail-Korrespondenz mit einem Kinderarzt

Nachdem ich die erste Ausgabe dieses Buches im August 2006 veröffentlicht hatte, hatte ich mit einem Kinderarzt per E-Mail eine interessante Diskussion über Impfungen, vor allem gegen Diphtherie, Keuchhusten und Tetanus. Er warf mir vor, dass ich »unverantwortlich« sei, da ich behaupte, dass Impfungen für unsere Kinder Gift sind. Hier folgt der gesamte E-Mail-Wechsel:

Kinderarzt: *Auf einer emotionalen Ebene muss ich nur anfügen, dass man nur ein nicht geimpftes Kind sehen muss, das an Keuchhusten stirbt, um jene zu hinterfragen, die die Immunisierung schlecht machen und behaupten, dass »wir unsere Kinder mit den Impfstoffen vergiften«.*

Meine Antwort: *Über 11 000 Fälle von Gegenreaktionen auf Impfungen werden jährlich dem VAERS-Dienst* (Vaccine Adverse Effects Reporting System; dt.: Berichtssystem zu Gegenreaktionen auf Impfstoffe) *der FDA gemeldet, davon endet ein Prozent mit dem Tod. (National Technical Information Service - Springfield, VA - 703.487.4650) Der Löwenanteil davon (über 100 pro Jahr) ist auf Gegenreaktionen auf den Keuchhustenimpfstoff zurückzuführen. Man weiß nicht genau, wie viele durch die Keuchhustenimpfung sterben, da die Ärzte nicht alle Vorkommnisse bei Impfungen melden. Im Staat New York fand zum Beispiel das* National Vaccine Information Center *(NVIC) vor kurzem heraus, dass nur eine von 40 Praxen (2,5 Prozent) den Tod oder Schäden aufgrund von Impfungen melden. (National Vaccine Information Center (NVIC), 512 Maple Ave. W. #206, Vienna, VA 22180, 703-938-0342; »Investigative Report on the Vaccine Adverse Event Reporting System«) Die Wahrheit ist, dass die Zahl der Todesfälle, die auf die Impfung zurückzuführen sind, die Zahl der Todesfälle klein erscheinen lässt, die durch diese Krankheit verursacht wurden und laut dem CDC in den letzten beiden Jahrzehnten bei durchschnittlich zehn pro Jahr lag. Da die FDA schätzt, dass nur etwa zehn Prozent der Gegenreaktionen gemeldet werden, können wir annehmen, dass die Wahrscheinlichkeit, durch den Keuchhustenimpfstoff zu sterben, 100 Mal größer ist, als die Wahrscheinlichkeit am Keuchhusten selbst zu sterben.*

Einfacher gesagt: Der Impfstoff ist 100 Mal tödlicher als die Krankheit. Wenn man die Fälle betrachtet, in denen weitgehend geimpfte Bevölkerungen an Keuchhusten erkranken, und die Tatsache, dass die Häufigkeit der Krankheit bereits vor der verpflichtenden Impfung zurückging (die Todesrate von Keuchhusten sank vor den Impfungen um 79 Prozent), dann kann man die enorme Zahl von Impfstoffopfern schwerlich als notwendige Opfer für eine von Keuchhusten freie Gesellschaft bezeichnen.

1986 waren 90 Prozent der 1300 Keuchhustenfälle in Kansas »hinreichend geimpft« (Neil Miller: Vaccines: Are They Safe and Effective?, *S. 33; dt.* Impfungen: Sind sie sicher und wirksam?*). 1993 waren 72 Prozent der Keuchhustenfälle beim Ausbruch in Chicago geimpft. Traurigerweise endet die Geschichte der Todesfälle aufgrund von Impfungen hier nicht. Sowohl nationale als auch internationale Studien zeigen, dass Impfungen ein Grund für den plötzlichen Kindstod sind. (Viera Scheibner:* Vaccination: 100 Years of Orthodox Research Shows that Vaccines Represent a Medical Assault on the Immune System. W. C. Torch: Diphtheria-pertussis-tetanus (DPT) immunization: A potential cause of the sudden infant death syndrome (SIDS). *In:* American Academy of Neurology, 34th Annual Meeting, 25. April – 1. Mai 1982; *dt.* Diphtherie-Keuchhusten-Tetanus- (DPT-) Immunisierung: Eine mögliche Ursache für plötzlichen Kindstod*).*

Nach der Torch-Studie ereignen sich die meisten plötzlichen Kindstode in den Vereinigten Staaten im Alter von zwei bis vier Monaten, genau dann, wenn die ersten beiden Standardimmunisierungen durchgeführt werden. Laut ihr sterben jedes Jahr 3000 Kinder innerhalb von vier Tagen nach der Impfung und die Hälfte der Fälle von plötzlichem Kindstod (ungefähr 2500 bis 5000 Kindstode pro Jahr in den Vereinigten Staaten) werden durch Impfstoffe verursacht.

Am 26. November 2005 forderte die Bush-Administration das oberste Bundesverwaltungsgericht auf, Dokumente unter Verschluss zu nehmen, in denen es um Hunderte Autismusfälle geht, die angeblich durch Thimerosal verursacht wurden, eine der toxischen Zutaten in vielen Impfstoffen für Kinder. Diese Initiative der Regierung folgte einem Zusatz der Gesetzesvorlage zur Homeland Security *auf den Fersen, der das Pharmaunternehmen* Eli Lilly, *das Thimerosal entwickelt hatte, vor Rechtsstreitigkeiten wegen dieses Zusatzes schützte. Der Gesetzesentwurf enthob Pharmaindustrie und Gesundheitsbeamte aller Verantwortung für die Schäden und Todesfälle, die durch dieses Konservierungsmittel entstanden. Das ist widerlich! Das ist ein weiteres Beispiel für die*

Korruption der Regierung durch die Pharmaindustrie.

Kinderarzt: *Sie weisen darauf hin, dass es jedes Jahr nur zehn Todesfälle durch Keuchhusten gibt. Ich frage mich, warum das so ist. 1934 gab es etwa 8000 Todesfälle durch Keuchhusten in den Vereinigten Staaten. Der Impfstoff für Keuchhusten wurde etwa um diese Zeit entwickelt und wurde schon 20 Jahre später weit verbreitet eingesetzt. Die zehn Todesfälle jedes Jahr durch Keuchhusten sind also eine Erfolgsgeschichte der Impfung.*

Meine Antwort: *Es ist allgemein bekannt, dass Keuchhusten, wie Masern, Scharlach und Diphtherie, eine wesentlich weniger bedrohliche Krankheit ist als in vergangenen Zeiten und in der medizinischen Gemeinschaft ist es eine allgemein anerkannte Vorstellung, dass hauptsächlich die Impfungen dafür verantwortlich sind. Tatsächlich könnte nichts weiter von der Wahrheit entfernt sein. Sowohl die Zahl der Erkrankungen als auch die Zahl der Todesfälle durch Scharlach gingen schon ohne Impfung dramatisch zurück und das zum größten Teil vor dem Aufkommen von Antibiotika. Die Masern gingen auf ähnliche Weise schon vor der Einführung der Impfung zurück und da es eine Virenerkrankung ist, haben die Antibiotika hier keinen Einfluss. Auch die Diphtheriezahlen nahmen ab, bevor die Immunisierung eingeführt wurde. Wie ich schon in einer früheren E-Mail anmerkte, ging auch Keuchhusten schon VOR der Immunisierung um 79 Prozent zurück.*

Die Belege deuten darauf hin, dass die Abnahme dieser Krankheiten auf die verbesserten sanitären Bedingungen, bessere Ernährung, bessere Wohnungen und bessere Hygiene zurückzuführen ist und nicht auf gezielte Immunisierungen. Um die Wahrheit zu sagen, in England gab es einen Rückgang der Todesfälle durch Keuchhusten, als Mitte der 1970er-Jahre die Impfraten von 80 auf 30 Prozent fielen.

Die weltweite Studie des schwedischen Epidemiologen B. Trollfors zur Wirksamkeit und Toxizität der Keuchhustenimpfung ergab, dass »die mit Keuchhusten verbundene Sterblichkeit in den industrialisierten Ländern gegenwärtig sehr gering ist, dass aber im Vergleich zu Ländern mit hoher, niedriger und keiner Immunisierungsrate kein Unterschied feststellbar ist.« Er fand auch heraus, dass England, Wales und Westdeutschland 1970 mehr Todesfälle durch Keuchhusten hatten, als die Immunisierungsrate sehr hoch war, als während der zweiten Hälfte der 1980er-Jahre, als die Immunisierungsraten abnahmen. Ich weiß, Sie mögen keine Statistiken von vor 20 oder 30 Jahren, doch die Tatsachen bleiben dieselben. Die Wahrheit ändert sich nicht. Die Gesetze der Physik ändern sich nicht.

Kinderarzt: *Um die volle Wahrheit zu sagen, sollten Sie darauf hinweisen, dass* das National Vaccine Information Center, *die Gruppe, aus deren Dokument Sie zitieren, eine Anti-Impf-Organisation ist. Auf ihrer Website haben sie einen netten Link auf eine »Anwalt-Empfehlungsliste«.*

Meine Antwort: *Was ändert das? Soll ich Sie auffordern, darauf hinzuweisen, dass die Gruppen, die Sie zitieren, Pro-Impf-Gruppen sind? Kommen Sie, was dem einen recht ist, ist dem anderen billig. Lassen Sie uns realistisch sein und zugeben, dass viel Literatur, die ich zitiere, von Gruppen ist, die gegen Impfungen sind, während viele der Studien, die Sie zitieren, von Gruppen sind, die für Impfungen sind. Der Trick besteht darin, herauszufinden, wer (wenn überhaupt jemand) die Daten manipuliert und warum ... $$$ ...*

Kinderarzt: *Warum zitieren Sie Dokumente aus den frühen 1980er-Jahren? Ich habe Sie nicht gelesen, aber in der medizinischen Literatur ist das eine halbe Ewigkeit. Sie haben sicherlich einige neuere Daten (aus den letzten fünf Jahren), die diese Behauptungen unterstützen. Oder?*

Meine Antwort: *Wie ich schon früher erwähnte, ändert das die Wahrheit nicht. Haben sich die Gesetze der Physik in den letzten zwei Jahrzehnten geändert? Wenn dem so ist, dann habe ich das nicht mitbekommen. Und die Dokumente, die ich zitierte, waren nur Beispiele für Keuchhustenepidemien, die in geimpften Bevölkerungen ausgebrochen sind, und verdeutlichen, dass die Impfungen gegen Diphtherie, Keuchhusten und Tetanus bei weitem nicht so wirksam sind, wie uns die Schulmedizin glauben machen möchte. Die Daten sind so, wie sie sind. Wenn ich beweisen wollte, dass die Nazis einen Genozid begingen, dann würde ich Sie auf die deutschen Todeslager der 1940er-Jahre verweisen. Ich bezweifle, dass Sie dann nach neueren Daten fragen würden und die Tatsache verwerfen würden, dass Millionen unschuldige Menschen von den Nazis ermordet wurden, wo das doch immerhin schon vor über 60 Jahren geschehen ist – eine »halbe Ewigkeit in der medizinischen Literatur«.*

Aber da Sie gefragt haben: Das New England Journal of Medicine *berichtet, dass die Keuchhustenepidemie in Cincinnati (1993) eine durchgeimpfte Bevölkerung betraf. Die Autoren erklären, dass das Ausmaß der Fälle unter geimpften Kindern ein Beleg für »das Scheitern des Ganz-Zellen-Impfstoffs gegen Keuchhusten« ist. (NEJM, 24.11.1994) Die eigene Website des CDC weist darauf hin, dass die plötzliche Zunahme von Fällen beim Keuchhustenausbruch in den Niederlanden im Jahr 1996 nicht durch eine Abnahme der Impfabdeckung erklärt werden kann, die für mindestens drei Impfungen im ersten Lebensjahr stabil bei 96 Prozent blieb. www.cdc.gov/ncidod/eid/vol6no4/demelker.htm Ich könnte viele weitere Studien aus den letzten zehn Jahren auflisten, aber Sie haben verstanden, was ich sagen will, oder?*

Kinderarzt: *Zur Autismusfrage: Die Cochrane-Datenbank führte dieses Jahr eine systematische Untersuchung zum Masern-Mumps-Rötel-Impfstoff (MMR) und Autismus durch (statistisch sehr stark, da sie die Ergebnisse von vielen Studien aus einem sehr langen Zeitraum auswertet). Sie untersuchten 139 Studien und fanden keine Verbindung.*

Meine Antwort: *Die Cochrane-Studie wird oft in dem Bemühen zitiert, Impfungen zu rechtfertigen, besonders die gegen Masern, Mumps und Röteln (MMR). Sie soll zeigen, dass es keine Verbindung zu Autismus gibt, dass die Ängste der Anti-Impfungs-Blödmänner unbegründet sind, und soll der Impfung gegen MMR einen Freischein ausstellen. Die meisten dieser Leute sollten einmal tatsächlich die Studie lesen und nicht die Pressemitteilungen wiederkäuen. Die Studie selbst sagt nichts dergleichen aus. In der Pressemitteilung steht: »Es gibt keine belastbaren Beweise für die Behauptungen, dass die Impfungen gegen Masern, Mumps und Röteln schaden.« Doch die Studie sagt das nicht. Die Studie besagt: »Das Design und die Berichterstattung von Sicherheitsergebnissen in den Studien über den MMR-Impfstoff (…) sind weitgehend ungenügend.« Doch das wird in der Pressemittelung nicht erwähnt. Die Studie stellt auch fest: »Wir fanden nur begrenzt Belege für die Sicherheit des MMR-Impfstoffes im Vergleich zu den Einzelimpfstoffen.«*

Mit anderen Worten, die Studie ist weit davon entfernt, die MMR-Impfung für sicher zu erklären, die Studie besagt explizit, dass die Belege für ihre Sicherheit nicht gut genug sind. Nun, ich behaupte nicht, dass die Studie belegt, dass die von ihr überprüften Belege auf eine Verbindung zwischen der MMR-Impfung und Autismus hinweisen würden. Das besagt sie nicht. Doch das ist nicht gleichbedeutend mit dem, dass diese Impfung sicher sei. Es heißt, dass die Studie nichts fand, was nahe legt, sie sei nicht sicher. Das ist, als wenn in einem Gerichtsverfahren jemand aus Mangel an Beweisen freigesprochen wird. Was ist der Grund, warum sie sagen, die Daten würden keine Verbindung zwischen MMR-Impfung und Autismus belegen? Nun, Sie wissen, dass es bei epidemiologischen Studien an sich unwahrscheinlich ist, dass die Wahrheit über die Auswirkungen dieser Impfung enthüllt wird. Und hier warum: Sie beruhen auf medizinischen Aufzeichnungen. Doch Tatsache ist, dass die Ärzte schnell über die Bedenken der Eltern hinweggehen, wenn es um Autismus geht. Das weiß ich aus erster Hand. In ihre medizinischen Aufzeichnungen tragen sie nie etwas anderes als das Übliche ein.

Die Autoren der Cochrane-Studie waren alles andere als »unabhängig«. Wussten Sie, dass Dr. Tom Jefferson, einer der Autoren der Cochrane-Studie, einräumte, dass er 1999 als Berater für ein Anwaltsteam gearbeitet hat, das die Hersteller des MMR-Impfstoffes vertrat? Kann hier irgendjemand von einem Interessenskonflikt sprechen? Und das ist nicht das einzige Beispiel für den »Inzestfaktor«. Eine Reihe der epidemiologischen Studien, die die FDA verwendete, um die Sicherheit des MMR-Impfstoffes festzustellen, wurden von Forschern erstellt, die Verbindungen zur Pharmaindustrie haben. Bemerkenswerterweise folgerte die Cochrane-Studie, dass die Sicherheitsstudien zum MMR-Impfstoff so armselig waren, dass »die Sicherheit des MMR-Impfstoffes am besten dadurch belegt sei, dass er fast überall verwendet wird«. Das heißt, der Impfstoff wird fast überall verwendet, also ist er sicher. Das ist ein Zirkelschluss! Das ist eine gefährliche und extrem unwissenschaftliche Aussage.

Kinderarzt: *Der vernichtendste Beweis in der Autismus-MMR-Frage ist die Tatsache, dass die Impfstoffhersteller 1999 alle Spuren von Quecksilber aus dem Impfstoff entfernten und die Autismusrate trotzdem weiter steigt. Warum Autismus zunimmt, ist eine interessante Frage, doch die Antwort liegt nicht im Impfstoff.*

Meine Antwort: *Das ist nicht wahr. Nach vielen öffentlichen Kontroversen um den Quecksilbergehalt der Kinderimpfstoffe hat* Health Advocacy in the Public Interest *(HAPI) vier Impfstoffe auf ihren Schwermetallgehalt getestet. Die Proben wurden an* Doctor's Data *gesandt, ein unabhängiges Labor, das auf Schwermetallanalysen spezialisiert ist. Viele Hersteller fingen 1999 an, freiwillig angeblich »quecksilberfreie« Kinderimpfstoffe herzustellen. Doch in manchen Beipackzetteln steht, dass noch immer einige »Spuren« an Quecksilber im Endprodukt enthalten ist, die Menge jedoch stark reduziert ist. Andere behaupten, dass sie vollständig quecksilberfreie Produkte herstellen.*

Bei einer Untersuchung des Quecksilberproblems stellte HAPI fest, dass für die Herstellung der meisten Impfstoffe noch immer Thimerosal verwendet wird, eine Verbindung mit 50 Prozent Quecksilber, und dass die Hersteller es aus dem Endprodukt einfach herausfiltern. Doch laut Boyd Haley, Leiter der Chemiefa-

kultät der University of Kentucky, *bindet sich Quecksilber an das Antigen-Protein im Impfstoff und kann nicht vollständig, zu 100 Prozent, herausgefiltert werden. Alle vier getesteten Impfstoffproben enthielten Quecksilber, trotz der Behauptung der Hersteller, dass zwei der Proben vollständig quecksilberfrei seien. Alle vier Proben enthielten auch Aluminium, eine davon neun Mal mehr als die anderen drei, was die Toxizität von Quecksilber enorm verstärkt und im Gehirn zum Tod von Nerven führt. www.whale.to/a/mercury7.html*

Fazit der Diskussion: Nach dieser E-Mail verabschiedete sich der Kinderarzt aus der Unterhaltung und antwortete nicht mehr auf meine E-Mails. Ich vermute, er war zu sehr mit der Vergiftung von Kindern beschäftigt.

Quecksilber & Alzheimer-Krankheit

LÜGE: Zahnfüllungen aus Amalgam haben sich als 100-prozentig sicher erwiesen. Es gibt keinen Zusammenhang zwischen Füllungen, Quecksilber und Alzheimer-Krankheit.

FAKT: Durch Zahnfüllungen aus Amalgam entstehen »toxische Zähne«. Man weiß bereits seit mehreren Jahrzehnten, dass Schwermetalle wie Quecksilber eine Ursache für die Alzheimer-Krankheit und eine Vielzahl anderer chronischer Gesundheitsprobleme sind.

Jahrzehntelang waren für die meisten Menschen der Besuch beim Zahnarzt und die Füllung der Zahnlöcher eine notwenige und regelmäßige Prozedur. Die Nebenwirkungen kamen nicht automatisch ans Licht, da so wenige den Status quo hinterfragten. Es gibt jedoch Belege, dass etwas scheinbar so Harmloses ernsthafte schädliche Auswirkungen haben kann. Wussten Sie, dass die Amalgamfüllungen zu 50 Prozent aus Quecksilber bestehen, das ein tödliches Gift ist, das im Körper Zerstörungen anrichtet? Das im Zahnamalgam enthaltene Quecksilber wäre in einem Fluss Giftmüll, obwohl es sich in Ihrem Mund befindet und langsam Quecksilber in Ihren Körper abscheidet. Eine größere Füllung enthält genügend Quecksilber, um ein Kind zu töten, wenn man es als Einzeldosis verabreichen würde!

Was stimmt hier nicht?
In diesem Kapitel werden wir die Beziehung zwischen Zahnfüllungen aus Quecksilberamalgam und Alzheimer-Krankheit genauer ansehen.

Quecksilberwahnsinn
Haben Sie *Alice im Wunderland* gelesen? Erinnern Sie sich an den »verrückten Hutmacher«? Wussten Sie, dass der Ausdruck »verrückt wie ein Hutmacher« von einer Krankheit stammt, die im 18. Jahrhundert häufig unter Hutmachern auftrat? Um aus einem Fell einen fertigen Hut zu machen, waren viele komplizierte Arbeitsschritte nötig. Bei billigen Fellen trug man als Erstes eine Quecksilberverbindung auf, um die Fasern aufzurauen. Dabei atmeten die Hutmacher die Dämpfe dieses hochtoxischen Metalls ein, so dass sich in ihren Körpern Quecksilber anreicherte. Das Ergebnis waren Symptome wie Zittern, undeutliche Aussprache, Verlust der Koordinationsfähig-

keit, Angst, Persönlichkeitsveränderung, Depression und Gedächtnisverlust. Die Krankheit wurde schließlich als »Hutmachersyndrom« bekannt und so werden auch heute noch Quecksilbervergiftungen genannt.

Die ADA leugnet noch immer die Toxizität von Quecksilber. In einer ADA-Pressemitteilung vom 13. Juni 2001 meint ADA-Präsident Robert Anderton: »Es gibt keine einwandfreien wissenschaftlichen Daten, die einen Zusammenhang zwischen Amalgamfüllungen und systemischen oder chronischen Krankheiten zeigen.« Schämen Sie sich Dr. Anderton! Das ist eine offenkundige Lüge. Alle Daten weisen darauf hin, dass Amalgamfüllungen, die normalerweise aus 50 Prozent Quecksilber bestehen, für den menschlichen Körper extrem giftig sind.

Der verstorbene Dr. Patrick Störtebecker aus Stockholm war ein weltbekannter Neurologe und Schriftsteller. In seinem Buch *Mercury Poisoning from Dental Amalgam – a Hazard to Human Brain* schrieb er: »Zahnamalgam ist ein höchst unstabiles Metall, das Quecksilberdämpfe verströmt. Der gefährlichste Transportweg für Quecksilberdämpfe aus dem Zahnamalgam führt über die Schleimhaut der oberen Nasenhöhle direkt in das Gehirn, wo die Quecksilberdämpfe sehr leicht die Dura mater (Blut-Gehirn-Schranke) durchdringen. Quecksilber(dämpfe) können in einer starken Konzentration direkt auf die Gehirnzellen einwirken.«

Sie würden sich auch kein undichtes Thermometer in Ihren Mund stecken und dort 24 Stunden am Tag lassen, oder? Doch laut Dr. Michael Ziff, Geschäftsführer der *International Academy of Oral Medicine and Toxicology* (IAOMT; dt. Internationale Akademie für Mundmedizin und Toxikologie), ist es »genau das, was geschieht, wenn in Ihren Mund eine Amalgamfüllung eingebracht wird«.

Tom Warren meint: »Es gibt weltweit über 4000 Forschungsberichte, die zeigen, dass Quecksilber eine hochtoxische Substanz ist. Wie können Zahnärzte so gedankenlos sein und eines der tödlichsten existierenden Toxine fünf Zentimeter von unserem Gehirn entfernt einfüllen?«
www.whale.to/a/toxic_dentistry.html

Die Daten zeigen heute, dass Amalgamfüllungen sich fortwährend auflösen und so in unserem Mund wandern. Diese winzigen Partikel der Quecksilberfüllung werden dann von Bakterien im Mund und im Verdauungstrakt in Methylquecksilber umgewandelt, was eine noch giftigere Form von Quecksilber ist als elementares Quecksilber. Diese gelangt dann zu Hirnanhangdrüse und Schilddrüse und in das Gehirn. Sie lesen richtig: in das Gehirn! Nach der Füllung von Zahnlöchern wurden in der Blutchemie schleichende Veränderungen beobachtet, die auf bestimmte chronische Krankheiten hinweisen, zum Beispiel Krebs, Multiple Sklerose und Alzheimer-Krankheit. Die Schwierigkeit, die Verbindung zwischen Amalgam und den chronischen Krankheiten zu erkennen, besteht darin, dass die klinischen Symptome erst sichtbar sind, wenn das Immunsystem der Patienten zusammengebrochen ist, was erst in 40 oder 50 Jahren geschehen kann.

Wie viel Quecksilber ist also in Ihrem Mund? Jede Zahnfüllung enthält ungefähr ein halbes Gramm Quecksilber. Vielleicht denken Sie angesichts der wenigen Füllungen in Ihrem Mund, das sei nichts Besonderes. Überlegen Sie noch einmal! Dr. Richard Fischer, ehemaliger Präsident der IAOMT, schreibt:»Amalgamfüllungen tragen mehr Quecksilber zur Belastung des menschlichen Körpers bei als alle anderen Quellen (Ernährung, Luft, Wasser, Impfstoffe etc.) zusammen. Diese Füllungen enthalten 50 Prozent Quecksilber – das ist für die Nerven giftiger als Blei, Cadmium oder sogar Arsen.« Um das in ein Verhältnis zu setzen: Die Menge Quecksilber, die in einer Füllung durchschnittlicher Größe enthalten ist, überschreitet die Höchstbelastungsgrenze der EPA *(Environmental Protection Agency)* für den Menschen um über 100 Jahre. Mit anderen Worten ausgedrückt heißt das, dass nur ein halbes Gramm Quecksilber (die Menge einer Füllung) genügt, um alle Fische in einem vier Hektar großen See zu vergiften.

Pam Floener, ehemaliger Sprecher der IAOMT, meint:»Das metallische Quecksilber, das die Zahnärzte für die Herstellung des Zahnamalgams benutzen, wird als Gefahrenstoff zu den Zahnarztpraxen transportiert. Wenn das Amalgam aus irgendeinem Grund wieder entfernt wird, wird es als Giftmüll behandelt und muss als Sondermüll deponiert werden. Es ist unbegreiflich, dass der Mund für dieses toxische Material als sicherer Lagerbehälter gilt.« www.mercola.com/2001/apr/21/mercury.htm

Lassen Sie mich das ganz klar sagen: Wenn ein Zahnarzt etwas Quecksilberamalgam in einem See versenkt, dann verstößt er gegen das Gesetz. Doch wenn derselbe Zahnarzt etwas Quecksilber in Form einer Amalgamfüllung in Ihrem Mund versenkt, dann ist das vollständig gesetzeskonform und wird nicht als Bedrohung der Umwelt verstanden.»Ich fühle mich nicht gut dabei, wenn ich eine Substanz verwende, die von der *Environmental Protection Agency* als giftiger Sondermüll betrachtet wird. Ich kann es nicht einfach in den Abfalleimer werfen, es im Boden vergraben oder auf eine Deponie werfen, doch sie meinen, es sei in Ordnung, es den Menschen in den Mund zu stopfen. Das ergibt keinen Sinn.« – Dr. med. dent. Richard Fischer

Der Experte für Quecksilbervergiftungen der *American Academy of Neural Therapy* Dr. Dietrich Klinghardt schreibt:»Sobald jemand irgendeine Art einer Krankheit oder eines Krankheitssymptoms hat, sei es nun medizinisch oder emotional, sollten die Amalgamfüllungen entfernt werden und die Quecksilberrückstände sollten aus dem Körper, vor allem dem Gehirn, beseitigt werden. (…) Die meisten – wenn nicht alle – chronischen Infektionskrankheiten werden nicht durch ein Versagen des Immunsystems verursacht, sondern sind eine bewusste Anpassung des Immunsystems an eine ansonsten tödliche, durch Schwermetalle verseuchte Umgebung.«

Erwarten Sie nicht, dass Ihr Zahnarzt mit Ihnen einer Meinung ist, wenn Sie ihn bitten, Ihre Füllungen zu entfernen. Laut dem Ethikkodex der ADA handelt ein Zahnarzt unethisch, wenn er zugibt, dass Amalgamfüllungen toxisch sind und Ihnen empfiehlt, sie zu entfernen. In der ADA-Entschließung 42H-1986 heißt es:»Die Entfernung von Wiederherstellungen aus Amalgam bei nicht-allergischen Patienten zum vorgeblichen Zweck der Entfernung toxischer Substanzen aus dem Körper ist unvorschriftsmäßig und unethisch, wenn eine solche Behandlung lediglich auf Empfehlung des Zahnarztes durchgeführt wird.« Was? Es ist unethisch, Ihnen Gift aus dem Mund zu entfernen?

Wussten Sie, dass die Zahnärzte die höchste Selbstmordrate aller Berufsgruppen haben? Auch Depressionen und Gedächtnisstörungen treten sehr häufig auf. Zwei Symptome von Quecksilbervergiftungen sind Gedächtnisverlust und Depression. Glauben Sie, dass die hohe Selbstmordrate (wegen Depressionen) und die hohe Rate an Gedächtnisstörung bei den Zahnärzten irgendetwas damit zu tun hat, dass sie über Jahre hinweg niedrigen Quecksilberdosierungen ausgesetzt sind? Das ist eine Quecksilbervergiftung, ganz einfach!

Die Alzheimer-Connection

Sie haben vielleicht schon gehört, dass Bleivergiftung möglicherweise die Alzheimer-Krankheit verursacht. Doch Dr. Marcia Basciano schreibt:»Die maximale Menge an Quecksilber, der laut der *Environment Protection Agency* Menschen ausgesetzt werden dürfen, ist 5000 Mal kleiner als die erlaubte Höchstmenge an Blei; mit anderen Worten, die EPA scheint Quecksilber für

5000 Mal toxischer zu halten als Blei.«Es ist wahrscheinlich, dass die häufigste Ursache für die Alzheimer-Krankheit das toxische Quecksilber ist, das aus den Zahnfüllungen aus Amalgam ausströmt.

In den Worten von Dr. Charles Williamson, Vizedirektor des *Toxic Studies Institute* (dt. Institut für toxische Studien) und ausgesprochener Kritiker von Quecksilberamalgam:»Es gibt Studien von weltbekannten Institutionen, die mit Bestimmtheit einen Wirkungszusammenhang zwischen Quecksilber und Krankheiten zeigen; das gilt besonders für Alzheimer. Quecksilber ist ein Zytotoxin (das heißt, es vergiftet Zellen). Wie könnte es nicht krank machen?« www.lef.org/magazine/mag2001/may2001_report_mercury_1.html

Dr. Murray Vimy, ein Forscher an der *University of Calgary* in Kanada und Mitglied der WHO schreibt:»Am 9. März 1995 faxte mir eine Freundin den Autopsiebericht ihrer Mutter von der Mayo-Klinik. Ihre Mutter hatte die Alzheimer-Krankheit und 53 mal mehr Quecksilber in ihrem Gehirn als Menschen, die an etwas anderem starben.« 1991 entdeckte Dr. Boyd Haley, ein Toxikologe der *University of Kentucky* einige starke Beweise, die die Quecksilber-Debatte zum Guten wandte.»Es war fast Zufall. (…) Ich fand heraus, wie schädlich Quecksilberamalgam für das Gehirn ist, als ich Gewebe eines Alzheimerpatienten untersuchte. (…) Ich führte ein Experiment durch. Ich gab Quecksilberamalgam in Wasser. Dann legte ich eine Probe des Gehirngewebes in dieses Wasser und untersuchte es immer wieder. Nach einigen Wochen bemerkte ich, dass das Quecksilber die Absonderung von Tubulin aus dem Gehirngewebe verhinderte. Tubulin ist eines der Hauptenzyme für kritische Funktionen im Gehirn. Dieser Befund stand sowohl mit der Toxizität von Quecksilber als auch mit den Wirkungen der Alzheimer-Krankheit auf das Gehirngewebe im Einklang. Ich schloss daraus, dass dies eindeutig auf ein Ausströmen des Quecksilbers aus dem Amalgam hinwies und dass es eine hohe Wahrscheinlichkeit gab, dass Menschen mit solchen Füllungen in ihren Zähnen einem chronischen, niedrig dosierten Austreten von Quecksilber ausgesetzt sind.«

Dr. Haley fährt fort:»(Die Zahnärzte) beteuern, dass Quecksilberamalgam sicher und nichttoxisch ist und dass es nicht ausströmt. (…) (Doch) Quecksilber ist ein Nervengift. Es strömt aus Zahnfüllungen aus, daran besteht kein Zweifel. (…) Es erhöht das Risiko für Alzheimer- und Parkinson-Erkrankungen sowie andere neurologische Störungen. Die Zahnärzte verteidigen die Benutzung von Quecksilberamalgam, doch das ist nicht zu rechtfertigen. Ich fühle mich, als hätte ich mit einer Stadt, die seit acht oder neun Jahren betrunken ist, diskutiert. Meine Schlussfolgerung ist einfach und klar: Quecksilber ist das Gift hinter Alzheimer.« www.lef.org/magazine/mag2001

Andere Wissenschaftler haben gezeigt, dass Spurenmengen von Quecksilber eine Art von Nervenschaden verursachen können, der für die Schäden bei der Alzheimer-Krankheit charakteristisch ist. Der Quecksilbergehalt, der in den Tests benutzt wurde, war weit unter dem, was man in vielen Zahnfüllungen aus Quecksilberamalgam für Menschen benutzt. Die Untersuchung wurde von Professor Fritz Lorscheider und Naweed Syed an der Fakultät für Medizin der *University of Calgary* durchgeführt. Die Professoren fanden heraus, dass das Quecksilber die Bildung von »neurofibrillaren Knäueln« verursachte, die einer der beiden diagnostischen Marker für Alzheimer sind. Neue Forschungen zeigten, dass Quecksilber auch die Bildung des zweiten Markers für Morbus Alzheimer verursachen kann, »amyloide Plaques«.

Dr. Lorscheider und Dr. Syed merkten an, dass kein anderes getestetes Material oder Metall, darunter Aluminium, jemals auch nur entfernt ähnliche Reaktionen hervorrief. Sie erstellten auch eine visuelle Dokumentation des biochemischen Mechanismus, in dem das zugeführte Quecksilber die typischen diagnostischen Marker herbeiführte, die nicht von denen unterschieden werden können, die man in an Morbus Alzheimer erkrankten Gehirnen findet. Als Dr. Lorscheider dies bei der britischen Zeitschrift *NeuroReport* einreichte, die es schließlich veröffentliche, legte er das Video als Begleitdokument bei. Das war eines der seltenen Male, dass eine Animation Gegenstand eines Begutachtungsprozesses war. Hier können Sie das Video sehen: http://commons.ucalgary.ca/mercury

Befreien Sie sich von Quecksilber & Alzheimer-Krankheit

Dr. H. Richard Casdorph schreibt: »Diejenigen, die an Demenz leiden, zeigen in großem Umfang Zeichen von Vergiftung durch Quecksilber, Aluminium, Blei, Cadmium, Arsen und andere Schwermetalle. Ihre Neuronen wurden vergiftet. Die Anstrengungen der Zahnärzte, die blindlings der Parteilinie ihrer Gewerkschaft ADA folgen, machen sie zu Alzheimeropfern. Seit 1952 hat der Berufsstand der Ärzte die Mittel, die Anzeichen und Symptome für die Alzheimer-Krankheit zu reduzieren oder gar abzubauen.« Ich empfehle Ihnen, den Bericht »Reversing Alzheimer's Disease« (dt. »Alzheimer abbauen«) von Tom Warren zu lesen.

Mit der Chelat-Therapie werden die Anzeichen für Morbus Alzheimer reduziert oder abgebaut. »Chelat« leitet sich vom griechischen Wort »chele« her, was »Klaue« bedeutet, und beschreibt, wie die Therapie Schwermetalle, Toxine und Stoffwechselabfall im Blut bindet. Laut den Ärzten H. Richard Casdorph und Morton Walker, den Autoren von *Toxic Metal Syndrome: How Metal Poisoning Can Affect Your Brain* (dt. *Giftmetallsyndrom: Wie Metallvergiftung Ihr Gehirn angreifen kann)*, hat sich die Chelat-Therapie bei mindestens 50 Prozent der älteren Menschen mit der Alzheimer-Krankheit als hilfreich erwiesen. Sie zeigen größere geistige Klarheit, einen erhöhten Intelligenzquotienten und ein verbessertes Gedächtnis. In ihrem Buch stellen die Autoren fest, dass die »Anverwandten (der Alzheimer-Patienten) beobachteten, dass sie wieder normal oder fast normal handlungsfähig wurden. Es war für alle Beteiligten an diesen Tests und Behandlungen eine erfreuliche Erfahrung: für Diagnostiker, Kliniker, Krankenpfleger und Patienten sowie für deren Familien und Freunde.«

Der erste Schritt zur Entfernung des Quecksilbers aus unserem Körper ist, die Amalgamfüllungen loszuwerden! Es gibt jedoch sichere Wege, dies zu erreichen, und unsichere Wege. Wenn Sie Ihre Füllungen bei einem Zahnarzt entfernen lassen, der keine Vorsichtsmaßnahmen ergreift, dann wird das Endergebnis sein, dass Sie schlimmer dran sind als zuvor. Eine unachtsame Entfernung der Amalgamfüllungen kann sogar mehr Quecksilber in Ihren Körper freisetzen als das, was aus den Füllungen zuvor ausströmte.

Als wir in Dallas wohnten, war ich bei dem Zahnarzt Dr. Ellis Ramsey. Er kannte die Gefahren durch Quecksilber seit fast drei Jahrzehnten und war somit ein ausgewiesener Experte auf diesem Gebiet. 2007 entfernte er alle meine Quecksilberfüllungen. Entscheidend ist, dass Sie sich einen »biologischen Zahnarzt« suchen, der für das Problem mit den Amalgamfüllungen Verständnis hat.

Zwei Vorsichtsmaßnahmen:

1. Verlangen Sie Sauerstoff während der Prozedur! – Das stellt sicher, dass Sie reinen Sauerstoff einatmen und nicht toxische Quecksilberdämpfe, wenn die Füllungen herausgebohrt werden.

2. Verlangen Sie eine Gummisperre! – Das verhindert, dass Teile der Füllung in Ihre Kehle oder auf Ihre Zunge fallen.

Wenn Ihre Füllungen entfernt wurden, ist der nächste Schritt, die Schwermetalle zu binden. Die schnellste und wirksamste Methode der Chelatbildung, die es gibt, ist die intravenöse EDTA-Chelat-Therapie. Der Chelatbildner EDTA ist eine Aminosäure mit negativer Ladung. Sobald er im Körper ist, sucht er nach positiv geladenen Molekülen wie Blei, Eisen, Quecksilber und Cadmium. Die nötige IV-EDTA-Behandlung umfasst im Allgemeinen 20 bis 50 Sitzungen, abhängig von Ihrem Zustand. Sie kostet zwischen 2000 und 5000 Dollar.

Webster Kehr schreibt: »Diese Behandlung kennt man seit Jahrzehnten, doch da die EDTA-Chelation für die Schulmedizin nicht profitabel genug ist, wurde die Behandlungsmethode verschwiegen. Es ist nicht so, dass die EDTA-Chelation nicht teuer wäre. Sie ist teuer. Das Problem ist, dass sie den Patienten zu schnell heilt und nicht nur die Symptome von Morbus Alzheimer behandelt. Kurz, sie ist für die Pharmaindustrie nicht profitabel genug und sie ist nicht ›ausgeklügelt‹ genug, sprich sie ist für die Schulmedizin zu einfach. Pharmaindustrie und Schulmedizin lieben es, die Symptome zu behandeln und nicht die Ursachen.« www.cancertutor.com

Die Kosten für eine orale EDTA-Therapie sind bedeutend niedriger als die für IV-EDTA. Hier fallen zwischen 20 und 50 Dollar im Monat an, je nachdem wie viel Sie einnehmen. Klinische Erfahrungen legen nahe, dass die orale EDTA-Chelation viele, aber nicht alle Vorteile der IV-Therapie bietet. Von einer oralen Dosis EDTA gelangen nur zwischen fünf und zehn Prozent in das Blut, verglichen mit 100 Prozent bei einer IV-Dosis. Doch durch die kontinuierliche tägliche Einnahme summiert sich die Menge und kann zu ähnlich erfolgreichen Ergebnissen führen. Alles in allem machen sich die Unterschiede lediglich im Wirkungsgrad, in der Bequemlichkeit, der Geschwindigkeit und den Kosten pro Dosis bemerkbar und nicht in der Qualität.

Eine weitere Waffe in unserem »Chelationsarsenal« ist Chlorella. Hohe Dosen Chlorella (zehn bis 20 Gramm) erwiesen sich bei der Beseitigung von Quecksilber als sehr wirksam. Das ist ein wichtiger Teil eines guten systemischen Quecksilberbeseitigungsprogramms, da annähernd 90 Prozent des Quecksilbers durch den Stuhlgang abgeführt wird und Chlorella dabei hilft. Denken Sie daran, Chlorella ist kein Nahrungsmittel, daher können Sie nicht zu viel davon essen! Trotzdem müssen Sie die Menge bis 20 Gramm langsam steigern, da Chlorella Durchfall verursachen kann.

Chlorella sollte man zusammen mit Stinkdistel verwenden. Der japanische Wissenschaftler Dr. Omura entdeckte, dass die Stinkdistel Quecksilber und andere toxische Metalle im zentralen Nervensystem schnell mobilisieren kann. Trotzdem beseitigt Stinkdistel alleine das Quecksilber nicht aus dem Körper. Sie lagert oft die Metalle nur von tieferen Körperspeichern in oberflächennahe Bereiche um. Stinkdistel hilft dabei, das Quecksilber aus dem Gewebe zu treiben, damit es die Chlorella binden kann und es somit vom Körper ausgeschieden werden kann. Sie sollten auch anfangen, außer Chlorella und Stinkdistel jeden Tag zwei bis drei Zehen frischen Knoblauch zu essen. Das erweitert die Schwefelspeicher. Jon Barron bietet ein fantastisches Produkt mit dem Namen »Metal Magic« an, das Chlorella und Stinkdistel enthält. Sie können es auf www.baselinenutritionals.com kaufen.

Ich lege Ihnen auch nahe, Dimethylsulfon (MSM) einzunehmen. Es wurde bereits im Kapitel über die Krebsbehandlungen (ab Seite 170) besprochen. Es ist eine Form von Schwefel, die mit Zellmembranen reagiert und Ihrem Körper dabei hilft, das Quecksilber zu beseitigen. Hier kommt Karl Lorens Erklärung dafür, wie Dimethylsulfon Toxine und Metalle bindet: »Das Gehirn besteht aus Milliarden von Nervenzellen, die auf komplizierte Weise miteinander verbunden sind. Wenn Sie denken, dann senden Sie elektrische Impulse durch Ihr Gehirn. Bei der Alzheimer-Krankheit sind viele dieser Zellen in Aluminium eingehüllt, was Kurzschlüsse verursacht und die Gehirnimpulse zu den falschen Synapsen sendet, wodurch Verwirrung entsteht. Dimethylsulfon öffnet die Membran, die das Aluminium enthält, und ermöglicht es, die unerwünschten Ablagerungen in das Blut auszuspülen. Das heiße Bad mit Clorex lässt den Körper schwitzen und löst das Aluminium. Clorex kann es einfach aus dem Körper spülen.« www.bulkmsm.com/research/msm/msm6.htm#alzheimer

Dr. Andrew H. Cutler schreibt: »Amalgam-Erkrankungen sind wie ein Krieg: Ihr Feind Quecksilber hat einen Brückenkopf in Ihrem Zahn erobert und ihn mit Amalgam befestigt. Dann beginnt er einen Angriff: Haus um Haus. Organ um Organ. Zelle um Zelle. Langsam erobert er Ihren Körper. Sie gewinnen den Krieg mit einem chirurgischen Schlag. Zahnbehandlung. Bohren Sie diese Füllungen heraus. Die Entfernung des Amalgams entspricht einem Waffenstillstand. Die Kämpfe hören auf, doch die Quecksilberatome sitzen noch immer da, wo sie bis dahin vordrangen. Die Chelat-Therapie schickt Reinigungsteams, die den Feind einkreisen und ihn hinauseskortieren. Inzwischen fangen die überlebenden Zellen in Ihrem Körper wieder zu arbeiten an und reparieren die Kriegszerstörungen.« www.noamalgam.com

Zahnwurzelkanäle

LÜGE: Wurzelkanalbehandlungen sind sicher und oft notwendig, damit ein Zahn nicht gezogen werden muss.
FAKT: Ein wurzelkanalbehandelter Zahn ist immer infiziert, auch wenn er nicht so aussieht und keine Symptome zeigt.

Sie haben jetzt sicher gedacht, dass das Thema der giftigen Zähne mit dem Quecksilber abgehandelt sei. Dem ist nicht so, wenn Sie bereits eine Wurzelkanalbehandlung hinter sich haben. Rund 20 000 000 werden jährlich allein in den USA ausgeführt. Und fast kein Zahnarzt ist sich der damit einhergehenden gesundheitlichen Gefahren bewusst. Viele intelligente Zahnärzte weigern sich zwar, Amalgamfüllungen zu verwenden, führen aber ohne zu zögern Wurzelkanalbehandlungen aus – weil sie sich nicht bewusst sind, dass solche Operationen schreckliche Schäden anrichten können. Hierzu Dr. James Howenstine: »Viele chronische Erkrankungen, vielleicht die meisten, sind das Resultat einer Wurzelkanalbehandlung.«

Wurzelkanalbehandlungen werden ausgeführt, um einen Zahn zu retten, der ansonsten gezogen werden müsste. Sie werden in der Regel angewandt, wenn sich eine schwere Infektion auf die Zahnwurzeln ausgebreitet hat. Der Wurzelkanal ist ein enger Kanal, der von der Mitte des Zahns zu den Wurzeln verläuft, die im Kieferknochen liegen. Bei der Wurzelbehandlung wird ein Loch in den Zahn gebohrt, um den Wurzelkanal zu erreichen. Das tote oder infizierte Gewebe wird entfernt, der Wurzelkanal gesäubert, sterilisiert und desinfiziert. Dann wird der Zahn gefüllt und das Ganze normalerweise mit einer Krone versiegelt.

Jedes Jahr werden Millionen von Wurzelbehandlungen vorgenommen. Die scheinbare Erfolgsrate liegt bei über 90 Prozent. Es bleiben keine Schmerzen und die Röntgenaufnahme zeigt, dass der Zahn »geheilt« wurde. Leider verbirgt sich hier ein Problem, das trotzdem auftreten kann. Viele Zahnärzte wissen inzwischen, dass es unmöglich ist, alles tote Gewebe zu entfernen oder den Zahn vollständig zu sterilisieren. Es gibt in jedem Zahn fast fünf Kilometer an winzigen Kanälen und nur ein arroganter Zahnarzt würde behaupten, dass er in der Lage sei, diese alle zu 100 Prozent zu säubern oder zu sterilisieren. Daher bleiben im Zahn Bereiche mit totem Gewebe zurück, das sich zersetzt und infizieren kann. Die weißen Blutkörperchen unseres Im-

munsystems wandern nicht in diese Kanälchen, auch Antibiotika erreichen sie nicht. Die Kanälchen werden so sichere Rückzugsorte für Mikroben (Viren, Hefen, Pilze, Schimmel, Bakterien etc.). Und da Nerven, Blutgefäße und lebendes Gewebe aus dem Zahn entfernt wurden, ist er nun tot. Dr. Hal Huggins hielt 1993 eine Vorlesung vor der *Cancer Control Society* (dt.: Gesellschaft zur Eindämmung von Krebs). Auf fast komische Weise legte er dar: »Dann kommen wir zu den Zahnwurzelbehandlungen, das ist von allem das Tragischste. Kann man nicht etwas in den Kanal einfüllen, das sicher ist? Ja, vermutlich gibt es da etwas, doch das ist nicht das Problem. Das Problem mit den Wurzelkanälen ist, dass sie tot sind. Lassen Sie uns das an einem anderen Beispiel betrachten. Nehmen wir an, Sie haben einen durchgebrochenen Blinddarm. Sie greifen also zum Telefonbuch, aber nach was suchen Sie? Schauen wir einmal: Da haben wir einen Chirurgen und einen Präparator. Wen rufen Sie an? Bekommen Sie das gebacken? Mehr tun wir auch nicht bei einem toten Zahn. Wir machen eine Goldkrone darauf. Egal mit was wir den toten Zahn behandeln, er ist immer noch tot und innerhalb dieses toten Zahns befinden sich Bakterien und diese Bakterien haben keinen Sauerstoff. In dieser sauerstofflosen Umgebung sterben die meisten Dinge, außer den Bakterien. Sie machen etwas durch, was man pleomorphische Verwandlung nennt, (…) so etwas wie eine Mutation. (…) Sie lernen ohne Sauerstoff zu überleben (…) und produzieren nun Thioether, eines der stärksten Gifte auf diesem Planeten, das nicht radioaktiv ist.«
www.whale.to/d/root2.html

Denken Sie daran, bei Krebs und einer Reihe weiterer Krankheiten spielen Mikroben eine Rolle. Um Krebs zu heilen, muss man die Mikroben im ganzen Körper abtöten, so dass das Immunsystem den Körper wieder in den Normalzustand versetzen kann. Doch ein Wurzelkanal ist das ideale »Brutgebiet« für Mikroben. Wie Dr. Huggins soeben erklärte, produzieren die gefährlichsten dieser Mikroben Thioether wie Dimethylsulfat. Der deutsche Onkologe Josef Issels konnte nachweisen, dass der Thioether, den die Mikroben aus den Wurzelkanälen freisetzen, den Chemikalien sehr ähnlich ist, die die Deutschen im Ersten Weltkrieg verwendeten, um Senfgas herzustellen. Laut der EPA gehört Dimethylsulfat zur Gruppe B2 der bei Menschen Krebs verursachenden Substanzen. Tiere, die Dimethylsulfat ausgesetzt waren, entwickelten Tumore in den Nasengängen, in der Lunge und im Brustkorb.
www.epa.gov/ttn/atw/hlthef/di-sulfa.html

Laut Dr. Karen Shrimplin sind die Thioether so giftig, weil sie fettlöslich sind und sich daher in den Zellfetten anreichern, besonders in den Mitochondrien. Die Mitochondrien sind die »Kraftwerke« der Zellen und für die Energieproduktion verantwortlich. Wenn die Mitochondrien in Mitleidenschaft gezogen werden, können die Zellen keine Energie durch aerobe Atmung mehr produzieren und sind gezwungen, auf Vergärung (anaerobe Atmung) umzustellen, um Energie zu gewinnen. Denken Sie daran, alle Krebszellen gewinnen ihre Energie durch Vergärung.

Dr. Shrimplin sagt also im Grunde, dass die pleomorphen Mikroben, die in den Wurzelkanälen sitzen, am Anfang normale aerobe Bakterien sind, die sich aber in anaerobe Bakterien verwandeln und Toxine wie Thioether produzieren, wenn sie im Zahn eingeschlossen werden und sich ihre Umgebung verändert. Dieser Thioether gelangt dann in den restlichen Körper und schädigt die Mitochondrien in unseren Zellen, so dass diese anaerob werden. Das ist ein Teufelskreis, der im Wurzelkanal beginnt! Diese anaeroben Mikroben, die im Wurzelkanal gedeihen, sondern Gift aus der Verdauung von totem Gewebe ab und das führt zu chronischen Infektionen und degenerativen Krankheiten. Denken Sie darüber nach! Wenn ein Organ oder ein Glied Ihres Körpers abstirbt, dann entfernen wir es. Nicht so bei einem toten Zahn! Der Zahnarzt Frank Jerome meint: »Die Idee, ein totes, infiziertes Organ im Körper zu lassen, finden nur Zahnärzte gut. Ein wurzelbehandelter Zahn beeinflusst das Immunsystem immer negativ.«

In den 1920er-Jahren führte Dr. Weston A. Price Versuche durch, die die *American Dental Association* (ADA) anfänglich begeistert begrüßte, aber später ignorierte. Dr. Price vermutete, dass viele degenerative Krankheiten von bakteriellen Infektionen begleitet werden. Er folgerte, dass diese Infektionen von den Zähnen herrührten. Er beschloss, einem Tier einen gezogenen, wurzelbehandelten Zahn unter die Haut zu implantieren. Das Ergebnis war, dass durch den Zahn die Krankheit des Patienten auf das Tier übertragen wurde.

Welche Krankheit der Patient auch hatte, das Tier mit dem gezogenen Zahn unter der Haut bekam dieselbe Krankheit wie der Patient. Er beobachtete an Hunderten von Patienten auch, dass sich eine Vielfalt von Gesundheitsproblemen besserte, wenn ein wurzelbehandelter Zahn mit den richtigen Methoden entfernt wurde, das reicht von Arthritis über Nierenprobleme bis zu Krebs.

Dr. Price bemerkte auch, dass keines von 100 Desinfektionsmitteln in der Lage war, das Zahnbein zu durchdringen und zu sterilisieren, aus dem der Zahn bis zu 95 Prozent besteht. Genausowenig sind Antibiotika in der Lage, die Wurzelkanäle zu sterilisieren. Sehr wenige Zahnärzte sind sich bewusst oder willens zuzugeben, dass die winzigen Kanäle im Zahnbein nach einer Wurzelbehandlung immer infiziert sind. Die Bakterien entkommen in das Blut und lösen anschließend eine große Zahl degenerativer Krankheiten aus. Die meisten Zahnärzte glauben, dass die nach einer Wurzelbehandlung verwendeten Desinfektionsmittel die Wurzelkanäle wirksam sterilisieren. Das ist aber leider nicht wahr.

Dr. Price fand in 25 Jahren bei etwa 5000 Tierversuchen heraus, dass »wurzelbehandelte Zähne«, wie gut sie auch immer aussahen oder wie frei von Symptomen sie auch waren, immer infiziert waren. Dr. Price dokumentierte seine Ergebnisse in zwei gewaltigen Werken mit den Titeln *Dental Infections Oral & Systemic* und *Dental Infections and the Degenerative Diseases*. Es überrascht nicht, dass die Bücher 50 Jahre lang unter Verschluss standen, bis Dr. George Meinig, ein Spezialist für Zahnwurzelbehandlungen im Ruhestand, diese Bücher entdeckte. Er veröffentliche unter dem Titel *Root Canal Cover-up* eine gekürzt Version davon.

Wenn Sie ein Zahnwurzelproblem haben, sollten Sie zu einem spezialisierten Zahnarzt gehen, einem »biologischen« oder »holistischen« Zahnarzt. Diese Zahnärzte werden teilweise von der ADA verfolgt, daher werden Sie in Amerika wohl kaum einen im lokalen Telefonbuch finden. Die einzige bedeutendere Krebstherapie, die ein Entfernen von Zahnwurzeln erfordert, ist möglicherweise die von Bill Henderson, der seinen Patienten dabei behilflich ist, einen »biologischen« Zahnarzt zu finden. Seine Website ist www.beating-cancer-gently.com.

Sehen wir uns die Arbeit von Josef Issels in Deutschland an, der über 40 Jahre lang unheilbare Krebspatienten behandelte. Das Immunsystem dieser Patienten war bereits durch die »großen 3« konventionellen Behandlungsmethoden zerstört. Doch Dr. Issels heilte in diesen 40 Jahren 24 Prozent seiner 16 000 »unheilbaren« Patienten. Was machte er als Erstes? Er ließ einen Zahnarzt die problematischen Zähne entfernen!

Wenn Ihnen ein solcher Zahn gezogen wird, dann bekommen Sie möglicherweise ein anderes Problem. Das Loch im Kieferknochen, das der gezogene Zahn hinterlässt, heilt unter Umständen nicht richtig aus und das

Gewebe infiziert sich. Durch die hochgiftigen Bakterien, die sich dort nie-
derlassen, kann eine Knochennekrose (Knochentod) entstehen, die Gesundheit beeinträchtigt werden und es zu degenerativen Krankheiten wie Krebs
kommen, oft ohne dass Sie im Kieferbereich einen Schmerz spüren!

Wenn Sie ein Zahnwurzelproblem, ein Loch durch einen gezogenen Zahn
oder eine Erkrankung des Zahnfleisches haben, empfehle ich Ihnen folgende
Ernährungszusätze:

▶ ORAL GUARD – Das ist das bei weitem beste Produkt auf dem Markt
gegen Erkrankungen des Zahnfleisches. Die Liste der hochwirksamen Zutaten ist beeindruckend: Echtes Johanniskraut, Ubichinon-10, Folsäure, Grün-
teeextrakt, Liponsäure und Phyllochinon. ORAL GUARD ist einfach der
stärkste Schutz gegen Erkrankungen des Zahnfleisches.

▶ DMSO – DMSO, 25-prozentig in Wasser (optional). Nehmen Sie zweimal täglich zwei Teelöffel als Mundspülung. Reiben Sie es langsam über das
Zahnfleisch. Behalten Sie es einige Minuten im Mund. Schlucken Sie es, um
die Wirkung zu maximieren. Das »treibt« es in das Gewebe unterstützt das
Ausschwemmen der Toxine aus den Löchern. Sie können die Mundspülung
auch noch durch Moosbeeren ergänzen. 50-prozentiges DMSO ist am besten,
wenn verfügbar. Es muss DMSO höchster Qualität sein.« (aus: *Cure for All
Advanced Cancer*, S. 198)

▶ Ubichinon-10 – Dieses Nahrungsergänzungsmittel entfaltet seine schützende und stärkende Wirkung in allen Geweben. Es setzt auf der zellulären
Ebene an, stärkt das Zahnfleisch genauso wie den Herzmuskel. Viele Wissenschaftler glauben, dass Erkrankungen des Zahnfleisches ein Hinweise darauf sind, dass in anderem Gewebe zu wenig Ubichinon-10 ist.

▶ Vitamin C – Ein Bekannter mit entzündetem Zahnfleisch nahm jeden
Tag 15 000 mg Vitamin C ein (5000 mg mit jeder Mahlzeit) und die Entzündungen waren weg!

Das *North Carolina Institute of Technology* hat bewiesen, dass die Abfallstoffe von Bakterien, die sich in toten Zähnen, brandigen Kiefern und anderen Zahnbereichen befinden, die toxische Hemmung von bestimmten
Proteinen verursachen können, die den Körper gegen die Bildung von Krebs
schützen. Wenn Sie daran interessiert sind, Ihr Zahnwurzelproblem zu behandeln und/oder Krebs, der möglicherweise durch Zahnprobleme entstanden ist, dann empfehle ich Ihnen die Website www.breastcancercured.com
zu besuchen.

Die Schlussfolgerung daraus ist, dass auch alternative Krebstherapien scheitern können, wenn der Patient weiterhin eine Infektion im Mund hat. Wie ich gerade erklärt habe, kann sich diese Infektion, die das Immunsystem chronisch beeinträchtigt, in den Zahnwurzelkanälen befinden, aber auch in infizierten Zähnen, Zahnlöchern oder in entzündetem Zahnfleisch. Es ist für den Krebspatienten wichtig, potenzielle Infektionen im Mund gewissenhaft zu behandeln.

Soja: die »magische Bohne«?

LÜGE: Soja ist ein »wunderbares Nahrungsmittel«, das gegen Brustkrebs und Osteoporose schützt. Soja ist ein ganzes Protein.
FAKT: Unfermentierte Sojaprodukte sind unverdaulich. Soja ist kein ganzes Protein, ist kein natürliches Nahrungsmittel, enthält mehrere schädliche Kanzerogene und ist in den Vereinigten Staaten genetisch verändert worden.

Laut den meisten Mainstream- und Alternativmedien sind Sojabohnen das vielseitigste, natürlichste, herzfreundlichste, gesundheitsförderndste, wachstumsförderndste und »rundherum beste« Nahrungsmittel, das jemals in Gottes grünem Garten gewachsen ist. Die Lebensmittelregale biegen sich unter Hunderten von Sojaprodukten wie Sojaprotein, Sojafrühstücksriegel, Sojaburger, Sojaeis und einer endlosen Reihe an Sojagetränken. Wann kommt das Sojabier?

Das gibt es in der Tat schon! Ärzte Sportler, Ernährungswissenschaftler, Bauern, Regierungsbeamte und angesehene Firmen erzählen uns alle, wie sicher und wunderbar Soja für uns und unsere Gesundheit ist. Sie erzählen uns, es sei ausgezeichnet und so sicher, dass es nicht einmal als Lebensmittelzusatz ausgewiesen werden muss. Doch das kümmert uns nicht, schließlich weiß doch jeder, dass es sicher ist, oder?

Soja ist nicht nur die neueste Gesundheitskost, es ist auch der beste Goldesel für Firmen wie *Monsanto*. Auf Millionen von Hektar Ackerfläche werden weltweit Sojabohnen angebaut und stellen für Millionen von Bauern ein sicheres Einkommen dar, die dafür beglückt einen Obolus an *Monsanto* abführen, das die Sojabohnen genetisch verändert hat. Was ist die moderne Hymne der Lebensmittelproduzenten? »Soja tut uns gut!«

Ist das wirklich so? Vor einigen Jahrzehnten erfuhren diese Firmen (und unterdrückten dieses Wissen), dass das Essen von Soja Krebs verursacht, die Knochen zerstört und zu Schäden im Hormonsystem führt. Die Wahrheit hinter dieser marktschreierischen, an kommerziellen Interessen orientierten Integration der Sojabohne in unser Essen ist die betrübliche Geschichte von Betrug, Habgier, Propaganda, Unterdrückung, unverantwortlichen Firmen, Korruption, korrupter Wissenschaft und politischem Opportunismus.

Haben Sie schon einmal die »Sojakühe« gesehen, aus denen die Sojamilch kommt? Ich weiß nicht, ob Sie sich dessen bewusst sind, aber eine Sojabohne kann man nicht melken! Elaine Hollingsworth schreibt in ihrem Buch *Soy – The Abominable Bean* (dt. *Soja – die abscheuliche Bohne):* »Um den reinlichen, einladenden Strom weißer Flüssigkeit zu erhalten, der so ansprechend in den Werbungen abgebildet ist, werden viele Arbeitsschritte benötigt. Die Bohnen müssen bei hohen Temperaturen gemahlen werden und dann müssen die verbleibenden Öle mit gefährlichen Lösungsmitteln extrahiert werden, wovon einige im Mehl zurückbleiben. Das Mehl wird dann mit einer alkalischen Lösung und Zucker gemischt und in einem Trennungsverfahren werden die Bohnenfasern entfernt. Dann wird dies durch Ausfällung in einem Säurewaschgang getrennt. Bei jedem Verarbeitungsschritt bleibt eine winzige Menge von Giften in der Soja zurück.«

Sie fährt fort: »Die Behörden sagen, dass die Menge so klein sei, dass sie völlig unbedeutend sei. Ich frage mich, wer ihnen das erzählt hat? Und warum hören sie nicht auf die Wissenschaftler, die meinen, dass dies durchaus von Bedeutung sei, da es sich im Körper über einen längeren Zeitraum ansammeln kann? Sind sie wirklich glücklich damit, wenn Sie die Versicherungen der Hersteller akzeptieren, dass es sicher sei, jeden Tag eine kleine Menge an Gift zu essen, vielleicht sogar mehrmals am Tag, bis Sie ein ernsthaftes Gesundheitsproblem haben?« www.doctorsaredangerous.com

Einer der vielen Tricks, mit denen Soja vermarktet wird, ist zu verkünden, dass es Isoflavone enthält, was erst einmal nur Pflanzenhormone sind, die auch als »Phytoöstrogene« bekannt sind. Obwohl der/die typische SojamilchtrinkerIn nicht weiß, was Isoflavone sind, wiederholen sie das Mantra, das sie in den Abendnachrichten über Isoflavone hören. Was man in den Abendnachrichten hören wollen würde, ist, dass Wissenschaftler schon seit Jahren wissen, dass die Isoflavone in den Sojaprodukten die Schilddrüsenfunktion schwächen, Autoimmunerkrankungen der Schilddrüse und sogar Schilddrüsenkrebs verursachen. Die Wissenschaft weiß seit über einem halben Jahrhundert, dass Soja sich negativ auf die Schilddrüse auswirkt.

Forscher in Japan fanden heraus, dass der tägliche Konsum von nur 30 Gramm Sojabohnen über eine Dauer von 90 Tagen zu einer Vergrößerung der Schilddrüse und Abschwächung der Schilddrüsenfunktion führte. Einige der Probanden bekamen auch einen Kropf. Dies kehrte sich wieder um, sobald die Probanden aufhörten, Soja zu essen. (Y. Ishisuki / u. a.: *The effects of the thyroid gland of soybeans administered experimentally in healthy subjects,* 1991; dt. *Die Auswirkungen von Sojabohnen auf die Schilddrüse bei einer ex-*

perimentellen Einnahme durch Probanden) Das Soja-Isoflavon Genistein hemmt die Funktion der Schulddrüse wirksamer als Medikamente zur Kontrolle von Schilddrüsenüberfunktion. Laut einem Bericht von NIH/NCI aus dem Jahr 1996 ist die Erkrankungsrate bei Speiseröhren-, Magen-, Bauchspeicheldrüsen-, Schilddrüsen- und Leberkrebs bei Japanern und generell Asiaten signifikant hoch. Im Lichte der oben genannten Tatsachen macht das Sinn, oder?

Schon in den 1950er-Jahren wurde ein Zusammenhang zwischen Phytoöstrogenen und zunehmenden Krebserkrankungen, Unfruchtbarkeit und Leukämie gesehen. Dr. William Wong meint: »Soja ist Gift, Punkt!« In seinem Artikel »Soy: The Poison Seed« (dt. »Soja: Die giftige Saat«) beschreibt Dr. Wong einige Gründe, warum Soja giftig ist. Zwei der Phytoöstrogene, die Isoflavone Genistein und Daidzein, sind Bestandteil der bei Sojapflanzen verwendeten Insektizide. Er fragt: »Wenn sie Insekten töten, sind sie dann gut für den Menschen?« www.totalityofbeing.com/ArchivedSoyPoison.html

Der angesehene Toxikologe Dr. Mike Fitzpatrick, der sich in der neuseeländischen Kampagne gegen Soja engagiert, schrieb 1998 einen Aufsatz, in dem er viele der veröffentlichten Arbeiten über die Gefahren der Soja-Isoflavone zitiert. Den Bericht sandte er der FDA, außerdem erschien er im Februar 2000 unter dem Titel »Soy Formulas and the Effect on the Thyroid« (dt. »Soja-Milchnahrung und seine Auswirkung auf die Schilddrüse«) als Artikel im *New Zealand Medical Journal.* Dr. Fitzpatrick schreibt darin: »Die Toxizität der Isoflavone für Tiere lenkte die Aufmerksamkeit der Wissenschaft auf das Faktum, dass Soja-Isoflavone Xenohormone sind. (…) In allen bisher untersuchten Tierarten wurden negative endokrine Auswirkungen festgestellt. (…) Soja-Isoflavone erhöhen das Brustkrebsrisiko. (…) Soja-Isoflavone stören den menstrualen Zyklus bis zu drei Monate nach ihrer Einnahme. (…) Der Genisteingehalt in Nahrungsmitteln kann Brustzellen stimulieren, den Zellzyklus zu beginnen. (…) Es gab Bedenken, dass bei Frauen, die Sojaproteinkonzentrat essen, die Häufigkeit von fokaler epithelialer Hyperplasie zunimmt.«

Charlotte Gerson von der *Geson Cancer Clinic* veröffentlichte detaillierte Studien, in denen sie nachwies, dass Genistein kanzerogener als Diethylstilbestrol (DES) ist, ein synthetisches Östrogen, das vor allem zwischen 1938 und 1971 an Millionen schwangere Frauen als Medikament verteilt wurde. (Gerson Clinic: *Cancer Research,* 1. Juni 2001, S. 61) DES verursachte in dieser Zeit bei zahllosen Frauen und ihren Töchtern Tod und Elend. In seinem Artikel »Dietary estrogens stimulate human breast cells to enter the cell cycle« (dt. »Östrogene in Nahrungsmittel lösen in menschlichen Brustzellen den Zellzyklus aus«), der 1997 in *Environmental Health Perspectives* erschien, schreibt Dr. Craig Dees, dass Soja-Isoflavone das Wachstum der Brustkrebszellen anregt!

Als ob das nicht genug wäre, enthält Soja auch noch Phytinsäure. Das zerstört die Glaubwürdigkeit der Behauptung der Hersteller völlig, dass Soja eine gute Kalziumquelle sei und Osteoporose vorbeuge. Phytinsäure blockiert die Aufnahme von essentiellen Mineralstoffen (Kalzium, Magnesium, Kupfer, Eisen und Zink) im Verdauungstrakt. Da Soja mehr Phytinsäure als irgendein Getreide enthält, saugt es die Nährstoffe förmlich aus Ihrem Körper! Nur durch eine lange Vergärung reduziert sich der Gehalt an Phytinsäure in Soja bemerkbar. Die Wissenschaftler stimmen im Allgemeinen darüber überein, dass die Ernährung mit einem hohen Phytingehalt zum weit verbreiteten Mineralstoffmangel in den unterentwickelten Ländern beiträgt.

Soja ist kein vollwertiges Protein, da ihm die essentiellen Aminosäuren Methionin und Zystin fehlen. Und Sojaprotein ist schwer verdaubar, da es beträchtliche Mengen an Trypsinhemmern enthält. Erinnern Sie sich? Trypsin ist für die Verdauung von Proteinen wichtig und Krebszellen werden durch einen Proteinmantel geschützt, der sie für das Immunsystem unsichtbar macht. Soja enthält auch Hämagglutinin, eine verklumpungsfördernde Substanz, durch die die roten Blutkörperchen verklumpen. Diese Blutzellenhaufen können Sauerstoff nicht mehr richtig aufnehmen, um ihn im Körpergewebe zu verteilen. Das kann das Herz schädigen und zu Krebs führen. Wir alle kennen den Zusammenhang zwischen Sauerstoff und Krebs, oder?

Dr. Tim O'Shea schreibt: »Ein weiteres Toxin, das in verarbeiteten Sojaprodukten vorkommt, ist Aluminium. Sein Gehalt in Kindermilchnahrung aus Soja soll zehn Mal höher sein als in Kindermilchnahrung aus Milch und 100 Mal höher als in unverarbeiteter Milch. Der Gehalt ist sogar noch höher, wenn Sojaprodukte gehärtet sind. Das Aluminium ist nicht nur eine Ursache für Alzheimer, es kann auch zu Schäden an den wachsenden Nieren von Kleinkindern führen, die Milchnahrung aus Soja trinken. Noch schlimmer ist, dass das Aluminium direkt das Gehirn der Kleinkinder schädigen kann, da sich bei ihnen die Blut-Gehirn-Schranke noch nicht ausgebildet hat. Verarbeitete Soja kann auch das bekannte Kanzerogen Lysinoalanin enthalten.

Es ist das Nebenprodukt eines Verarbeitungsschrittes, bei dem mit Basen Enzymhemmer ausgeschwemmt werden sollen. Auch wenn die Bohnen sorgfältig gespült werden, kann das Nebenprodukt Lysinoalanin, aus der Reaktion der Sojabohnen mit der alkalischen Lösung, zurückbleiben.«

Und falls Sie gerade dachten, dass es jetzt eigentlich nicht mehr schlimmer kommen könnte: Eine Studie mit japanischen Männern auf Hawaii ergab, dass der wöchentliche Konsum von zwei oder mehr Portionen Tofu mit der Entwicklung von Demenz in Zusammenhang steht! (L. R. White / u. a.: *Brain aging and midlife tofu consumption*. In: *Journal of American College of Nutrition*, April 2000; dt. *Gehirnalterung und Tofu-Konsum in der Lebensmitte)* Aber essen Chinesen und Japaner nicht massenweise Soja? Die Antwort ist: »Nein, tun sie nicht!« Und die meisten Sojaprodukte, die sie essen, sind fermentiert (Tempeh, Tamari, Natto und Miso). Sie entdeckten schon vor langer Zeit, dass die Fermentierung die Verdauung der Proteine erleichtert und Phytinsäure, Toxine und »Anti-Nährstoffe« zerstört. Daher ist der Konsum fermentierter Sojaprodukte vertretbar, aber nur in kleinen Mengen.

In Bezug auf Soja sind andere Länder den Vereinigten Staaten um Lichtjahre voraus. Im Juli 1996 gab das britische Gesundheitsministerium eine Warnung heraus, dass in der Kindermilchnahrung aus Soja Phytoöstrogene enthalten sind, die sich nachteilig auf die Gesundheit der Säuglinge auswirken könnten. Die Warnung war eindeutig und besagte, dass Kindermilchnahrung aus Soja nur auf Rat eines Mediziners hin an Babys verfüttert werden sollte. Es wird empfohlen, dass man Babys, die nicht gestillt werden können oder die allergisch auf andere Milchnahrungsprodukte reagieren, statt mit Sojaprodukten mit alternativen Produkten füttert.

Wenn der Goldesel auf dem Spiel steht, dann muss der Sojamarkt umsorgt werden. Die amerikanischen Sojabauern »spenden« jedes Jahr fast 80 Millionen Dollar, um eine der wirksamsten Gehirnwäschekampagnen der Geschichte zu finanzieren. Der daraus resultierende Medienblitzkrieg sichert immer »neue« Geschichten über die unendlichen Vorteile des Soja, von Radio und Fernsehen bis zum Internet. Fallen Sie nicht auf dieses Labyrinth der Lügen herein! Sojabohnen enthalten keine vollwertigen Proteine, sind kein natürliches Nahrungsmittel, enthalten mehrere schädliche Kanzerogene und sind in den Vereinigten Staaten vor allem genetisch verändert.

Und nur falls Sie ein oder zwei Gründe benötigen, um Soja zu meiden: »Biologische« Nahrungsmittelhersteller benutzten heute bei der Herstellung ihrer

Sojaprodukte eine toxische Chemikalie mit dem Namen »Hexan«. Ja, Hexan ist dieselbe Substanz, die Sie von Klebstoff high und Benzin explosiv macht. Die Hexandämpfe wandern direkt in Ihr Hirn und verursachen dort fast sofort Schäden. Hexan ist so toxisch, dass es die EPA als gefährliche Chemikalie einstuft, die Krebs, Missbildungen und sogar die Parkinson-Krankheit verursacht.

Ein unabhängiges Labor fand 2009 in Sojaöl und Sojamehl, das in Kindermilchnahrung und Proteinriegeln verwendet wird, Hexangehalte bis zu 21 ppm. Doch jeder geht über dieses schmutzige Geheimnis schnell hinweg, denn die Sojaindustrie ist mächtig und die FDA hält Untersuchungen für überflüssig. www.naturalnews.com/026303.html. Milchnahrung aus Soja ist eines der schlechtesten Nahrungsmittel, das Sie Ihren Kindern geben können. Sie hat nicht nur nachteilige hormonale Auswirkungen, wie oben dargestellt, und enthält Hexan, sondern sie enthält auch über 100 Prozent mehr Aluminium als Milchnahrung aus Rindermilch.

Doch das ist nicht alles! Laut dem GMO-Kompass, einem Online-Mekka für Informationen zu genetisch veränderten Nahrungsmitteln, sind 91 Prozent der in den Vereinigten Staaten angebauten Sojabohnen auch genetisch modifiziert. Laut einer neuen russischen Studie verursacht Gen-Soja bei Hamstern selbst in der dritten Generation noch Sterilität! Dr. Irina Ermakova berichtete 2005, dass über 50 Prozent der Babys, die von Rattenmüttern stammten, die mit Gen-Soja gefüttert wurden, innerhalb von drei Wochen starben. Als sie weitere Untersuchungen vornehmen wollte, verbrannten ihre Unterlagen.

Das Unternehmen *Monsanto* ist sich des wachsenden öffentlichen Kenntnisstands über die Gefährlichkeit von genetisch modifizierten Nahrungsmitteln bewusst und zeigt eine »kreative Falschheit«, die sogar Machiavellis Fürsten erblassen lassen würde. *Monsanto* baut in den Vereinigten Staaten auf 20 Million Hektar Gen-Soja an. Und hier ist der Haken: Das amerikanische Gesetz erlaubt es, dass diese Sojabohnen mit einer kleinen Menge biologischer Sojabohnen vermischt werden und diese Mischung dann als »biologisch« verkauft werden darf! Und Sie glauben immer noch, dass die Regierung es nicht erlaubt, dass Sie belogen werden? Dieses tödliche »Nahrungsmittel« gehört auf eine Sondermülldeponie! Doch multinationale Unternehmen wie *Monsanto* deponieren es in Ihnen, Ihrer Familie und in Babynahrung! Denjenigen, die fragen, ob biologisches Soja denn nicht sicher sei, würde ich antworten: »Würden Sie biologisches Anthrax essen?«

Codex Alimentarius

LÜGE: Der Zweck des Codex Alimentarius ist die »Harmonisierung« der Herstellung und des Vertriebs von Nahrungsergänzungsmitteln zum Schutze der Konsumenten.
FAKT: Der Codex Alimentarius nimmt die letzte Freiheit, wenn es um unsere Gesundheit geht und zwingt uns unter tyrannische Gesetze.

Der *Codex Alimentarius* (lateinisch für »Lebensmittelkodex«) ist eine internationale Richtlinie für Herstellung, Handhabung und Vertrieb von Nahrungsergänzungsmitteln und Lebensmitteln, der nun nach und nach von allen Ländern ratifiziert wird. Der Codex ist ein gemeinsames Projekt der Vereinten Nationen (UNO), der Weltgesundheitsorganisation (WHO) und der Ernährungs- und Landwirtschaftsorganisation der Vereinten Nationen (FAO). Die offizielle Linie ist, dass die weltweite »Harmonisierung« der Vorschriften zur Sicherheit, zum Handel, zur Herstellung und zur Verteilung von Nahrungsergänzungsmitteln auf vielfache Weise hilfreich ist. Die Wahrheit ist, dass dieser Codex ein weiterer Schritt hin zu totalen Tyrannei im Gesundheitsbereich ist.

Der Codex besteht aus Tausenden von Standards und Richtlinien. Einer davon ist die Richtlinie zu Vitaminen und Mineralstoffen. Sie erlaubt nur winzigste Dosen von Vitaminen und Mineralien, wodurch Nahrungsergänzungsmittel im Grunde illegal werden. Jede Vitamin-C-Dosierung von über 200 Milligramm pro Tag ist ihr zufolge illegal. Ein Gramm Vitamin C ist eine illegale Substanz! Die Ubichinon-10-Dosis von 400 Milligramm pro Tag, die bei einigen Patienten zur Heilung von Brustkrebs führte, ist illegal, da das Coenzym Ubichinon-10 nach den europäischen Richtlinien in welcher Dosierung auch immer illegal ist. Nur 28 Nährstoffe sind erlaubt, doch der Maximalgehalt wurde so niedrig angesetzt, dass sie nur wenig oder keinen klinischen Einfluss auf unsere Gesundheit haben und uns schon gar nicht wieder gesund werden lassen, wenn wir krank sind. Zudem werden die Preise der erhältlichen Nahrungsergänzungsmittel exorbitant steigen.

Einer der Ausschüsse des Codex, das *Codex Committee on Nutrition and Foods for Special Dietary Uses* (CCNFSDU; dt.: Codex-Komitee zu Nährstoffen und Lebensmittel für Spezialdiäten) wird vom deutschen Physiker Dr. Rolf Grossklaus geleitet. Er glaubt, dass die Ernährung für die Gesundheit keine Rolle spielt. Ja, der »Spitzenmann« für die Ernährungspolitik des Codex hat öffentlich erklärt, dass »Ernährung für die Gesundheit nicht von Bedeutung ist«. So verrückt das klingen mag, Dr. Grossklaus erklärte 1994, dass Nahrungsergänzungsmittel Toxine seien.

Der Codex legt auch die Bestimmungen für die Benutzung von Kräutern fest. Nur kleinere Leiden dürfen in eingeschränktem Umfang mit Kräutern behandelt werden. Eine Behandlung anderer Leiden mit Kräuterarzneien wird ein Verbrechen darstellen. Der Codex legt auch die zulässigen Höchstgrenzen für Pestizidrückstände, toxische Chemikalien in der Umwelt, Hormone in Lebensmitteln und andere Umweltverseuchungen fest. Sie liegen dort um ein Vielfaches höher, als die von den Lobbygruppen der Chemie- und Pestizidindustrie geforderten Werte. Schon heute sind Giftstoffe oft für Krebs, Herzkrankheiten, Autismus, chronisch-degenerative Leiden und Organversagen verantwortlich, die immer mehr Menschen auf der ganzen Welt umbringen. Die zulässigen Höchstgrenzen weiter heraufzusetzen, wird diesen verderblichen weltweiten Trend weiter beschleunigen.

Die Stockholmer Konvention, die von 176 Ländern unterschrieben wurde, verpflichtet die Signaturstaaten, die zwölf gefährlichsten »langlebigen organischen Schadstoffe« der Welt zu beseitigen. Der Codex erlaubt die Benutzung von sieben dieser zwölf allgemein anerkannten tödlichen langlebigen organischen Schadstoffe in der Nahrungsmittelherstellung! Das ist Wahnsinn. Die sieben durch die Stockholmer Konvention verbotenen Schadstoffe, die der Codex jedoch erlaubt, sind Aldrin, Chlordan, Dieldrin, Endrin, Heptachlor, Hexachlorbenzol und Mirex.

Der Codex erlaubt die Bestrahlung von Lebensmitteln und fordert sie unter gewissen Umständen sogar, um uns unter diesem Deckmantel »vor durch Lebensmittel verursachte Krankheiten zu schützen«. Die Bestrahlung von Lebensmitteln wird von niemandem als ein sicheres Verfahren angesehen. Es gibt beträchtliche wissenschaftliche Belege dafür, dass die ionisierende Strahlung die Proteinstrukturen auf ungesunde Weise verändert.

Der Codex erlaubt ohne Ausnahme genetisch veränderte Nahrungsmittel. Viele davon sind so verändert, dass die Samen ohne spezielle Pestizide nicht keimen. Doch es gibt immer mehr wissenschaftliche Beweise, dass diese benötigten Pestizide die Ursache für Missbildungen, Empfindlichkeit gegen Chemikalien, Erschöpfungssyndrom, Asthma, Allergien und eine Reihe anderer Leiden sind.

Mit ihrem Multimilliarden schweren Marketingbudget hat die Pharma-industrie eine gewaltige Propagandakampagne in den Medien gestartet, um den Codex als vorteilhaftes Mittel zum »Schutz der Konsumenten« darzu-stellen und die natürlichen Heilmittel schlecht zu machen, so dass die Men-schen sie als »gefährlich« erachten und mehr Medikamente einnehmen. Auch wenn Ihnen die Propaganda das vielleicht glauben machen möchte, hat der Codex nichts mit Konsumentenschutz zu tun. Gar nichts! Der Codex schützt den Goldesel – die verschreibungspflichtigen Medikamente.

Und das Beste zum Schluss: Der Codex ist im Code Napoléon verankert, nicht im angloamerikanischen Rechtssystem. Das bedeutet, dass unter dem Codex alles, was nicht ausdrücklich erlaubt ist, verboten ist. Im angloameri-kanischen Rechtssystem gilt, dass alles, was nicht ausdrücklich verboten ist, erlaubt ist. Der Unterschied ist der Unterschied zwischen freiem Gesund-heitssystem und tyrannischem Gesundheitssystem.

Der *Dietary Supplement Health and Education Act* (DSHEA; dt. *Gesetz zur Nahrungsergänzung, Gesundheit und Erziehung)* ist das amerikanische Gesetz, das Nahrungsergänzungsmittel und Kräuter als Nahrungsmittel einstuft, für die es keine Höchstgrenzen in der Verwendung geben kann. Es wurde 1994 in einem einstimmigen Beschluss des Kongresses verabschiedet. Das DSHEA

Von jetzt an heißen alle Gesundheitsstatistiken Krankheiten, alle synthetischen Chemikalien Arzneien und die Arzneimittelwerbung Bewusstseinskampagnen.
Und wie heißen Vitamine und Kräuter? Illegal!

Dank an Mike Adams und www.NaturalNews.com für die Karikatur.

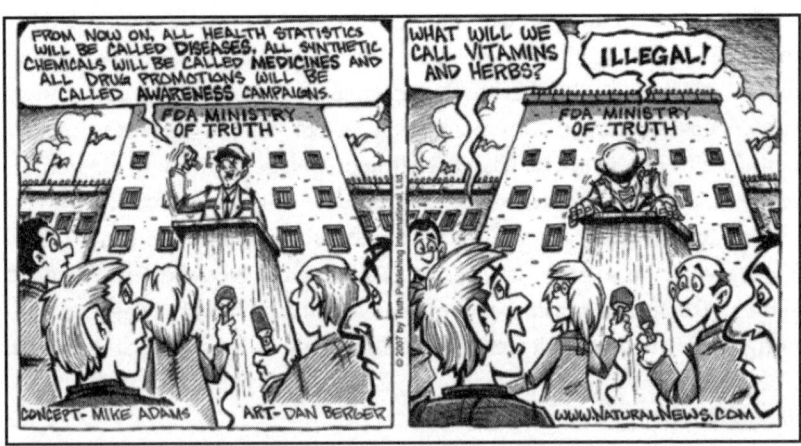

ist im Augenblick das einzige Gesetz, das uns vor der tödlichen Richtlinie zu Vitaminen und Mineralstoffen schützt. Doch das DSHEA steht im Augenblick auch unter erheblichem legislativem Druck. Viele Kongressabgeordnete wollen es zu Fall bringen.

Deshalb richte ich einen Apell an den amerikanischen Wähler: Schreiben Sie Ihrem Kongressabgeordneten und lassen Sie ihn wissen, dass Sie ihn nicht mehr wählen werden, wenn er jemals gegen Ihre Freiheit in Gesundheitsdingen stimmen sollte. Sagen Sie Ihrem Abgeordneten, dass Sie sicher sein wollen, dass das DSHEA hier in den Vereinigten Staaten energisch verteidigt wird und dass Sie erwarten, auch weiterhin jede Art von Ernährungsergänzungsmittel kaufen zu können, in jeder Stärke und Dosierung.

Der Codex ist nichts anderes als der Plan für eine weltweite Kontrolle durch die Pharmaindustrie und für einen Völkermord. Er ist ein gewaltiger Angriff auf die Menschlichkeit und das freie Gesundheitssystem. Traurigerweise sieht ein großer Teil des »verdummten« Volkes darin eine »gute Sache«, mit der sich die gütige Regierung »um unseren Schutz kümmert«. Sie kennen das alte Sprichwort: »Eine Nation von Schafen bekommt eine Regierung der Wölfe.«

Wir werden genau jetzt Zeugen des Endes von Amerika als Nationalstaat. Mit diesen Veränderungen ist keines unserer heimischen Gesetze und keines unserer Verfassungsrechte mehr sicher. Alle unsere Gesetze und Regierungsinstitutionen sind Gegenstand der »Harmonisierung« mit internationalen Standards. Die Globalisierung lugt um die Ecke!

Wir blicken in eine furchterregende Zukunft. Die nach 1990 geborenen Kinder wissen nichts über Lebensmittel, Wasser, Impfungen oder irgendetwas anderes. Das ist so gewollt. Man lässt uns durch das Fehlen von Nährstoffen langsam »zu Tode verhungern«. Auch das ist so gewollt! Bestrahlung von Lebensmitteln, pasteurisierte Milch und Säfte, auf das Fleisch gesprühte Viren, auf Früchte und Gemüse gesprühte Chemikalien. Und nun werden wir auch noch ohne unsere Einwilligung dazu gezwungen, genetische veränderte Nahrungsmittel zu essen.

Wenn Sie mehr über den Codex erfahren wollen, besuchen Sie bitte www.healthfreedomusa.org – die Website von Major General Albert (Bert) N. Stubblebine III (der US-Armee, im Ruhestand) und Rima E. Laibow.

Nachwort

Ich hoffe, dass dieses Buch völlig klar gemacht hat, dass Sie natürliche Alternativen zu den »Großen 3« haben, auch wenn diese Alternativen nicht den »Stempel der Bestätigung« der Krebsindustrie oder der Medizinmafia besitzen. Hoffentlich erkennen Sie nun, dass Sie Ihren Körper nicht vergiften, aufschlitzen oder verbrennen müssen. Sie sind auch nicht nur auf die alternativen Krebstherapien angewiesen, die ich in diesem Buch beschrieben habe. Diese Therapien gelten zwar als diejenigen mit den besten Erfolgsquoten und haben sich bewährt, doch es gibt unzählige andere alternative Krebstherapien, die besser sind als die »Großen 3«.

Nehmen Sie sich vor den Wölfen im Schafspelz in Acht! Krankenhäuser und andere, die »ernährungsbasierte« oder »holistische« oder »integrierte« Programme offerieren, bieten oft nur dem Namen nach alternative Krebsbehandlungsmethoden an, um die suchenden Patienten anzulocken. Sobald Sie einmal da sind, versuchen sie häufig, den Patienten zu überzeugen, dass die »Großen 3« die einzige Hoffnung darstellen. Fallen Sie auf diese Lüge nicht herein. Sie wissen es besser. Wie Sie Ihren Krebs behandeln, können Sie wählen. Wenn Ihnen der Arzt erzählt, dass Ihr Krebs unheilbar ist, meint er in Wahrheit, dass er mit den »Großen 3« unheilbar ist.

Es ist traurig, aber wahr, dass Geld und nicht Altruismus die Pharmaindustrie und die Schulmedizin antreibt. Und so wird es auch immer sein, denn wenn alternative Krebstherapien der Normalfall würden, müssten sich von heute auf morgen Millionen Pharmavertreter und Forscher nach einer neuen Stelle umsehen, die Kurse der Aktien würden ins Bodenlose fallen und die Vorstandvorsitzenden würden ihre Goldenen Fallschirme verlieren. Schauen wir der Wahrheit ins Auge, Leute, die Pharmaindustrie beherrscht die Bühne. Sie will, dass Sie unwissend »im Dunklen« verharren. Diejenigen, die heutzutage mit Krebs das große Geld machen, sind wie die Sklavenhalter vergangener Zeiten. Wer damals eine Plantage betrieb, musste man sicherstellen, dass seine Sklaven gehorsam, unterwürfig und ungebildet (Bücher waren verboten!) und somit lebenslang an die Plantage gebunden blieben.

In der modernen Krebsindustrie sind die Patienten wie Sklaven und der »Sklavenhalter« will sicher gehen, dass sie versklavt bleiben, indem er die Informationen über alternative Behandlungsmethoden unterdrückt und diejenigen verfolgt, die es wagen, seine Autorität anzuzweifeln und alternative

Therapien anzuwenden. »Haltet sie dumm!« scheint sein Slogan zu sein. Daher sage ich: »Spendet nicht!« Wenn Sie das nächste Mal auf einer Benefizveranstaltung zu Krebs um eine Spende gebeten werden, dann denken Sie bitte daran, dass Ihr Geld dazu benutzt wird, eine Industrie zu unterstützen, die von vielen ausgezeichneten Wissenschaftlern als ein großer Fehler betrachtet wird und die andere für einen einzigen Betrug halten.

Wenn Sie das ändern wollen, dann spenden Sie das Geld an die *Independent Cancer Research Foundation* (ICRF; dt.: Unabhängige Krebsforschungsstiftung). Das Ziel dieser gemeinnützigen Organisation ist es, alternative Krebstherapien zu entwickeln, die schnell funktionieren und auch bei fortgeschrittenem Krebs sehr wirksam sind. Besuchen Sie ihre Website: www.new-cancer-treatments.org.

Danke, dass Sie dieses Buch gelesen haben. Ich hoffe aufrichtig, dass es Ihnen Munition und Hoffnung gegeben hat. Mit Gottes Willen wird der Tag kommen, an dem die breite Öffentlichkeit freien Zugang zu alternativen Krebstherapien bekommt. Doch bis dahin wird Ihnen und Ihren geliebten Verwandten dieses Buch vielleicht eine Quelle der Information sein – all denjenigen, die dabei Beistand benötigen, sich durch den Dschungel des Krebses den Weg zu suchen und einen neuen Blick zu wagen.

Möge Gott Sie mit einem langen und gesunden Leben segnen!

Anhang: Sportprogramm

»Es hat sich erwiesen, dass Sport das Risiko vermindert, an einigen bestimmten Krebsarten zu erkranken.«

Dr. Joseph Mercola

Ende der 1980er-und Anfang der 1990er-Jahre nahm ich an vielen Bodybuilding-Wettkämpfen teil und gewann auch einige. Mein normales Kampfgewicht lag bei rund 100 Kilogramm und mein Körperfettanteil betrug etwa drei Prozent. Ich sah aus wie das blühende Leben. Tatsächlich pfiffen jedoch meine Leber und meine Nieren aufgrund meines Steroidmissbrauchs aus dem letzten Loch.

Mit etwa 25 erklärte mir ein Arzt bei einer Konsultation, dass ich die Steroide sofort absetzen müsste, da ich sonst nicht 30 Jahre alt werden würde. Das hat mich endlich aufgeweckt. Ich danke Gott, dass er mich gerettet hat. Wenige Jahre später wurde ich zum überzeugten Christen. Gewichte hebe ich heute nur noch als Teil eines ganzheitlichen Fitnessprogramms.

Ich erzähle Ihnen über meine Erfahrungen als Bodybuilder-Wettkämpfer aus mehreren Gründen. Zuerst möchte ich betonen, dass gesund aussehen nicht unbedingt auch gesund sein bedeutet. Unsere Gesellschaft legt viel zu viel Wert auf die äußeren Werte (unser Aussehen) und nicht genügend auf die inneren (wie wir uns fühlen) oder die spirituellen (unser Leben nach dem Tod).

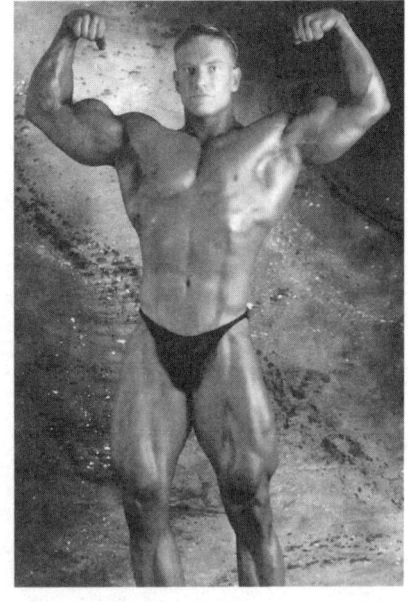

Sie können auf dem Bild von mir sehen, dass ich sehr gesund aussah. Heute nehmen Menschen alles Erdenkliche auf sich, um sich einen »Killerbody« anzutrainieren. Tatsächlich sind dies zu einem großen Teil jedoch schrecklich kranke Menschen, die sich nicht sehr gut fühlen.

So starb zum Beispiel einer meiner guten Bodybuilder-Freunde im

Alter von 34 Jahren an einem Schlaganfall. Er sah gesund und stark aus wie ein Pferd. Doch das Aussehen kann täuschen. Verstehen Sie mich bitte nicht falsch. Die äußere Erscheinung ist wichtig. Deshalb dusche ich jeden Tag, passe darauf auf, dass meine Kleidung zusammenpasst und schaue im Spiegel nach, ob nicht etwas grüner Schnittlauch zwischen meinen Zähnen hängengeblieben ist. Ich glaube aber, dass wir mittlerweile so besessen sind, wie wir aussehen, dass wir nicht mehr darauf achten, wie wir uns fühlen.

Darüber hinaus kenne ich mich sehr gut mit Gewichte- und Herz-Kreislauf- (aerobem) Training aus. Ich weiß genügend darüber, um diese Aktivitäten in ein gesundes Fitnessprogramm einzubauen. Regelmäßiger Sport hebt erwiesenermaßen auch die Lebensqualität und verbessert die maximale Sauerstoffaufnahme unter Belastung, den Schlaf und die Aufnahmefähigkeit. Für Krebspatienten trägt ein gesundes Sportprogramm erheblich dazu bei, dass sie sich wieder besser fühlen und gesund werden. Es ist für sie nicht nur gesund: Es ist lebenswichtig.

Aerobes Training

Was ist aerobes Training? Sie erinnern sich, dass aerob »mit Sauerstoff« bedeutet. Bei einem aerobem Workout reagiert das Herz-Kreislauf-System, also das Herz, die Lunge und die Blutgefäße, auf physische Aktivität, indem es die beanspruchten Muskeln des Körpers verstärkt mit Sauerstoff versorgt. Das hört sich für Krebspatienten ziemlich gut an, oder? Aerobes Training soll die Leistung ihres Herzens steigern, damit es mehr Blut pumpt und somit mehr Sauerstoff in das Gewebe transportiert. Das *American College of Sports Medicine* empfiehlt, dreimal die Woche mindestens 20 Minuten lang aerobes Training mit 60 Prozent der maximalen Herzfrequenz auszuführen.

Für ein aerobes Training kommen viele Aktivitäten in Frage, zum Beispiel Radfahren, Joggen, Walken, Seilspringen, Schwimmen, Basketball, Inlineskaten und Tanzen. Darüber hinaus kann man aerob auch mit Übungsgeräten wie Fahrräder, Laufbänder, Stepper und Rudergeräten einfach im nächsten Fitnesscenter oder zu Hause trainieren.

»Aufwärmen« und »Abkühlen« gehören zu jedem Training unbedingt dazu. Hierfür eignen sich zum Beispiel Stretching-Übungen. Beim Aufwärmen bereiten Sie Ihren Körper auf das Training vor, indem Sie Ihren Herzschlag und Ihre Muskeltemperatur langsam steigern. Dadurch verringert sich auch die Verletzungsgefahr. Durch das Abkühlen kann die Herzfrequenz langsam wieder auf Normalmaß zurückgehen und das Blut frei zum Herzen zurückfließen.

Allgemeine Grundlagen für das aerobe Training:
- ▶ Einfach halten. Wenn Sie nicht genau wissen, was Sie tun sollen, fangen Sie einfach mit den Grundlagen an. Damit Ihr Herz richtig pumpt, müssen Sie mindestens zwanzig Minuten trainieren – das ist der Einstieg. Nehmen Sie Ihren Terminplan zur Hand und tragen Sie dreimal die Woche zwanzig Minuten für das Training ein, sei es Walking, Jogging, an den Geräten im Fitnesscenter, Schwimmen, Basketball etc.
- ▶ Für Abwechslung sorgen. Für ein aerobes Training können Sie jede Aktivität wählen, die das Herz schneller schlagen lässt. Sie müssen nicht immer das Gleiche trainieren. Bevor das Training langweilig wird, wechseln Sie zu einer anderen Sportart.
- ▶ Trinken Sie reichlich Wasser vor, beim und nach dem Training.

Der wichtigste Teil des aeroben Trainings ist der »aerobe«, also mit dem Sauerstoff verbundene Teil. Sauerstoff ernährt die Zellen, schafft Energie, bekämpft Müdigkeit, baut Abfallprodukte und Toxine ab, liefert die erforderliche Energie, um Kohlehydrate zu verstoffwechseln, reguliert den pH-Wert des Körpers, stärkt das Immunsystem und bekämpft eindringende schädliche Organismen.

Die Bedeutung der Sauerstofftherapie durch regelmäßig ausgeführtes aerobes Training kann nicht hoch genug eingeschätzt werden. Sie entscheidet zwischen Gesundheit und Krankheit und bisweilen (wie in den medizinischen Krebsstudien) Leben und Tod. Denken Sie daran, Krebs kann bei Sauerstoff nicht existieren. Anstatt auf der Couch abzuhängen und fernzusehen, hüpfen Sie besser wie ein Hampelmann oder joggen Sie rund um den Block. Das ist nicht nur eine gute Vorbeugung gegen Krebs, sondern auch gegen chronische Krankheiten wie Herzerkrankungen, Bluthochdruck, Schlaganfall und Diabetes.

Rebounding (Trampolinspringen)

Was ist Rebounding? Ein wunderbarer Sport ist das Springen (Rebounding) auf einem Minitrampolin. Das ist ganz einfach mehrmals am Tag möglich, zum Beispiel beim Fernsehen oder Radiohören.

Aufgrund der Forschungsergebnisse gehen viele Wissenschaftler davon aus, dass das Springen auf einem Minitrampolin die vielleicht effektivste Trainingsmethode ist, und dies vor allem wegen seiner Wirkung auf das Lymphsystem. Der menschliche Körper muss sich bewegen. Das Lymphsystem spült jede Zelle und trägt dabei Nährstoffe heran und nimmt Toxine mit, etwa tote und kanzeröse Zellen, Schwermetalle, ansteckende Viren und andere Abfallstoffe. Doch im Gegensatz zum Blut, das vom Herz durch den Körper gepumpt wird, kann sich die Lymphe nur vorwärtsbewegen, wenn sich der Körper bewegt.

Lymphozyten (die Primärzellen des Lymphsystems) stellen ungefähr 25 Prozent aller weißen Blutzellen im Körper. Wie andere weiße Blutzellen werden sie im roten Knochenmark produziert. Lymphozyten wandern ständig durch den Körper, durch das Gewebe oder durch die Blut- oder Lymphgefäße. Die beiden Hauptformen der Lymphozyten sind die sogenannten T-Zellen und B-Zellen.»T« bezieht sich auf die Thymusdrüse, wo die T-Zellen,»B« auf das Knochenmark (engl. *bone marrow),* wo die B-Zellen heranreifen.

T-Zellen haben zwei grundlegende Verteidigungsfunktionen: Sie töten Invasoren und dirigieren oder steuern die Aktionen der anderen Lymphozyten, die am Immunprozess oder der Immunantwort beteiligt sind. Darüber hinaus erkennen und zerstören T-Zellen anormale Körperzellen, so zum Beispiel Zellen, die kanzerös geworden sind.

Wie die T-Zellen sind auch die B-Zellen darauf programmiert, spezifische Antigene auf fremden Zellen zu erkennen. Wenn sie bei einer Immunreaktion stimuliert werden (wenn zum Beispiel Fremdzellen in den Körper eindringen), verändern B-Zellen ihre Struktur. Sie produzieren dann Antikörper aus Bindungsproteinen.

Diese verbinden sich mit spezifischen Antigenen von Fremdzellen und bestimmen diese somit zur Zerstörung.

B-Zellen und T-Zellen spielen also eine Hauptrolle in unserer Immunreaktion. Doch ohne Muskelkontraktion, angemessenem Sport und Bewegung können diese Lymphozyten ihre Aufgabe nicht erledigen, weil die Lymphe nicht fließt. Somit»gammeln« die Körperzellen in ihren eigenen Abfallprodukten vor sich hin und hungern nach Nährstoffen. Eine solche Situation trägt zur Ausbildung von Krebs und anderen degenerativen Krankheiten sowie zur vorzeitigen Alterung bei. Mit Rebounding steigert sich der Lymphfluss enorm!

Zudem werden die Körperzellen aufgrund der erhöhten »g-Kräfte« während des Trampolinspringens gestärkt. Dieses Zelltraining führt wiederum dazu, dass die eigenmobilen Lymphozyten bis zu fünf Mal aktiver sind! Das Springen auf einem Minitrampolin stärkt das Immunsystem, verbessert den Lymphfluss und versorgt das Blut mit Sauerstoff. Im Gegensatz zu Jogging, das auf bestimmte Gelenke, wie Knöchel und Knie, eine extreme Belastung ausübt und diese sogar schädigen kann, beansprucht das Rebounding jedes Gelenk und jede Zelle im Körper gleich. Außerdem muss man sich weder um Autos, Hunde und schlechtes Wetter kümmern.

Zirkel-Gewichttraining

Zur Stimulierung der Muskelzellen empfehle ich ein »Zirkel-Gewichttraining«.

Das Zirkel-Gewichttraining ist eine Kombination aus aerobem und Ausdauertraining. Es ist einfach, ein hervorragendes Workout und zielt darauf ab, Fett ab- und Muskeln aufzubauen sowie die Lunge zu trainieren. In einem Fitnesscenter sind die Geräte in der Regel so aufgestellt, dass sie ein Zirkeltraining ergeben. Man geht einfach von Gerät zu Gerät, bis man alle Übungen absolviert hat. Mit dem Zirkel-Gewichttraining werden die Muskeln getont und die Sehnen und Bänder gestärkt. Schnell ausgeführt, ist es sogar ein aerobes Training.

Allgemeine Grundlagen für das Zirkel-Gewichttraining:

► Gehen Sie es leicht an. Geben Sie nicht an. Heben Sie Gewichte mindestens zwanzig Mal pro Set. Sobald irgendetwas schmerzt (außer dass die Muskeln brennen), STOPPEN Sie. Der Schmerz zeigt Ihnen, dass Sie es übertreiben. Mindern Sie das Gewicht, bis Sie zwanzig Wiederholungen erreichen.

► Trainieren Sie langsam. Bestimmte Übungen sollten sehr langsam ausgeführt werden, mit Betonung auf den »negativen« Teil der Bewegung.

► Ihr gesamtes Training sollte nicht länger als 45 Minuten dauern. Gehen Sie von Gerät zu Gerät, ohne Pause. Damit ist das Training zugleich ein Muskel- und ein aerober Workout.

► Atmen Sie richtig. Halten Sie nicht die Luft an, wenn Sie Gewichte stemmen. Achten Sie darauf, dass Sie ausreichend Sauerstoff einatmen und dass Sie regelmäßig ein- und ausatmen.

Auf die genauen Details zum Gewichtstraining kann ich an dieser Stelle leider nicht eingehen. Aber jeder gute Trainer kann Ihnen ein individuelles Trainingsprogramm zusammenstellen.

VORSICHT: In Hinblick auf die Immunfunktionen ist ein nicht zu intensives Trainingsvolumen ideal, berichten Dr. Roy Shephard und seine Kollegen von der *University of Toronto* in Kanada. Ihre Forschungsergebnisse wurden vor kurzem im *Journal of Sports Medicine and Physical Fitness* veröffentlicht. Bereits frühere Forschungen haben ergeben, dass Sport im Allgemeinen das Immunsystem verbessert, exzessiver Sport jedoch die Immunfunktionen beeinträchtigen kann. Bei intensivem Training erhöht sich die Bildung freier Radikale erheblich. Damit gehen oxidative Schäden an den Muskeln, der Leber, dem Blut und an anderen Stellen einher.

Dr. Ken Cooper, einer der weltweit führenden Forscher über Antioxidantien und freie Radikale, schrieb dazu in seinem Buch *Antioxidant Revolution*: »Beim intensiven Training verschiebt sich der Blutfluss im Körper von den Organen, die beim Training nicht aktiv beteiligt sind, so die Leber, die Nieren, der Magen und der Darm, hin zu den arbeitenden Muskeln, etwa das Herz und die Beinmuskeln. Bei dieser Verschiebung des Blutflusses erfahren ein Teil oder alle Körperregionen oder die an der sportlichen Betätigung nicht beteiligten Organe einen akuten Sauerstoffmangel (sogenannte Hypoxie).«

Anhang: Glossar

Acetogenine – lange Ketten von Kohlenstoffatomen, die das Wachstum der Blutgefäße verlangsamen, die Krebszellen versorgen und das Wachstum von MDR-Proteinen hemmen

Acrylamid – krebserregende Substanz, die bei Erhitzung von Stärke entsteht

adaptogen – die Fähigkeit, die Widerstandskraft des Körpers gegen Stressoren zu erhöhen

Adenosintriphosphat (ATP) – chemische Verbindung, in der in lebenden Zellen Energie gespeichert wird

aerob – mit Sauerstoff

alkalisch – einen hohen pH-Wert (größer als 7) besitzend

Amalgam – eine Silber-Zinn-Legierung mit Quecksilber, die bis vor kurzer Zeit das gängigste Mittel für Zahnfüllungen war

Amylase – Verdauungsenzym, das Kohlenhydrate spaltet

Anämie – Blutarmut; eine verringerte Zahl von roten Blutkörperchen, was zu Symptomen wie Müdigkeit, Atemnot und Schwäche führen kann

anaerob – ohne Sauerstoff

anaerobe Atmung – Atmung unter Ausschluss von Sauerstoff, wird auch »anaerober Stoffwechsel« bzw. »anaerober Metabolismus« genannt

Anfall – Ausbruch außergewöhnlich starker elektrischer Aktivität im Gehirn

Angiogenese – Wachstum von kleinen Blutgefäßen (Kapillaren) aus bereits bestehenden Gefäßen

Antibiotikum – Stoffwechselprodukt von Bakterien oder Pilzen, das Mikroorganismen abtötet oder deren Vermehrung behindert

Antikörper – Eiweißmoleküle, die im Blutserum nach Kontakt mit Krankheitserregern gebildet werden; spezifische Antikörper binden sich an spezifische Erreger (Antigene)

antineoplastisch – das Wachstum oder die Entwicklung von Krebszellen verhindernd

Antioxidans – chemischer Zusatz, der z. B. in Lebensmitteln Oxidation verhindert

Apoptose – genetisch programmierter Zelltod

Autoimmunreaktion – Prozess, in dem das Immunsystem Antikörper bildet, die körpereigene Substanzen angreifen

Bakterie – ein einzelliger Mikroorganismus ohne echten Zellkern

benigner Tumor – gutartiger Tumor, im Gegensatz zum malignen Tumor

Beta-Karotin – oder auch »Provitamin A« ist eine Vorstufe des Vitamin A; das bekannteste der Karotine

Biopsie – Entnahme und Untersuchung von lebendem Gewebe

Blutkörperchen – winzige Zellen, die im Knochenmark gebildet werden; es werden rote (Erythrozyten) und weiße Blutkörperchen (Leukozyten) sowie Blutplättchen (Thrombozyten) unterschieden

Blutplättchen – auch »Thrombozyten«; die kleinsten der drei Typen von Blutzellen; sind für die Blutgerinnung zuständig

Bösartigkeit – ein Krebs, eine Geschwulst oder ein Tumor, der unkontrolliert wuchert, sich dabei in benachbartes Gewebe ausbreitet und in andere Körperregionen metastasiert, also Tochtergeschwülste bildet

Carcinoembryonales Antigen (CEA) – ein Tumormarker im Blut

Computertomografie – Röntgenverfahren, bei dem aus mehreren Schichtaufnahmen Bilder des Körpers generiert werden

Chelat-Therapie – Therapie zur Reinigung des Blutes von Schwermetallen durch Bindemittel wie Langer Koriander oder Chlorella-Zellen

Chlorophyll – grüner Farbstoff der Pflanzenzelle, der die Energie des Lichts in ATP speichert und Energie für biochemische Prozesse bereitstellt; er kommt in grünen Pflanzen, Braun- und Rotalgen sowie einigen aeroben und anaeroben Bakterien vor

Coenzyme – organische Substanzen, die üblicherweise ein Vitamin oder Mineral enthalten; zusammen mit einem spezifischen Protein bilden sie aktive Enzymsysteme

Desoxyribonukleinsäure (DNS) – trägt in der Abfolge ihrer Nukleotide die genetischen Informationen und Vererbungseigenschaften der Zelle; kann sich selbst replizieren und RNS synthetisieren

Dimethylsulfon – im Grunde Dimethylsulfoxid mit einer zusätzlichen Sauerstoffatomverbindung am Schwefelatom

Dimethylsulfoxid (DMSO) – ein nicht-toxisches, 100% natürliches Lösungsmittel, das bei der Zellstoffherstellung anfällt

Dioxin – verschiedene kanzerogene Chemikalien, die als Verunreinigungen in Herbiziden vorkommen, die aus Erdöl gewonnen werden

Disaccharide – Ketten aus zwei Zuckermolekülen, z. B. Laktose, das aus Glukose und Galaktose besteht

EDTA-Chelat-Therapie – Therapie, bei der wiederholt eine schwache synthetische Aminosäure (EDTA, Ethylendiamintetraessigsäure) intravenös verabreicht wird, die nach und nach arteriosklerotische Ablagerungen und Schwermetalle in den Blutgefäßen ausschwemmt

einfach ungesättigte Fette – Fette mit nur einer Kohlenstoff-Doppel- oder Dreifachbindung pro Molekül, z. B. Oliven- oder Avocadoöl; sie reduzieren den LDL-Cholesterin-Spiegel im Blut

Elektron – ein Elementarteilchen mit negativer Ladung

Elektronentransportkette – wichtiger Teil der Energieumwandlung im Krebs-Zyklus

Enzyme – eine Gruppe unter den zahlreichen, in den Zellen gebildeten Proteinen, die als Biokatalysatoren den Stoffwechsel steuern

Epidermis – auch »Oberhaut«; äußere Zellschicht der Haut

Erythrozyten – siehe »rote Blutkörperchen«

Eukaryonten – Zellen mit einem Zellkern und Organellen

Exzitotoxine – Substanzen (normalerweise Aminosäuren), die derart mit speziellen Rezeptoren im Gehirn reagieren, dass es zur Selbstzerstörung bestimmter Arten von Nervenzellen kommt

Fibrillen – die »Muskeln« unserer Zellen

freies Radikal – ein Atom oder Molekül mit mindestens einem ungepaarten Elektron, das daher hochreaktiv ist; es schädigt Zellen und beschleunigt die Entwicklung von Krebs und anderen Krankheiten

Galle – eine gelblich-grüne Flüssigkeit, die von der Leber gebildet und zur Verdauung von Fetten und zur Ausscheidung von Giftstoffen benötigt wird

Gelbwurzel – eine Gewürzpflanze, die den gelben Farbstoff Kurkumin enthält; hat vielfältige anti-kanzerogene Wirkungen

Glioblastoma multiforme – die häufigste und aggressivste Art von primären Hirntumoren beim Menschen; seine Zellen ähneln den Gliazellen

Glukoneogenese – die Bildung von Glukose aus anderen Substanzen als Kohlenhydraten, z. B. Aminosäuren oder dem Glyzerin im Fett

Glukose – auch »Traubenzucker«; das Monosaccharid dient dem Körper als wichtigster Energielieferant; er kommt in den meisten Pflanzen und im tierischen Organismus vor; wird im Blut gelöst als »Blutzucker« bezeichnet

Glutathion – der wichtigste als Antioxidans wirkende Stoff im Körper

Glykane – siehe »Polysaccharide«

Glykogen – ein Polysaccharid, auch »Leberstärke«; in dieser Form wird in der Leber und im Muskelgewebe des menschlichen und tierischen Körpers Glukose gespeichert

Glyconutrients – Bezeichnung für pflanzliche Monosaccharide, die von der Firma *Mannatech* als Nahrungsergänzungsmittel vertrieben werden

Golgi-Apparat – eine netzartige Struktur im Zytoplasma der Zelle, in der ATP gespeichert wird

Granulozyten – weiße Blutkörperchen mit giftigen Stoffen gefüllten Körnchen, die sie in die Lage versetzen, Mikroben zu verdauen (Phagozytose). Sie werden in neutrophile, eosinophile und basophile Granulozyten unterteilt

Hämoglobin – der rote, eisenhaltige Blutfarbstoff versorgt die Körperzellen mit Sauerstoff und entsorgt das dort entstandene Kohlendioxid

Heterocyclische Amine (HCA) – kanzerogene Stoffe, die beim starken Erhitzen von Fleisch – Rind, Lamm, Schwein, Geflügel – oder Fisch entstehen

humanes Choriongonadotropin (HCG) – ein Hormon das in der Plazenta entsteht und den Gelbkörper während der Schwangerschaft erhält

Hydrierung – die Anlagerung von Wasserstoff an eine Verbindung, z. B. um ungesättigte Fettsäuren in gesättigte Fettsäuren zu verfestigen

Hydrolyse – die Spaltung einer chemischen Verbindung durch eine Reaktion mit Wasser

Hypoxie – Sauerstoffmangel im Gewebe; eine der Hauptursachen für Krebs

Immunsystem – ein körpereigenes System, das den Körper vor fremden Substanzen, Zellen und Gewebe durch seine Immunreaktion in Thymusdrüse, Milz und Lymphknoten mit Lymphozyten und Antikörpern schützt

Insulin – ein Hormon, das in der Bauchspeicheldrüse gebildet wird und den Stoffwechsel von Kohlenhydraten und Fetten reguliert, besonders die Umwandlung von Glukose zu Glykogen, wodurch der Blutzuckerwert sinkt

Interferon – ein Eiweiß, das der Körper zur Abwehr von Virusinfektionen bildet

Interleukin – ein Eiweiß, das die Zellen des Immunsystems als Botenstoff bilden

Kachexie – Zustand der Auszehrung vieler Krebspatienten

Kapillaren – winzige Blutgefäße, die die Zellen mit Sauerstoff und Nährstoffen versorgen und Abfallstoffe entsorgen

kanzerogen – eine Krebs verursachende Substanz oder Ursache

Karzinom – bösartiges Krebsgeschwür auf der Haut oder am Deckgewebe von Organen

> **Adenokarzinom** – bösartiger Tumor, der aus Drüsengewebe hervorgegangen ist
>
> **Basalzellenkrebs** – auch »Basaliom«; am häufigsten vorkommende Hautkrebsart
>
> **Bronchialkarzinom** – auch »Lungenkrebs«; Krebs in der Lunge oder in den Atemwegen
>
> **Zervixkarzinom** – auch »Gebärmutterhalskrebs«; Krebs in der Gebärmutter
>
> **Endometriumkarzinom** – Krebserkrankung der Gebärmutterschleimhaut
>
> **Plattenepithelkarzinom** – Krebs auf der Haut oder Oberflächengewebe z. B. im Mund, im Gebärmutterhals oder in der Lunge

Knochenmark – Bindegewebe in den Markhöhlen der Knochen

Kollagen – faseriges Protein, das in Knochen, Knorpeln, Sehnen und Bindegewebe als eine Art Leim wirkt

konjugierte Linolsäuren (CLA) – natürlich vorkommende Fettsäuren, vor allem bei Gras fressenden Tieren und in Milchprodukten; sind für den Muskelaufbau und den Abbau von Körperfett wichtig; sie gehören zu den Omega-6-Fettsäuren

Krebs-Zyklus – auch »Zitronensäurezyklus« oder »Citratzyklus«; zentraler Kreislauf zur Energiegewinnung in organischen Zellen

Laurinsäure – eine Fettsäure, die vor allem aus Kokosnuss gewonnen wird

Leukämie – Blutkrebs, Überproduktion von weißen Blutkörperchen

Leukozyten – siehe »weiße Blutkörperchen«

Lipase – Verdauungsenzym, das Fette aufspaltet

Lipide – Bezeichnung für die Molekülgruppe der Fette, Öle und Cholesterin

Lymphom – Tumor des Lymphgewebes, der aus Lymphozyten entsteht; man unterscheidet zwischen Hodgkin-Lymphonen, wenn Sternberg-Reed-Riesenzellen vorhanden sind, und Non-Hodgkin-Lymphonen, wenn Sternberg-Reed-Riesenzellen fehlen

Lymphozyten – ein Typ der weißen Blutkörperchen im Lymphsystem; sie umfassen T- und B-Zellen

Makrophagen – ein Typ der weißen Blutkörperchen, der Fremdmaterial im Körper aufnehmen kann; spielt eine zentrale Rolle bei der Abwehr von infektiösen Mikroben, Antigenen und anderen Fremdsubstanzen

Mammografie – Röntgenuntersuchung der Brust

Melanom – gefährlichste Form von Hautkrebs; ein bösartiger Tumor, der in Melanozyten entsteht

Melanozyt – Zelle, die das Pigment Melanin bildet, das Haut, Haaren und Augen ihre Farbe gibt; ist in den meisten Leberflecken in hoher Konzentration vorhanden

Melatonin – ein Hormon, das von der Zirbeldrüse aus der Aminosäure Tryptophan gebildet wird; verursacht die Müdigkeit, wenn es dunkel ist

Mikroben – Mikroorganismen, besonders Krankheiten erregende Bakterien

Mineralstoffe – anorganische Elemente, die für chemische Reaktionen des Stoffwechsels in den Zellen wichtig sind

Mitochondrium – das »Kraftwerk« der Zelle; ein Organell im Zytoplasma fast aller kernhaltigen Zellen; es besitzt eigenes genetisches Material (DNS)

Mononatriumglutamat – Lebensmittelzusatzstoff aus Glutaminsäure hergestellt; ein Exzitotoxin

Monosaccharide – einfache Zucker; verschiedene Kohlenhydrate, die nicht zu noch einfacheren Zuckermolekülen aufgebrochen werden können

Monozyten – ein Typ der weißen Blutkörperchen, der tote oder beschädigte Zellen aufnimmt und zur Abwehr von infektiösen Organismen dient; entwickeln sich zu Makrophagen

Myelom – Knochenmarkstumor

Mykotoxine – Pilzgifte

Natriumhydrogencarbonat – »Backpulver« oder »Speisenatron«; $NaHCO_3$

Natriumnitrit – die kanzerogene Substanz wird zur Konservierung und zur Färbung von Nahrung verwendet, besonders von Fleisch- und Fischprodukten

Nebennieren – zwei Drüsen auf den oberen Nierenpolen, die Hormone wie Adrenalin, Kortikoid und Androgen bilden

Neoplasma – eine abnorme Neubildung von Gewebe; ein Tumor

Neuronen – Nervenzellen; leiten elektrische Impulse weiter

Nitrosamine – kanzerogene Substanzen, die bei der Verdauung von Natriumnitrat und/oder Natriumnitrit entstehen

Nukleotide – die Grundbestandteile der DNS und RNS

Nukleus – der Zellkern, das »Kontrollzentrum« der Zelle; enthält die DNS
der Zelle

Oligosaccharid – eine Kette aus 3 bis 20 Monosacchariden

Omega-3-Fettsäuren – mehrfach ungesättigte Fettsäuren, die besonders in
Fisch, Fischölen, Pflanzenölen und grünblättrigen Obstsorten vor-
kommen; zu den Omega-3-Fetten gehören Alpha-Linolensäure
(ALA), Eicosapentaensäure (EPA), Docosahexaensäure (DHA) und
Docosapentaensäure (DPA)

Omega-6-Fettsäuren – mehrfach ungesättigte Fettsäuren, die besonders in
Nüssen und Getreide vorkommen; zu den Omega-3-Fetten gehören
Linolsäure, konjugierte Linolsäure, Gamma-Linolensäure (GLA), Di-
homogammalinolensäure (DGLA) und Arachidonsäure

Omega-9-Fettsäuren – zu dieser Gruppe gehört auch die »Ölsäure«, die den
Hauptbestandteil von Oliven- und Avocadoöl bildet

Onkologe – Facharzt für Krebserkrankungen

Organell – organartiges Gebilde in der Zelle mit bestimmter Funktion

orthomolekulare Medizin – eine Alternativmedizin, die davon ausgeht, dass
Krankheiten dadurch geheilt werden können, dass im Körper die optimale Menge von Substanzen wiederhergestellt wird, die dort normalerweise vorkommen

Osteosarkom – der häufigste primäre und bösartige Knochentumor

Oxidation – der Einbau von Sauerstoff in eine chemische Verbindung bei
Entzug von Elektronen

p53 – Protein, das durch ein Tumorsuppressorgen gebildet wird; reguliert
Zellwachstum und -vermehrung und verhindert eine ungehemmte
Zellteilung nach Chromosomenschädigungen

pathogen – Krankheiten verursachend

Phagozytose – das Unschädlichmachen und Beseitigen von Bakterien im
Körper durch Umschließen mit Verdauungsenzymen; die Makrophagen sind die Müllmännerzellen dieses Prozesses

pH-Wert – pH = potentia hydrogenii (»Stärke des Wasserstoffs«); beschreibt
den sauren bzw. basischen Charakter einer Umgebung; eine neutrale
Lösung wie reines Wasser hat einen pH-Wert von 7

Plasma – der gelbfarbige, flüssige Bestandteil des Blutes, in dem die Blutkörperchen schwimmen; Teil des Immunsystems

pleomorph – mehrgestaltig, vielgestaltig

Polysaccharide – alle Arten von Kohlenhydraten, deren Molekülketten zehn oder mehr Monosaccharide umfassen

probiotisch – mit lebenden Mikroben angereichert, die die Darmflora verbessern sollen

Prokaryonten – Zellen ohne echten Zellkern, z. B. Bakterien

Protease – Verdauungsenzym, das Eiweiß spaltet

Proton – ein Elementarteilchen mit positiver Ladung

prostataspezifisches Antigen (PSA) – in der Prostata gebildetes Enzym; ein hoher PSA-Wert kann auf Prostatakrebs hinweisen

Protoplasma – veraltet für »Zytoplasma«; der gallertartige Teil der Zelle

Resveratrol – eine Verbindung, die z. B. in Weintrauben, Himbeeren und Pflaumen vorkommt und das Wachstum von Krebszellen hemmt

Ribonukleinsäure (RNS) – überträgt als Boten-RNS genetische Informationen von der DNS in das Zytoplasma und kontrolliert verschiedene chemische Prozesse in der Zelle

Riesendarmegel – ein Saugwurm, der als Parasit in Menschen und Schweinen lebt

Rinderwachstumshormon (rBST oder rBGH) – gentechnisch hergestelltes Wachstumshormon zur Erhöhung der Milchleistung von Kühen; es wurde zuerst von der Firma *Monsanto* hergestellt und unter dem Markennamen »Posilac« verkauft

Röntgenstrahlen – elektromagnetische Strahlung, die zur Diagnose von Krankheiten verwendet wird

rote Blutkörperchen (Erythrozyten) – Blutzellen, die Gewebezellen mit Sauerstoff versorgen und das dort entstandene Kohlendioxid entsorgen

Saccharide – Zuckermoleküle

Sarkom – bösartiger Tumor an Muskeln sowie an Zell- und Bindegewebe wie Knochen und Knorpeln

sauer – einen niedrigen pH-Wert (kleiner als 7) besitzend

Schilddrüse – Organ vor der Luftröhre im vorderen Halsteil, das Thyroxin und andere Hormone bildet, die den Stoffwechsel regulieren

Schlaganfall – Unterbrechung der normalen Gehirndurchblutung durch ein Blutgerinnsel oder eine schwere Blutung

Selen – ein Spurenelement, das als Antioxidans wirkt

Sesquioxid – ein Oxid mit drei Sauerstoffatomen und mit zwei Atomen (oder Radikale) eines anderen Elements

Superoxid-Dismutase (SOD) – Enzym, das freie Radikale zerstört

Thrombopoetin (THPO) – ein Zytokin, das die Bildung von Blutplättchen stimuliert

Thrombose – Entwicklung eines Blutgerinnsels innerhalb eines Blutgefäßes oder des Herzens

Toxin – organischer Giftstoff

Transfettsäuren – »Pseudo-Fette«; entstehen durch Hydrierung von pflanzlichen Ölen; sind in gehärteten Pflanzenölen, den meisten Margarinen, industriellen Backprodukten und gebratenem Essen vorhanden; steigern das Krebsrisiko

Trophoblasten – Zellen, die das befruchtete Ei mit der Gebärmutterwand verbinden und den Embryo zu Beginn ernähren

Tumor – Geschwulst; im engeren Sinne bnormales Zellwachstum

Vitamine – organische Substanzen, die im Stoffwechsel als Coenzyme oder Regulator dienen

Wasserstoff – das häufigste chemische Element, es bildet 75% des Universums

weiße Blutkörperchen (Leukozyten) – Zellen im Blut, die Bakterien und Pilze vernichten; ein wichtiger Bestandteil des Immunsystems des Körpers; sie unterteilen sich in Lymphozyten, Granulozyten und Monozyten

Xenoöstrogene – synthetisch hergestellte »Östrogene«; wirken im Körper wie freie Radikale; verursachen verschiedene Krebstypen

Zellmembran – die »Haut« unserer Zellen

Zeolith – vulkanisches Mineral mit einer einzigartig komplexen Kristallstruktur

Zirrhose – auch »Leberschrumpfung«; Schädigung der Leber durch Umwandlung der Leberzellen in faseriges Bindegewebe

Zytokine – »Botenzellen« wie Interferone und Interleukine, die im Immunsystem eine Kettenreaktion positiver Veränderungen auslösen

Zytopenie – verminderte Anzahl von Blutzellen

Zytoplasma – veraltet auch »Protoplasma«; gallertartiger Inhalt der organischen Zelle; besteht aus Proteinen und Fetten und umschließt den Zellkern und die Zellorganellen

Anhang: Register